U0340424

妊娠·胎教
产后·育儿

Renshen·Taijiao·Chanhou·Yuer

杨保军 / 主编
刘晶晶 / 编著

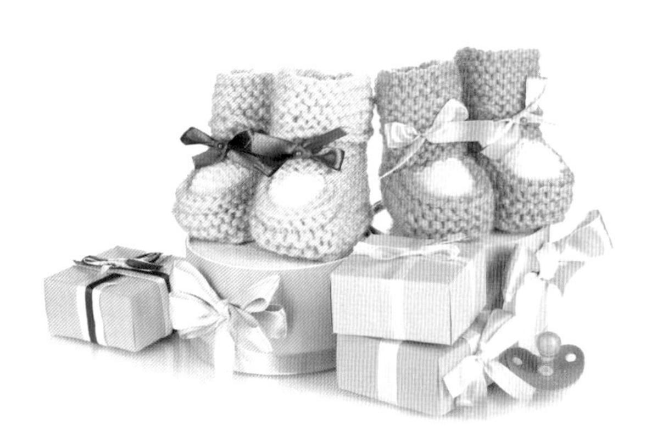

新时代出版社
New Times Press

图书在版编目（CIP）数据

妊娠·胎教·产后·育儿 / 刘晶晶编著. -- 北京 ：新时代出版社，2014.10

（幸孕的礼物 / 杨保军主编）

ISBN 978-7-5042-2270-1

Ⅰ. ①妊… Ⅱ. ①刘… Ⅲ. ①妊娠期－妇幼保健－基本知识②分娩－基本知识③婴幼儿－哺育－基本知识

Ⅳ. ①R715.3②R714.3③R174

中国版本图书馆CIP数据核字(2014)第233237号

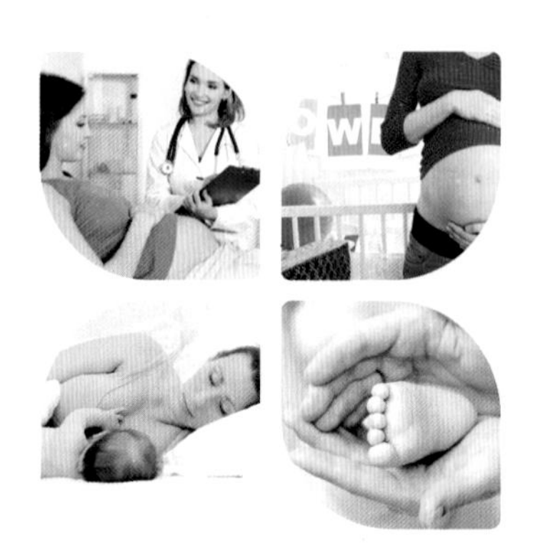

新时代出版社 出版发行

（北京市海淀区紫竹院南路23号　邮政编码100048）

北京市雅迪彩色印刷有限公司印刷

新华书店经售

*

出版总监：许西安　**责任编辑**：季萌　**责任校对**：苏向颖

开本 787×1092　1/16　**印张**22　**字数** 450千字

2014年10月第1版第1次印刷　印数 1－4000册　**定价** 128.00元

（本书如有印装错误，我社负责调换）

国防书店：（010）88540777　　发行邮购：（010）88540776

发行传真：（010）88540755　　发行业务：（010）88540717

Foreword

前言

十月怀胎，一朝分娩。这十个月是女人一生中最幸福、最难忘、最美丽的时光，无论是对即将出世的“小天使”，还是对满怀期待和憧憬的准妈妈，都是至关重要的。

从孕前积极地调养身心，到成功受孕——一颗“小豆豆”在腹中“安营扎寨”；从心怀忐忑和紧张地开启十月妊娠之旅，到经历令人感动的分娩，这一段漫长而奇妙的旅程是妈妈和宝宝共同携手度过的第一段人生之旅。在此期间，女性对自己的身体及心理的认知将会有一个全新的变化，个中酸甜苦辣也是她们一生中最宝贵的人生体验。

当宝宝带着家人的祝福和爱来到人世，他更成为上天赐予父母最好的礼物，宝宝的每一声啼哭、每一个笑颜都牵动着父母的心，宝宝从翻身、打滚、爬行，到蹒跚学步，在成长的每一个脚印里，都盛满了父母的爱和无微不至的呵护。在悉心照料宝宝成长的过程中，母亲的爱和责任又让女性再次成长和受洗。这一过程是充满艰辛的，同时又是幸福的。

全书分四大部分，妊娠篇、胎教篇、产后篇、育儿篇，涉及准妈妈日常保健、饮食健康、自我护理、常见不适调理、胎教早教、产后护理育儿的方方面面，给予准妈妈最全面、最系统、最贴心的指导，让准妈妈在孕期的每一个阶段都能充分了解自己的健康状态，调整好自己的日常生活起居，做好自我保健，轻松应对一切问题，让每一位准妈妈都能成为自己最好的孕产保健师，从容面对孕期的一切，轻松度过人生中最美妙的时光。

愿本书成为天下所有妈妈科学孕育宝宝的枕边书，成为您家庭生活保健的顾问，帮助您科学有效地养育健康、聪明的孩子！

Contents 目录

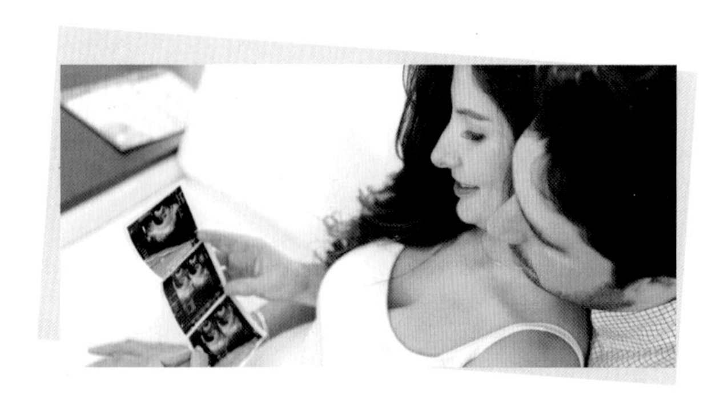

第八章 孕育第7个月/88

第九章 孕育第8个月/98

第十章 孕育第9个月/109

第十一章 孕育第10个月/123

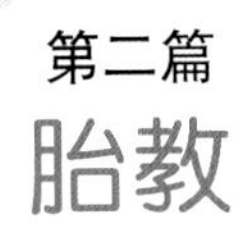

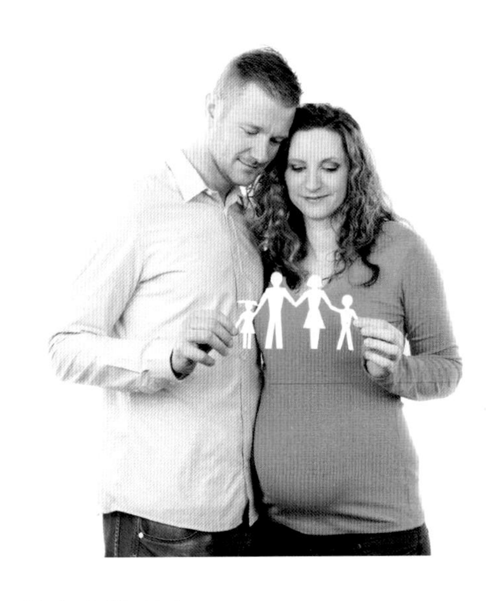

第二篇 胎教 /133

第一章 胎宝宝的智能发育/134

第二章 父母是胎教的执行者/138

第三章 胎儿在子宫内的感受/144

第四章 了解最常用的胎教方法/149

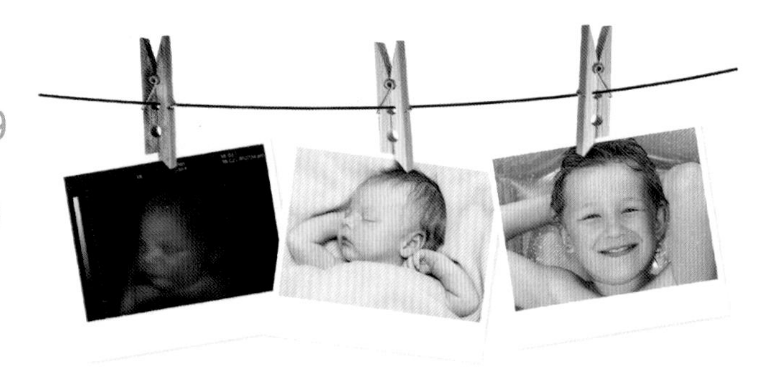

第五章 孕期胎教全程指导/159

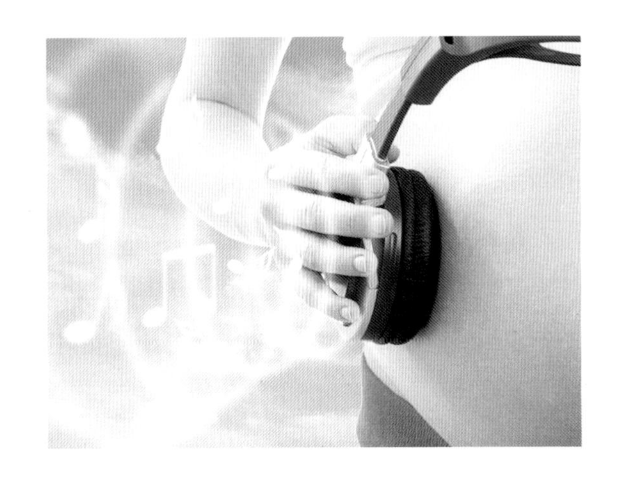

第三篇 产后 /207

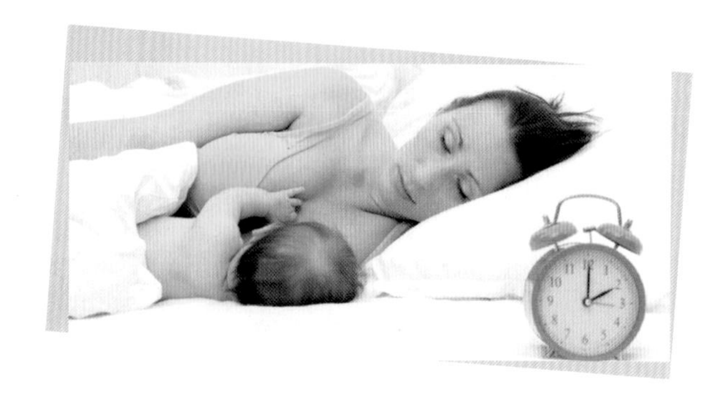

第四篇 育儿 /243

第一章 新生儿期健康养育指导/244

第二章 婴儿期健康养育/273

·第一篇·

妊娠

PREGNANCY

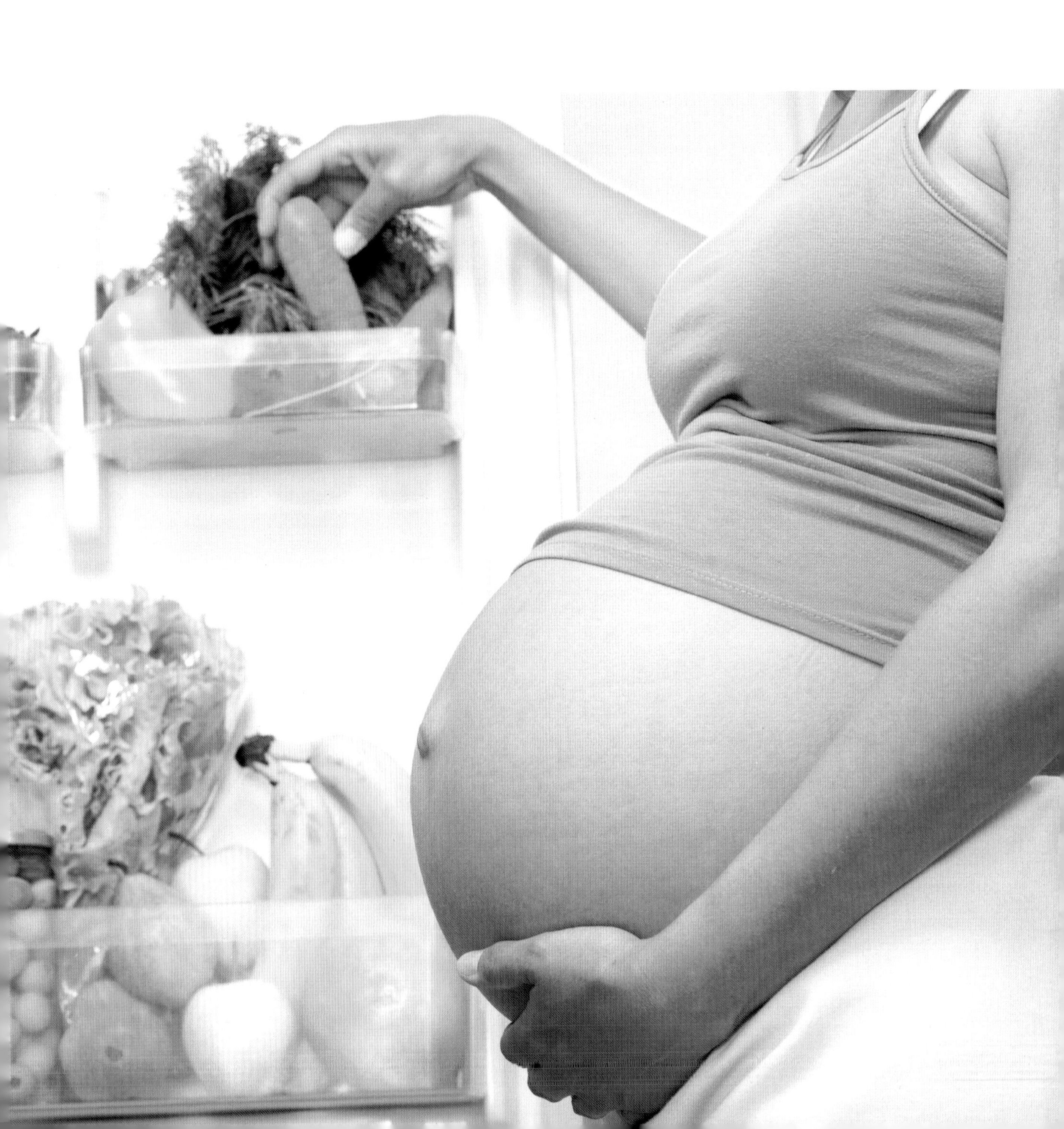

第一章

优生的基础

part 1

优生直接关系到人口素质的提高乃至民族的前途，智力是优生学最关注的问题之一，人才是世界上所有资本中最宝贵的资本，国家之间的竞争说到底是人才的竞争。

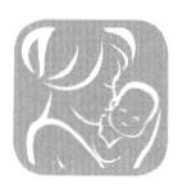

受孕生理基础

女性进入性成熟期后，每个月经周期一般只有 1 个卵泡发育成熟排出卵子，排卵通常发生在下次月经来潮前的 14 天左右。排卵后卵子进入输卵管最粗的壶腹部，在此等待精子。男性一次射精能排出数亿个精子，但能到达输卵管壶腹部的不超过 200 个。在众多精子中，只有 1 个精子能和等待在输卵管内的卵子结合完成受精。精子进入卵子，两性原核融合形成一个新细胞的过程称为受精。新的细胞称为受精卵，一个新生命开始了。

受孕是一个复杂的生理过程，受许多因素影响。卵巢需排出正常的卵子，精液中要有活动能力较好的正常精子，卵子和精子能够在输卵管内相遇并结合为受精卵，受精卵能被输送到子宫腔中，子宫内膜必须适合孕卵着床，这些条件只要有一个不正常，便会影响怀孕。卵子从卵巢排出后 15 ～ 18 小时受精最好，如果 24 小时内未受精一般会失去受精能力。精子一般在女性生殖道中可存活 3 ～ 5 天，这段时间内具有受精能力。所以在排卵前 2 ～ 3 天或排卵后 24 小时内，也就是下次月经前的 12 ～ 19 天进行性交，受孕率最高。

生育的基础是男性提供精子和女性提供卵子。精子和卵子各自携带着父母的遗传物质，通过受精结合到一起，形成一个新生命。

男性的精子是在睾丸的几百万条曲细精管内产生的。曲细精管的精原细胞经过多次分裂，最后形成精子。男性青春期以后，睾丸便拥有持续不断的生精能力。成年人睾丸重 10 ～ 20 克，而平均每克睾丸组织每天可产生约 1000 万个精子。一般到 40 岁后，生精能力逐渐减弱，但 60 ～ 70 岁甚至个别 90 岁的老人还具有生精能力。所以男性的生育年龄明显高于女性。

女性的卵子是由卵巢的原始卵母细胞发育而成。在女性的胎儿时期，卵巢内原始卵泡就已经形成，数目多达 200 万个。出生后大部分退化，到青春期剩下约 3 万个或更少一些。女性青春期发育以后，正常情况下，每一个规则的月经周期排出 1 个成熟卵子，有时为 2 个，直到绝经期。一个女性一生约排出 400 个卵子，因此卵子的发育起源于胎儿时期，形成于青春期，发育在育龄期。因此说高龄孕妇的卵子历经数十年，可能出现畸形的概率就比较高。在 55 岁左右，女性就会进入绝经期，卵巢失去排卵的功能。

要实现受孕，夫妻之间性生活的质量是非常重要的。女性在达到性高潮时，阴道的分泌物增多，分泌物中的营养物质如糖和氨基酸增加，使阴道中精子的运动能力增强。同时，阴道充血，阴道口变紧，阴道深部皱褶伸展变宽，

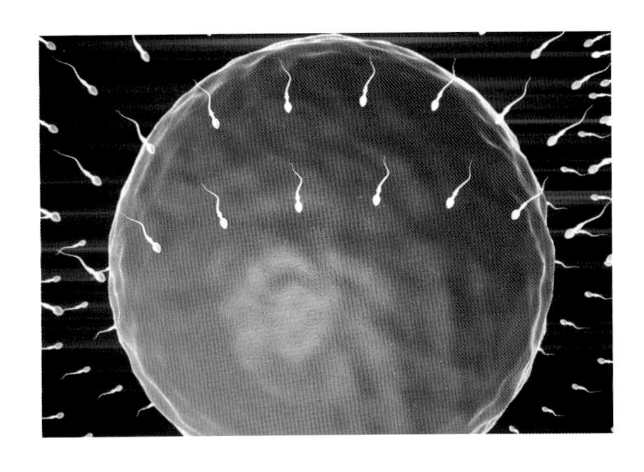

便于储存精液。平时坚硬闭锁的子宫颈口也松弛张开，宫颈口黏液栓变得稀薄，使精子容易进入，而性快感与性高潮又促进子宫收缩及输卵管蠕动，有助于精子上行，从而达到受精的目的。数千万个精子经过激烈竞争，强壮而优质的精子与卵子结合，孕育出高素质的后代。

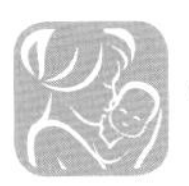

女性生殖系统简介

女女性生殖系统包括内、外生殖器官及其相关组织。

1. 女性外生殖器：女性外生殖器是生殖器官的外露部分，又称外阴，系指两股内侧从耻骨联合至会阴的区域，包括阴阜、大小阴唇、阴蒂、前庭、尿道口、阴道口及处女膜、前庭大腺、会阴等。

(1) 阴阜：即耻骨联合前面隆起的脂肪垫，青春期皮肤上开始生长阴毛，分布是尖端向下的三角形。

(2) 大阴唇：为靠近两股内侧的一对隆起的皮肤皱襞，未婚女性的两侧大阴唇自然合拢，遮盖阴道口及尿道口。经产妇的大阴唇由于分娩影响而向两侧分开。

(3) 小阴唇：为位于大阴唇内侧的一对薄皱襞，表面湿润，富于神经末梢，故极敏感，两侧小阴唇的前端相互融合并分为两叶，包绕阴蒂，前叶形成阴蒂包皮，后叶形成阴蒂系带。

(4) 阴蒂：位于两侧小阴唇之间的顶端，为与男性阴茎海绵体相似的组织，阴蒂头富含神经末梢，极为敏感，有勃起性。

(5) 阴道前庭：为两小阴唇之间的菱形区，在此区域内，前方有尿道，后方有阴道开口，此区域内还有前庭球和前庭大腺。前庭球又称球海绵体，有勃起性，其前部与阴蒂相连，后部与前庭大腺相邻，表面为球海绵体肌覆盖。前庭大腺又称巴氏腺，位于大阴唇后部，也被球海绵体肌所覆盖，如黄豆大，左右各一。性兴奋时分泌黄白色黏液，起滑润作用，正常检查时不能摸到此腺体。

2. 女性内生殖器官：女性内生殖器包括：阴道、子宫、输卵管及卵巢。输卵管和卵巢常被称为子宫附件。

(1) 阴道：阴道位于骨盆下部的中央，为性交器官及月经血排出与胎儿娩出的通道。阴道是一条前后略扁的肌性管道，上端包围子宫颈，环绕子宫颈周围的部分称阴道穹隆，可分为前、后、左、右四部分，后穹隆较深，其顶端即子宫直肠陷凹，是腹腔的最低位置，后穹隆部是性交后精液积聚的主要部位，并称之为阴道池，有利于精子进入子宫腔。阴道下端开口于阴道前庭后部，前壁与膀胱和尿道相邻，后壁与直肠贴近，即阴道在膀胱、尿道与直肠之间。

阴道本身有一种自净作用，这是因为阴道上皮细胞内含有丰富糖原，这种糖原由寄生在阴道内的阴道杆菌的分解而生成乳酸。乳酸使阴道内成酸性环境，它可防止许多致病菌的繁殖。

(2) 子宫：子宫位于骨盆腔中央，呈倒置的梨形，前面扁平，后面稍突出，成年的子宫长约 7 ～ 8 厘米，宽 4 ～ 5 厘米，厚 2 ～ 3 厘米，子宫腔容量约 5 毫升。子宫上部较宽，称子宫体，其上端隆起突出的部分，叫子宫底，子宫底两侧为子宫角，与输卵管相通。子宫的下部较窄，呈圆柱状，称子宫颈。

子宫为一空腔器官，腔内覆盖有黏膜，称子宫内膜，从青春期到更年期，子宫内膜受卵巢激素的影响，有周期性的变化并产生月经。性交时，子宫为精子到达输卵管的通道。受孕后，子宫为胚胎发育、成长的场所。分娩时，子宫收缩，使胎儿及其附属物娩出。

（3）输卵管：输卵管为一对细长而弯曲的管道，左右各五，位于子宫两侧，内侧与子宫角相通连，外端游离，而与卵巢接近，全长约 8 ~ 14 厘米。输卵管为卵子与精子相遇的场所，受精后的孕卵由输卵管向子宫腔运行。

输卵管根据其形态可分为四部分：①间质部或称子宫部：为通入子宫壁内的部分，狭窄而短。②峡部：为间质部外侧的一段，管腔也较窄，长约 3 ~ 6 厘米。③壶腹部：又在峡部外侧，管腔较宽大，长约 5 ~ 8 厘米。④漏斗部或伞部：为输卵管的末端，开口于腹腔，游离端呈漏斗状，有许多须状组织，有“拾卵”作用。

输卵管黏膜受女性激素的影响，也有周期性的组织学变化，但不如子宫内膜明显。此外，在排卵期间，输卵管液中糖原含量迅速增加，从而为精子提供足够的能量。

（4）卵巢：卵巢为一对扁椭圆形的性腺器官，其主要作用是产生卵子和分泌甾体激素（包括雌激素、孕激素和雄激素等）从而使女子具备正常的生理特征和生育能力。青春期前，卵巢表面光滑；青春期开始排卵后，表面逐渐凹凸不平，成年女子的卵巢约 4 厘米 ×3 厘米 ×1 厘米大小，重约 5 ~ 6 克，呈灰白色；绝经期后卵巢萎缩变小、变硬。

卵巢位于输卵管的下方，卵巢外侧以漏斗韧带连于骨盆壁，内侧以骨盆卵巢固有韧带与子宫相连。卵巢表面无腹膜，由生发上皮覆盖，其内有一层纤维组织即卵巢白膜。白膜下的卵巢组织可分为皮质和髓质两部分。皮质在外层，其中有数以万计的始基卵泡及致密的结缔组织；髓质在卵巢的中心部分，含有疏松结缔组织及丰富的血管、神经、淋巴管及少量与卵巢悬韧带相连续的平滑肌纤维，髓质内无卵泡，平滑肌纤维对卵巢的运动具有作用。

在每一个月经周期内，卵巢可以同时有 8 ~ 10 个卵泡发育，但一般只有一个卵泡达到成熟程度，而其余卵泡先后退化，形成闭锁卵泡。成熟卵泡突出在卵巢表面，卵泡破裂而使卵子从卵巢内排出。

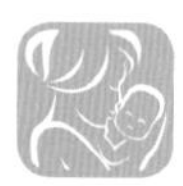

男性生殖系统简介

男性生殖系统包括内生殖器和外生殖器两个部分。

1. 男性内生殖器官：睾丸位于阴囊内，左右各一。睾丸表面包被致密结缔组织称为白膜。在睾丸后缘，白膜增厚并突入睾丸实质内形成放射状的小隔，把睾丸实质分隔成许多锥体形的睾丸小叶，每个小叶内含 2 ~ 3 条曲细精管。曲细精管之间的结缔组织内有间质细胞，可分泌雄激素。曲细精管在睾丸小叶的尖端处汇合成直细精管再互相交织成网，最后在睾丸后缘发出十多条输出小管进入附睾。睾丸具有产生精子和分泌雄激素的双重功能。

输精管道包括附睾、输精管、射精管和尿道三部分。附睾紧贴睾丸的上端和后缘，可分为头、体、尾三部。头部由输出小管组成，输出小管的末端连接一条附睾管。附睾管长约 4 ~ 5 米，构成体部和尾部。长约 40 厘米，呈坚硬圆索状。输精管行程较长，从阴囊到外部皮下，再通过腹股沟管入腹腔和盆腔，在膀胱底的后面精囊腺的内侧，膨大形成输精管壶腹，其末端变细，与精囊腺的排泄管合成射精管。射精管长约 2 厘米，穿通前列腺实质，开口于尿道前列腺部。由睾丸上端延至腹股沟管内口有一对扁圆形条索，称为精索。它由输精管、睾丸动脉、蔓状静脉丛、神经丛、淋巴管等外包三层筋膜构成。

附属腺包括精囊腺、前列腺、尿道球腺。精囊腺是一扁椭圆形囊状器官，位于膀胱底之后，输精管壶腹的外侧，其排泄管与输精管末端合成射精管。前列腺呈栗子形，位于膀胱底和尿生殖膈之间，分底、体、尖。体后面有一纵生浅沟为前列腺沟，内部有尿道穿过。尿道球腺是埋藏在尿生殖膈内，豌豆形，开口于尿道海绵体部的起始部，其分泌的液体排入尿道球部，参与精液组成。

2. 男性外生殖器：阴囊是由皮肤构成的囊。其皮肤为平滑肌和结缔组织构成的，通过其收缩或舒张调节囊内温度。阴囊内低于体温，这对精子发育和生存有重要意义。

阴茎分为阴茎头、阴茎体和阴茎根三部分，头体部间有环形冠状沟。阴茎头为阴茎前端的膨大部分，尖端生有尿道外口，头后稍细的部分叫阴茎颈。阴茎由两个阴茎海绵体和一个尿道海绵体，外面包以筋膜和皮肤而构成。尿道海绵体有尿道贯穿其全长，前端膨大即阴茎头，后端膨大形成尿道球。每条海绵体的外面包围着一层纤维膜，海绵体的内部有结缔组织、平滑肌构成的小梁，小梁间空腔称为海绵体腔，海绵体腔与血管相通，若腔内充血海绵体膨大，则阴茎勃起。海绵体根部附着肌肉，协助排尿、阴茎勃起及射精。阴茎皮肤薄而易于伸展，适于阴茎勃起。阴茎体部至颈部皮肤游离向前形成包绕阴茎头部的环形皱襞称为阴茎包皮。

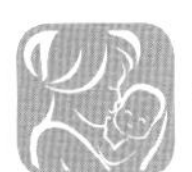

女性月经期卫生

由于女性在行经期间，子宫内膜的坏死、脱落，形成创面局部抗病能力下降；子宫颈口松弛，阴道酸度被排出的血液稀释等原因，易导致上行性感染引起如子宫内膜炎、盆腔炎等。因此应注意经期卫生。

1. 保持外阴清洁：女性每天应用温水清洗外阴，大小便后，手纸应由前向后擦。需要注意的是经期不宜洗盆浴，更不宜坐浴。洗会阴的盆与毛巾要专用。勤换内裤，内裤洗后宜在太阳光下暴晒。

2. 卫生纸及卫生巾：应用有合格证且合乎卫生要求的卫生纸及卫生巾。

3. 注意保暖、避免受凉：经期不要淋雨，不要坐冷、湿地，不要下水，更不能游泳，以防痛经及月经不调的发生。

4. 避免剧烈运动及重体力劳动：经期应避

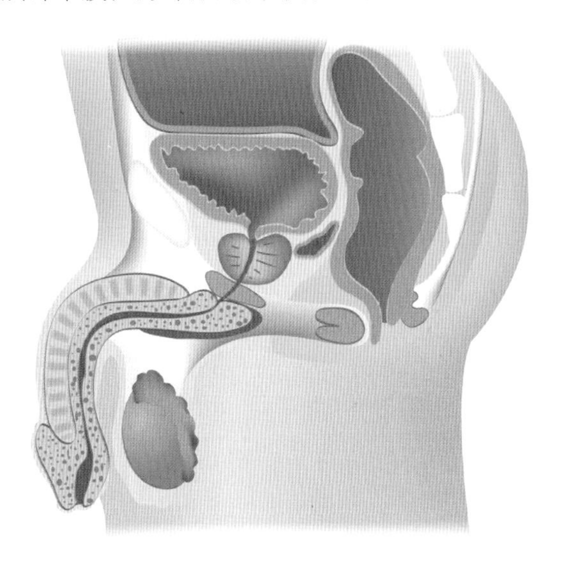

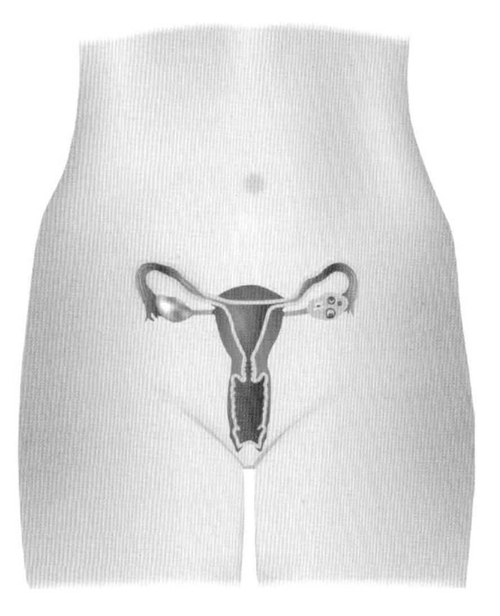

免剧烈运动如疾跑、跳跃、投篮等，也不宜从事重体力劳动。

5. 保持心情愉快：经期要有良好精神状态，保持心情愉快，不自寻烦恼。

6. 加强营养：经期要补充充足的营养，宜进食富含蛋白质及铁的食物，如动物肝、蛋黄、瘦肉以及黄豆、芝麻、核桃、海带、紫菜、黑木耳、香菇、芹菜、大枣等。还要多喝白开水。

7. 生活规律：按时作息、保持充足的睡眠。

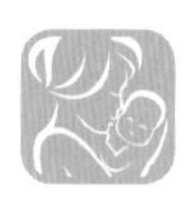

排卵监测

每次月经周期中成熟卵巢泡逐渐靠近表面并破裂，内含的成熟卵细胞与其周围的放射冠等一起被排入腹腔，这一过程称为排卵。卵巢排卵可用以下几种方法进行监测。

1. 基础体温监测：基础体温是指清晨不活动时的体温，在排卵前期一直较低，排卵后即明显增高约0.2℃～0.5℃，一直持续到月经来临。

BBT 呈双相：提示有排卵，绝经期女性或摘除卵巢的女性无双相。

BBT 呈单相：提示可能无排卵。

2. 宫颈黏液监测：在月经周期的前半期，宫颈不分泌黏液，外阴也十分干燥。此后宫颈分泌少量黏稠而不透明的黏液。到排卵即将发生前，随雌激素高峰的出现，宫颈黏液变得稀薄、透明、清亮，量也增多，称为生育型黏液。

3. 超声显像监测（B 超）：一般在月经周期第 10 天开始监测，观察卵泡直径的变化，在排卵前 4 天的卵泡直径平均每日约增加 3 毫米，在排卵前卵泡成熟直径约为 17 ～ 25 毫米，排卵后卵泡消失，连续监测可见在排卵前卵泡不断长大，当最大的卵泡消失时，提示发生排卵（此方法可靠，但需连续监测，费用高）。

4. 试纸检测：用排卵试纸进行检测。若为阳性，在显示区上下呈现两条红色线。

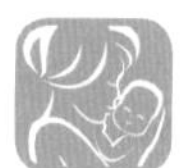

受精、着床的过程

受精是卵细胞和精子相结合的复杂过程。当一个获能的精子进入卵细胞的透明带时，受精过程即开始。到卵原核和精原核的染色体融合在一起时，则标志着受精过程的完成。受精卵又叫孕卵，是一个新生命的开始。

人类卵细胞与精子结合的部位是在输卵管。性生活使精子射入阴道后，精子沿女性生殖道向上移送到输卵管。成群的精子在运行过程中经过子宫、输卵管肌肉的收缩运动，大批精子失去活力而衰亡，最后只有 20 ～ 200 个左右的精子到达卵细胞的周围，最终只能有一个精子与一个卵子结合。

受精过程约需 24 小时，卵细胞外围的放射冠细胞在输卵管黏膜和精液内酶的作用下分散，若干个精子借助自身的运动穿过放射冠，精子借顶体的顶体反应穿过透明带。精子穿过透明带后只有一个精子能进入卵细胞内，随即抑制其他精子穿入。精子进入卵细胞后，尾部消失，头部变圆、膨大，形成雄原核；而次卵细胞完成第二次有丝分裂成为成熟的卵细胞，其细胞核形成雌原核。雌雄原核的接触、融合形成受精卵。受精卵形成后，由输卵管转移到子宫中进行胚胎发育。

卵在移动过程中逐渐分裂发育，其分泌的蛋白分解酶能使和它接触的子宫内膜表面溶解，形成缺口，孕卵经此缺口埋入内膜中，缺口迅速修复。这一过程叫孕卵“着床”。从受精到孕卵着床约需 7 ～ 8 天，着床部位多在子宫体上部的前壁或后壁，缺口多在受精的第 11 ～ 12 天修复。孕卵着床后逐渐发育成胚胎及与母体建立联系的附属物——胎盘、胎膜、脐带及羊水等。

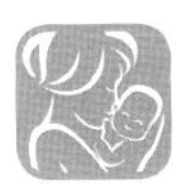

将体重调整到最佳状态

女性过胖或过瘦，内分泌功能都会受到影响，不利于受孕。育龄女性实际体重低于平均体重 15% 为过瘦，这样的女性要多摄取优质蛋白质和富含脂肪的食物，如瘦肉类、蛋类、鱼类及大豆制品。实际体重高于平均标准体重 20% 以上为过胖，应请营养医生制定科学合理的食谱，即注意控制热量的摄入，少进食油腻及甜味食品，争取将体重减到理想范围内，这样也可避免怀孕后并发妊娠高血压疾病及糖尿病。无论过胖或过瘦，在准备怀孕前，女性都应该积极进行体重调整，争取让体重处于正常状态。

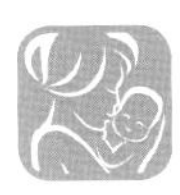

制订孕前锻炼方案

多做运动可以增加心肺功能，提高血液的含氧量，从而有利于怀孕期间对胎儿的供氧。而在怀孕前做一定量的腰腹运动，将会对产后的形体恢复有很大的帮助作用。相比孕中与产后运动，孕前锻炼能把母体的各项功能调节到最佳状态，为胎儿提供一个良好的环境。

孕前运动还可以预防糖尿病的发生。在孕前经常参加体育活动，比孕期加强运动、避免营养过剩更有助于预防妊娠糖尿病的发生。与怀孕前很少活动的女性相比，在孕前积极参加体育活动的女性发生妊娠糖尿病的危险性要低。这是因为孕前适当锻炼能够稳定体内激素的分泌，减少胰岛素抵抗，进而降低了患上妊娠糖尿病的危险性。孕前锻炼的时间每天不应少于 30 分钟。孕前锻炼一般适于在清晨进行，锻炼的适宜项目有慢跑、散步、做健美操等。

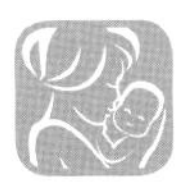

制订一个生育计划

有调查显示，100 对夫妇中有计划妊娠的不到 50%，大部分人都是等到怀孕后才来医院咨询，而这样就导致胎儿容易发生出生缺陷。由于没有事先计划，很多女性在面临新岗位的选择或职位的升迁、学业的发展时怀孕了，于是不得不流产，这样就会导致妇科炎症，甚至由于免疫的原因而引发不孕症。有的女性为了工作将生育时间推迟到 35 岁以后，而高龄产妇发生出生缺陷的几率很高。因此，做好孕前计划对于职业女性是很重要的。

怎样制订孕前计划呢？在怀孕前，夫妻双方应先到医院的生殖中心做个系统的全身检查，医院可以从怀孕前 4 ~ 6 个月进行干预，并为夫妻指导何时才是最佳受孕时间。在怀孕季节上也应有选择，一般以夏季或秋季为好，因为春季和冬季是诸如流行性感冒等病毒肆虐的季节，而夏、秋季是瓜果丰盛的季节，可以使孕妇摄入更多营养成分。还有，高龄产妇分娩时产程会延长，产后易出血，因此，生育时间最好安排在 25 ~ 29 岁。此外，由于一些地方已经取消了强制婚前体检，因此要想生育健康的后代，孕前检查一定不能免去。

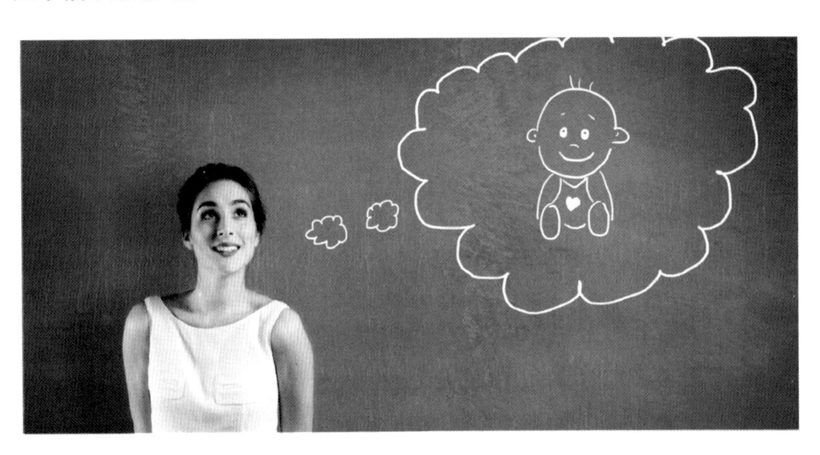

正常性生活的次数与性格、体质、年龄、职业等有密切的关系。每对夫妻间的性交次数有很大的差异，即使同对夫妻在不同的环境、工作条件、情绪和身体健康情况下，也有所不同。一般来说，性交的次数是：25 ～ 35 岁，每周 2 次；35 ～ 50 岁，每周 1 次；50 岁以上，每月 1 ～ 2 次。这样的原则对某些夫妇来讲并不合适。夫妻间性交的次数主要以性交后第二天双方不感到疲劳为原则，如性交后次日出现疲劳、全身不适、食欲减退、腰酸、腰痛，女方出现下腹坠胀感或精神不安，则可能性生活过频，应适当停止一段时间，以利于恢复体力。

1. 男女双方均应注意外生殖器的清洁卫生。每天晚上双方都要用温热水清洗外阴部位。男性应将包皮翻上去，将包皮内侧及冠状沟内的积垢清洗掉；女性应把大小阴唇及阴道前庭部位的分泌物清洗掉，这样可以在性交时避免把细菌带入阴道内而引起感染。

2. 饮酒后、精神过度兴奋、情绪不安、身体不适、过度疲劳时，均不宜过性生活，另一方要给予关心和理解，不要勉强或强行进行。性生活的时间，以晚上睡觉前最为适宜，因性交后会觉得疲劳，即可进入睡眠，易于恢复体力。

3. 女性在月经期不宜过性生活。经期内整个盆腔充血，子宫内膜脱落。子宫腔内表面是一个创面，若这时过性生活，很容易引起盆腔感染，如子宫内膜炎、输卵管炎和盆腔炎等。妊娠期和产褥期的性生活女性在妊娠早期，即受孕后的前 3 个月内，应完全禁止性生活，因为性交的刺激，会引起子宫收缩，引起流产。女性在妊娠晚期，尤其是在临产前 1 个月内，也应绝对禁止过性生活，因为由于性交的刺激，可引起子宫收缩而导致早产。另外，性交时精液内精子可把存在于阴道内的细菌带进女方盆腔引起感染。女性在妊娠中期可以过性生活，但要有节制，动作不宜激烈，特别应小心女方腹部受压。

4. 如果是高龄孕妇，或有多次自然流产或早产史的孕妇，在整个妊娠期间都要停止性生活。

5. 女性分娩后，整个生殖器官需要 6 ～ 8 周才能逐步恢复正常，在这段时间内也应避免过性生活。

女子最佳生育年龄为 25 ～ 29 岁，过早生育不仅女子本身未发育完善，对胎儿不利，而且孕妇并发症多，如高血压、子痫等，胎儿畸形发生率比较高，调查结果显示，23 岁前生育者，所分娩新生儿的体格发育 6 项指标（体重、身长、顶臀长、头围、胸围、上臂围）均比 23 岁后分娩的新生儿落后。高龄生育即超过了 35 岁才怀孕生育，由于女性在 35 岁以后卵子的成熟过程延长，染色体容易发生畸变，因而先天性畸形儿和痴呆儿的发生率增多，同时难产发生率也增高，对母婴健康都不利。

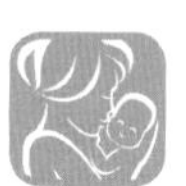

建立良好的生活方式

生活起居养成良好的规律，加强营养，进行适度的体育锻炼，增强体质。保证充足的优质蛋白质，合理补充富含优质蛋白质的食物，有益于协调内分泌功能。优质蛋白质包括深海鱼虾、牡蛎、大豆及其制品、瘦肉、鸡蛋等。合理补充矿物质和微量元素。人体内的矿物质和微量元素对生殖健康同样具有十分重要的影响，最常见的是锌、硒等元素。锌在体内可以调整免疫系统的功能。锌缺乏会引起性功能和生殖功能减退，甚至不育。含锌较高的食物主要有贝壳类海产品、动物的内脏、谷类胚芽、芝麻、虾等食物。

预防各种危害生殖健康的传染病，如流行性腮腺炎、性传播疾病等。经常旅游、出差和长期居住公共宿舍或出租房屋的人群要特别注意养成良好的卫生习惯，杜绝传染源，减少传染机会。平时应穿一些宽松的衣物，内衣最好穿纯棉或者麻纺类的，不要穿化纤材料的，尽量不要穿紧身裤。

掌握科学的性保健知识，要注意对生殖器官的保护。了解各个阶段的生理特征和保健知识，如果发现生殖器官有不同于平时的变化，一定要及时诊治。

1. 孕前科学安排生活。在孕前，注意衣食住行也不只是女方的事。譬如，国外已经发现，经常穿紧身裤的男性，由于使睾丸压向腹股沟而增温，以致造成生精功能减退，尤其喜欢穿牛仔裤的新婚男性注意。女性在衣着方面宜宽松，使乳房及腹部能够保持自然松弛状态，以利于生理功能的协调。

饮食方面，男女双方均应禁忌刺激性的食物，尤其应禁酒和烟。最好不要偏食碱性或酸性食物，以免破坏身体酸碱性的平衡；居住环境尽量避免噪声污染；应尽量躲避有害于生育的放射线源的危害。在行动方面应避免过分剧烈的运动方式，因为过于激烈的竞技心理状态，往往会影响生理功能的平衡。如果必须参与活动时，应适当推迟怀孕，以期获得尽可能完美的优生效果。

2. 养成良好的生活习惯。在孕前3个月，要注意饮食多样化，加强合理营养，养精蓄锐，为男女双方生成良好的精子和卵子创造有利的物质条件。其次，尽量不熬夜，早睡早起，根据自己的喜好，因地制宜进行体育锻炼，如晨起慢跑、打羽毛球、晚间散步，呼吸新鲜空气，以增强体质，养成良好的生活习惯。

3. 继续加深夫妻感情。夫妻间加强感情交流，使爱情不断深化，这对稳定妻子的情绪十分有益，再加上和谐美满的性生活，使得妻子的情绪放松愉悦、乐观舒畅，有利于排出高质量的卵子。

4. 提高性生活的质量。排卵期前，应适当减少性交次数，以保证精子的数量和质量。并且，在排卵期前后，性生活时应有个好心情，并全身心地投入，使女方能顺利达到性高潮，以促使子宫收缩上提，阴道后穹隆形成较大的精液池，使宫颈口与精液池有更多的接触，有利于更多的优质精子游向子宫和输卵管。正常的性生活一般每周1～2次为宜。

5. 避免不良因素的伤害。卵子从初级卵细胞到成熟卵子时的14天内最易受药物等因素的影响，所以，女方在怀孕前20天内不宜随便服用药物，不宜大量饮酒，也不宜接受X线检查及有毒化学品等不良因素的刺激。由于内服避孕药物的排泄速度较为缓慢，采用药物避孕者或因病长期服药的女性，应在孕前6个月时停药。特别是在化学污染环境下工作的男女，应尽早调离，以免对精子、卵子造成伤害。

6. 改善子宫环境。如果刚经历过流产或早产，则应最少1年后再怀孕，使子宫完全恢复。如果原来使用节育环避孕，则应于怀孕前3个月取环，使子宫内膜得到恢复。

7. 提前学习孕育等知识。夫妻双方共同学习相关的孕育知识和胎教知识，不要轻信社会上流传的种种旧观念，避免走入孕育误区。

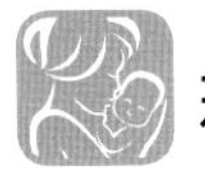

戒烟戒酒

吸烟和饮酒不但是优生优育的大敌，而且是引起不孕的原因之一。

女性吸烟会干扰和破坏正常的卵巢功能，引起月经不调，过早绝经和不孕。吸烟女性即使怀孕，亦易引起流产、早产和死胎，所生小孩体重比不吸烟者轻得多。由于香烟的烟雾中含有强烈的致畸物质，故男子吸烟往往会使精子减少，每天吸烟20支，精子存活率仅为50%，并出现多种畸形的精子，从而带来不能

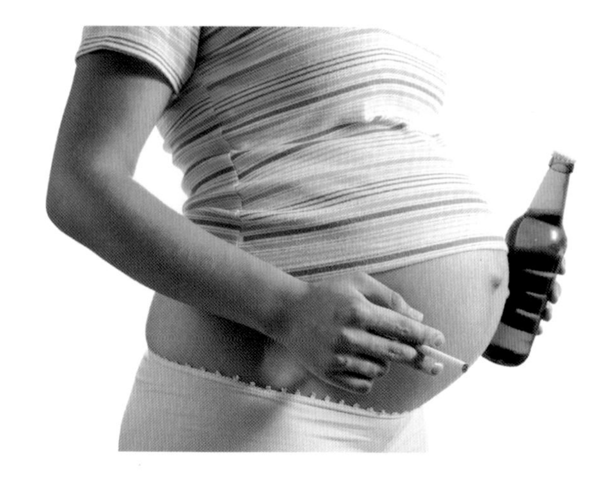

生育或生下先天畸形子女的后患。

过量饮酒可危及生殖系统功能，导致内分泌紊乱，并使生殖细胞染色体结构和数目发生变化。长期饮酒者的精液中，精子数目减少，活动力减弱，而且阳痿、不育和男性女性化的发生率明显增加。酒精也会妨碍女性卵子的发育和成熟。与吸烟一样，长期嗜酒成癖能使不孕和畸形婴儿增加。

女性应停止吸烟喝酒2～3个月后再受孕。丈夫也应在妻子受孕前1个月尽量避免接触烟酒。

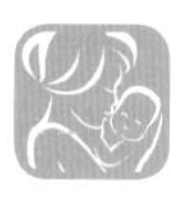

职业对优生的影响

女性接触有机溶剂，如四氯化碳、三氯乙烯、甲苯、二甲苯及脂肪烃等，会导致生育能力下降，并与自然流产有一定的关系。如干洗行业接触氯乙烯、氯代烃，制鞋厂接触甲苯、正己烷、丙酮以及金属工业接触的许多有机溶剂均与受孕力下降有联系。父亲职业接触有害物质，均会影响到其子代健康。

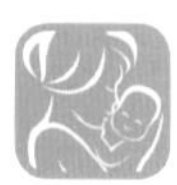

宠物对优生的影响

宠物作为传染源可直接传播人畜共患病。如通过直接接触（通过皮肤、黏膜、结膜、消化道和呼吸道）的传播方式传播人畜共患病，这些疾病包括狂犬病、结核病、出血热、钩端螺旋体病、猫抓病、弓形虫病、疥癣等。其中，弓形虫病是值得特别注意的。孕妇感染了弓形虫原虫，可引起母体的弓形虫病，主要表现为：发热、咽痛、皮疹、淋巴结肿大等症状。另外，可增加妊娠并发症，如流产、早产、死胎等。弓形虫可以通过胎盘感染胎儿，还可以通过血液、子宫、羊水感染胎儿，其中通过胎盘传给胎儿的机会高达40%，可直接影响胎儿的发育。感染时胎儿越小，妊娠时间越短，胎儿受损越严重。胎儿可出现小头畸形、脑积水、小眼、兔唇、智力发育迟缓、肝脾肿大、无耳廓、无肛门、两性畸形等一系列严重后果。

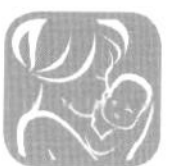

情绪对优生的影响

孕妇的情绪好坏，不仅对自身有一定的影响，还对胎儿，特别是早期的胎儿，也有一定的影响。从优生优育的角度来看，情绪是不可忽视的因素。

当孕妇心情过于激动时，体内激素代谢会发生变化，自主神经末梢合成和释放乙酰胆碱，促使肾上腺素和去甲肾上腺素增多，这种神经递质可使孕妇血压升高、心率加快、妊娠期呕吐加剧，子宫收缩易造成流产、早产，甚至死胎；不仅如此，这些由不良情绪产生的递质，还可以通过血液进入胎儿体内，使胎儿产生与母亲一样的心理特征，影响胎儿智力发育。

研究还发现，由生气、恼怒、忧伤等不良情绪分泌的肾上腺素，对胚胎发育也会产生破坏作用，阻碍胚胎中某些组织的联合，特别是孕早期，如受到强烈的精神刺激，可导致胎儿唇裂、腭裂等先天畸形，甚至可以影响大脑的正常发育。

不仅如此，孕妇的不良心理状态，对胎儿的生长发育尤其是胎儿中枢神经系统的发育影响较大，并直接影响到胎儿出生后的性格、智力等。在夫妻争吵、逆境中生育的孩子，往往会对孩子的生长产生不良影响。

为了优生，在考虑生育时一定要有一个良好的优生环境，保持良好的精神状态，避免一切恼怒与悲伤；孕妇在妊娠期间，一定要保持心情舒畅、精神愉快，注意摆脱压力；要注意家庭和睦，保持夫妻间的亲密情感，保持家庭成员间的良好亲情，维护良好的人际关系。

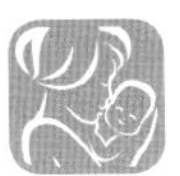

夫妇的全面体检

对肥胖、超重或生化异常，如：高血脂、高尿酸血症、高胆固醇、血糖偏高等重点进行合理平衡营养指导。个体化评估肥胖女性的营养状况后给予饮食治疗，并配合适当运动。建议妊娠后不减肥，但需要对饮食的热量、营养素分配及体重增加制订限定计划。对此类人群，院方还要密切监测有关疾病的早期症状及体征（如高血压等），帮助进行早期治疗。

1. 一般检查项目：夫妇双方全面常规体检＋全套生化检查。

2. 有过流产史的女性：对于妇产科特殊病史，如：不孕、习惯性早流产、分娩先天畸形儿史、不明原因死胎、新生儿死亡史及遗传病史等需进行相应的检查，分析原因，对症治疗，改善妊娠结局。检查项目：夫妇染色体、流产免疫系列、甲状腺功能、糖代谢、碘、铅及职业毒物检测、凝血功能（抗心磷脂抗体、抗核抗体、狼疮促凝物、凝血五项）、激素测定、精液测定、宫腔镜检查、治疗并发症等。

3. 女方有糖尿病：建议孕前 3 个月应停用口服降糖药（可致胎儿畸形），改用胰岛素，将血糖及糖化血红蛋白控制在理想水平。胰岛素不通过胎盘，故不致畸。饮食治疗与运动相结合。指导肥胖者减轻体重，减少因体重造成的妊娠并发症。检查项目：血糖及糖化血红蛋白。如合并心、肾、视网膜病变、外周神经病变者，妊娠后预后差，要做全面体检及实验室检查。

4. 有癌症家族史的夫妇：一般肿瘤术后要定期检查，身体正常两年后可以妊娠。检查项目除了产科常规项目以外，还要对肿瘤部位继续到相应专科监测。

5. 血型检查：血型的区分是 A、B、O 血型和 Rh 血型。其中 A、B、O 型，又可细分为 A、B、O、AB 四种类型；Rh 血型又可细分为 Rh 阴性和 Rh 阳性，现实中存在一些血型不合的准父母。

孕妈妈检查血型主要是为了应对孕产期发生的出血性疾病。因为孕妈妈在妊娠期分娩中有可能会发生流产、早产、前置胎盘、胎盘早剥等异常症状，这时有可能引起大出血，分娩过程中及产后出血更会威胁到孕妈妈的生命。根据孕妈妈所检查的血型及时准备好同型血，在抢救或手术时，就可以及时输血。

准爸爸检查血型主要是为了看其血型与孕妈妈的血型是否相合，当孕妈妈是 O 型血，准爸爸是 A、B 型血，而宝宝血型也为 A、B 型时可能出现新生儿溶血。

母子间血型不合的情形有 26.2%，也就是说生下来的宝宝中，约有 1/4 和母亲的血型不合。其中尤以母亲是 O 型的情况下，宝宝为 A 或 B 型者，新生儿有可能发生溶血症并因此出现黄疸。但这并不是意味着所有血液为 O 型的女性所生下的 A、B 型宝宝都会有异常现象，对此医生还要进行一项血型不合滴度检测，并根据检测情况进行针对性治疗。

由此可见，如果夫妻之间，或者已确定宝宝存在 ABO 溶血症，不必大惊小怪，恐慌万分。当医生诊断出 ABO 血型不合时，就会加以重视，在孕期监测孕妈妈的相应血型不合的抗体滴度，并对新生儿做血型检查，关注新生儿的黄疸情况，若属病理性黄疸，则会给予相应的治疗，预后效果很好。但是，若在过去没查血型，等新生儿出生后发生黄疸，应随时检查父母和新生儿的血型，发现有无 ABO 溶血。

6. 梅毒血清、艾滋病病毒检查。

7. 女方生殖系统检查：夫妻双方在计划怀孕前一定要进行孕前检查，其中包括生殖系统检查，女性生殖系统疾病较男性多见，生殖系统检查可以有效地预防流产、早产或是胎儿畸形。

孕前生殖系统检查内容：通过白带常规筛查滴虫、霉菌、支原体衣原体感染、阴道炎症，以及淋病、梅毒等性传播性疾病。孕前检查中

生殖系统检查目的：是否有妇科疾病，如患有性传播疾病，最好先彻底治疗，然后再怀孕，否则会引起流产、早产等危险。

孕前检查方法：普通的阴道分泌物检查，多数女性不会有什么感觉，但是检查时放松能让你不那么敏感。女性生殖系统疾病特别是感染和炎症。其中像性传播疾病，或是输卵管阻塞、子宫内膜异位等疾病，都会导致不孕。而男性如果患有生殖系统疾病，也会影响精子质量。因此，维护生殖系统的健康，将有助于受孕。

所有育龄女性在计划怀孕前必做生殖系统检查，一般在孕前三个月进行，避免患有性传播疾病，然后再怀孕，会引起流产、早产等危险。

8. 口腔检查：孕期许多常见病的发生都与是否进行口腔检查密切相关。

（1）牙龈炎和牙周炎：女性在怀孕后，体内的雌性激素水平明显上升，尤其是黄体酮水平上升很高，会使牙龈中血管增生，血管的通透性增强，容易诱发牙龈炎，这被称作“妊娠期牙龈炎”。研究证实，怀孕前未患牙龈炎的女性，其怀孕后患“妊娠期牙龈炎”的比例和严重程度均大大降低；而在孕前就患有牙龈炎或牙周炎的女性，怀孕后炎症会更加严重，牙龈会出现增生、肿胀，出血显著，个别的牙龈还会增生至肿瘤状，称为“妊娠期龈瘤”，极容易出血，严重时还会妨碍进食。

（2）蛀牙：孕前生理的改变和饮食习惯的变化，以及对口腔护理的疏忽，常常会加重蛀牙病情的发展。一旦暴发急性牙髓炎或根尖炎，不但会给孕妇带来难以忍受的痛苦，而且服药不慎也会给胎儿造成不利影响。另外有调查证明，母亲患有蛀牙，生出的小宝宝患蛀牙的可能性也大大增加，原因之一就是母亲是婴儿口腔中致蛀牙细菌的最早传播者。所以，怀孕以前治愈蛀牙无论对自己还是对小宝宝都是有好处的。

（3）阻生智齿：阻生智齿是指口腔中最后一只磨牙（俗称“后槽牙”），由于受颌骨和其他牙齿的阻碍，不能完全萌出，造成部分牙体被牙龈所覆盖。以下颌第三磨牙最为常见。阻生智齿的牙体与牙龈之间存在较深的间隙（医学上称为“盲袋”），容易积留食物残渣，导致细菌滋生、繁殖而直接引起急、慢性炎症，就是通常说的“智齿冠周炎”。由于智齿多在 18 岁以后萌出，且智齿冠周炎又最容易发生在 20 ～ 35 岁之间，而这个年龄段恰好是育龄女性选择怀孕的时间，所以要想防止这种病的发生，就应该在孕前将口腔中阻生智齿拔除。

（4）口腔卫生：有怀孕的计划了，就应当到口腔科做口腔卫生状况检查，接受口腔大夫的健康指导，这是非常关键的一点。孕期口腔常见病都与口腔的卫生状况密切相关，您需要知道如何正确地刷牙和使用牙线，以及孕期如果患口腔科疾病，何时进行治疗是安全的等。

第二章

孕育第1个月

part 2

如果准妈妈的月经周期为28～30天，怀孕第二周末精卵结合。受精后约4天，分裂成细胞团的精卵沿着输卵管到达子宫。第三周，细胞团脱去外膜，为着床作准备。第四周，胚胞已牢固地种植入子宫里。妊娠三至怀孕第一个月四周，称为胎芽期。胎芽身上0.5～1厘米，状如小海马。

>> 宝宝成长记 第一个月 <<

1. 针尖大的受精卵经过 7 天游离到子宫腔中，并在子宫内膜上的着床。
2. 胚芽逐渐形成胚胎。
3. 身长为头部的 2 倍。
4. 脑、脊髓等神经系统出现。
5. 第 2 周心脏有了雏形，第 3 周有了搏动迹象，肝脏开始发育。
6. 嘴和下巴有了雏形。

>> 妈妈身体变化 <<

1. 停经。
2. 体温升高。
3. 小便增多。
4. 偶现恶心症状。
5. 偶现类似于感冒的身体乏力、发冷症状。

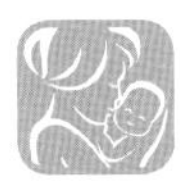

了解精子和卵子结合过程

受孕过程包括受精、受精卵细胞分裂和受精卵着床 3 个过程，分述如下：

→ 排卵

在月经周期的第 14 天左右，一个成熟的卵子从一侧卵巢排出，卵子被输卵管末端的输卵管伞抓住并收入输卵管内，排出的卵子可存活 24 小时，如果在这段时间内没有受精，它就会在下一次月经时同子宫内膜一起从阴道排出。

→ 精子的运行

在性高潮时，男子可射出 2 ～ 4 亿个精子。这些精子进入女性阴道后，有一部分穿过宫颈黏液栓，经过子宫到达输卵管，精子可在这里存活 48 小时。在这段时间内，精子具有授精能力，如果恰逢排卵，精子就会在这里与等待的卵子结合。

→ 受精

精子的头部携带着一种可以溶解卵子表面覆盖物的酶，在这种酶的作用下，精子可穿入卵子内部，并与卵细胞融合，这就是受精，这个由精卵融合形成的细胞就是受精卵。在通常情况下，只有一个精子可进入卵子内并与之结合。

→ 细胞分裂

几乎在受精后的瞬间，受精卵即开始分裂，

同时，依靠输卵管的蠕动及输卵管纤毛的推动作用，受精卵向着子宫方向移动。大约在受精后第 3 天，受精卵分裂成由 16 个细胞组成的桑葚胚，这就是早期胚囊。在受精后第 4 天，桑葚胚（早期胚囊）到达子宫腔，此时组成桑葚胚的细胞数已达到 100 多个，称为晚期胚囊。

→ 着床

在受精后 6 ～ 7 天时，晚期胚囊将自己植入又软又厚的子宫内膜，这在医学上被称为着床。只有当受精卵牢固地植入子宫内膜后，受孕才算完成。此时是月经后的第 21 天，大多数妇女此时并不知道自己已经怀孕。

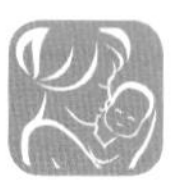

宝宝性别的奥秘

正常人体体细胞的细胞核里都有 23 对（46 条）染色体。其中 22 对（44 条）是常染色体，决定其他的遗传性状，只有一对性染色体决定性别。性染色体分为 X 染色体和 Y 染色体两种。男性体细胞中的一对性染色体分别是 X 和 Y，即 XY 型；女性体细胞中的一对性染色体两个都是 X，即 XX 型。

生殖细胞精子和卵子所含染色体的数量是体细胞的一半，即 23 条染色体。女性产生的卵子只有一种带 X 的性染色体。男性产生的精子有两种染色体，带 X 染色体或带 Y 染色体的精子各占一半。当带 X 染色体的精子和卵子结合，受精卵所带的性染色体则成为 XX，便是女胎。带 Y 染色体的精子和卵子结合，受精卵所带的性染色体则为 XY，便是男胎。一次射精产生的精子可达几亿之多，是带 X 还是带 Y 染色体的精子与卵子结合，完全是偶然的，是大自然的一种选择，并不受男方的意志控制，更不是女方的过错，生男生女任何一方都无可埋怨。

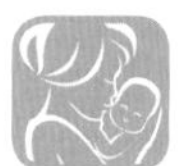

调节生男生女应注意 5 点

精子 X 和精子 Y 各有特点。精子 X 的头较大，体积较大，活动比精子 Y 慢，对酸性的耐受力和对宫颈黏液的穿透力较精子 Y 强，寿命较长。精子 Y 头小而圆，体积也较小，比精子 X 移动快，但对酸性的耐受力和宫颈黏液的穿透力较弱，寿命也短。精子少的精液中 Y 的比例低，精子多的精液中精子 Y 的比例高。根据这些特点，通过性生活的措施，可以尝试调节胎儿性别。

（1）性交时间：于排卵期性交（或授精），即易生男。因为精子 Y 较脆弱，不能像精子 X 那样长久等候，而且排卵期愈近，宫颈黏液愈稀薄，而偏碱性，对精子 Y 有利。反之，欲生女者，应距排卵期愈远为宜。

（2）性欲高潮：当女性达到高潮时，由于宫颈分泌出的黏液呈碱性。这时射精，Y 精子就更容易生存，多生男孩。相反，若女方未达到性高潮之前即行射精，就有可能增加女胎的机会。

（3）性生活的次数：正常情况下，男性每天产生精子 3000 万，性交过频可使精子减少，则精子 Y 的比例低，故欲生男者，性交间隔要长，以提高精液的质量与浓度。欲生女者，性交间隔不必受限。

（4）体内的酸碱度：欲生男孩，男性应使自己的体液维持弱碱性，因为精子 Y 在碱性环境中活跃旺盛。可多摄入一些碱性食物，如新鲜蔬菜、水果等。若欲生女孩，应略微使体液酸化，日常多进食些酸性食品，如大米、鱼、肉、禽蛋等。

（5）性交的深浅度：若想生男，性交时将精液射到阴道深部，这样有助于 Y 精子在宫颈附近出现，避免它长途跋涉穿越宫颈黏液的困难；若想生女，将精液射到阴道浅部，有意增加Y精子长距离穿越困难，使X精子遥遥领先，抢先和卵子结合。

以上几点并不是绝对的，只是机会多少的问题，生男生女还是应该顺其自然。

注意经期卫生

孕前应密切关注经期卫生，勿使细菌乘机侵入阴道引起炎症。做到以下几点可减少经期感染：1. 月经期间每天要用温开水擦洗外阴，常换内衣裤保持外阴清洁；2. 月经期间不同房；3. 月经期不干重活，不做剧烈运动；4. 不使用不洁的卫生巾和护垫；5. 经期不使用盆浴等。

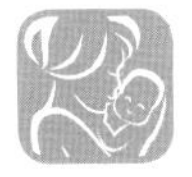

孕前营养状况评估

怀孕前的营养状况，与新生儿的健康也有着非常密切关系。孕前营养状况良好，新生儿的体重偏离，健康活泼，围生期很少生病，甚至对孩子的智力都会产生良好的影响。

怀孕期间，宝宝在妈妈的子宫内生活前后大约40周。由一个受精卵分化开始，最后成长发育为五官端正、脏腑齐全的“个体”，体重也增加到3200克左右。

孕期是宝宝一生中生长、发育最快的时期，当然需要很多的营养物质，而这些养分都来自妈妈。妈妈为了确保孩子的健康成长，必须确保子宫、胎盘、羊水及乳腺等方面的需要，因此，孕妇从准备怀孕开始，就需要补充额外的营养。如果孕妇本身营养摄入不足，宝宝就不能从妈妈的日常饮食中摄取到足够的营养。

如果你想怀孕，那么就要根据个人的体质情况，孕前尽早做饮食调理，如果等到怀孕后再注意，那就是“亡羊补牢”了。

不同体质的女性，由于个体之间的差异，在孕前营养补充、饮食调理、开始时间、营养内容、加量多少等问题上，可因人而异。

体质、营养状况一般的女性，孕前3个月至半年，就要开始注意饮食调理，每天要摄入足够量的优质蛋白、维生素、矿物质、微量元素和适量脂肪，这些营养物是胎儿生长发育的物质基础。

蛋白是指容易消化吸收的蛋白，如鸡、鸭、鱼、瘦肉、虾、鸡蛋、豆腐、豆制品等；维生素以维生素A、维生素D、维生素C、B族维生素为主。新鲜蔬菜和水果含有丰富的维生素、矿物质及微量元素，其中以钙、铁、磷、锌、碘最为重要。钙、磷对胎儿骨骼及牙齿的形成和发育，铁对造血功能，锌、碘对胎儿的智力发育和预防畸形，都有直接关系。牛奶、鸡蛋、骨头汤、动物肝脏、虾皮、水产品、坚果类食物，均含有这类物质。适量摄入脂肪可帮助脂溶性维生素的吸收和利用。

身体瘦弱、营养状况较差的，孕前饮食调理更为重要，最好在怀孕前1年左右就应注意。除上述的营养内容要足够外，还应注意营养要全面，不偏食、不挑食，搭配要合理，讲究烹调技术，还要多注意调换口味，要循序渐进，不可急于求成，孕前营养达到较佳状态即可。

身体肥胖、营养状态较好的人，一般来说，不需要更多地增加营养，但优质蛋白、维生素、矿物质、微量元素的摄入仍不可少，只是应少进食含脂肪及糖类较高的食物。

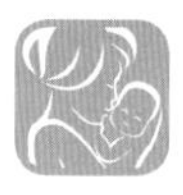

补充豆类食品

妊豆类是重要的健脑食品，一些孕妈妈却对豆类食品持排斥态度，其实这对供给胎儿大脑营养素十分不利。我们常见的大豆中含有相当多的氨基酸和钙，可弥补米、面中这些营养的不足。比如，脑中极为重要的营养物质谷氨酸、天冬氨酸、赖氨酸、精氨酸在大豆中的含量分别是大米中的 6、6、12、10 倍，可见含量之高，对健脑作用之大。

从蛋白质角度看，大豆中的蛋白质含量占 40%，其中多为适合人体智力活动需要的植物蛋白。大豆含脂肪量也很高，约占 20%。这些脂肪中，油酸、亚油酸、亚麻酸等优质聚不饱和脂肪酸又占 80% 以上。

此外，100 克大豆中含钙 240 毫克，含铁 9.4 毫克，含磷 570 毫克，含维生素 $B_1$0.85 毫克，$B_2$0.30 毫克，烟酸 2.2 毫克，这些营养素都是智力活动所必需的。

与大豆相近的还有黄豆黑豆，其健脑作用比黄豆更明显。毛豆含有较多的维生素 C，煮熟后食用，是健脑好食品。

豆制品中，首先值得提倡的是发酵大豆，也叫豆豉，含维生素 B_2 非常丰富，比一般大豆约高一倍。维生素 B_2 在谷氨酸代谢中起着非常重要的作用，而谷氨酸是人脑的重要物质，可提高人的记忆力。

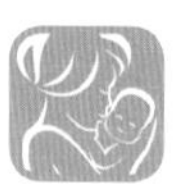

忌空腹喝牛奶

牛奶中的蛋白质需经过胃与小肠消化分解成氨基酸才能在小肠吸收，而空腹喝奶时胃排空很快，蛋白质还来不及吸收即被排到大肠，不但会造成了营养的浪费，而且蛋白质也会在大肠内腐败成为有毒的物质。这种有毒物质在人体中沉积势必会对怀孕后的胎宝宝产生影响。

空腹喝牛奶，也会因没有碳水化合物产生的能量，致使牛奶中的蛋白质转化成热能，这样就起不到营养滋补的作用，因而不可在空腹时喝牛奶。喝牛奶前最好先吃点东西或边吃食物边饮用，更利于营养成分的吸收。可与点心、面饼等食物同食，或餐后两小时再喝，也可睡前喝，这样既利于消化吸收，又有益于睡眠。

相比一次大量饮用而言，少量多次饮牛奶效果更佳。既能提高人体对钙和其他营养素的吸收率；也可有效避免肠胃功能偏弱人群的腹泻和乳糖异常者其他不适症状。

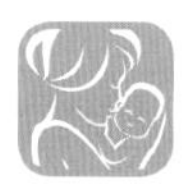

孕妇心理特点

孕妇经受着生理、心理和家庭、社会环境的一些变化，对其身心影响很大。中国医学和近代医学家都注意到孕妇的心理状态和情绪，可以加剧或减轻孕期疾病的发生发展过程。

孕妇体内激素分泌增加和对未来生活的

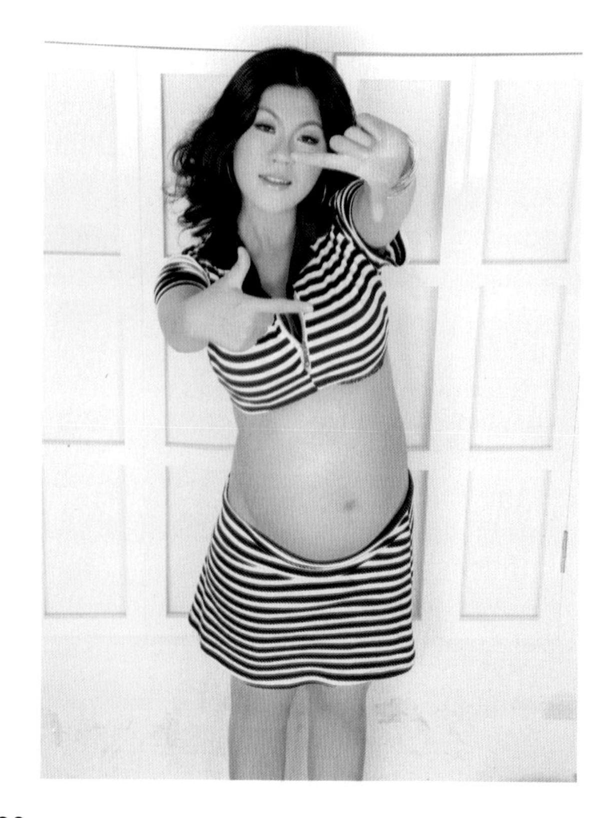

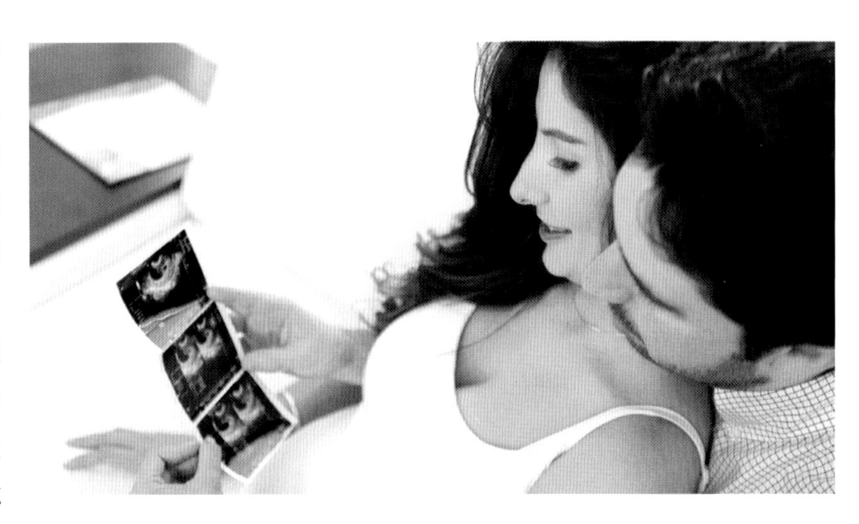

期望，使大多数孕妇情绪愉快稳定。由于黄体酮量的增多，孕妇对异性及性活动的兴趣降低，这些因素有助于减少孕期不适与问题。

有的孕妇由于在家庭或社会上的地位不利，如婆媳不和、无职业或缺乏来自丈夫、家庭和周围环境的支持；有的由于经济或居住条件困难带来的压力；有些是非所意愿的怀孕，孕妇感到苦恼；有的孕妇经历过不良孕产史，心存恐惧，或是对婴儿性别或是否畸形过分担心，因而紧张不安。这些因素所造成的负性情绪与心理状态，可能成为流产、早产的触发因素；过分的精神压力与情绪紧张，使肾上腺分泌增加，促使血管收缩、痉挛，可诱发妊娠高血压及影响胎儿生长发育，都对妊娠不利。

孕妇需要来自家庭亲友、丈夫、同事、社会的支持和帮助及关怀，这有助于孕妇建立积极的心理状态。孕期保健工作中，必须注意孕妇的心理状态，解答其疑惑，打消顾虑和恐惧，解除精神紧张与压力,帮助进行有益身心的活动。

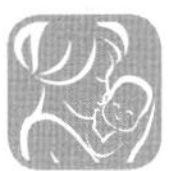 孕期性生活

有些妇女在妊娠期由于不懂得性生活、性心理的变化特点，往往因性生活不当而造成胎儿流产、早产。因此，孕期性生活需要夫妻双方正确认识和对待。

怀孕期间，孕妇的阴道和子宫黏膜的血管变粗、充血，容易受伤和出血。因此，性生活一定要慎重。注意由于性生活造成的细菌感染，因为怀孕期间分泌物增多，外阴部不仅容易溃烂，而且对细菌的抵抗力也减弱。细菌感染严重就有流产的危险。

妊娠头三个月内，子宫较敏感，胎盘还没有完全形成，胎盘的绒毛与子宫内膜的结合不十分牢固，而精液中又含有丰富的前列腺素，它能使子宫及输卵管平滑肌收缩。若此期子宫收缩频繁，可导致囊胚种植困难，所以在妊娠初期 3 个月内进行性生活，易发生流产，使妊娠终止。

妊娠四至六个月，大多数妇女对孕期的生理变化已经有所适应，胎盘已经形成，胎儿在子宫内稳定下来，流产的危险比初期小了。故妊娠期的性行为大多发生在这三个月内，虽然可以愉快地过性生活，但在次数和时间方面要节制。若感觉子宫变硬或自觉腹部紧张不适，应立即停止性交以免造成流产和早产的严重后果。

妊娠的最后三个月，由于胎儿迅速增长，子宫明显增大，宫颈渐渐软化缩短，并出现生理性扩张，羊膜囊下端容易接近宫口甚至暴露在阴道上段，如此期过性生活，容易引起胎膜创伤，胎膜早破后又极易造成脐带脱垂，细菌上行感染，危及宫中的胎儿，也危及孕妇本人。

妊娠的最后一个月，国外有统计资料表明：在分娩前最后一个月内每周有一次或多次性生活的孕妇，其所生婴儿罹患呼吸系统疾病、黄疸和窒息的比例为未过性生活孕妇的 2 倍，

这些婴儿的疾病传染率亦较高，死亡率高达11%，而分娩前一个月末进行性生活的孕妇的新生儿，感染疾病后的死亡率仅为2.4%。因为这一时期子宫口极易张开，很容易引起细菌感染，若将细菌带入产道，易发生产时、产后感染。因此，妊娠9～10个月时，要停止性生活。

另外，对有习惯性流产史者，在整个妊娠期间应尽量避免性生活，甚至包括能够引起性兴奋而导致子宫强烈收缩的性刺激。有早产史者，应在上次早产的相应月份前一个月开始直至分娩的一段时期内，应避免性生活。确诊为“低置胎盘”或者“重度妊娠高血压疾病”的孕妇，最好不要过性生活，以免引起产前大出血，诱发子痫（出现抽搐、昏迷）、早产和胎儿死亡。

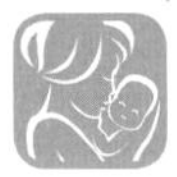

高危妊娠患者孕期自我保健

高危妊娠的孕妇和新生儿的发病率及死亡率均明显高于正常妊娠。因此，高危妊娠患者更应注重孕期保健，每位高危妊娠女性均应定期到医院检查，配合高危妊娠的筛选，进行系统孕期管理，做到早预防、早发现、早治疗，及时有效地控制高危因素的发展，防止可能导致胎儿及孕妇死亡的各种危险情况出现，以保证高危妊娠女性及胎儿顺利地度过妊娠期与分娩期。

具体来说，应该做到：去指定的医院或保健机构进行产前检查，按医嘱做好系统保健。高龄孕妇和产下过先天缺陷儿的孕妇应到遗传咨询门诊做有关的检查。学会自我保健，做好孕期自我监护，家属也应学会家庭监护的方法。加强营养及休息，摄入富含蛋白质、维生素、铁、锌、钙等的食品，积极纠正贫血。休息时，孕妇采取左侧卧位较好。间歇定时吸氧，每日2～3次，每次30分钟，提高胎儿缺氧的耐受力。输注葡萄糖、维生素C、多种氨基酸等药物。制订分娩计划，对阴道分娩困难、有较严重的内科疾病、全身情况差、难以自然分娩的孕妇，可择期做剖宫产。当继续妊娠将严重威胁母体健康或胎儿生存时，应适时终止妊娠。凡在孕期检查中发现属于高危妊娠的孕妇都要在医务人员的重点监护下进行治疗处理。预防早产，孕妇应对可能引起早产的因素进行纠正。

产前检查又称围产保健，能及时了解孕妇身体情况及胎儿的生长发育情况，保障孕妇和胎儿的健康与安全。要注意产前检查的时间，根据妊娠各阶段不同的变化特点，将妊娠全过程分为三个阶段，孕早期（12周内），孕中期（13～27周），孕晚期（28～40周）。根据不同的时期产前检查内容也有所不同：

在确诊怀孕后，在停经12周内到相关妇产科机构建立《孕产妇保健手册》，并进行第一次产前检查。孕早期主要是记录既往病史、药敏史、家族史、月经史、妊娠史等；了解有无影响妊娠的疾病或异常情况；全身检查：血压、体重、身高，心、肺、肝、脾、甲状腺、乳房等状况，了解孕妇发育及营养状态；妇科检查：子宫位置、大小，确定与妊娠月份是否相当，并注意有无生殖器炎症、畸形和肿瘤；化验血常规、尿常规、乙型肝炎表面抗原、肝功能、肾功能、梅毒筛查等及心电图检查。

每四周进行一次产前检查（16、20、24、28周）。孕中期每次体格检查测量血压、体重、宫高、腹围、胎心率，并注意有无下肢水肿；复查血常规及时发现妊娠合并贫血，复查尿常规及时筛查妊娠高血压病和妊娠糖尿病；孕15～20周建议做唐氏综合征和神经管缺陷的血清学筛查；孕20～24周建议做B超筛查胎儿体表畸形；孕24～28周建议做妊娠合并糖尿病筛查。孕 28 ~ 36 周，两周检查一次；孕 36 周以后每周检查一次。孕晚期要继续做孕中期体格检查项目，注意检查胎位，如发现异常及时纠正；计数胎动并记录；建议定期做胎心监护；适时复查 B 超，观察胎儿生长发育情况、胎盘位置及成熟度、羊水情况等。

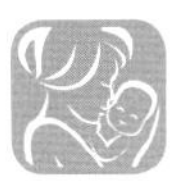

孕期用药的危险时期

调查资料显示，大约有 70% ~ 80% 的孕妇在孕期使用过药物，所使用药物的种类平均为 3 ~ 4 种。另外一个不容忽视的事实是，每年有数百种新药投放市场，孕妇使用这些药物对胎儿是否安全目前尚无定论。因此，注意孕期用药的安全性、合理性非常必要。

在临床中，产科医生主要参考 FDA（美国食品与药物管理局）最新颁布的妊娠药物分级（共分五级：A、B、C、D、X）来选择孕期安全用药。

A、B 级药物：未见对胎儿有危害，孕期一般可安全使用，如多种维生素类（必须使用生理剂量），一些抗生素（如青霉素族、头孢类）等。

C 级药物：缺乏充分证明对胎儿有危害，在孕中期及孕晚期可使用。

D 级药物：对胎儿有危害（致畸或流产），但对孕妇有益，又无替代药物时需权衡利弊后使用。如一些抗生素、激素类药物。

X 级药物：有明显的致畸作用，其危害性远超过其可能获得的任何有利效果，此类为孕期禁用药，如抗癌药物，性激素（雌激素、合成孕激素）等。

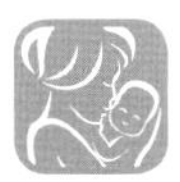

孕期合理用药

首先，孕妇生病用药时一定要遵医嘱用药，不能“硬挺”，以至于贻误病情，殃及母婴健康。其次，怀孕的不同时期，采用不同的方法。

怀孕的最初 3 个月是胎儿的各器官分化、发育、形成阶段。因此，在妊娠前 3 个月尽可能避免接触药物。怀孕第 5 周到第 8 周，胚胎对于药物的影响最为敏感。不安全用药最容易导致胎儿畸形，而且不一定引起自然流产，若出现与用药有关的阴道出血，不宜盲目保胎，应考虑终止妊娠。怀孕第 8 周到怀孕第 4 ~ 5 个月是胎儿各个器官进一步发育成熟的时期，对于药物的毒副作用较为敏感，但多数不引起自然流产，致畸程度也难以预测。继续妊娠者应在妊娠中晚期做羊水、脐血检验以及 B 超监测胎儿生长情况，若发现胎儿异常，应及时采取措施进行引产。怀孕 5 个月以上胎儿各个脏器已经基本发育完全，对药物的敏感性较低，用药后不易出现明显的畸形，但可出现程度不一的发育异常或局限性损害。

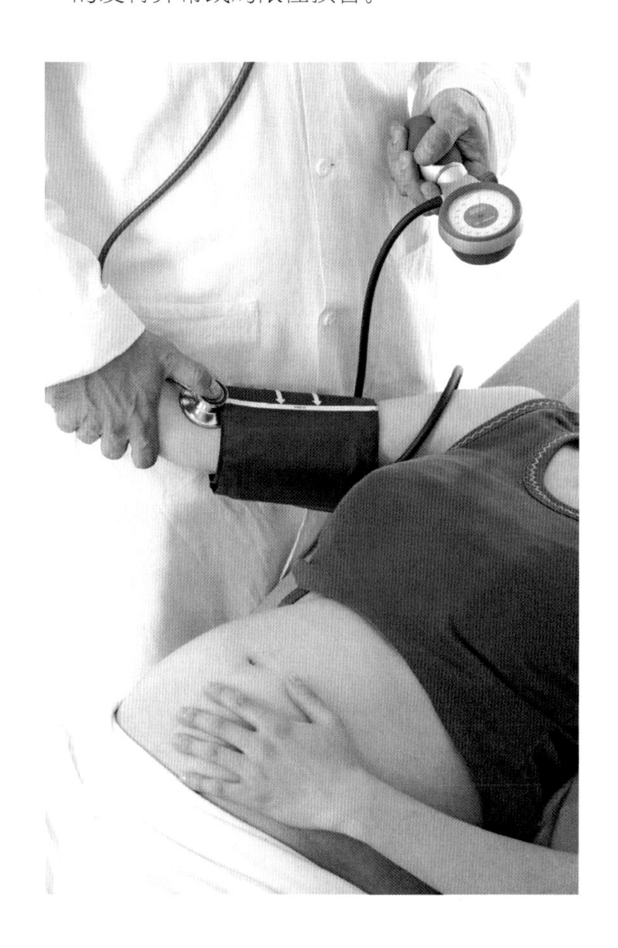

第三章

孕育第2个月

part 3

胚胎有躯体和“尾”，能分辨出眼，以及手和足上的小嵴，这些小嵴就是今后的手指和脚趾。本月是胎儿绝大部分器官的分化和形成期，故又称胚胎器官形成期。在怀孕第5周时，胚胎的神经管逐渐形成。这些神经管今后会发育成脑和脊柱。

>> 宝宝成长记 第二个月 <<

1. 尾巴变短，躯体和头比例清晰。

2. 出现嘴、眼、耳，面部基本形成。

3. 骨骼软，有弹性，大脑快速发育，神经管膨胀。

4. 心、肝、肠、胃基本发育成形。

5. 长出手脚，手指、脚趾开始形成。

>> 妈妈身体变化 <<

1. 乳房增大，乳头乳晕颜色加深，乳房常感到发胀、刺痛、抽动感。

2. 还伴有尿频、白带增多腰腹部酸胀等症状。

3. 时常感到头晕乏力嗜睡。

4. 常伴有恶心呕吐症状。

5. 喜食酸辣食物，这种状况一般会持续2个月左右。

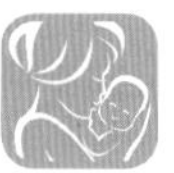

怎么知道自己怀孕了

受准妈妈自己还不能感受到身体的变化，很少有人能意识到自己已经妊娠了。如果一直坚持测量基础体温的话，会发现此时基础体温持续升高。也有少部分人在受精卵着床时，可见白带中带血丝或点状出血。

1. 月经过期

如果月经过期10天以上，应当考虑怀孕了。但因月经周期是由复杂的神经内分泌调节的，其中包括中枢神经系统、垂体、卵巢及子宫，任何一个环节受到影响或出现病变，都可能影响到月经周期。当月经过期后，判断是否妊娠的最好办法是去医院检查，以便确认。

2. 呕吐、恶心、食欲异常

要是月经过期，并且在清晨或空腹时经常出现恶心、泛吐清水等症状，那是早孕最重要的判断依据。除此之外，还可能伴有胃口不好，甚至食欲异常。

3. 乳房变化

乳房发胀、乳头触痛，这是妊娠后乳房在卵巢雌激素和孕激素的作用下所发生的最早表现，但不是非常可靠的。

4. 尿频

如果月经过期，排尿不痛却经常有尿意，

而解出来的尿液清澈透明，妊娠的可能性也很大。

5. 皮肤色素沉着

除了乳头和乳晕颜色较深之外，如果在鼻子两侧的面颊上出现对称的棕色斑纹，在下腹部肚脐与阴蒂之间显现一条细细的、棕色的直线纹，那无疑是妊娠的征象。面颊上的叫做妊娠斑，下腹部的叫做妊娠线。

6. 妊娠的判断方法

有时确定妊娠并不那么简单，尤其是早孕，在妊娠 6 周以前，因为有些征象还不明显，所以即使经验丰富的妇产科大夫也经常需要借助于一些客观指标才能下结论。

(1) 基础体温：排卵后的基础体温要比排卵前高些，上升 0.5℃左右，并且持续 12 ~ 14 天，直至月经前 1 ~ 2 天或月经第 1 天才下降。如果连续测试 3 ~ 4 天，即可判断是否已经妊娠。

(2) 宫颈黏液：妇女在妊娠后，卵巢的“月经黄体”不但不会萎缩，反而进一步发育为“妊娠黄体”，分泌大量孕激素。因此，宫颈黏液涂片有许多排列成行的椭圆体，医生见到这么多的椭圆体就可断定是妊娠。

(3) 妇科检查：妊娠期间，生殖系统，尤其是子宫的变化非常明显。月经刚过几天时进行妇科检查，可发现阴道壁和子宫颈充血、变软，呈紫蓝色；子宫颈和子宫体交界处软化明显，以致两者好像脱离开来一样，子宫变软、增大、前后径增宽而变为球形，并且触摸子宫引起收缩，则可断定已经妊娠。

(4) 黄体酮试验：给受试者每日肌内注射黄体酮（即孕激素 10 ~ 20 毫克），连用 3 ~ 5 天，如果停药后 7 天内不见阴道流血，尿妊娠试验阳性，基本上可以确定妊娠。

(5) 妊娠试验：妊娠试验就是检测母体血或尿中有无绒毛膜促性腺激素，如果有，说明体内存在胚胎绒毛滋养层细胞，即可确定妊娠。

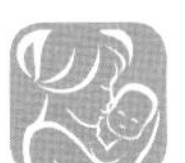

要进行怀孕诊断

怀孕诊断通常在怀孕 2 个月内进行，包括病史采集、全身检查、内诊检查、尿液化验及 B 超检查。

(1) 病史采集。包括以往月经情况，以往避孕方法，末次月经时间，停经后早孕反应出现的时间，怀孕后有无发热、感冒等症状及有无服药、有无放射线接触、有无阴道出血或下腹部疼痛等。

(2) 全身检查。包括听诊检查心肺功能、检查乳房有无肿块及有无乳头内陷等。测量血压可以了解基础血压 (即怀孕前的血压)。通常情况下，早孕期的血压与怀孕前的血压一致。

(3) 内诊检查。主要检查外阴、阴道及子宫颈有无异常，子宫大小及双侧卵巢有无异常。做内诊检查时，请你尽量放松，这样可无不适感。通过内诊检查可了解怀孕孕周。

(4) 尿液化验。化验尿液 HCG 对诊断是否妊娠有重要意义。但是，如果不做内诊检查，单靠尿液化验判断是否怀孕是不可靠的，因为该化验有时会出现假阳性或假阴性。

(5) B 超检查。很多医院将早孕期 B 超检查列为常规检查，通过 B 超检查可以确定妊娠部位和胚胎发育是否正常，还能发现孕妇生殖器官是否异常。

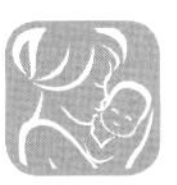

孕早期做阴道检查对胎儿有影响吗

在确诊怀孕后的首次检查时，妇产科医生要对你进行一次妇科检查，也就是阴道内诊。阴道内诊可以帮助产科医生了解很多情况：通过窥器暴露阴道、子宫颈，可直接观察局部有无炎症、赘生物、息肉、畸形或肿瘤，检查白带有无滴虫、真菌与链球菌。

双合诊检查

确定子宫大小，作为核对预产期的依据，对月经周期不规律者尤为重要。子宫大小是否符合孕周对月经规律者同样有意义，子宫小于孕周可能为胚胎发育不良，大于孕周则应该注意双胎或葡萄胎。

了解子宫形状，有无肌瘤及肌瘤大小、数目、部位、子宫肌瘤的种类及有无子宫角妊娠的可能。

发现附件肿物，查明大小、性质、活动度及有无压痛，有压痛者还要注意异位妊娠的可能。在妊娠早期进行轻柔而正规的妇科检查，不会影响胎儿的生长发育及正常妊娠，不会引起流产。

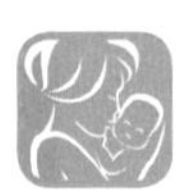

早孕反应

早孕反应是指一般月经每月一次的育龄妇女，停经约40天可出现厌食怕冷、倦怠、恶心和呕吐等症状，轻者仅感到不适，影响进食，严重者，可以滴水不进，出现黄疸，肝功能异常，肝脏受到损伤，并有低钾，低钠等电解质不正常等严重情况。

在出现早孕反应时，不要紧张、害怕。要知道这是一般常见的问题，注意调整饮食，如进食清淡的粥、牛奶等易消化的食物，并注意少量多餐，经过饮食调整仍不见好时，应该看医生检查尿酮体，若尿酮体阳性，表明由于“早孕反应”，进食不好，已对身体产生了不良影响，应进一步治疗，如输液，补充电解质，直至尿酮体转为阴性为止。严重的“早孕反应”需住院治疗。维生素B_6对孕吐有一定的治疗作用；轻度“早孕反应”者，可以口服药物，而重度不能进食者，需肌内注射或静脉注射给药，一定要在医生的指导下用药。

早孕期会出现恶心、呕吐、流诞、择食喜酸、厌油腻、胃肠胀气伴随烧灼感，上腹部饱满、便秘等现象。这是由于生理因素胎盘分泌的激素及自主神经的变化引起的，使食管通过胃入口的贲门括约肌松弛，胃内容物反流，胃肠道平滑肌张力减低。胃酸及胃蛋白酶分泌量减少，胃排空时间延长，胃肠通气体堆积，消化不良，肠蠕动减慢，粪便在大肠停留时间延长。应该注意：保持身心愉快与充分休息，早晨起床前可吃固体食物如苏打饼干，半小时内暂不喝水，少量多餐，以清谈饮食为主，少吃产气的食物如豆类，洋葱等，养成每天排便的习惯，适当地运动。一般孕12周左右，早孕反应会消失。严重者可看医生。

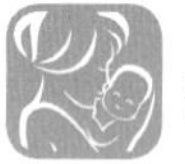

缓解恶心呕吐的方案

一般女性在怀孕早期有轻度择食、食欲不振、厌食、轻度恶心、呕吐、头晕及倦怠等症状，这些症状在早晨更易出现。孕吐会影响食欲，所以在怀孕初期想吃什么就尽量吃，不必刻意多吃或少吃什么。孕妈妈可根据以下几条改变饮食的方案来缓解呕吐：

● 起床前先进食少许，每天晚上睡前可准备一些高糖食品，如梳打饼干、土司等在床边，待第二天清晨醒来后，先吃一些，再慢慢起床。

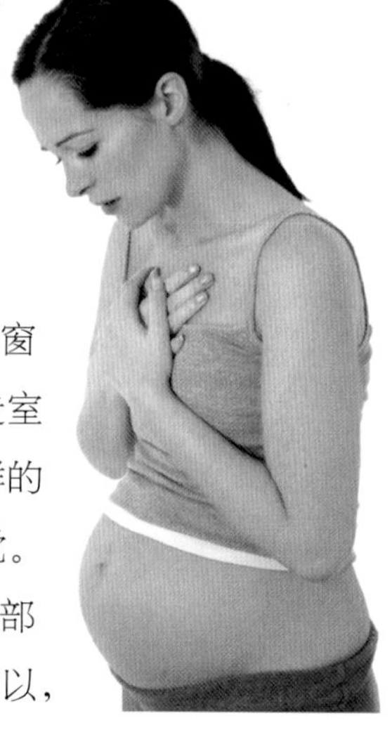

● 起床后，先打开窗户让新鲜空气进来，带走室内原有的混浊空气，新鲜的空气可以减轻恶心的感觉。

● 别急着刷牙，大部分晨吐发生在刷牙时，所以，请务必在进食少许后，甚至早餐后再刷牙。

● 少量多餐，每 2 ～ 3 小时进食 1 次，每天 5 餐或 6 餐，避免空腹或过饱，因为空腹时容易有反胃的感觉，而过饱则会引起胀气。

● 吃饭时，尽量少喝汤或饮料，饭后 1 小时再喝水或牛奶（或果汁），以补充营养及水分。

● 食物要清淡，选择食物时，应避免选择刺激肠胃的食物，如辣的、油腻的，甚至油炸的食物。

孕期早期，孕妈妈的味觉特别敏感，所以应尽量避免闻有刺激性的味道，如油烟、油漆、废气、二手烟、汽油味、鱼腥味等。早期胚胎发育并不需要太多的热量，所以不必担心因进食少而影响宝宝的发育，如果情况特别严重，应及早就医。

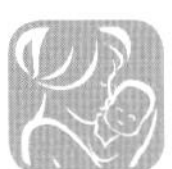

出现哪些早孕反应需要去医院就诊

轻度妊娠呕吐者一般不需特殊治疗。只需了解患者对妊娠有无思想顾虑，注意其精神状态多给予精神鼓励，并根据病人的喜好，给予易消化的食物分次进食，并应避免高脂肪的食品。另外由于烹饪时的气味易诱发和加剧呕吐，故患者在未恢复健康之前，尽可能避之。

维生素 B_1、维生素 B_6、维生素 C 以及小剂量镇静剂如苯巴比妥、三溴合剂等对于一般症状均有一定效果。

严重呕吐或伴有脱水、酮尿症者均需住院治疗。在住院 24 小时内应予禁食，静脉滴注 5% ～ 10% 葡萄糖液及林格氏溶液，补液量应在 3000 毫升 /24 小时，但需根据病人体重酌情增减，另需按化验检查所测血钾、钠情况，以决定补充电解质的剂量。贫血较重或营养很差者，也可输血或静脉滴注必需氨基酸 500 毫升 /dd，连续数日以补充能量。

在治疗期间必须定时化验血清电解质及 CO_2-CP 等以利观察治疗效果。一般在治疗 24 ～ 48 小时后，尿量多增加，症状缓解。在此期间，医护人员对患者的关心安慰及鼓励是很重要的，同时应逐渐开始少量多次进流质饮食，随后可渐停静脉补液，一般在入院后 5 ～ 10 天内多可明显好转。

少数病例经保守治疗无效时可试加用肾上腺皮质激素，氢化可的松 200 ～ 300 毫克加入 5% 葡萄糖 500 毫升内静脉缓滴，常可收到良好效果。

经积极治疗仍无效者，如有下列情况，当予治疗性流产：①持续黄疸；②持续出现蛋白尿；③有多发性神经炎（Polyneuritis）及神经性体征者；④体温持续在 38℃以上卧床情况下，心率在 110 次 / 分以上者；⑤伴有精神症状出现者。

以上均属治疗性流产的指征。

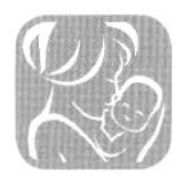

神奇的胎盘

妊娠到了第 6 周前后，胎盘开始形成了。到 3 个月时完全长好，足月时重 500 ～ 600 克，相当于胎儿体重的 1/6。胎盘呈扁圆或椭圆形，直径达 16 ～ 20 厘米，厚约 2.5 厘米，像一个吸盘紧紧地吸附在子宫壁上，宝宝的发育就全靠它从母体的血液中吸取营养物质，就像一棵小树苗通过根须吸收大地的养分一样。当然，胎盘的功能远比小树的根须要强大和神奇多了。胎盘在胎儿的发育中承担了四大功能：

1. 物质交换的功能

胎儿与母体间进行物质交换不是简单的流通式的交换，胎盘在交换中发挥了神奇的作用：母体血氧压和脐血是不一样的，通过胎盘，两者的血氧却可以实现顺利交换，这是胎盘的第一个神奇之处；胎儿生长发育所需的葡萄糖、氨基酸、维生素、电解质等可经胎盘输送到胎儿血中，同时胎盘产生各种酶，能把结构复杂的物质分解为简单的物质，或把结构简单的物质合成糖原、蛋白质、胆固醇等，供应给胎儿，这是胎盘的又一神奇之处；胎儿代谢废物，如尿素、尿酸、肌酐、肌酸等是经胎盘输入母血排出。因为胎盘的神奇作用，母亲和胎儿在实现彼此的物质交换的同时，可以拥有各自完全独立的、不同血型的循环系统。

2. 防御作用

也就是胎盘屏障的作用。胎盘像一道屏障一样，挡住了母体血液里的细菌、病原体和药物成分进入到胎儿体内，保护胎儿不受侵害。当然，这种阻挡不是绝对的，例如病毒、母血中的抗体还是可以通过母血侵害胎儿，所以，孕期尤其应防范病毒感染。某些药物如巴比妥类、吗啡、氯丙嗪、乙醚、抗生素、奎宁、砷剂等，可通过胎盘进入胎儿体内，故孕妇用药时应考虑对胎儿的影响。

3. 内分泌作用

胎盘可产生绒毛膜促性腺激素（HCG）、雌激素、孕激素、胎盘生乳素（HPL）等几种维持妊娠所需并为分娩及哺乳做准备的激素。

4. 免疫功能

胎儿对母体来说是个异体，它之所以不产生排斥现象，能够继续发展维持到足月分娩，与胎盘产生大量激素和特异性蛋白有关。

胎盘的这些功能保证了胎儿的发育需要，所以一旦胎盘功能不全（胎盘的作用低下、减退）就会造成胎儿缺氧、营养不良、发育迟缓，以及胎儿窘迫，甚至死胎、死产、新生儿窒息等，其远期后果是造成胎儿脑细胞坏死、发育不良，最终酿成弱智儿。

过期妊娠致胎盘老化、妊娠高血压综合征、母亲心脏病致心功能不全、重度慢性呼吸系统疾病、重度贫血等。孕妇长时间仰卧、孕妇吸烟或长时间被动吸烟等均可损害胎盘功能，从而损害胎儿。因此，准妈妈应预防可能引起胎盘功能不全的疾病，到了预产期未分娩，应到医院做有关胎盘功能的实验室检查，及时了解胎盘的功能。此外，孕妇也可进行自我监护，胎动过频、过少均是危险信号，应及时采取左侧卧位，增加胎盘血流，并到医院做进一步检查和治疗。

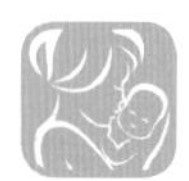

孕期为什么要认真按照规定检查

孕妇定期做产前检查的规定，是按照胎儿发育和母体生理变化特点制定的，其目的是为了查看胎儿发育和孕妇健康情况，以便于早期发现问题，及早纠正和治疗。使孕妇和胎儿能顺利地度过妊娠期。

整个妊娠的产前检查一般要求是 9 ～ 13 次。初次检查应在停经后 3 个月以内，以后每隔 1 ～ 2 个月检查一次，在怀孕 6 ～ 7 个月末（24 ～ 32 周末）每月检查一次，8 ～ 9 个月以后（32 ～ 36 周以后）每两周检查一次，最后一个月每周检查一次；如有异常情况，必须按照医生约定复诊的日期去检查。

定期检查能连续观察了解各个阶段胎儿发育和孕妇身体变化的情况，例如胎儿在子宫内生长发育是否正常，孕妇营养是否良好等；也可及时发现孕妇常见的并发症如妊娠水肿、妊娠中毒症、贫血等疾病的早期症状，以便及时得到治疗，防止疾病向严重阶段发展。在妊娠期间，胎位也可发生变化，由于胎儿在子宫里是浮在羊水中能经常转动的，有时正常的头位会转成不正常的臀位，如果及时发现，就能适时纠正。如果不定期做检查或检查过晚，即使发现不正常的情况，也会因为延误而难于或无法纠正。因此，定期做产前检查是十分必要的。

妊娠末期勤检查更为重要，因为越接近预产期，越容易发生各种并发症，必须遵医嘱按期检查，以便及时得到医生的指导和监护。定期进行产前检查，还可按时接受孕期卫生知识的教育，以及接受临产前各种准备工作的指导。总之，为了母亲和婴儿的健康，孕期一定要坚持定期做产前检查。

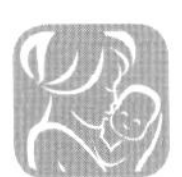

去医院检查时要注意的问题

1. 孕期检查的诸多问题：做过孕前检查的孕妇，如果在孕前已经做过比较全面的健康检查，孕期初检时，有一些项目就不用重复检查了，如血型。有些项目可暂时不检查，如肝功能、梅毒血清学、病毒六项等。但孕 12 ～ 16 周，医生仍会让你接受必要的孕期血生化检查。如果你是高龄孕妇，医生还会让你做唐氏筛查、甲胎蛋白测定，估算先天愚型、神经管畸形的风险度。即使你在孕前做过比较详细的检查了，孕期初检时，医生也会让你接受下列检查：血常规、尿常规、阴道分泌物涂片、子宫 B 超、体重、血压等。

2. 重复检查的意义：从孕期常规检查项目时间表中可以看到，每次检查都重复一些项目。因为这些检查项目是对孕妇进行孕期保健的重要监测指标。每次检查尿蛋白和血压，主要是为了及时发现严重危害母婴健康的孕期并发症——妊娠高血压疾病。尿糖测定是为了间接监测糖代谢，采末梢血（指血）时，如果在寒冷的冬季，手被冻得冰冷，皮肤通红，应该等到肢体温暖，肤色正常后再采血。

3. 尿液检查：在整个孕期，尿检是医生早期发现是否并发妊娠高血压疾病的方法之一，也是了解是否有尿路感染或肾盂肾炎的方法，还可以了解尿糖是否阳性，是妊娠并发糖尿病的参考指标。

在留取尿液时需要注意：留取晨起第一次排尿的中段尿，这是 24 小时最浓缩的尿液，且不受进餐运动等因素影响，能够得到更准确可靠的结果。如果自备小瓶留取尿液，一定要把小瓶清洗干净并晾干，有水或不洁净会影响化验结果。最好不用药瓶，以免残留的药物影响结果。留取的尿液不要放置太长时间，以免影响检验结果。

4. 产科医生检查项目：产科医生检查身高、体重、腹围、子宫底高度、血压、骨盆测量、胎心多普勒等项目。由于乳房增大，血容量增多，体重会增加；但如果有明显的妊娠反应，体重非但不增加，反而会减轻。如果体重比怀孕前减少了 2 千克以上，需要在医生帮助下加强营养。如果体重比怀孕前重了 1.5 千克以上，可能摄入了太多的热量，超过了胎儿生长所需的热量，应该改变饮食结构。

测量血压前，至少应坐在候诊椅上休息 10 分钟；要尽量暴露上臂，因为血压袖带要包裹上臂的 3/4；当上臂平伸时，应与心脏在同一水平，这样测量的血压值才能准确。当紧张时，做深呼吸可使精神放松下来。

如果要化验空腹血糖或尿糖，至少在 12 小时之内不吃任何东西；如果要化验餐后 2 小时血糖或尿糖，一定要严格按照医嘱去做。

孕期特有的疾病，对母婴的健康危害甚大。除了每次孕检时常规查尿糖外，还要在孕中期做妊娠期糖尿病筛查，及时发现此并发症。体重也是孕期检查中需每次监测并记录的项目。通过体重的监测，了解孕妇体重增长情况，间接了解胎儿生长情况和孕妇水钠潴留（水肿）程度。除了所列项目外，医生还会在每次检查中，根据具体情况做其他相应的检查。

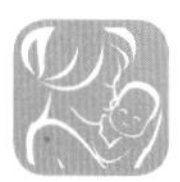

B超检查在产科的应用及对胎儿的影响

B超作为产科十分常用而又重要的检查手段，它对胎儿是否存在不良影响呢？这是准妈妈们所关心的问题。超声检查是利用雷达技术与声学原理相结合，应用于临床医学的一种辅助诊断方法。超声波检查的方法有多种，目前产科临床应用最多的是B型成像法，通过观察图形作出诊断，就是人们常说的“B超”。B超在产科中主要有以下作用：

（1）早孕诊断并测定胎儿的孕周：对月经周期不规则或者忘记了末次月经时间的准妈妈来说，可以根据B超所显示的胎囊的大小、胎儿的坐高、胎头的双顶径等算出正确胎龄及预产期。

（2）监测胎儿生长发育：测定胎头的双顶径、头围、腹围及胎儿股骨的长度，了解胎位及胎儿在宫内的活动状况。例如，通过B超我们可以看到胎儿在宫内的呼吸，即膈肌及腹腔的内容物的上下运动，也可以看到胎儿肋骨的起伏运动。看到胎儿有良好的呼吸运动，表明胎儿在宫内是良好的；通过B超我们也可看到胎儿的运动，包括他（她）的整个身体运动、四肢的运动及胎儿的吞咽动作等，胎儿若有大的胎动时，常常表明他（她）是处于健康的状况；B超还可以看到胎儿的张力是否良好，如果胎儿有肢体的伸直及屈曲，或手的握紧及张开的运动，也说明胎儿是很好的。当胎儿在宫内缺氧受到损害时，他（她）的这些活动就会明显地减少或消失，尤其是有胎儿的张力已经消失的情况，表明胎儿的状况已很危急。目前，这些胎儿生理活动的观察已广泛地用于临床，以预报胎儿的安危。若是双胞胎，B超显像屏上可清楚见到两个胎头及胎体，并可见两个胎心在跳动。

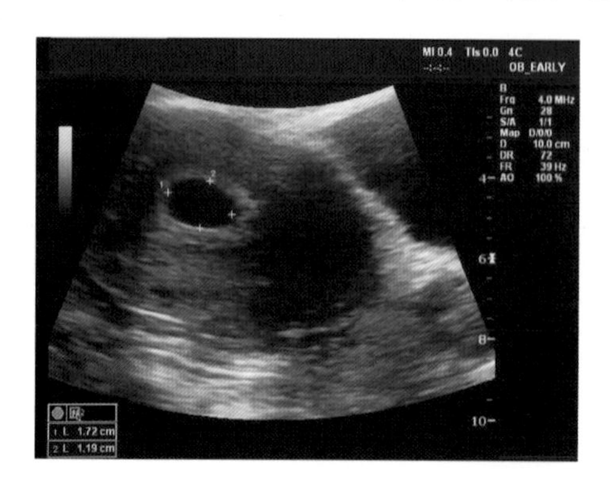

（3）测量羊水量及了解胎盘：B超可以较准确地测量羊水量，产检的B超报告单中，医生都会记录羊水量的数值，正常范围2～8厘米；B超可以清楚地了解胎盘的位置、结构是否正常，有无血管瘤的存在，胎盘是否成熟与孕龄是否一致，胎盘与宫壁之间有无出血的存在等情况；还可以明确地诊断出前置胎盘、胎盘早期剥离等危险情况的存在。B超所显示的情况对于临床医生做出正确的诊断是十分重要的。

（4）及早发现胎儿畸形：B超检查是发现胎儿畸形的一个重要的手段，每一位准妈妈在孕18～20周期间都应该做一次B超检查，以筛查胎儿有无畸形。

那么，B超检查对宝宝来说，是不是安全的呢？B超应用于临床已有40多年，其检查的安全性已得到肯定，直至目前也从未有过B超检查引起胎儿畸形的报道。但这并不意味妊娠期可以随意地做，做多少次也没关系。从检查的必要性角度及经济的观点来说，正常妊娠检查不超过2次为宜，第一次检查在妊娠18～20周，重点在于除外畸形；如无特殊情况，第二次B超检查在妊娠后期，以了解胎位、胎儿生长发育情况、羊水状况及胎盘有无异常等。如果妊娠中有异常情况或可疑异常的情况发生，就需要根据病情决定B超检查的次数了。例如，妊娠早期有阴道出血时一定要做B超检查，以判断是否为正常的宫内妊娠；至妊娠后期，怀疑有胎儿生长异常时或怀疑羊水过多过少时，需要通过B超检查。又如妊娠超过40

周末分娩，需重复 B 超检查，了解羊水量及胎儿活动情况，从而决定何时终止妊娠。在孕早期，如无特殊需要，一般不做 B 超检查。

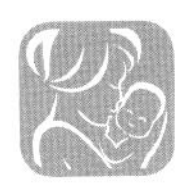

做 B 超的时间不宜过早过频

目前，多数专家认为 B 超是安全的，但也有少数专家指出，B 超是一种高强度脉冲超声波，有很强的穿透力，对处于敏感期的胚胎和胎儿也会产生一定的不良反应。临床实验证明，B 超对女婴的卵巢可能有影响，有可能影响将来卵巢所承担的生育和调节月经的功能。所以孕早期尽量不做或少做 B 超为好。正常的妊娠 B 超检查不应超过 3 次。

第一次 B 超检查时间：最好安排在孕 18 ～ 20 周，此时可确定怀的是单胎还是多胎，并可测量胎儿头围等。因为这一阶段测得的多项胎儿 B 超指标误差较小，便于核对孕龄。

第二次 B 超检查时间：最好安排在孕 28 ～ 30 周，此时做 B 超的目的是了解胎儿发育情况，是否有体表畸形，还能对胎儿的位置及羊水量有进一步了解。

最后一次 B 超检时间：最好安排在孕 37 ～ 40 周，此时做 B 超检查的目的是确定胎位、胎儿大小、胎盘成熟度、有无脐带缠颈等，进行临产前的最后评估。

一般认为，怀孕 18 周以内的孕妇最好不要做 B 超检查，尤其在怀孕早期要尽量避免做 B 超检查。

不过特殊情况例外，例如对怀孕早期阴道流血者，需做 B 超检查以确定胚胎是否存活、能否继续妊娠、有无异常妊娠等。孕 2 月以内，若做 B 超检查过多，会致使胚胎细胞分裂和胎儿脑部发育受到影响。

B 超安全检查时间一般是在孕 5 个月以后，因为超声波对胎龄越大的胎儿影响越小。

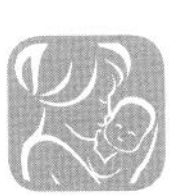

孕后首次产检

孕早期检查一般要在怀孕 40 ～ 70 天进行第一次检查，医生要询问病史，进行妇科检查，确定妊娠，必要时还要通过产前咨询和遗传咨询，判断孕妈妈能否继续妊娠。孕早期检查能够确定子宫大小与停经时间是否相符，从而了解胚胎的发育情况，并且可以发现生殖器官的异常及妇科疾病，此次检查十分重要，孕妈妈一定要充分重视。

→ 心、肺、血压、体重检查

医生会为孕妈妈检查心脏、肺、测量动脉血压，以确定孕妈妈身体的总体情况，还会为孕妈妈称体重，检查脊柱，看是否脊柱侧弯，同时给一些建议，以减少孕期经常出现的背痛。

→ 尿液检查

尿液检查当即可拿到结果，主要检查尿液里面含不含蛋白质和糖分，尿液检查每次产检都要做。

→ 妇科检查

触摸乳房，注意有没有结节（囊肿或纤维瘤类的疾病）检查子宫的大小、宫颈涂片情况、白带常规，以免漏诊宫颈癌等妇科疾病。

→ 血液常规检查

主要检查下面几项

血红蛋白：孕妈妈血红蛋白低于 10 克 /100 毫升，表示贫血，应补充铁剂或进食富含铁的食物。

白细胞：孕妈妈白细胞计数低于 4000 个 / 立方毫米，表示细胞过低。

血小板：正常值为 100×109 ～ 300×109/ 升，孕妈妈血小板低于 10 万 / 立方米，提示血小板过低，易导致产后出血，必要时要进一步检查血液过低的原因，并及时处理。

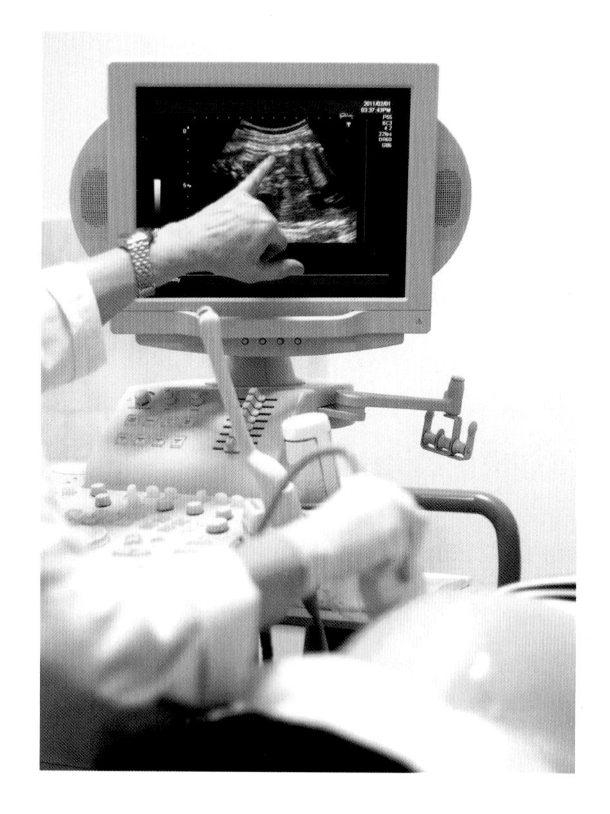

红细胞积压

孕妈妈红细胞积压高于35%，代表血液浓缩。

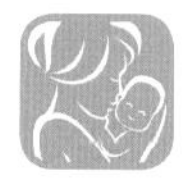

测骨盆大小看是否顺产

分娩时胎儿通过的通道被称为“产道”。其中子宫颈和阴道、外阴道、外阴部，由于是肌层组成的柔软部分，所以分娩时有相应的伸缩性，但是骨盆是硬骨头，没有伸缩性。因此，骨盆的大小对分娩有很大的影响。测量骨盆可以估计骨盆腔的大小，预测分娩时足月胎儿能否顺利通过。

一般来说。高大的女子，骨盆也大，胎儿也较大，瘦小的女子，骨盆也小，胎儿也较小。但也不能一概而论，也有个别特殊情况的存在。骨盆是产道的重要部分，常称为“硬产道”。分娩的快慢、顺利，都与骨盆的形状和大小有密切的关系。骨盆形态虽正常，但经线小，也可能发生难产现象；相反，骨盆虽然异常，但经线大，分娩也不一定有困难。所以，在分娩前对骨盆进行详细检测是很重要的。一般第一次产前检查时医生就会测量骨盆的各个经线，在孕妇记录卡上记录以便参考。另外，孕妈妈自己或准爸爸也可定期帮忙测量，做好记录，去医院检查的时候可以供医生参考。

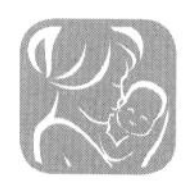

孕期不适不容忽视

怀孕期间，孕妈妈的身体常常会出现各种不适，诸如便秘、口渴、关节疼等，这些都是正常的，孕妈妈不必过于紧张。但也有些症状可能会引发严重的后果，需要引起孕妈妈的注意，一出现如下信号，需立即就医。

→ 信号一：剧烈呕吐

孕早期的呕吐是一种正常的反应，但如果孕妈妈持续出现恶心、频繁呕吐、不能进食、明显消瘦、感觉自己全身乏力，就被列为剧烈呕吐之列。剧烈呕吐会影响孕妈妈的营养吸收，长期饥饿可能引起血压下降、尿量减少、失水、电解质紊乱等不良反应，严重时会损害肝肾功能，从而也会影响到胎儿的发育。所以，准妈妈出现剧烈呕吐的情况要迅速就医。

→ 信号二：痉挛性腹痛

如果是突如其来的腹部疼痛，而且是痉挛性腹痛，就需要引起孕妈妈的重视了。在孕早期，出现剧烈的下腹疼痛并伴有出血，可能是宫外孕或先兆流产的信号。最好立即就医。

→ 信号三：出血

一般在怀孕3个月以内，孕妈妈在月经周期的时候会出现一次“假月经”，即量非常少的出血，并且颜色很浅。除这一次“假月经”之后，正常情况下，孕妈妈不会有流血现象。如果在怀孕早期出现流血，可能出现了是先兆流产或宫外孕，也可能是妊娠并发蜕膜息肉、子宫颈息肉或糜烂等引起的出血。

而在孕晚期，出血很可能是胎盘早剥、胎盘异位等严重的情况，都必须入院观察。

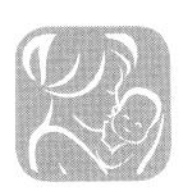

孕期感冒的防治

感冒对于平常人来说，是无关紧要的小毛病，很少有人记得清自己一生中得过几次感冒。但是，对于孕妇患感冒，则不可掉以轻心。感冒是由病毒引起的以上呼吸道症状为主的疾病，而病毒却是胎儿致畸的罪魁祸首之一。

（1）孕期为何易患感冒：准妈妈在妊娠以后由于身体免疫能力有所降低，抵抗力减弱，相对容易感冒。普通的感冒对胎儿影响不大，但如果较长时间体温持续在39℃左右，也有出现畸胎的可能。假如准妈妈感染的是流行性感冒（简称流感），又恰好在妊娠的前3个月，由于胎儿的各个器官尚未发育完全，流感病毒就有可能造成胎儿畸形。高热和病毒的毒性作用还能刺激子宫收缩，引起流产、早产。在妊娠晚期，如果得了感冒，虽然这时胎儿基本上已发育完全，对胎儿造成畸形或先天性缺陷的机会减少，但容易引起早产，也会增加新生儿的病死率。

由于感冒对胎儿有以上不利的影响，因此准妈妈要特别注意预防感冒的发生。例如，要当心受凉，注意营养和休息，妊娠期间尽量少到公共场所活动，以免传染上感冒，尤其是在孕早期。

（2）准妈妈感冒的治疗：准妈妈一旦患感冒，切勿随意自行用药，尤其不能像以前感冒发烧时那样服用阿司匹林类药物，一定要去医院诊治，在医生指导下，合理用药。因为妊娠后孕妇体内酶有所改变，对某些药物的代谢过程有一定的影响，药物不易解毒和排泄，可发生蓄积性中毒，而且在孕早期胎儿器官形成时，某些药物对胎儿有致畸的可能。

①西药治疗应谨慎。抗感冒药大多是复合制剂，含有多种成分，常见的有速效伤风胶囊、感冒通、康泰克、白加黑、康必得、克感康、快克等，这些药大都含抗组胺药的成分，孕期不宜服用，特别是孕早期。

轻度感冒的准妈妈可多喝开水，注意休息，保暖，口服感冒清热冲剂或板蓝根冲剂等。感冒较重有高热者，除一般处理外，应尽快控制体温。可用物理降温法，如额、颈部放置冰块等，亦可在医生指导下选择用药物降温。在选用解热镇痛药时，要避免采用对孕妇、胎儿和新生儿有明显不良影响的药物，如阿司匹林类药物。

②中药治疗较安全。中医药能很好地控制感冒症状，同时毒性较小，所以用中医辨证施治治疗孕妇感冒是比较安全的方法。

另外，有些日常食物也有助于治疗感冒，安全实用，准妈妈轻度感冒时，不妨一试：

- 姜蒜茶：大蒜、生姜各15克，切片，加水1碗，煎至半碗，加红糖10～20克，饮用。
- 荸荠水：荸荠数个，去皮，冰糖适量，加水同煮，吃荸荠喝汤。
- 葱白粥：粳米50克，葱白2～3根，切段，加白糖适量煮粥，热食。

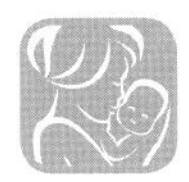

预防病毒感染

病毒是孕妇的大敌，尤其是妊娠早期，胚胎的器官在形成中，而胎盘发育尚未完全，还不能起到屏障作用，准妈妈感染病毒后，病毒就很容易通过发育还不完善的胎盘进入胎儿循环系统。在分化快而未成熟的胎儿细胞内繁殖，诱发细胞染色体畸变，并抑制细胞的分裂，从而影响胎儿器官的正常分化与发育，造成流产、死胎、死产、早产，以及胎儿畸形。

病毒主要通过3种方式使胎儿受到损害：

一是直接感染精子和卵子，可导致早期流产；二是通过胎盘或脐带血侵入胎儿体内；三是分娩时通过产道感染胎儿。在已知与人类有关的300多种病毒中，至少有10余种病毒能通过胎盘危害胎儿。可导致胎儿畸形的病毒有风疹、流感、水痘、麻疹、天花、脊髓灰质炎、腮腺炎、单纯疱疹、病毒性肝炎、巨细胞病毒等。

（1）风疹病毒：该病毒是传染性最强的致畸因子，亦是致畸作用最明显的一种病毒。孕妇被风疹病毒感染后可有风疹症状或症状比较轻微，因此往往易被忽略。感染越早，胎儿发生畸形率越高、越严重。风疹病毒诱发先天性畸形除白内障外，还有心脏畸形（动脉导管未闭、心房和心室间隔缺损）、耳聋、青光眼、小眼、小头、智能发育不全和牙釉质缺损等。最近发现风疹病毒还可以引起胎儿生长迟缓、心肌损害。如怀疑有风疹症状或有风疹接触史，可测定风疹抗体，如免疫球蛋白M阳性，说明近期有过风疹病毒感染，应考虑终止妊娠。

（2）巨细胞病毒症：此病毒普遍存在于人体中，从妊娠早期到后期，孕妇都可以被此病毒感染。受感染后，临床症状不明显，或有轻微类似上呼吸道感染症状，如发热不适、皮疹、淋巴结肿大等。孕妇羊膜囊上的绒毛膜特别容易感染巨细胞病毒，孕妇感染了巨细胞病毒，很容易传染给胎儿，且可持续潜伏为患，直至婴儿期。这种感染可致小头畸形、视网膜炎、智力发育迟缓、脑积水、色盲、肝脾肿大、耳聋等，因此妊娠前和妊娠后均应测定病毒抗体，并应测定胎儿出生后脐血病毒抗体。

（3）水痘病毒：该病以儿童感染发病为主，但孕妇免疫力低下者也可感染，并可引起胎儿肌肉萎缩、四肢发育不全、白内障、小眼、视网膜炎、视神经萎缩等。如果临产前数日感染，则胎儿在宫内感染或出生时即患先天性水痘。

（4）流感病毒：流行性感冒是由病毒感染引起，和普通感冒不同，症状明显，可有高热或胃肠道症状，可以大流行或小流行。至于普通感冒，往往是受凉后使呼吸道抵抗力减弱，出现鼻塞、流涕、咳嗽等症状，这种感冒对胎儿没有影响。在流感流行时，孕妇如不幸感染，一般影响不大，但在妊娠早期，如感染较重，可引起胎儿无脑畸形、唇裂、腭裂、脊柱裂及神经系统异常，若孕妇高热，可致死胎。

（5）单纯疱疹病毒：孕妇早期感染可使胎儿发育迟缓，或引起先天性畸形，如小头、小眼、脑积水及智力障碍。孕妇的单纯疱疹常在外阴部，分娩时胎儿通过产道可直接感染，如感染口腔、皮肤和眼睛，重者可累及中枢神经系统并扩散到多个内脏器官，表现为全身发热、皮肤疱疹、黄疸，甚至出现脑炎、循环衰竭而死亡。

此外，孕妇感染腮腺炎病毒可导致胎儿发育畸形或死亡；麻疹病毒能造成流产、早产或死产；感染柯萨奇B病毒可导致胎儿先天性心脏病的发生率显著增高。因此，妊娠早期要尽可能不到人多的公共场所，要注意环境卫生和个人卫生，不接触传染病人，减少患病机会。当然，整个妊娠期都应防止受病毒感染。假如已怀疑病毒感染，则应到有条件的医院去做病毒抗体测定，并定期做B型超声波检查，如发现胎儿畸形，则应及时引产，终止妊娠。

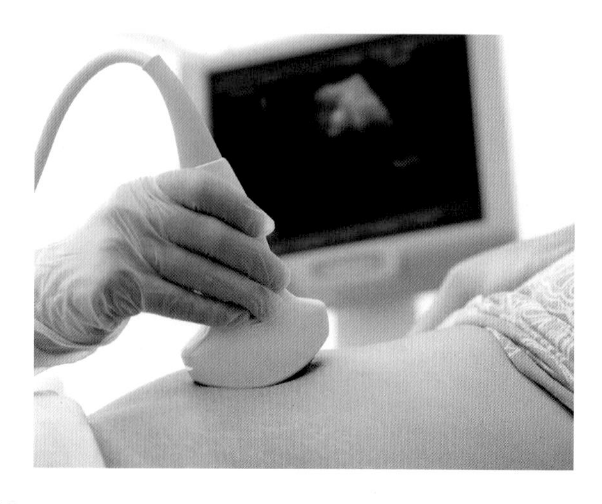

专题 Zhuan Ti

孕期饮食宜忌速查

孕期宜多食的食物

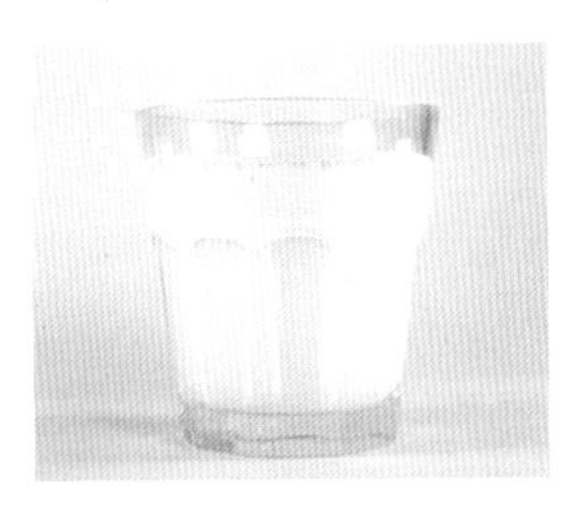

牛奶：富含钙、维生素B_1、B_2、B_{12}、维生素D、磷、烟酸等，是孕妇所需蛋白质的重要来源。

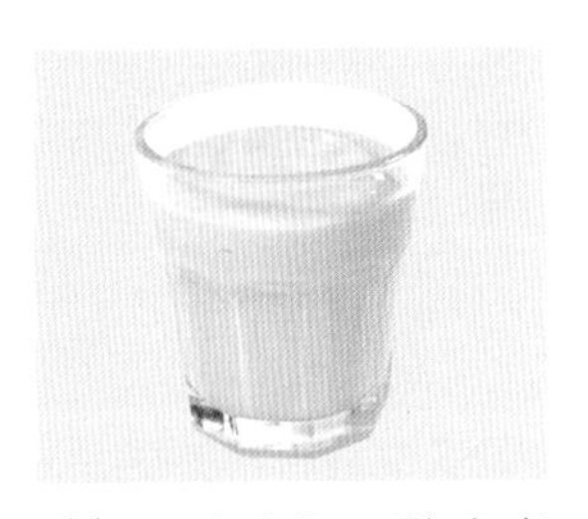

酸奶：富含钙、维生素B_{12}、磷、烟酸等，并富含益生菌，对孕妇便秘有很好缓解作用。

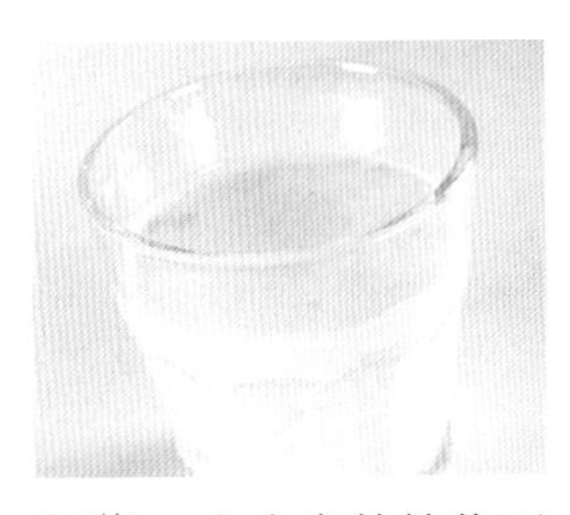

豆浆：含丰富的植物蛋白、磷脂、维生素、烟酸及铁、钙等，保证胎儿神经细胞的发育。

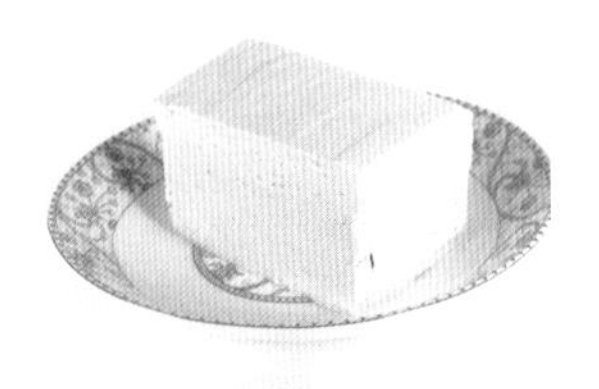

豆腐：含丰富蛋白质、钙、磷、钾等。其所含大豆磷脂益于胎儿神经、血管和大脑的发育。

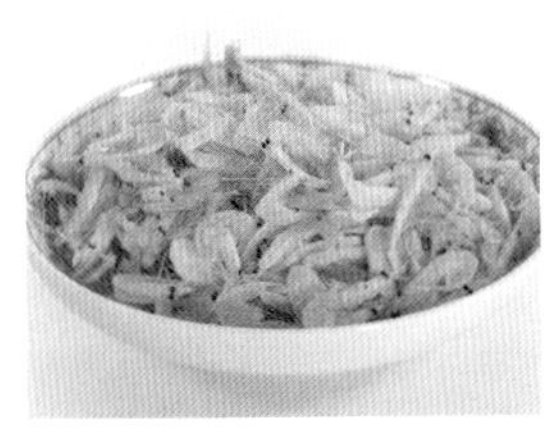

虾、虾皮：可以为孕妇补充钙、锌等微量元素，促进胎儿脑部的发育。

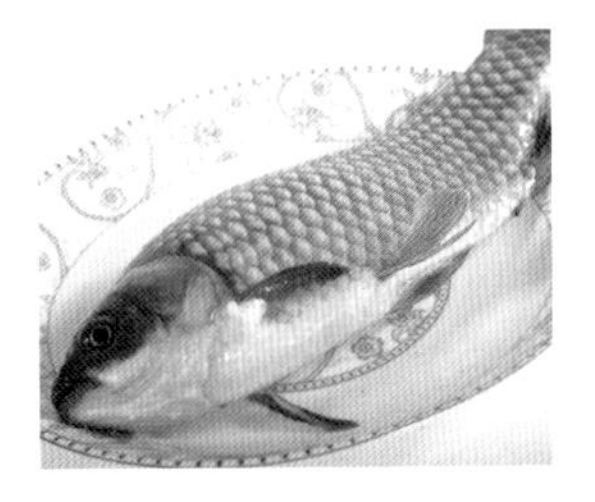

鱼类：有防止早产的功效，也能有效增加婴儿出生时的体重，利于胎儿脑部发育。

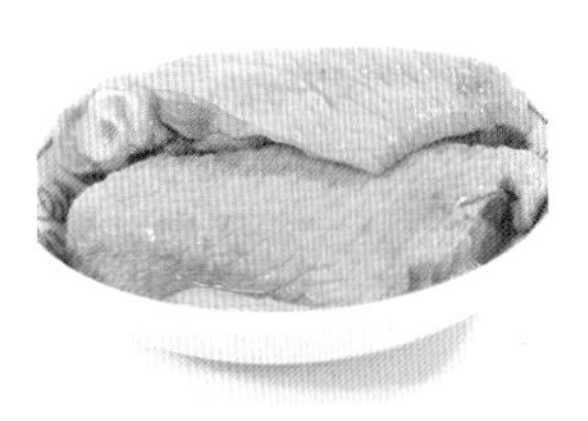

鸡肉：同牛肉、猪肉比较，其蛋白质的质量较高，脂肪含量较低，适合孕妇食用。

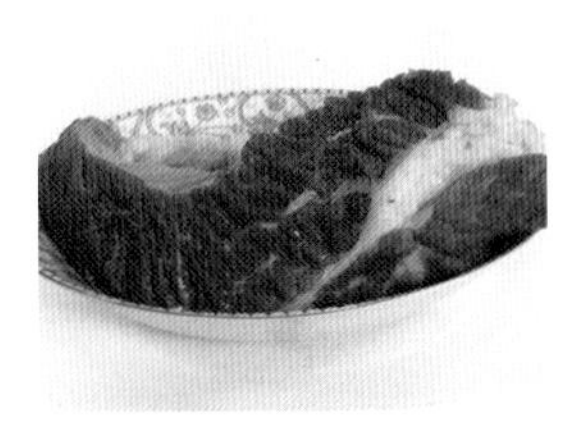

牛肉：牛肉可以满足孕妇对铁和锌的需求，并有助于皮肤、骨骼和毛发的健康。

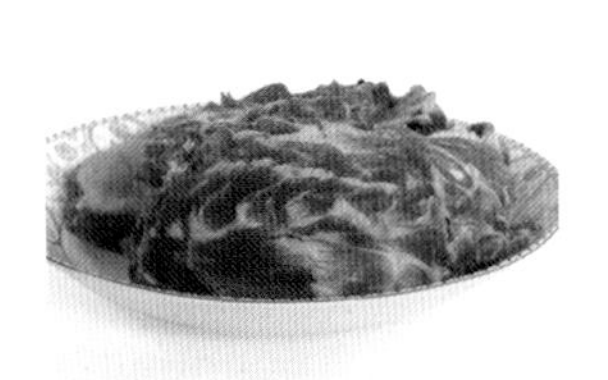

羊肉：肉质细嫩，比猪肉和牛肉的脂肪、胆固醇含量都要少，孕妇食用可补益气血。

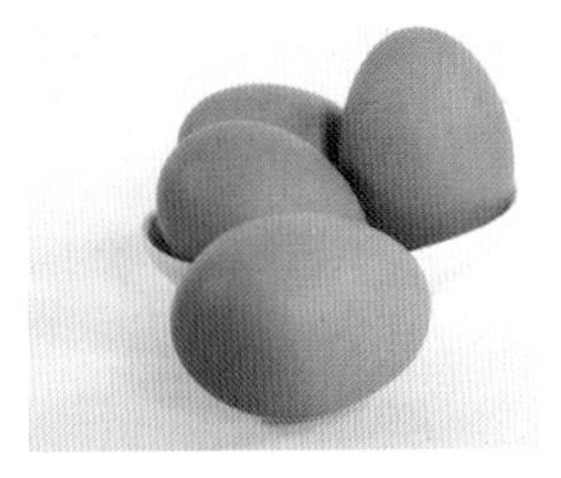

鸡蛋：营养全面，可增进胎儿的大脑发育，并为产后母乳储存优质蛋白质做准备。

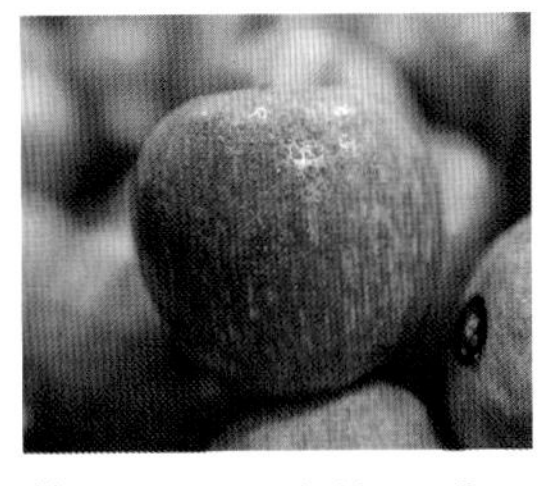

苹果：可补充锌和碘，增进胎儿脑发育，并预防胎儿畸形。

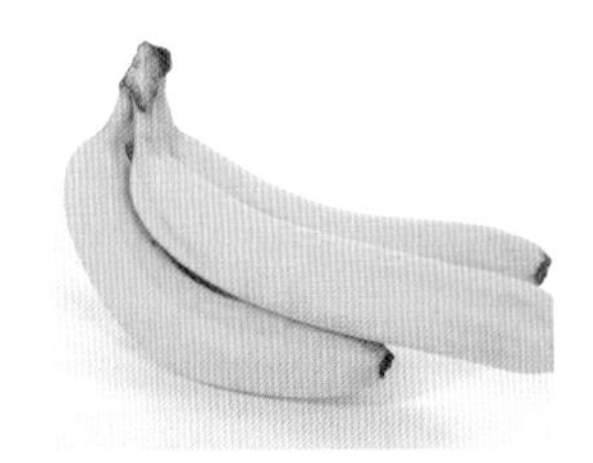

香蕉：钾的重要来源，并含有丰富的叶酸，促进胎儿神经系统正常发育。

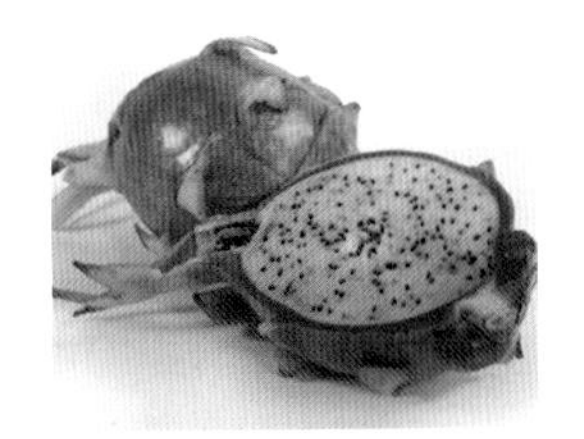

火龙果：排毒良果，并富含膳食纤维，适当食用可防治便秘。

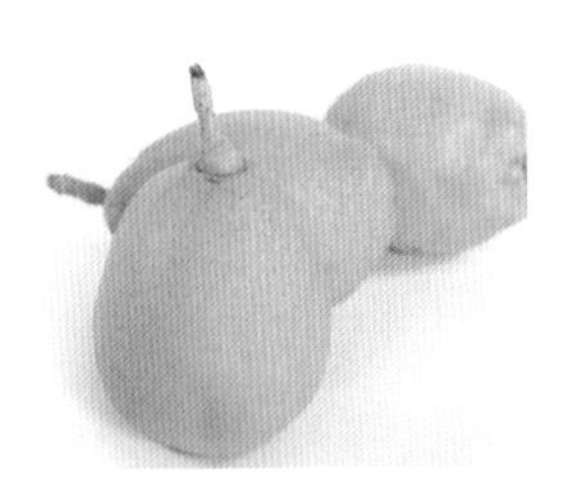

梨：可清热利尿、润喉降压，并可治疗妊娠水肿及妊娠高血压。

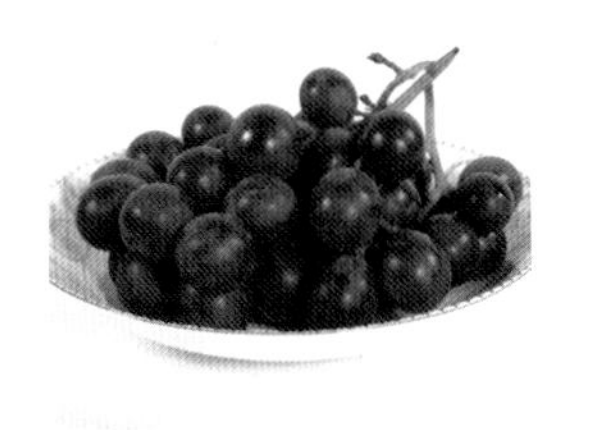

葡萄：富含铁、果酸等营养元素，可为孕妇贫血、神经衰弱提供帮助。

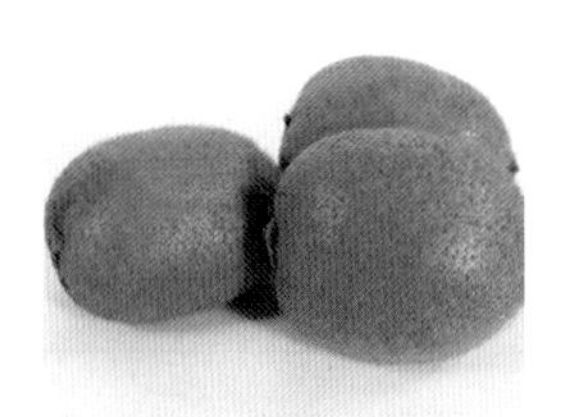

猕猴桃：富含维生素C，其所含维生素和叶酸也是孕妇急需补充的。

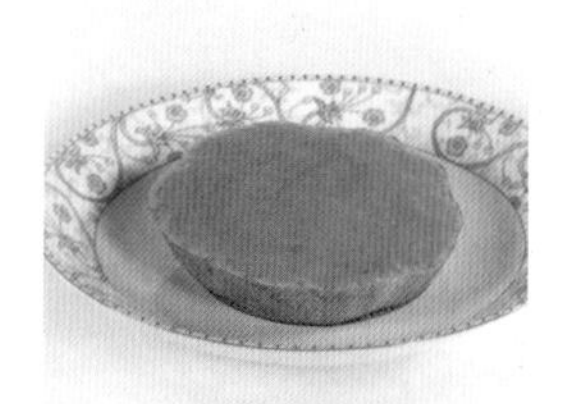

南瓜：富含维生素，可健脾开胃，并可防治妊娠水肿和高血压。

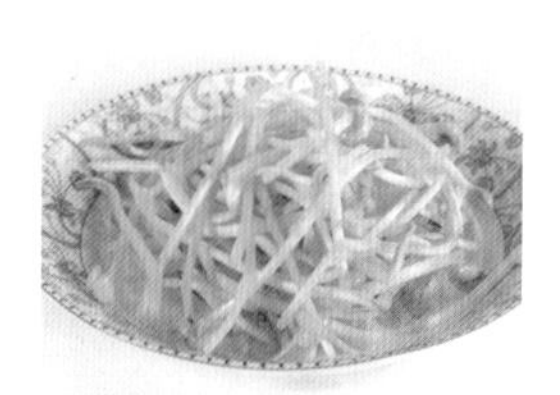

黄豆芽：富含蛋白质和氨基酸，为胎儿细胞分化和器官形成做保障。

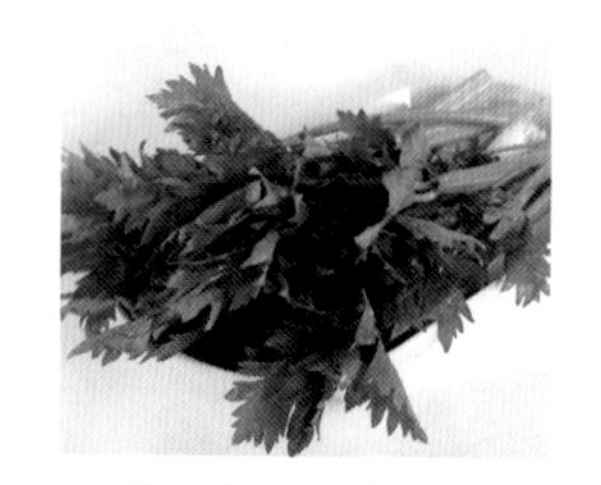

芹菜：含铁量高，可防治孕期贫血和妊娠高血压。

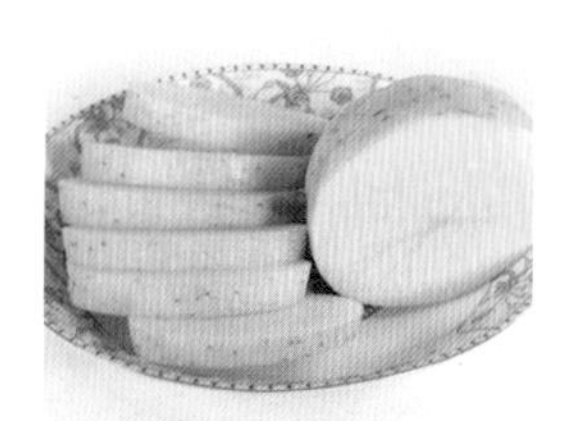

土豆：可缓解孕吐，所含的蛋白质与维生素B_1相当于苹果的10倍。

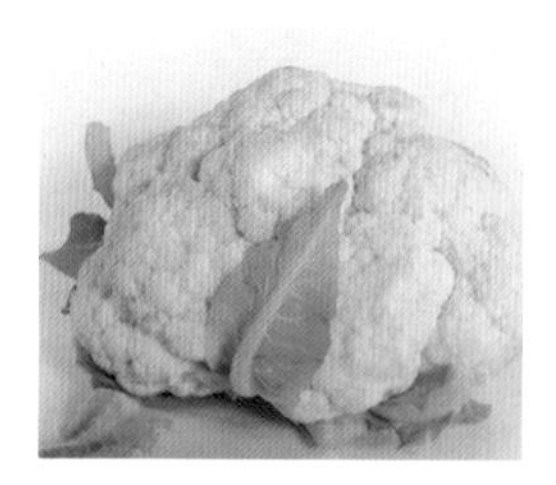

菜花：富含钙和叶酸，也可预防产后出血及增加母乳中维生素K的含量。

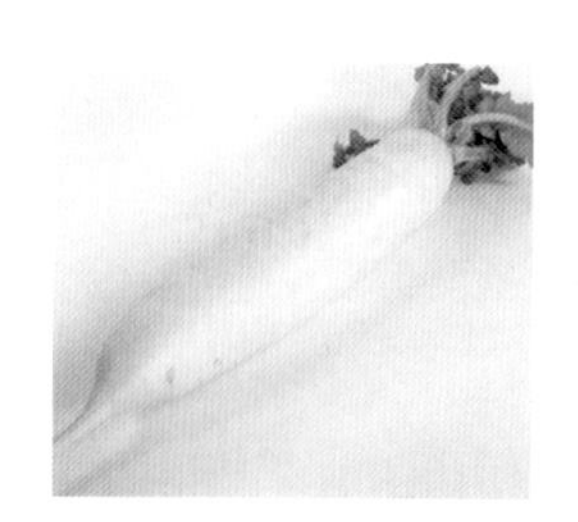

萝卜：所含维生素C比苹果高6倍，可以获得防病健身的佳效。

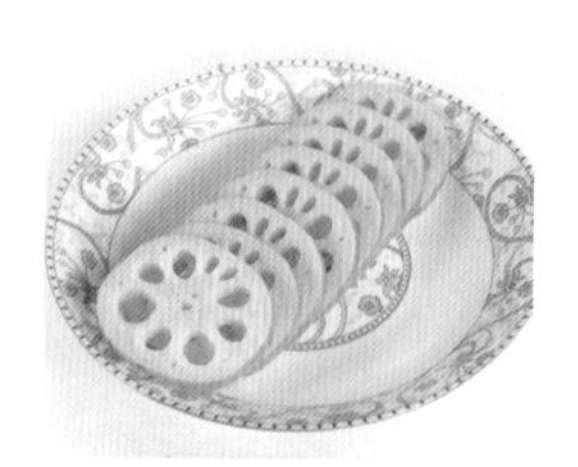

莲藕:含有大量的淀粉、维生素和矿物质，去热解毒，润肠排便。

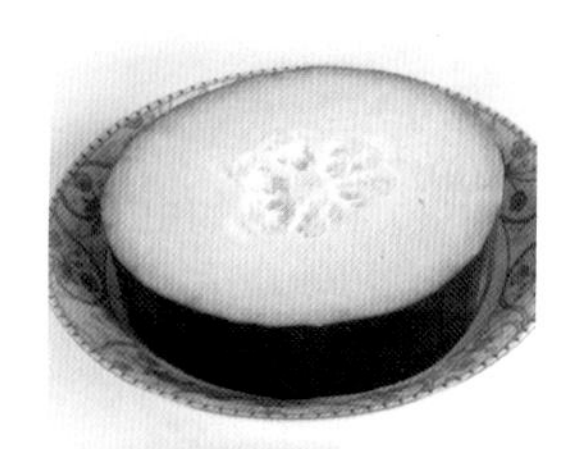

冬瓜：富含维生素C，而钠盐含量低，可防治妊娠浮肿。

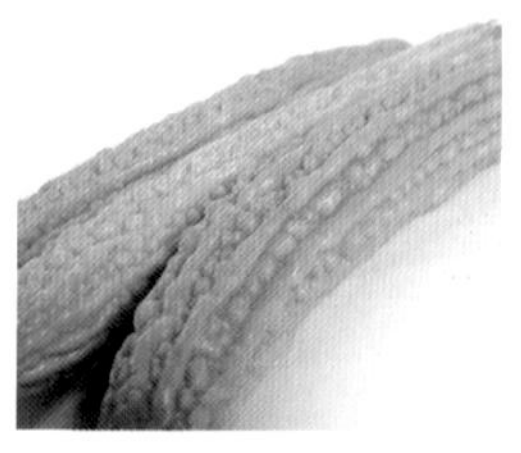

苦瓜：维生素C含量在蔬菜中最高，可帮助孕妇消化吸收，增进食欲。

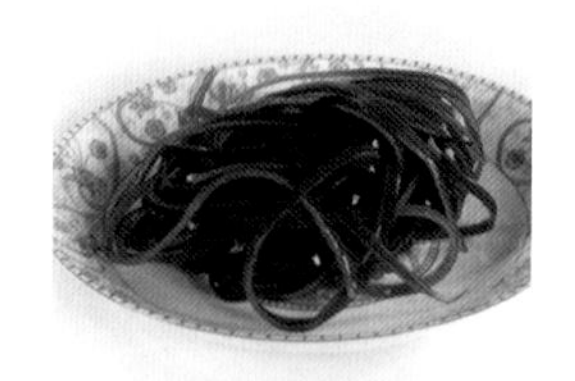

海带：钙含量高于牛奶，可防治肥胖症、水肿等，并可帮孕妇缓解小腿和脚心抽筋。

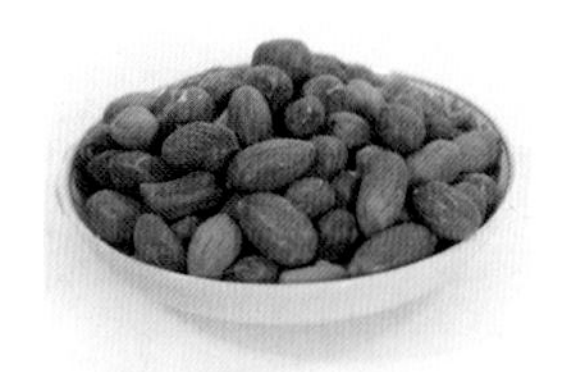

花生：蛋白质含量高，其营养价值可与鸡蛋、牛奶、瘦肉等媲美。

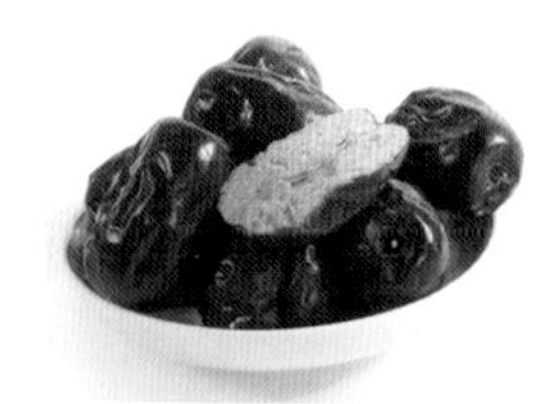

大枣：叶酸含量丰富，叶酸参与血细胞的生成，可促进胎儿神经系统的发育。

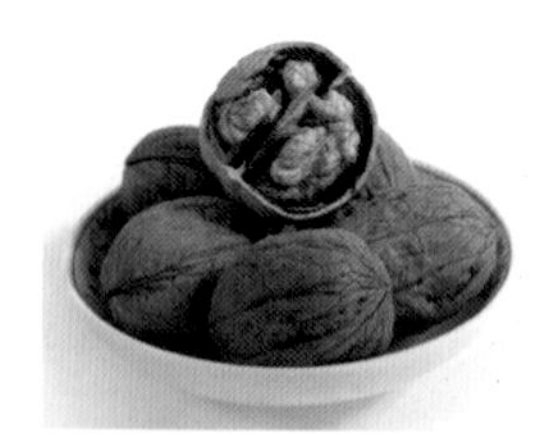

核桃：安胎，并具有补脑、健脑的作用。其所含维生素E能促进胎儿血管发育。

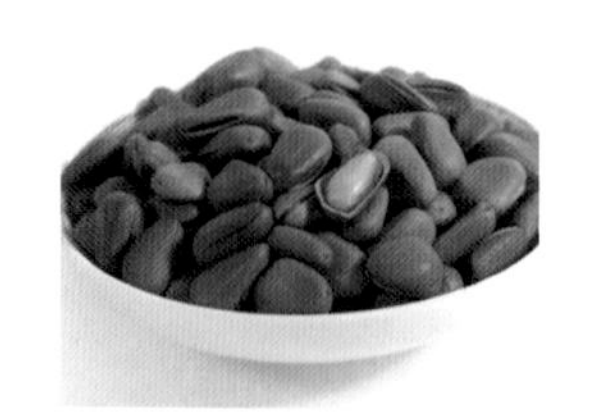

松籽：富含脂肪油，能减轻孕期便秘，并有利胎儿大脑和神经发育。

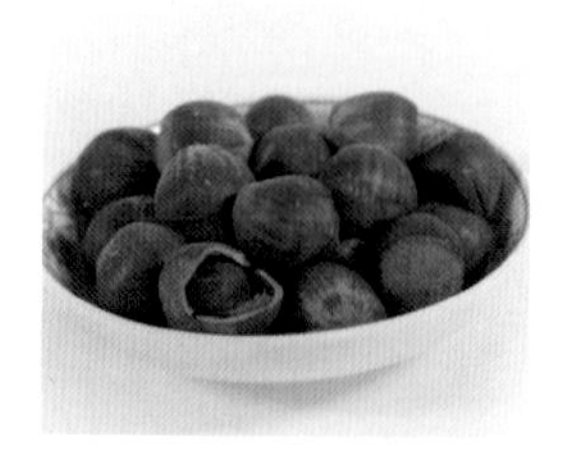

榛子：含有不饱和脂肪酸及磷、铁、钾等矿物质，可以明目、健脑。

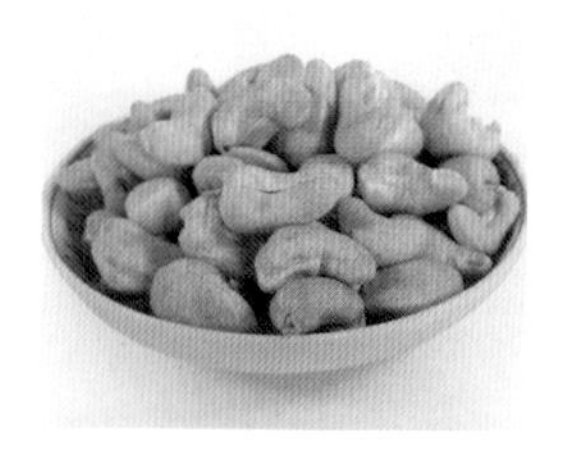

腰果：补充体力，消除疲劳，还能润泽皮肤，并为孕妇补充铁、锌等微量元素。

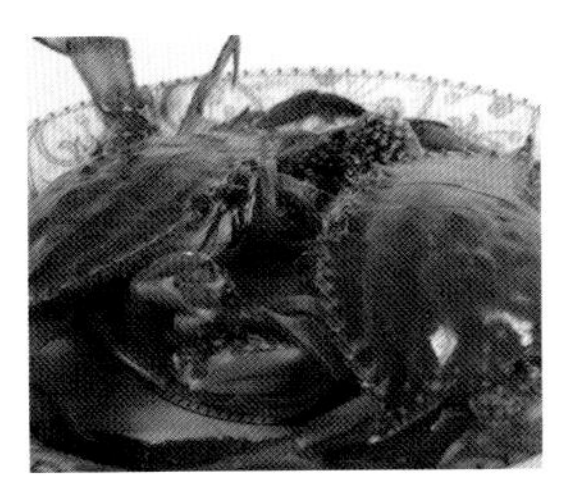

螃蟹：虽然味道鲜美，但其性寒凉，有活血祛淤之功，故对孕妇不利。

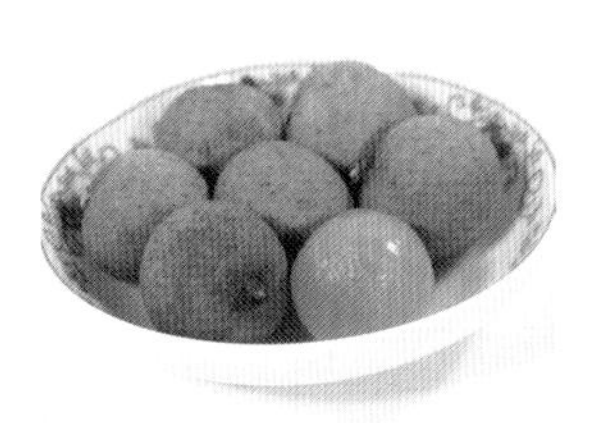

桂圆：属甘温大热之物，孕妇多阴血偏虚，易滋生内热，出现漏红、腹痛等先兆流产症状。

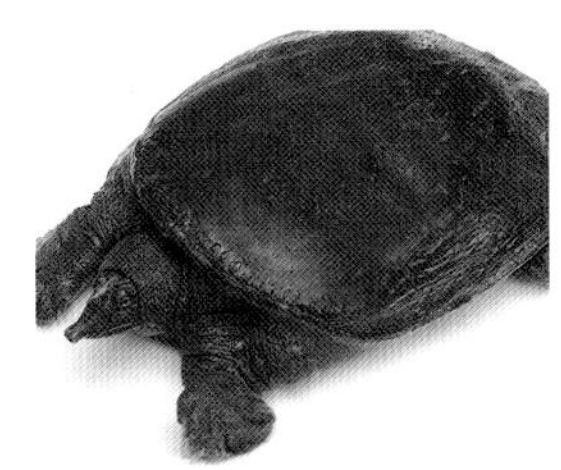

甲鱼：又称鳖，性味咸寒，有着较强的通血络、散淤块作用，因而有一定堕胎之弊。

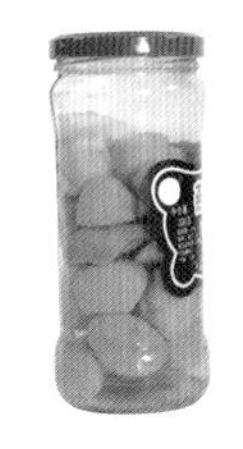

罐头食品：罐头食品有人工色素、香精、防腐剂等添加剂，容易导致畸胎和流产。

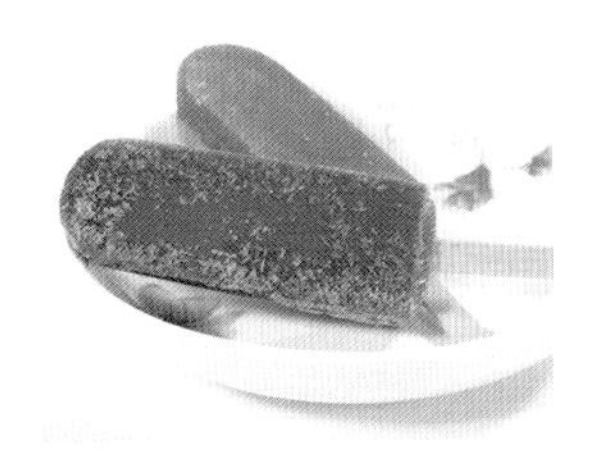

冷饮：多吃能使胃液分泌减少，从而引起消化不良、腹泻、胃痉挛、剧烈腹痛等现象。

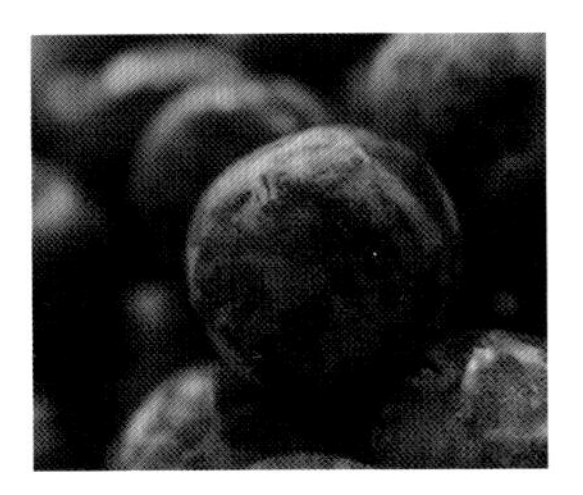

李子：吃多了会伤脾胃，还会腐蚀牙齿，甚至导致发虚热、头昏脑胀。

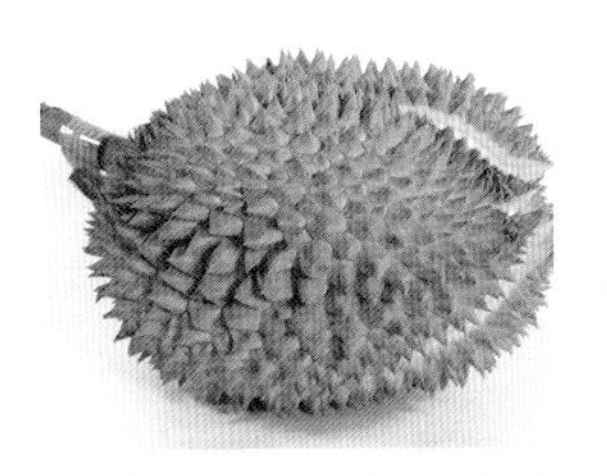

榴莲：会导致血糖升高，也会加重便秘，引发胎热，损害胎儿健康。体热孕妇忌吃。

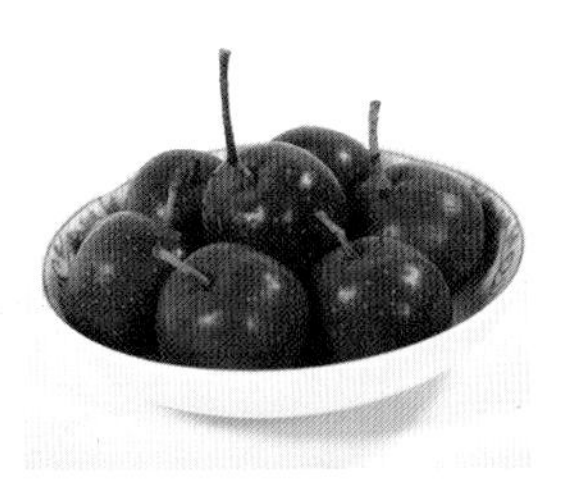

山楂：可以刺激子宫收缩，有可能引起流产。孕早期慎食。

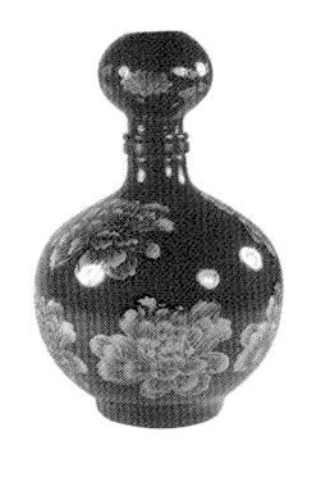

酒：由于酒会导致胎儿缺氧，影响胎儿脑部发育。

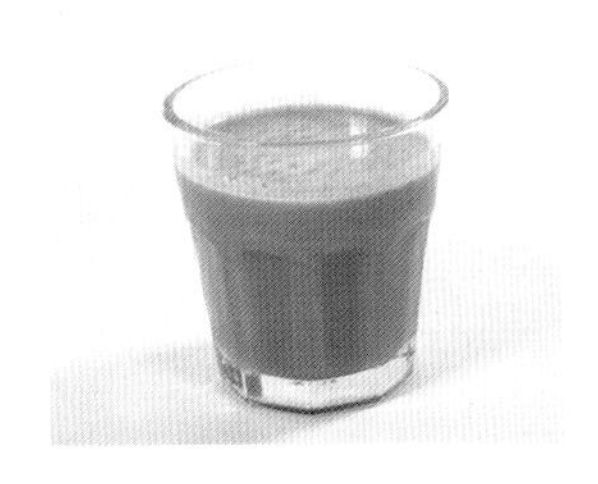

咖啡：妇女怀孕初期喝太多咖啡会增加流产的危险。

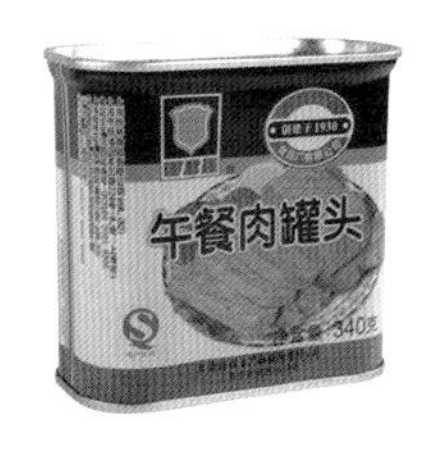

午餐肉：含大量食品添剂和防腐物质，能使孕妇血液的含氧量降低，出现头晕、疲劳、头痛、腹痛等症状。

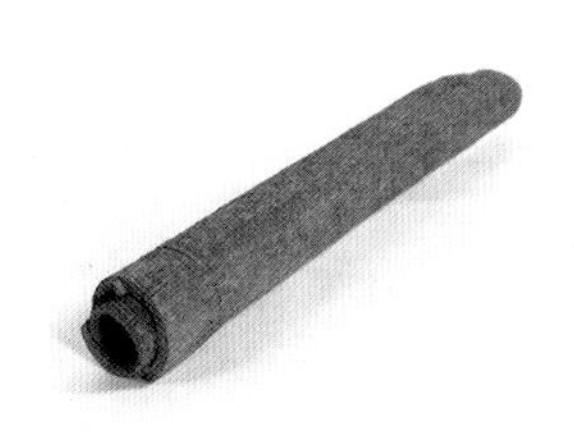

热性作料：八角、花椒、胡椒、桂皮、五香粉等容易消耗肠道水分，造成孕妇肠道干燥、便秘。

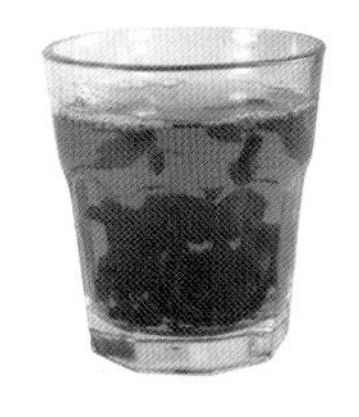

浓茶：含有较多咖啡因和鞣酸，对胎儿骨骼发育有影响。鞣酸还会妨碍铁的吸收，导致孕妇贫血。

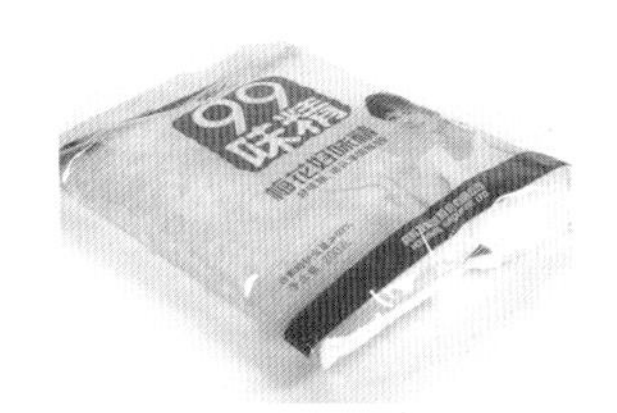

味精：所含的谷氨酸钠会与血液中的锌结合后便从尿中排出，不利于胎儿神经系统的发育。

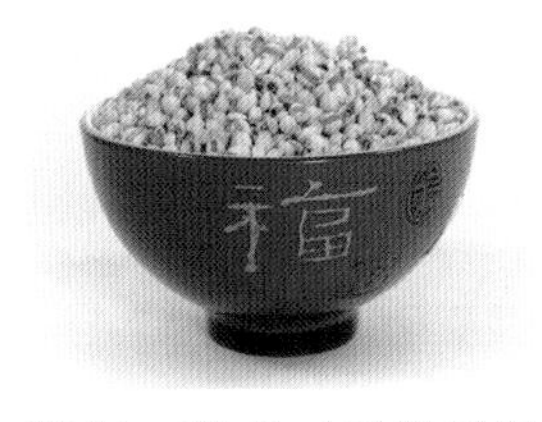

薏米：薏米对子宫平滑肌有兴奋作用，可促使子宫收缩，因而有诱发流产的可能。

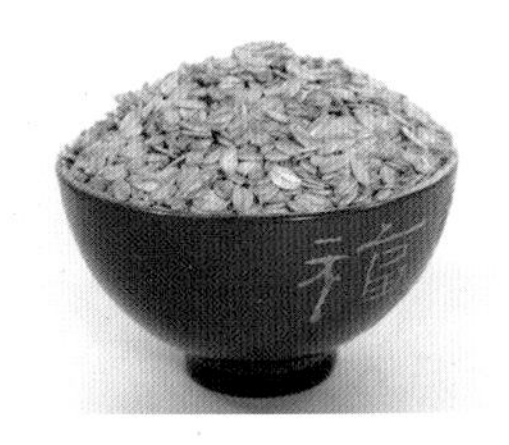

燕麦：具有滑肠作用，中医学认为吃多了会催产。

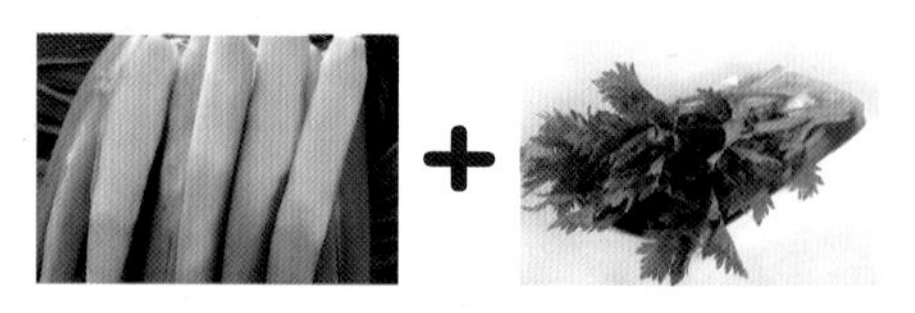

茭白+芹菜：炒食，可防治妊娠高血压及大便秘结。

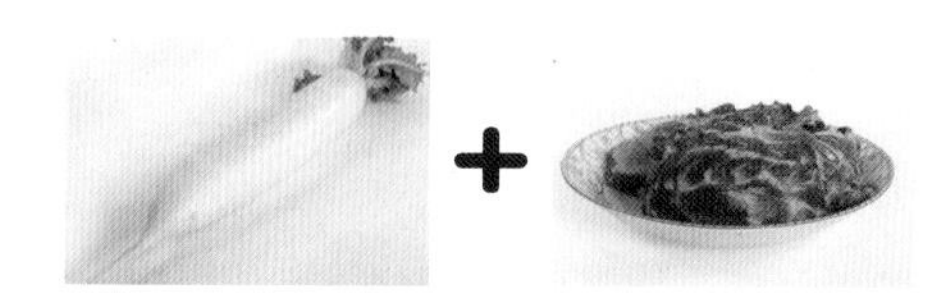

萝卜+羊肉：炖食，味道鲜美，增进食欲，治疗孕妇消化不良。

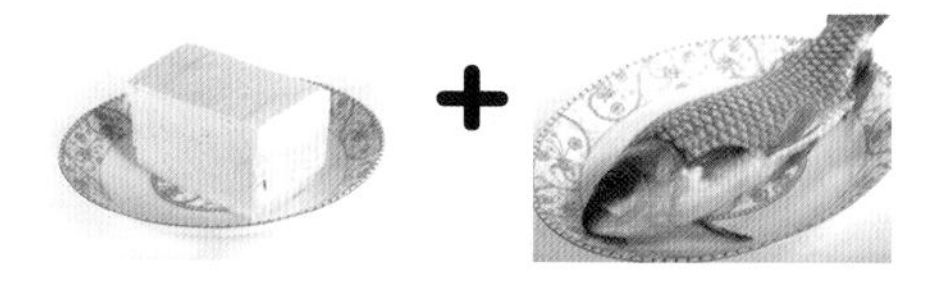

豆腐+鱼：豆腐含钙量较多，鱼富含维生素D，两者合吃，提高孕妇对钙的吸收率。

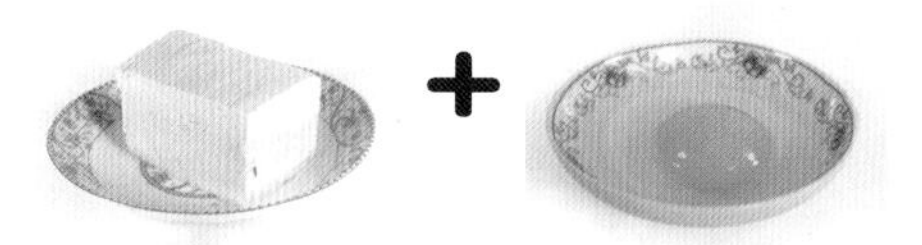

豆腐+蛋：豆腐搭配肉类、蛋类可以提高豆腐中蛋白质的营养利用率。

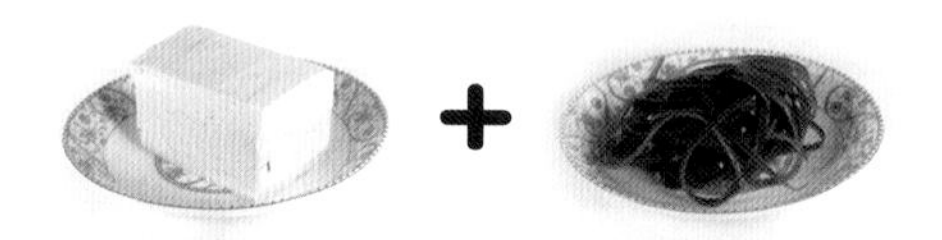

豆腐+海带：加碘又补钙。

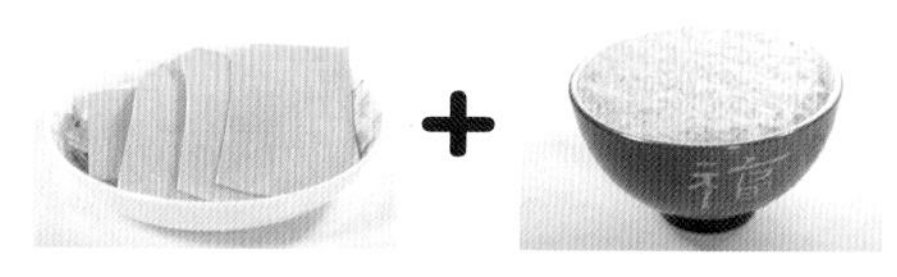

豆腐皮+大米：煮粥，治疗妊娠热咳。

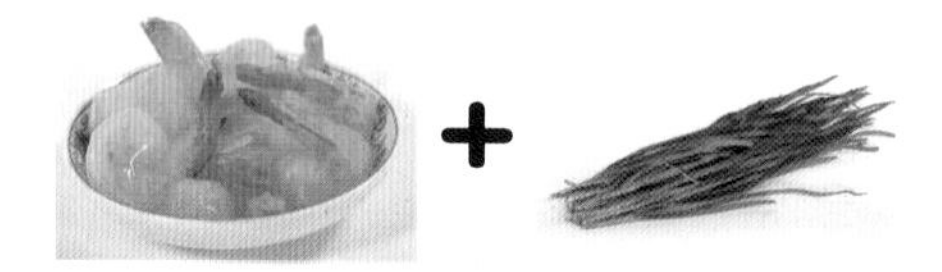

虾仁+韭菜：炒食，清香味美，补血养血。

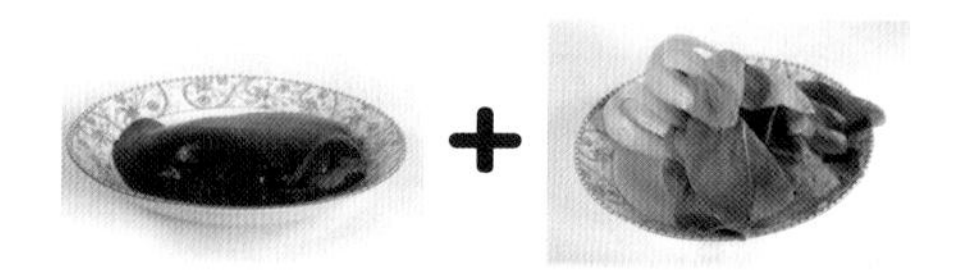

猪肝+油菜：炒食，治疗贫血和水肿。

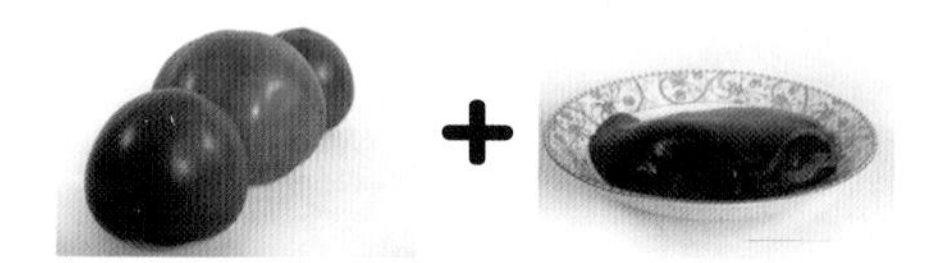

番茄+猪肝：煮汤，帮助孕妇补肝养血，去浮肿，提高免疫力。

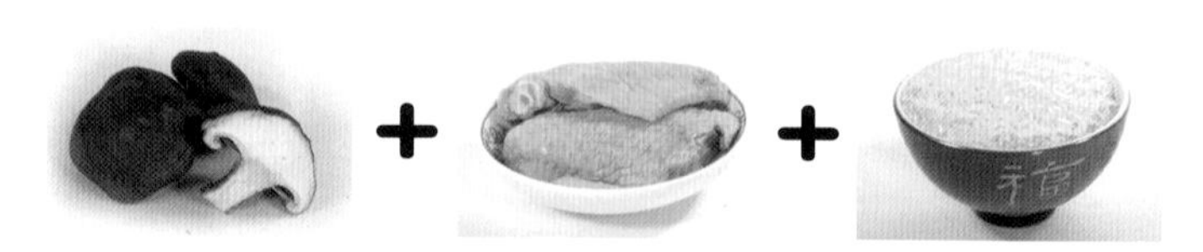

香菇+鸡肉+大米：煮粥。优质的蛋白质重要来源，增强孕妇免疫力和体力。

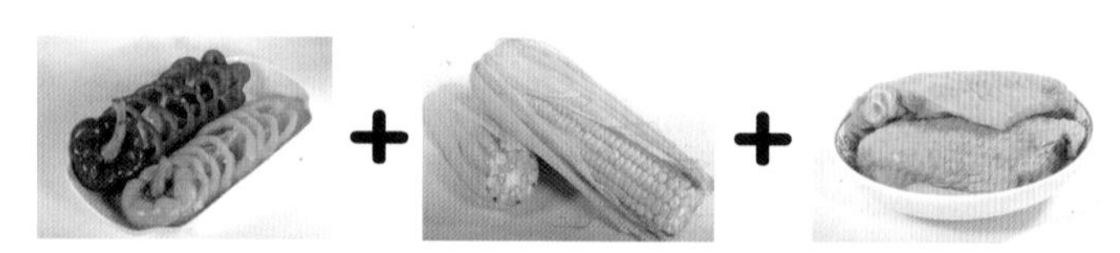

彩椒+玉米+鸡肉：炒食，对孕妇妊娠中期、晚期便秘有极好的改善作用。

第四章

孕育第3个月

part 4

本月接受初次产前检查，建立孕妇保健卡，以后按医生要求做好定期检查。这个月仍是容易流产的时期，还是妊娠反应最重的阶段，孕妈要做好心理准备。胎宝宝在妈妈肚里建造的“基础工程”已经完工，从第九周起可以被称为胎儿啦！

>> 宝宝成长记 第三个月 <<

1. 身长增加三倍，7 ~ 9 厘米。

2. 尾巴消失、躯体下肢变大。

3. 眼睛开始形成、长出眼皮。

4、骨骼变硬、毛发开始发育、脐带变长。

5. 鼻、嘴、声带、齿根形成、下颌脸颊开始发育。

6. 可清楚辨认性别。

7. 在羊水里可自由活动。

8. 胃、肠、肝脏、心脏进一步发育，肝脏开始发育、输尿管排泄系统逐步形成。

>> 妈妈身体变化 <<

1. 子宫增加到拳头大小，增大的子宫会使下腹出现压迫感。

2. 后脚跟会出现抽筋现象。

3. 白带增多，上厕所次数明显增多。

4.这一时期易发生便秘、腹泻等症状。

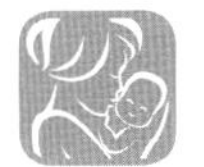

什么是“绒毛吸取术”，“绒毛吸取术”是否有危险

胎盘是由许多的小绒毛构造组成。绒毛吸取术，就是利用长约 30 厘米、内径约 1.5 毫米的金属管，从子宫颈口伸入子宫里面，抽取出来一小块胎盘组织的小手术。抽出来的组织，放在培养液中观察，形状就像绒毛。一般抽取 40 毫克左右。这项检查必须在超声波仪器的引导下进行。如果胎盘位置比较靠近子宫的前壁，也可以从腹部穿刺，穿过子宫肌肉到达胎盘，然后抽取组织。胎盘中的绒毛细胞，是自胚胎细胞分化而来。所以，抽取绒毛细胞做染色体以及基因的检查，可得知胎儿有没有染色体异常或是其他的遗传疾病。染色体检查，也可以看出胎儿的性别，这对一些与性别有关的遗传疾病，可提供参考。不过一些父母只是利用这项检查来看胎儿的性别。

这项检查必须抽取一块绒毛组织，所以有一定的危险。大部分的报告显示，其引起的流产概率是 4% 左右，高于一般同周数胎儿的自然流产率（3.5%）。由于胎儿四肢在 10 周左右分化完成，因此太早做检查（例如不到 10 周），有可能造成胎儿肢体残疾。目前妇产科医学会已经建议，尽量在怀孕 10 周以后再做这项检查。不过，禁止纯粹为检验胎儿性别而做这项检查。

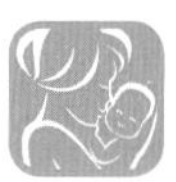

“绒毛吸取术”的方法和优点

绒毛取样有两种方法：经宫颈取样和经腹取样。前者用于妊娠 10 ～ 13 周时，后者用于妊娠 10 周到足月。经腹取样的禁忌证包括：肠道或膀胱妨碍了穿刺针的通过或进针部位皮肤感染。妊娠早期绒毛取样后总胎儿丢失率与羊膜穿刺术相比并无显著的统计学上的差异(胎儿丢失包括自然流产，人工流产和 20 孕周后的胎儿丢失)。12 孕周后进行经腹绒毛取样后胎儿丢失情况尚未进行仔细广泛的估价。

绒毛吸取术最大的优点，就是能尽早知道诊断的结果。通常做完检查的 2 周以内，就可以知道答案。所以如果是在 10 周左右做检查，12 周左右就可以知道结果。一般而言，人工流产手术最好是在 14 周以内进行，否则会对母体不好。所以，如果胎儿有重大的遗传疾病，能够在短时间内诊断，及早做流产手术，母体危险性可以减到最低，合乎优生保健的目标。

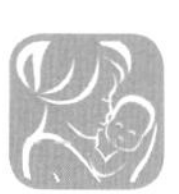

葡萄胎的临床症状

早期发生阴道流血症状，还应考虑是否为葡萄胎。葡萄胎没有正常的妊娠物，多是胎盘绒毛形成大小不等的水泡样胎块，相互之间有细蒂相连成串形如葡萄而得名。

→ 症状 1：停经

→ 症状 2：阴道出血

一般于停经 2 ～ 4 个月后 (平均为 12 周) 发生不规则阴道流血，断续不止，开始量少，以后逐渐增多，其间可有反复多次的大出血，有时可自然排出水泡状组织，此时出血往往汹涌。反复出血或突然大出血，会导致不同程度的贫血；反复阴道流血，宫颈口开放，可引起继发性感染。

→ 症状 3：子宫异常增大

由于绒毛水肿及宫腔积血，约 2/3 葡萄胎患者的子宫大于相应月份的正常妊娠子宫，且质地极软。

→ 症状 4 腹痛

当葡萄胎增长迅速、子宫急速膨大时，可刺激子宫收缩而引起下腹胀痛或宫内出血。

→ 症状 5：妊娠高血压综合征

葡萄胎在妊娠中期的开始阶段即可发生高血压、浮肿、蛋白尿等征象，子宫增大迅速者尤易发生。

→ 症状 6：呕吐

患葡萄胎的孕妈妈出现妊娠呕吐较正常妊娠要早，持续时间长，且症状严重。

→ 症状 7：黄体囊肿

患者常有双侧卵巢呈囊性增大，大小不一，清除胎块后 HCG 水平下降，囊肿可自行消退。

→ 症状 8：妇科检查未见胎心及胎动。

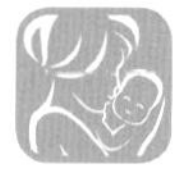

怀孕后得了乙肝怎么办

在妊娠早期得了肝炎，会使妊娠反映加重，增加早产率。病情发生在晚期，会引发产后出血和感染。易导致胎儿流产率和死胎的增多。即便顺利分娩，在新生儿时期也比正常产妇所生的孩子要脆弱得多，其发生某些病症和死亡率极高。

对于怀孕后患上乙肝的孕妇，大多数医学专家认为：一般情况下是可以继续妊娠的，不必做人流，要注意多休息，配合医生积极治疗。有少数病情严重的患者，若继续妊娠，会加重肝脏负担，导致病情恶化。因此，医生会主张先做短期支持疗法，然后采取人流中止妊娠，建议应在孕早期施行流产。

妊娠期，得了肝炎，除了应用大量的纤维素、能量合剂保护肝脏外，还可以采用中药疗法。妊娠晚期，要注意防止发生贫血和医学功能障碍，以免产后大出血。

分娩以后，应立即给孩子洗澡，以防母血或阴道分泌物中的病毒侵入新生儿的口腔或皮肤的破损之处，并采取隔离，将新生儿与母亲分体，并尽可能用人工喂养。

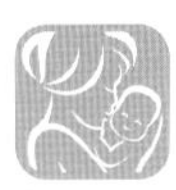

孕期应为母乳喂养做好准备

如果下决心要用自己的乳汁喂养宝宝，那么从怀孕开始时就应该为将来的母乳喂养做好各方面的准备。

● 注意孕期营养。在整个孕期和哺乳期都需要足够的营养，多吃富含蛋白质、维生素和无机盐类的食物，为产后泌乳做准备。

● 孕妇怀孕后应注意乳头、乳房的护理。乳房、乳头的正常与否会直接影响产后哺乳。在孕晚期要做好乳头的准备，如清洁乳房后用羊脂油按摩乳头，增加乳头柔韧性；由外向内轻轻按摩乳房，以便疏通乳腺管；使用宽带、棉制乳罩支撑乳房，可防止乳房下垂。扁平乳头、凹陷乳头的孕妇，应在医生指导下，使用乳头纠正工具进行矫治。

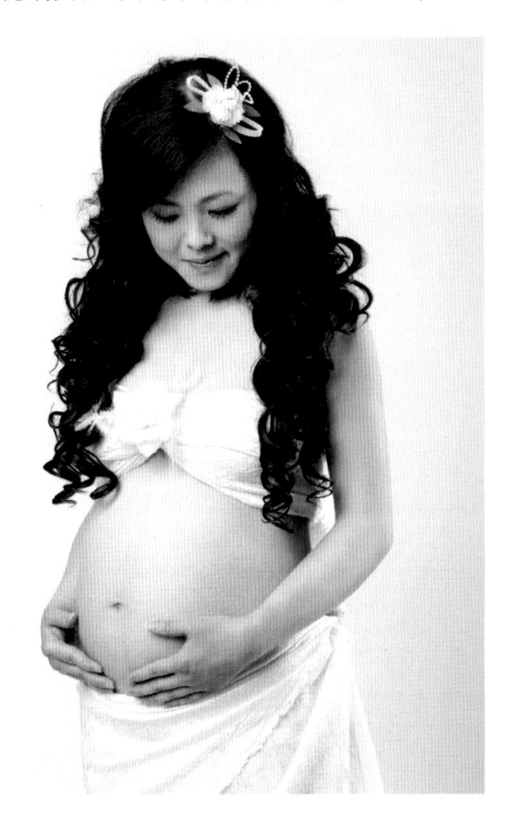

● 定期进行产前检查，发现问题及时纠正，保证妊娠期身体健康及顺利分娩，是妈妈产后能够分泌充足乳汁的重要前提。

● 了解有关母乳喂养的知识，取得家人，特别是丈夫的共识和支持，树立信心，下定决心，这样母乳喂养才容易成功。

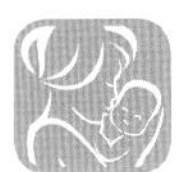

母亲情绪对胎儿的影响

→ 母亲长期压力，易导致胎儿唇裂（兔唇）

在一项研究中，有异常情绪紧张经历的女性，其头胎婴儿唇裂率要高于那些情绪较少紧张的妇女。

→ 孕妈妈焦虑容易使宝宝成长中出现情绪问题。

专家在对怀孕 18 ~ 32 周的孕妈妈进行研究中发现，沮丧和焦虑程度高的孕妈妈，生下的孩子在 4 岁左右就会出现不同程度的行为和情绪问题，如过度活跃、无法集中精力等，发生率是正常人的 2 ~ 3 倍。焦虑和沮丧情绪易使孕妈妈内分泌系统发生异常。

→ 孕妈妈情绪紧张可致使胎儿血压升高

澳大利亚科学家通过对绵羊的实验表明，孕妈妈在怀孕早期精神紧张，即或短短 2 天，也可能会引起胎儿血压升高以及肾功能紊乱。

研究专家认为，在绵羊身上的这一发现，与人遇到精神紧张时的情况很相似，因而对胎儿的影响也一样，并会影响以后的生活。

→ 孕妈妈紧张会使自身免疫力下降

女性在孕前后及分娩前后，如果心理经常

处于焦虑状态中，那么自身免疫力就会相对较低。长期情绪紧张的孕妈妈，很容易感染疾病。当下丘脑受到紧张情绪刺激后，脑垂体也随之受到刺激，促使肾上腺分泌糖皮质激素增高，导致抗体产生减少，大大削弱孕妈妈对疾病的免疫力。

→ 妊娠态度对胎儿的身心发育影响最大

孕妇的心理状态中，以她们对胎儿的态度和心理压力对胎儿生长发育影响最大。

专家通过对数千名孕妈妈的调研结果发现：希望分娩小孩的女性所生的孩子比不希望生小孩的女性所生的孩子，无论心理上还是身体上，在出生时和出生后前者都比后者健康。比如，前者发生早产和低体重儿比率高，精神行为异常者多，特别是拒绝生育的母亲，所生的孩子很多都易患消化系统疾病，或孩子大多感觉迟钝，体弱无力。

所以，专家向孕妈妈提出忠告，要想生个身心健康的孩子，对待胎儿的态度必须是愉快和积极的，不应是拒绝和不愿意的，否则会影响胎儿的身心健康。

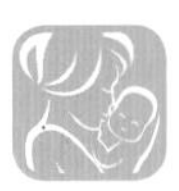

孕后发现阴道炎怎么办

阴道炎是一般女性的常见疾病，但如果在怀孕期间患有这类疾病，如何安全用药才不会对宝宝造成不良影响，这是一个非常重要的问题。

→ 最好在怀孕之前彻底治疗。

有些女性并没有把阴道炎当回事，即使知道，往往也置之不理，并没有想过去积极治疗。如果疾病没有得到及时治疗，会引起盆腔感染，发生胎膜早破、宫内感染，甚至导致流产、早产、死胎等。

→ 阴道炎类型不同，用药也不同。

由于孕期孕妈妈的抵抗力下降，激素水平也在升高，从而分泌物增加，这时阴道炎极可能找上你。对待不同的阴道炎应该采用不同的药物治疗。霉菌性阴道炎在孕期最为常见，患者可使用制霉菌素栓、凯妮汀栓等药物；滴虫性阴道炎可选择灭滴灵；而细菌性阴道炎在孕早期间最好不用药，孕中、晚期也可选用灭滴灵。

→ 夫妻同时用药，治疗期间必须禁止性生活。

阴道炎的治疗一定要彻底，有的患者症状一旦有所缓解就擅自停止用药，这使得炎症很容易复发。一般来说，一个疗程为 7 ～ 10 天，一个月后到医院复查白带，以决定是否继续用药，以及下一步该如何用药。

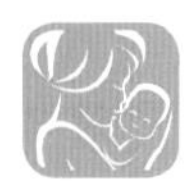

孕期长胎不长肉保健操

孕早期必做的保健操

处于孕早期的准妈妈，只要在初期不适的情形有缓和时，就可以开始进行简单又不激烈的伸展运动，这样可以促进血液循环、刺激肠蠕动、预防便秘、增强会阴与阴道的肌肉弹性及张力、避免静脉曲张、解除脚的疲劳、预防脚抽筋及麻痹、减轻腰酸背痛，更可使生产顺利。

· 腿部运动 ·

1

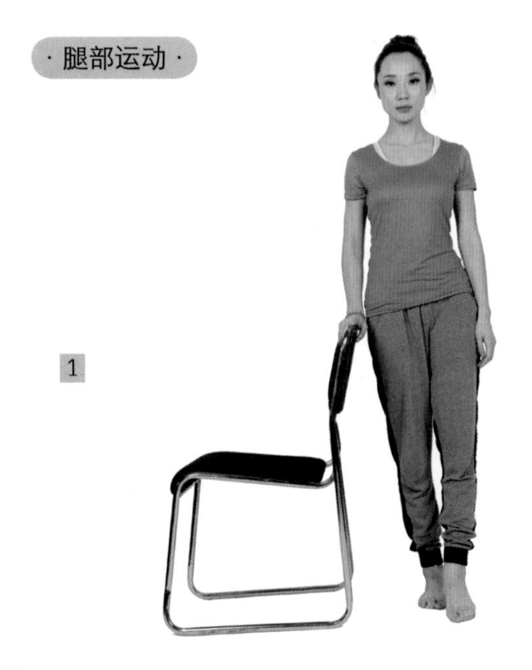

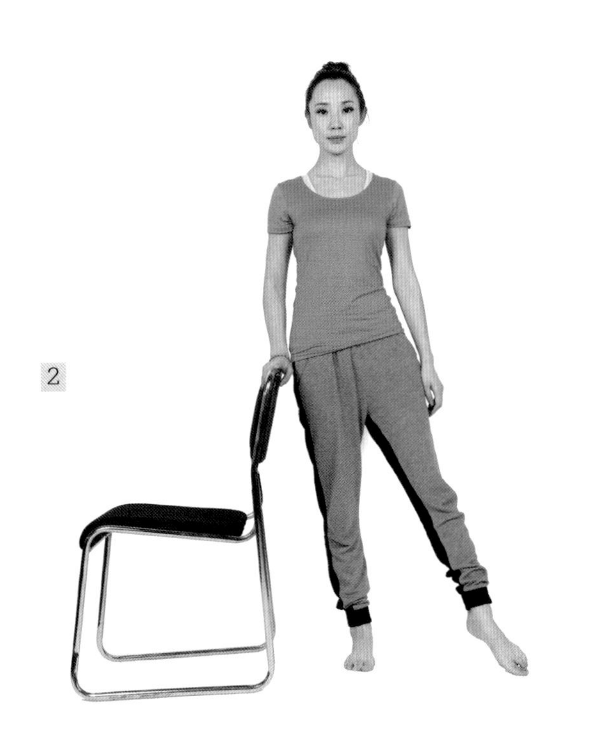

做法：1. 以手轻扶稳固的椅背，右腿固定；2. 左腿做 360 度的划圈转动，然后还原，换右腿继续做，早晚各做 5 ～ 6 次。

目的：加强骨盆附近肌肉的坚韧性及会阴部肌肉弹性，有利于生产。

· 腰部运动 ·

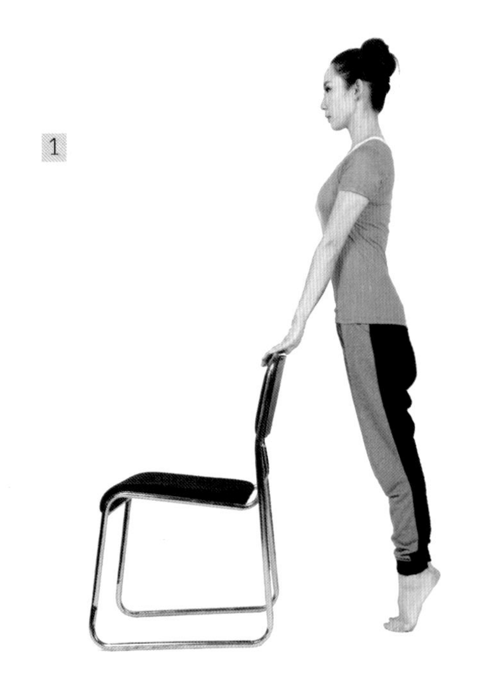

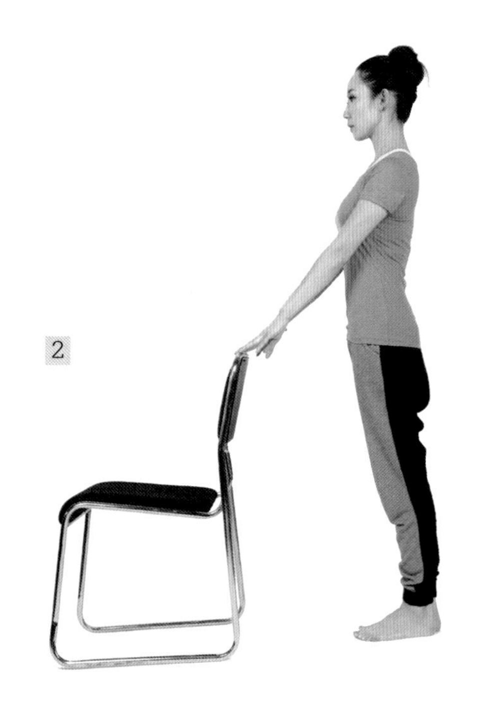

做法：1. 手扶椅背，慢慢吸气，同时手臂用力，使身体重心集中于椅背上，脚跟立起，使身体抬高，腰部挺直；2. 然后慢慢呼气，手臂放松，脚还原，早晚各做 5 ～ 6 次。

目的：便于生产时加强腹压及会阴部的弹性，使胎儿顺利娩出。

· 抬腿运动 ·

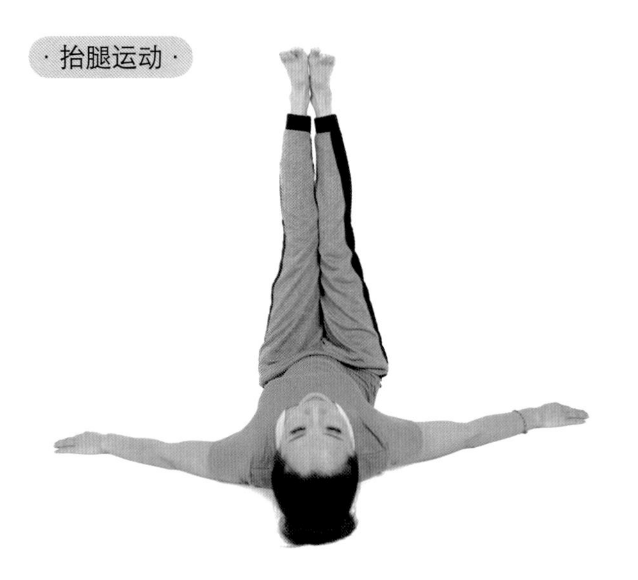

做法：平躺在床上或者垫子上，双腿抬高贴在墙上约 5 分钟，双腿与床呈垂直状态。

目的：促进下肢血液循环，可避免静脉曲张，并能增加脊椎及臀部肌肉的张力。

· 股部肌肉伸展运动 ·

1

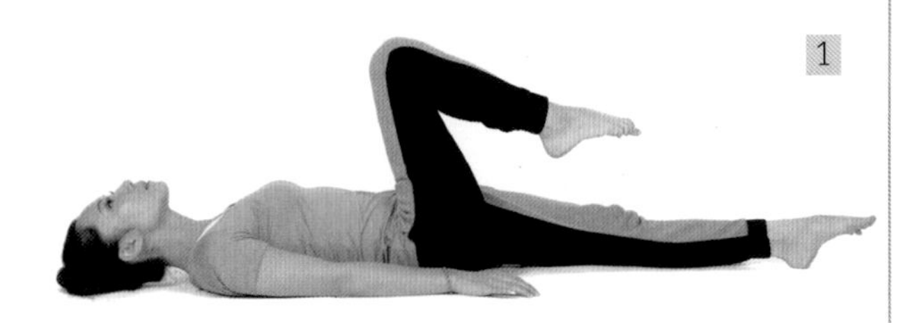

2

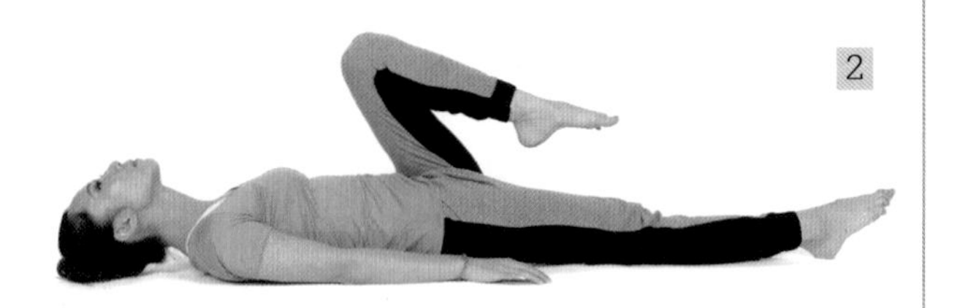

做法：1. 平躺，一腿伸直，一腿稍微向上弯曲，伸直的那一条腿缩紧脚趾，再缩紧大腿、臀部及肛门肌肉，然后放松；2. 换另一条腿做同样的动作。

目的：解除腿部的疲劳，预防脚抽筋及麻痹。

· 蹲距运动 ·

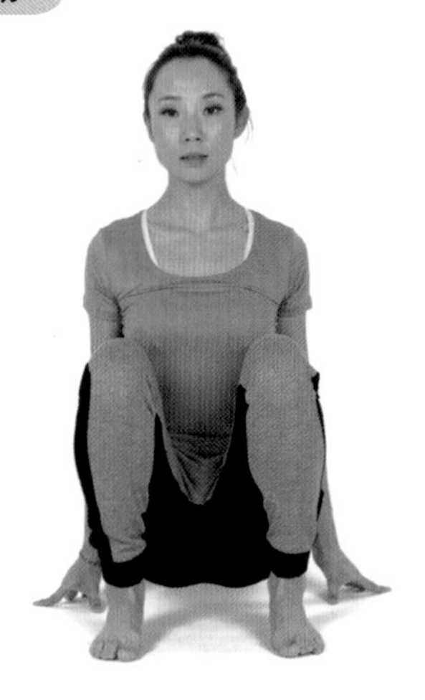

做法：慢慢蹲下，两臂撑地，两脚分开与肩同宽，上身挺直，使身体重心集中于骨盆底部。

目的：增强骨盆肌肉张力。

孕中期必做的保健操

准妈妈到了孕中期，显得更加有孕味了，之前一些困扰准妈妈的孕初期不适症状也随之减少，这时就应进行积极的产前运动。这样除了可以缓解不适症状之外，还能让准妈妈舒展四肢，有效控制孕期体重。

· 盘坐运动 ·

1

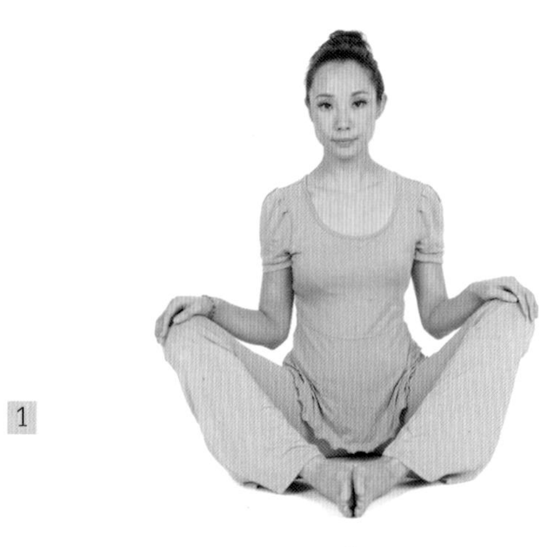

2

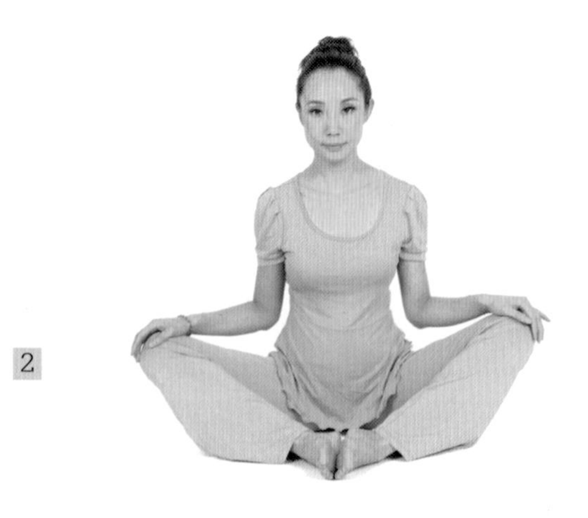

做法：1. 席地坐正，脚底相贴，两膝分开，双手分置于两膝盖上；2. 用手臂慢慢将膝盖往下压，做一次腹式呼吸后，放松双手。开始做 2 分钟，渐渐增加至 10 分钟。

目的：避免小腿肚抽筋，并增加小腿肌肉张力。

· 盘腿坐式 ·

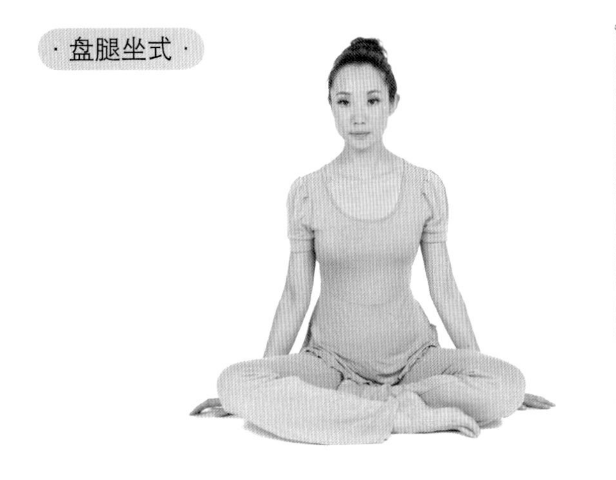

做法：坐下，两小腿一前一后平放，不要交叠，两膝远远分开。平常看电视、聊天、看书时就可采取这种姿势。

目的：强化腹股沟肌肉及关节张力，伸展会阴部肌肉，可预防子宫压迫所产生的抽筋。

· 腰背运动 ·

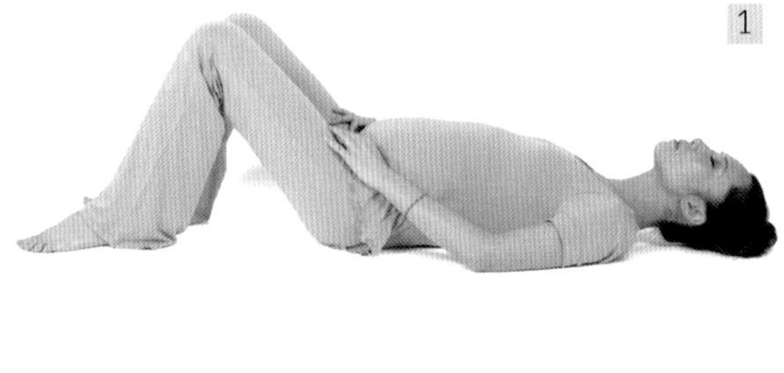

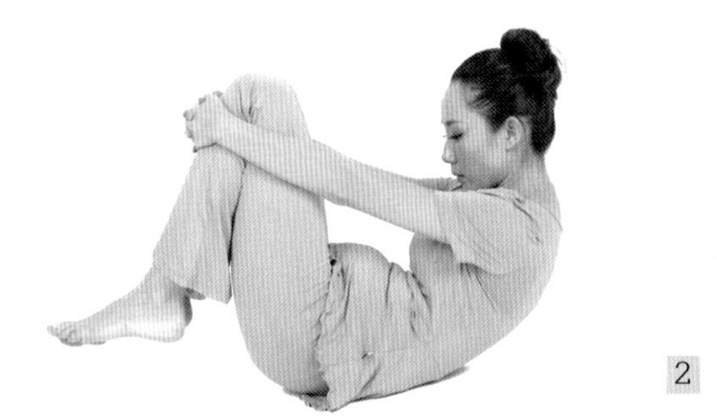

做法：1. 平躺，两膝弯曲；2. 双手抱住膝关节下缘，将头部与上半身向上抬起，下巴尽量贴近胸口，使脊椎弓起来，维持数秒后恢复原来姿势。

目的：减轻孕期的腰酸背痛。

· 骨盆及背部摇摆运动 ·

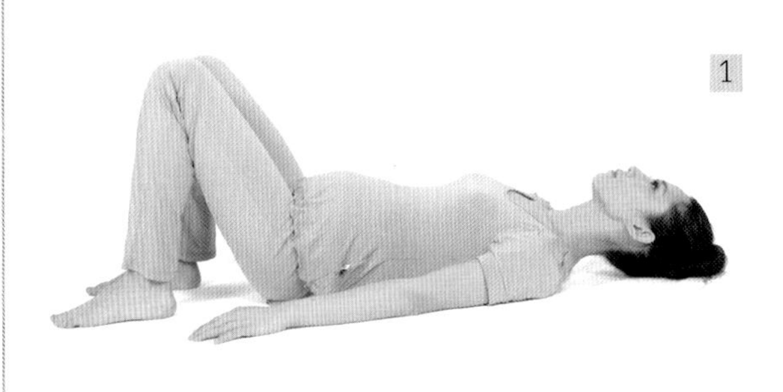

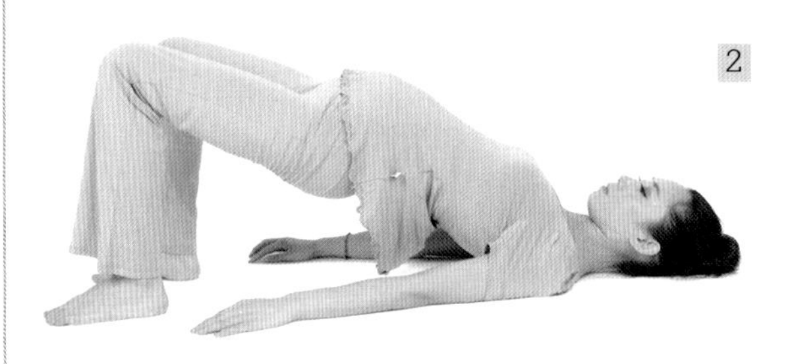

做法：1. 平躺，双手置于身体两侧，膝盖弯曲并拢，小腿与地面垂直，两足分开与肩同宽，脚底平贴床面。

2. 利用足部与肩部的力量，慢慢将臀部与背部抬起，同时收缩臀部肌肉并左右摇摆。然后双膝分开，慢慢恢复原来姿势。早晚各做 5 ～ 6 次。

目的：减轻腰酸背痛，增强阴道及会阴肌肉弹性。

· 腰背肌肉运动 ·

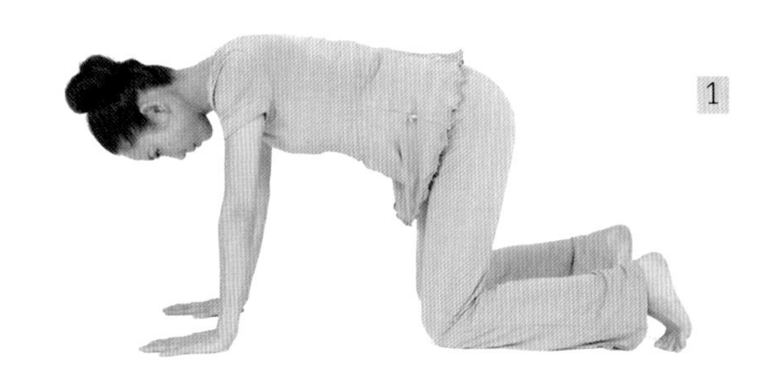

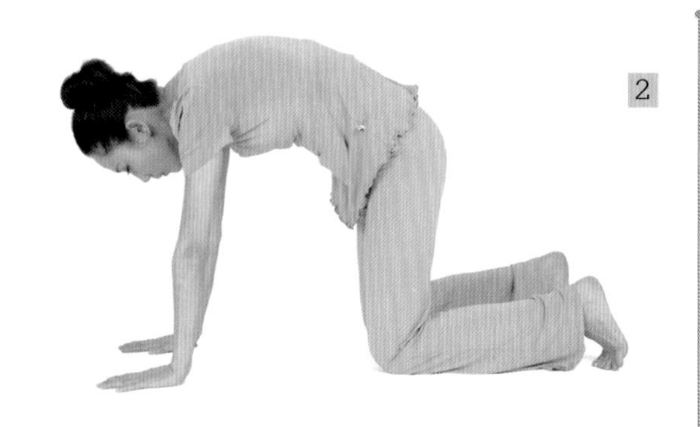

做法：跪着，身体向前，手掌撑地，大腿及手臂皆与地面垂直，腰部与背部重复进行上弓与下压的动作。

目的：减轻腰酸背痛。

· 会阴收缩运动（凯格尔运动）·

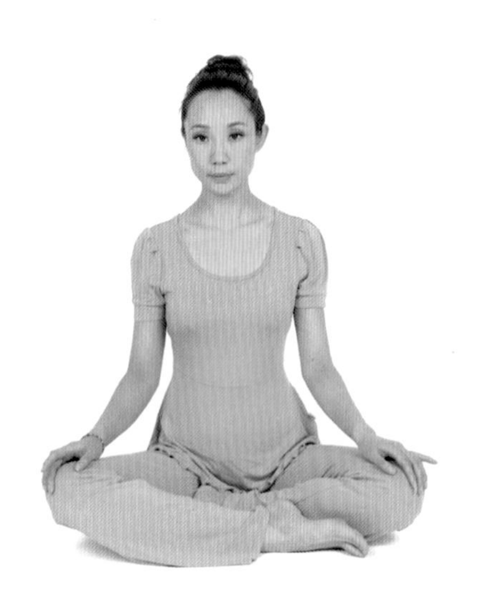

做法：吸气，紧缩阴道周围及肛门口肌肉（提肛动作），就像憋住大便、憋尿一样，闭气，持续 3 ~ 5 秒，再慢慢放松，吐气。休息、坐、躺、走路时，随时可做。

目的：增强会阴与阴道的肌肉弹性及张力，可减少产道撕裂伤，避免生产时大小便失禁及产后尿失禁。

孕后期的产前保健操

距离预产期愈来愈近，很多准妈妈难免会感到紧张不安，为了安抚紧张的情绪，可进行最后阶段的产前运动。准妈妈进行有效的产前运动，可以消除紧张的情绪，让生产的时程更有效率、更顺利！

· 膝胸卧式 ·

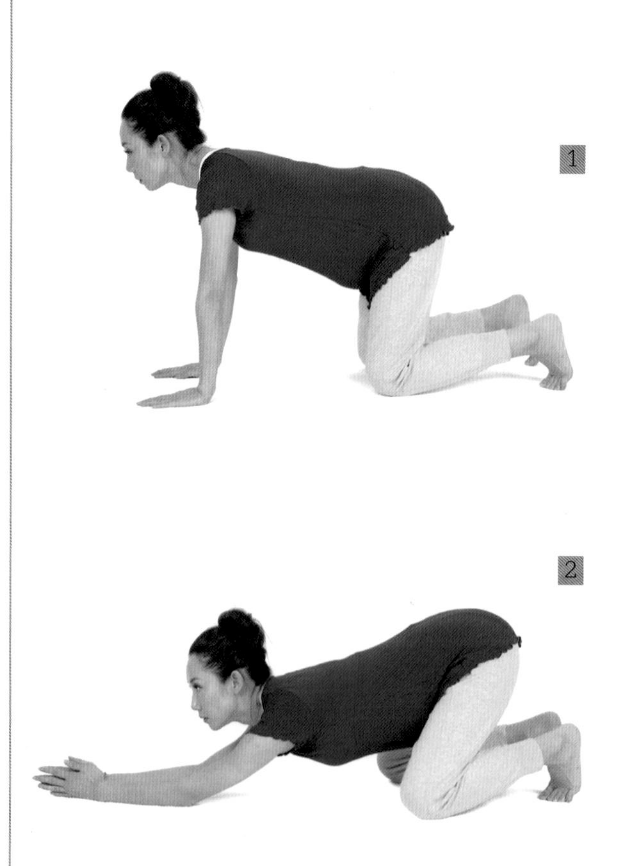

做法：1. 俯卧，双膝跪地分开约一尺宽，大腿与地板垂直；2. 手肘弯曲，肩部与胸部尽量贴地，腰部挺直，臀部抬高，维持此姿势 2 分钟。

目的：促进骨盆腔血液循环，并可矫正胎位。

· 腹式呼吸运动 ·

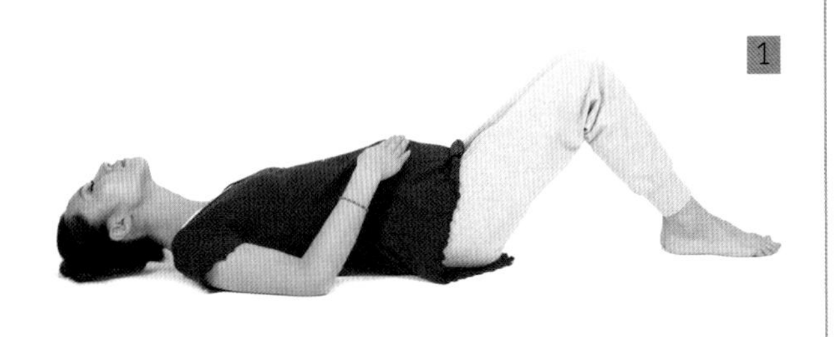

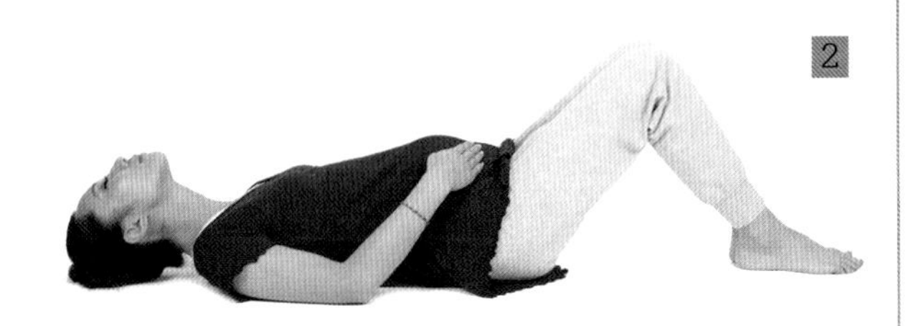

做法：1. 平躺，双腿微弯，用鼻深吸气使腹部凸起，胸部保持不动；2. 再慢慢吐气，并松弛腹部肌肉。早晚各做 10 ～ 15 次。

目的：在阵痛开始时，腹式呼吸可松弛腹部肌肉、减轻产痛，并能分散对产痛的注意力。

· 腹压运动 ·

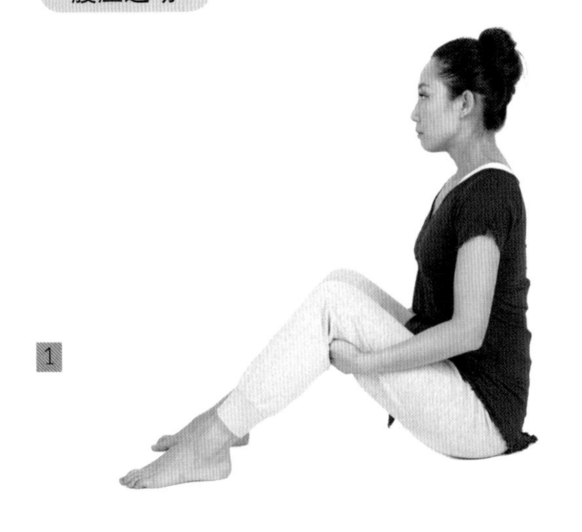

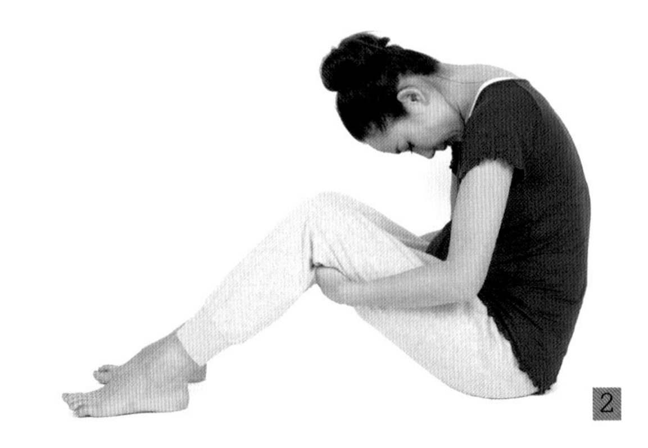

做法：1. 取坐位，双手绕过大腿下将大腿向外伸展，想象此时要将胎儿生出；2. 深吸一口气，憋住，将下巴贴在胸前，假装用力把横膈膜向下压。切记，到了生产时才须真正用力。早晚各做 5 ～ 6 次。

目的：生产时以此运动配合子宫收缩，增强娩出胎儿的力量。

· 哈气运动 ·

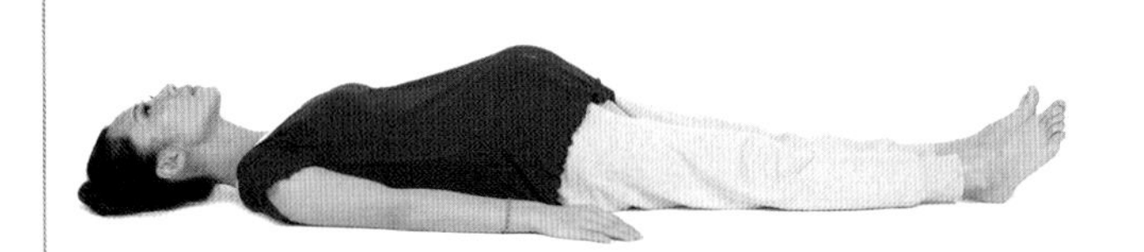

做法：平躺，腿伸直，张口做浅速呼吸，每秒钟呼吸一次，每呼吸 10 次必须休息一下再继续做，早晚各做 4 ～ 5 次。

目的：当胎头娩出时做此运动，可避免胎儿快速冲出所造成的胎儿损伤，或产妇会阴及产道的严重撕裂伤。

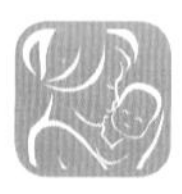

各种营养物质来源表

营养成分	食物来源
维生素A	乳制品，禽蛋，富含油脂的鱼，黄色、橘色或绿色蔬菜
维生素 B_1	全麦谷物/糙米、酵母、坚果、豆类、绿色叶菜
维生素 B_2	全麦谷物/糙米、绿色蔬菜、蛋
维生素 B_3	全麦谷物、酵母、富含油脂的鱼、蛋、牛奶
维生素 B_5	蛋、豆类、坚果、全麦食品/糙米
维生素 B_6	全麦谷物、酵母、麦芽、蘑菇、马铃薯
维生素 B_{12}	蛋、肉、牡蛎、牛奶
叶酸	绿色叶菜、橘子、豆类
维生素C	柑橘类水果、草莓、甜椒、番茄、马铃薯
维生素D	强化乳品、富含油脂的鱼（沙丁鱼罐头）、蛋黄（此外还需阳光照射）
维生素E	菜油、麦芽、坚果、葵花子、花椰菜
钙	奶制品、沙丁鱼罐头和带骨的鲑鱼罐头、绿色叶菜、豆类
铁	瘦肉、豆类、蛋、绿色叶菜
锌	麦芽、麦麸、全麦谷物/糙米、坚果、洋葱、牡蛎

每天至少要喝 6 杯水，以供给循环和消化的需要，并保持皮肤健康。在妊娠期间，孕妇体内的血流量增加了 1 倍，所以要摄取大量水分。

少吃油腻和含糖食品（如甜甜圈）；多吃新鲜水果和蔬菜，苹果能提神还能提供纤维素，有利于改善便秘，而便秘是妊娠期由于腹部增大的一种常见症状。

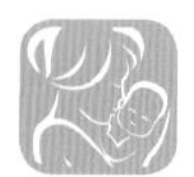

警惕葡萄胎

如果孕妇孕育的是葡萄胎，腹部增大极快。一般来说，100 位孕妇中就有 1 名孕有葡萄胎。

葡萄胎有 15% 的几率发生癌变，我们将这种类型称为绒癌。葡萄胎分为 3 种：①良性葡萄胎。②非转移性急性葡萄胎（低危）。③转移性急性葡萄胎（高度危险）。若孕育的是葡萄胎，通过孕妇的人绒毛膜促性腺激素（HCG）检测就可以明确诊断。药物和手术可治愈葡萄胎。当葡萄胎发生时，胚胎便停止发育，异常的胎盘组织继续生长，最常见的症状是头 3 个月出现阴道流血。另一个症状是该孕妇的形体与同期正常孕妇的形体差异较大，另外还有剧烈恶心、呕吐。

诊断葡萄胎最有效的手段是超声诊断。屏幕上看不到胚胎或胎儿，代之的是一种“雪花”样的东西。在孕早期，为了搞清为什么出血，或为什么身体增长过于迅速时，做一次超声检查就一目了然了。一旦确诊为葡萄胎，应尽早做清宫术，因葡萄胎可能导致贫血、感染、甲状腺功能亢进和毒血症。

葡萄胎发生后，必须采取有效的避孕措施，确保葡萄胎已被完完全全清除掉。多数医生会向患者推荐口服避孕药避孕。要想知道宫腔内是否不再残留异常组织，可检查人绒毛膜促性腺激素（HCG）水平。如果已清除干净，HCG 应该降至正常；如果 HCG 水平未变或有所上升，那么还需继续治疗。

患葡萄胎的孕妇经清宫术治疗后，96% 能取得良好的疗效，多数医生认为此后的 1 年内不能妊娠。恶性葡萄胎，包括侵入性葡萄胎和

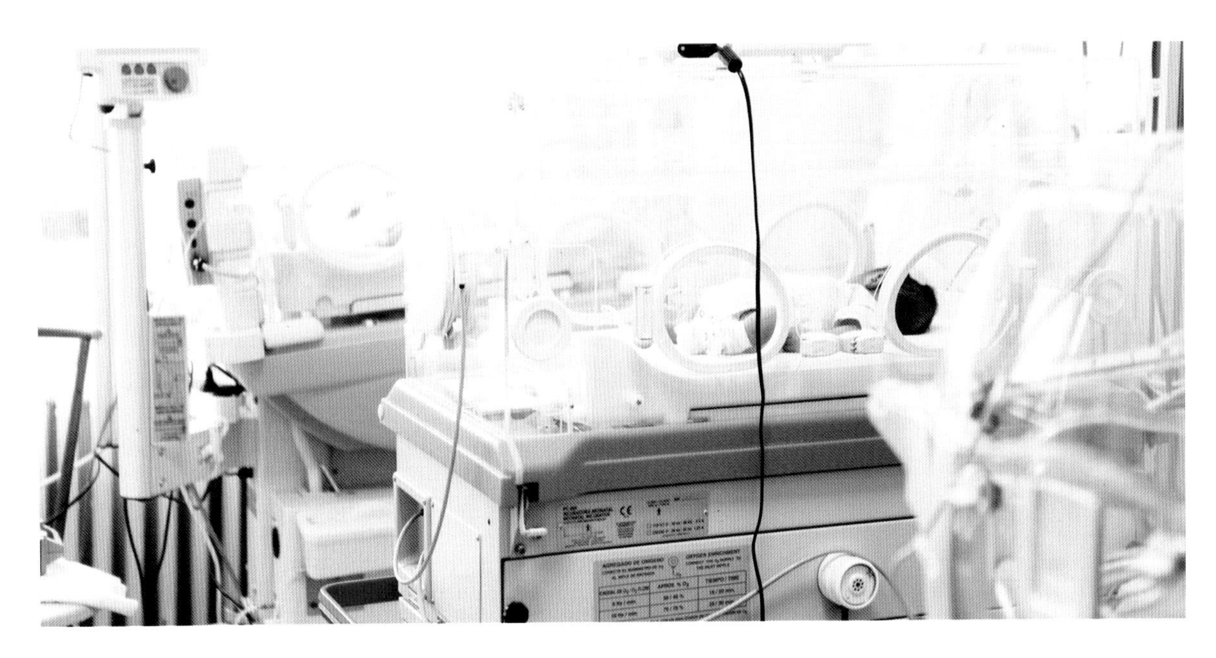

绒癌，其中一半是在正常妊娠、宫外孕、自然流产或引产后发生的，但癌组织几乎可蔓延到全身各个器官。

如果有的妇女患了葡萄胎，以后也不要孩子了，那么除了清宫术外，还可考虑做子宫切除。卵巢一般要保留，还有一些化疗药，如放线菌素 D、氨甲喋呤是很有效的。如果癌组织已蔓延至身体的其他部位，那么化疗是很有必要的。葡萄胎的治愈率近 100%。

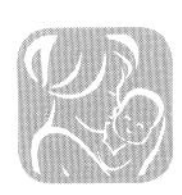

妊娠期孕妇经常感到头晕眼花

1. 预防妊娠期的头晕眼花

（1）病因：由于妊娠引起的生理变化，准妈妈在妊娠的各个时期会出现一些平常没有的症状，头晕眼花就是其中之一。有些准妈妈在行走或站立时，会忽然觉得头重脚轻，走路不稳，甚至眼前发黑，突然晕厥。这种现象可以发生在妊娠各期，究其原因有以下 5 个方面：

①妊娠期自主神经系统失调，调节血管运动的神经不稳定。准妈妈从原来的蹲位、坐位或卧位起来时，体位突然发生改变，脑部出现一过性暂时缺血导致头晕眼花的功能症状。

②妊娠反应引起的进食少，血糖偏低。妊娠早期由于妊娠反应，进食量减少，致使血糖偏低。血糖是肌细胞、脑细胞产生能量的原料，血糖低，细胞能量即减少，从而导致乏力、头晕、冷汗、心悸等不适。一般多在进食少的情况下发生，特别是在突然站起、长时间站立、澡堂洗澡或在拥挤的人流中时更易发生。

③妊娠后期，子宫增大压迫下腔静脉。有些准妈妈在仰卧或躺坐于沙发中看电视时出现头晕，而在侧卧或站立时不会发作，这属于仰卧综合征。是因为妊娠的晚期子宫增大，仰卧或躺卧坐时，沉重的子宫压在其后面的下腔静脉上，使下半身的血液不能返回心脏，回心血量锐减，心每搏输出量减少，导致了心脑供血减少，引起头晕、胸闷等不适。只要避免仰卧或半躺坐位，即可防止头晕发生。如一旦发生，应马上侧卧。

④妊娠贫血，也是引起孕妇头晕的常见原因。由于妊娠的生理变化，此时孕妇的血液循环量可增加 20% ~ 30%，其中血浆增加 40%，红细胞增加 20% 左右，血液相应的稀释，形成生理性贫血，使孕妇感到头晕或站立时眼花等。

⑤妊娠早、中期血压下降。妊娠的早、中期由于胎盘的动静脉间形成短路，周围血管扩张阻力下降，使孕妇的舒张压较妊娠前降低，一般比平时低 1.33 ~ 2.67 千帕，原有高血压病的孕妇，血压下降幅度会更大。血压下降，大脑的血流量就会减少，造成脑供血不足，使脑缺血、缺氧，从而引起头晕；孕期整个盆腔范围的血管显著增加，高度扩张，使血液较多地集中在下腹部，加上增大的子宫又压迫下腔静脉的回流，使回心血量减少，致使心排出量下降，引起低血压及暂时性脑缺血。这类孕妇一般在突然站立或乘坐电梯时会晕倒。这种一时性的脑供血不足，随着心率加快，心每搏输出量的增加将会逐渐改善，头晕也会逐渐消失，一般至孕 7 个月时即可正常。

（2）预防措施：针对以上造成妊娠头晕的原因，提出以下预防建议：

①准妈妈平时应摄入含铁丰富的食物，如动物血、猪肝、瘦肉等。一旦发生贫血，应在医生的指导下及时补铁。

②准妈妈要保证早餐吃饱、吃好，多进食如牛奶、鸡蛋等蛋白质丰富的食品，避免低血糖的现象出现。同时，随身带些奶糖，一旦头晕发作时，马上吃糖，可使头晕得以缓解。

③改变体位时应注意放慢速度，并避免长时间站立。

④出现过头晕现象的准妈妈应避免骑自行车，以免跌伤。

一旦头晕发作，应立即就地坐下，或平卧，安静休息一会儿。准妈妈如果经常出现头晕现象，应到医院做检查，排除病理性贫血、低血压或高血压、营养不良或心脏病等的可能性。如果发生在妊娠晚期，特别是伴有水肿、高血压等症时，尤应引起高度重视，它常是某些严重并发症如子痫的先兆，应尽快就诊。

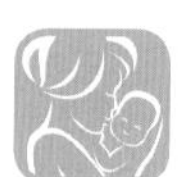

调整好姿势以免疲劳

在妊娠期间站立、步行和坐姿都要调整，以保持良好的姿势，孕妇需要用对自己和胎儿都很舒适的方式来孕育子宫里的胎儿。

良好的姿势会舒缓背部肌肉不必要的紧张，特别是在妊娠的最后 3 个月，背痛是孕妇常见的毛病。当腹部变大胎儿变重时，可能会向后仰或向前弯以调整重心，这样做会造成脊柱周围的肌肉紧张而引起背痛。妊娠期间激素的分泌会引起韧带变软而伸展，背部很容易扭伤。

（1）站立：双肩下垂，肩部放松，臀部收起，伸长脖子抬起头，仿佛整个身体的中心从头顶拉向天花板；不要绷紧双膝，要让体重均衡地分布于整个脚掌；熨衣物或洗碗时不要过分弯腰，如果水槽较低，放一个大水盆在槽上，在盆内洗碗；降低熨板高度，坐在椅子上，这样就可以在腰部的高度操作了。

（2）行走：为保持舒适的姿势，应穿低跟鞋或平底鞋。行走时双脚要平行，不要朝外，身体尽量不要前倾后仰。

（3）坐姿：不论是坐在椅子上还是地板上，随时要保持背部平直。坐在椅子上时，要紧贴靠背，椅背可以支撑孕妇的腰背部。如果椅子不能提供舒适的支撑，可以放一个小靠垫或者毛巾卷在腰背部，双腿不要交叉，以免妨碍血液循环。

（4）起床：起床首先要将身体翻向一侧，然后用肘支撑上半身的重量，再靠双手支撑坐起，伸直背部，最后慢慢将双脚落地站立起来。

（5）抬重物：蹲下并保持背部平直，用腿部的力量来抬起重物，绝不能直立弯下腰拿重物。

（6）躺下：要先从坐姿慢慢躺下，坐定后先慢慢将双腿挪到床上，使双腿与髋部处于平行位置，然后用肘支撑上半身的重量轻轻躺下，再用双手将自己转向卧躺位置。

第五章

孕育第4个月

part 5

胎儿本月身长大约12厘米，体重达到150克，大小正好可以放在你的手掌里。他/她自己会在子宫中玩脐带，可以不断的吸入和呼出羊水了。更令人惊喜的是，在宝宝16周的时候你对胎动的感觉更加明显，有时还会有些触痛感，这些都是正常的反应。他/她的生殖器官已经形成，通过B超可以分辨出胎儿的性别。

>> 宝宝成长记 第四个月 <<

1. 皮肤增厚、生长头发。
2. 肌肉骨骼发育。
3. 心脏搏动、内脏形成。
4. 胎盘形成。
5. 胎盘功能完善。
6. 羊水量增加。

>> 妈妈身体变化 <<

1. 子宫增大，下腹明显隆起，子宫长出小盆骨。

2. 腹部有沉重感，仍有尿频白带增多等情况，体温逐渐恢复正常。

3. 早孕期反应结束，心情相对稳定。

4. 乳房明显增大，乳房、乳晕变为深褐色，乳头可挤出淡黄色液体。

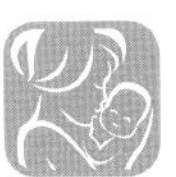

孕妈妈乳房开始发生变化

孕妇可能注意到乳房正在发生变化，在胚胎的第 6 周乳腺开始发育，到胎儿出生时，腺管已经形成。

乳房由腺体组成，结缔组织给予支持，脂肪组织给予保护，产奶的腺窝和乳管相连直达乳头。

尚未妊娠时，每个乳房重约 200 克，妊娠期间，乳房在大小和重量上都有增加。近妊娠末期，每个乳房可达 400 ~ 800 克重。在哺乳期，每个乳房可重达 800 克或更多。组成乳房的腺体开口于乳头的腺管，每个乳头包括神经末梢、肌纤维、皮脂腺、汗腺和约 20 根腺管。

乳头周围有一呈环形的色素沉积区，称为乳晕。妊娠前，乳晕通常是粉红色的，妊娠和哺乳期间变为棕色或红棕色并且范围扩大，乳晕变黑可以作为一种乳房分泌乳汁的可见信号。

妊娠期乳房有很多变化，在最早的几周，妊娠的一个普通症状是乳房有麻刺感或疼痛感。妊娠约 8 周后，准妈妈的乳房会增大，并且由于乳房内腺泡和腺管的生长和发育而呈结节状或块状。

随着妊娠期乳房的变化，可以看到皮下的血管，在妊娠的第 4 ~ 6 个月，一种淡黄的称为初乳的液体开始形成。轻柔的按摩乳头有时可引起分泌。如果乳房大小变化比较大，可以看到类似于腹部的妊娠纹也会在胸部出现。

乳房是由腺体组织发育而成，“额外”乳腺即多乳症或副乳并不多见，是由乳房早期发育而来。在正常乳房下随着乳线可见乳头和乳房及只有乳头（多乳头），或无乳房而只有乳腺组织（乳腺增大）。乳腺在妊娠期的反应取决于其组织的多少，哺乳期间组织的胀大可以引起疼痛。

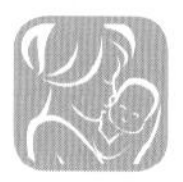

孕妈妈腹泻不宜忽视

正常的代谢规律为：每日大便一次。而孕后女性往往是隔日或数日大便一次，这样很容易发生便秘。如果孕后每日大便次数增多、便稀，伴有肠鸣或腹痛，这就是发生了腹泻。腹泻对孕妈妈非常不利。

腹泻常见的原因有肠道感染、单纯性腹泻和食物中毒性肠炎等。对于轻症单纯性腹泻，一般服用止泻药即可治愈，对孕妈妈也不会造成多大的损害。因肠道炎症引起的腹泻，大便次数明显增多，容易激发起子宫收缩，引发流产；细菌性痢疾感染严重时，细菌内毒素还可能波及胎儿，致胎儿死亡。

女性在怀孕后，如果发生腹泻，尤其是沙门氏菌属、志贺氏痢疾杆菌、弯曲杆菌与病毒等引起的感染性腹泻或食物中毒导致的腹泻，都可殃及胎儿，严重者还会发生流产或早产。

因此，孕妈妈一旦发生腹泻，要立即进行治疗。

治疗腹泻的几种方法

（1）根据腹泻的轻重给予适当补液，要补足丢失的水分，防止发生水电解质紊乱。

（2）进行抗感染治疗，可选用对母子较安全的红霉素、氨苄青霉素；忌用四环素类、喹诺酮类、磺胺类、甲硝唑等药物，以免对母亲和胎儿造成不良影响。可服用思密达，这是一种八面蒙托石，具有较大的吸附面，它能吸附一些致病菌，却不被机体吸收，对母子均安全可靠；还可服用丽珠肠乐、整肠生等微生态制剂，有利于调整肠道菌群，恢复肠道内微生态环境。

（3）要密切观察胎儿情况，看有无早产或流产的征兆，以便采取措施。如是即将临产腹泻的孕妈妈，应及早住院治疗，并按肠道传染病实行床边隔离，以保证母子安全。

（4）对于腹泻的孕妈妈要加强护理，保证休息，给予富含营养且易消化的饮食，还应多喝水。

（5）不要乱用止泻药物，以免造成肠道内细菌和毒素排不出去而加重病情。

经上述治疗，患腹泻的孕妈妈一般可在 24 ～ 96 小时后自行恢复正常排便。如治疗无效，应进行粪便细菌学培养和药物敏感试验，同时进行肠道原虫与寄生虫检查。必要时慎行纤维乙状结肠镜检查，以除外炎症性肠病。

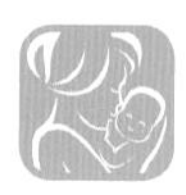

孕妈妈洗浴须知

孕期洗浴有很多讲究，稍微留意一下，你就可以更有效地清洁皮肤且能避免一些不必要的麻烦。

（1）夏季炎热，应每天洗澡，春秋每周洗 1 ～ 2 次，寒冬每周洗 1 次就够了。

（2）饥饿时、饭后 1 小时内不宜洗澡，每次洗澡的时间不要超过 15 分钟。洗澡时间过长，可能会引起脑缺血，发生晕厥，还会造成胎儿缺氧，影响宝宝的发育。

（3）无论春夏秋冬哪个季节，洗浴的水温都最好与你的体温接近。过高的水温会使你的体温升高，从而使羊水温度升高，可能影响胎儿的脑细胞发育。

(4) 选用温和的沐浴乳，不可用碱性肥皂或高锰酸钾来清洗局部，保持皮肤的滋润和光滑。

(5) 孕初期孕妈妈的肚子较小，可以用淋浴方式来清洁身体。孕期不宜盆浴，盆浴容易使你滑倒和引起感染。怀孕中后期，肚子变大，你可以坐在靠背椅上淋浴，避免因重心不稳或地面太滑而摔倒。

(6) 用温水冲洗胸部并由下往上冲洗乳房，你会感到乳房有饱胀感，这样能使乳房保持挺拔。洗浴后抹上橄榄油、鱼肝油等，可使皮肤滋润而有弹性，还有助于预防产后乳头皲裂。清洗外阴时，要特别小心湿疹或霉菌感染，到了孕中期和孕晚期，无法洗到会阴部位时，可两腿张开，用莲蓬头来冲洗。洗后一定要擦干外阴，以避免因潮湿而导致霉菌和湿疹的发生。

(7) 洗浴时要重点清洗乳房和外阴。

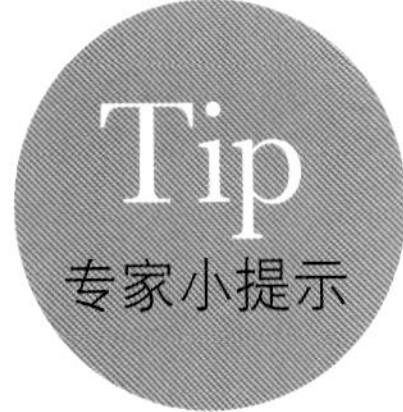

洗浴后也不一定要急着穿上内裤，可以先穿上宽松的长裙，等会阴干后再穿上内裤，这样可以很好地预防阴部瘙痒。

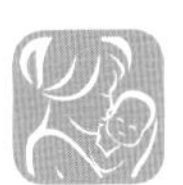

孕期洗浴重安全

怀孕后孕妈妈成了全家人的重点保护对象，洗澡前后一定要做好各项准备，以防意外发生。

(1) 防止滑倒。在浴室里设置防滑垫，喷头四周要装上稳固的扶手，穿上防滑拖鞋入浴。如果肚子已经很大了，为了安全起见，可请家人陪同入浴。

(2) 当心着凉。洗完澡后，要擦干身体，将衣服穿好，若洗头的话，要将头发马上吹干。夏天洗浴后，要穿好衣服再走进有冷气的房间，当心着凉。

(3) 洗澡时别锁门。洗澡时，最好别锁浴室的门，万一摔倒或晕倒时容易被家人发现，也可以获得及时医治。若孕妈妈进入浴室太久没有动静，家人应该随时询问。

(4) 浴室应该保持良好的通风。

(5) 孕妈妈也该在洗浴前将所有的洗浴用品放在方便拿取的地方，以免够不着东西时滑倒。

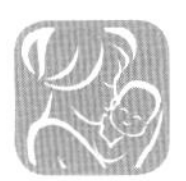

孕妈妈调整穿衣打扮

妊娠后随着腹部隆起，准妈妈原来的衣物不能再穿了，为适应体形的变化和出于安全考虑，准妈妈的衣着和鞋袜需要有针对性地重新选择，以下建议供准妈妈参考。

1. 外衣选择

理想的孕妇服装应有助于修正膨胀的外形，既要考虑美观，又不紧束身体。根据不同季节，选择不同厚薄的外衣。在质料的选择上，冬天应选择保暖性好而又不至于太厚重的质料，夏天则应选择柔软透气、吸汗性好的棉质料。在不太寒冷的季节，从肩以下宽松、无腰带的孕妇裙是最理想的。在不得不穿裤子的季节，要选择有弹性又适合腰围的裤子，注意腰带不能太紧。

2. 内衣选择

内衣裤的选择应符合轻、薄、软、宽 4 个基本条件。妊娠初期，准妈妈的体形还没有明显的变化，还可穿普通的内裤。当妊娠 4 ~ 7 个月时，孕妇的腹部明显地隆起，这时期应穿着一些高腰而可把整个腹部包裹的孕妇内裤。到了妊娠后期，腹部严重突出并有很大的重量感，应选择一些有前腹加护的内裤较为舒适。由于妊娠期间准妈妈内分泌的变化，皮肤会变得特别敏感，所以选择内衣、内裤的质料要以密度较高的棉质料为佳，以防皮肤不适，还要根据不同时期乳房增大的情况配置棉质的、尺寸合适的胸罩来承托乳房，以免出现肌肉松弛及下垂的情况。

3. 鞋子选择

妊娠使准妈妈的身体重心向前移，需要改变身体姿势才能维持平衡，此时孕妇穿鞋要考虑安全性和舒适性。穿高跟鞋时腰和后背集中受力，有可能引起腰痛和脚跟痛，而且孕妇穿高跟鞋行走也不安全，因此不能穿高跟鞋；孕后期行动不灵便，也不宜穿容易脱落的凉鞋，以免绊倒；平底鞋比较安全，但缺乏支托作用，走路时振动会直接传到脚上，也不便于行走，同样会造成疲倦、腿痛、背痛情况。柔软而有弹性的坡跟鞋最为理想，鞋后跟的高在 2 ～ 3 厘米左右，便于准妈妈保持身体的平衡，后跟必须宽大，能稳妥地承托身体；鞋底应是防滑设计，以确保准妈妈不易摔倒；前部应软而宽、鞋帮松软；面料有弹性，重量较轻；脚背部分能与鞋紧密结合。随着体重增大，准妈妈的脚心势必要承受更重的压力，易形成扁平足状态，因此鞋弓应和准妈妈的脚弓紧密贴合，能避免或减轻脚部疲劳、肌肉疼痛和抽筋等症状，需要时可用 2 ～ 3 厘米厚的棉花团垫在脚心部位作为支撑。妊娠中、后期，准妈妈弯腰系鞋带不方便，应穿便于穿脱的轻便鞋。此外，在孕晚期，有些准妈妈脚部出现不同程度的水肿、胀大，应选择比平时宽大 1 ～ 2 号的鞋子。大部分准妈妈在产后水肿消退会恢复到孕前水平，小部分人因妊娠脚从此长大 1 个码。

4. 袜子选择

孕期提倡穿弹性好的连裤袜，避免穿环形带及口紧的长筒袜，因为它们可妨碍下肢静脉回流，加重静脉曲张，如果要穿短筒袜，应注意袜口松紧适宜，以不妨碍下肢血液回流为宜。

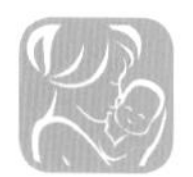

检测胎心关注宝宝变化

胎儿健康与否，是准妈准爸最关心的事情。为此，有的孕妈妈反复查 B 超，有的多次做血检，有的甚至在中、西医之间不厌其烦的咨询和检查，把自己折腾得筋疲力尽。其实这样是不利于孕期的精神健康，反复多次地刺激对胎儿也有害无益。

其实，孕妈妈只要定期做好产检，然后仔细监测胎心音与胎动的规律即可。胎儿对内外环境的变化十分敏感，一旦出现了对其生长发育不利的因素，胎儿首先会在胎心与胎动方面出现异常情况：或快或慢、或强或弱，甚至消失。俗话说“胎心母心，心心相印”，胎儿的胎心与胎动可以向准妈妈传达很多信息。

胎儿通常在胎动突然消失后的 12 ～ 24

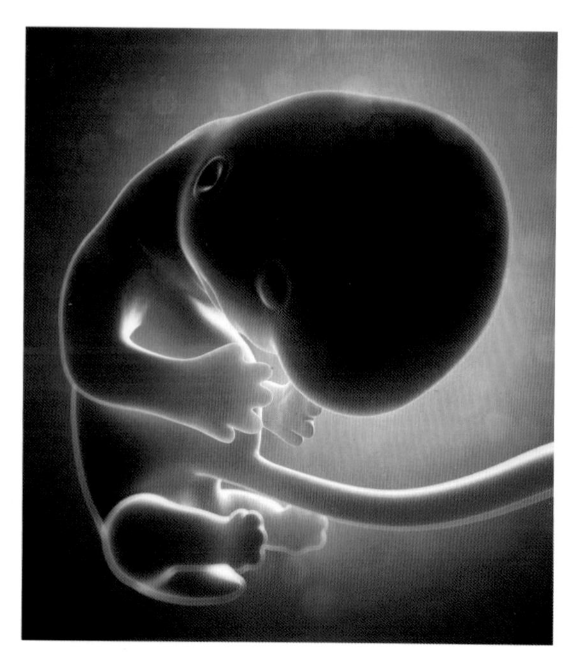

小时内死亡。因此，细心的准父母若发现胎心或胎动有异常情况时是完全有足够时间救治胎儿的。

目前，医院对有存活能力的胎儿，若发生宫内窘迫综合征可以及时实施剖宫产术取出胎儿；若胎儿太小，一般采取给孕妈妈输氧、输液等治疗措施提高胎儿的存活能力，并严密监视胎儿情况，确保孕妇与胎儿的平安。

只要科学地仔细观察，胎儿的任何变化都可以及时发现并妥善处理的。

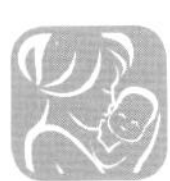

提早护理乳房

母乳是婴儿的最佳食品，为了能够在产后顺利地哺乳，孕妈妈应提前在孕期做好乳房的清洁与护理工作，孕妈妈可参照以下几条：

（1）怀孕前期和后期，均应分别选择合适的胸罩，托起乳房，以免乳房下垂或乳房组织损伤。不宜穿过紧的上衣，以免压迫乳房，妨碍其发育。

（2）乳头内陷者，可在孕晚期擦洗乳房后，做“乳头伸展练习”。具体做法是：将两拇指平行放在乳头两侧，慢慢地由中间向两侧外方拉伸，牵拉乳晕皮肤及皮下组织，使乳头向外突出，每日重复数次。也可用其他器械拉伸，使乳头挺立。牵拉或过多刺激乳头偶尔可引起子宫收缩，有早产史、流产、早产先兆或子宫颈机能不全的孕妈妈，应避免这种刺激。

（3）经常以清洁柔软的棉织物轻轻按摩乳头及乳晕部皮肤，促使乳头和乳晕部皮肤变厚，以增加乳头、乳晕对哺乳时机械刺激的耐力。

（4）孕妈妈的皮脂腺分泌旺盛，应定期清洗乳头，对乳头分泌的积垢可用温水轻轻洗净，并在清洗后抹上护肤霜，预防乳头皲裂。

（5）产前2个月左右，应每日坚持做乳头和乳房保健按摩，预防急性乳腺炎的发生。

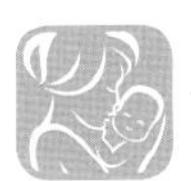

胎心监测

→ 第一次起始时间

胎儿心脏于妊娠8周末形成，B超能探测到胎儿心脏的搏动。妊娠20周末，用胎心听诊器从孕妈妈腹部可以清晰地听到胎心音，并且能判断胎心的频率与强弱，从而了解胎儿在子宫中的生长发育状况。

正常胎心：正常胎心率为120～160次/分，节律整齐、强弱适中，好似钟表走动的“滴答”声。胎儿运动时胎心率可加快10～20次/分。若平时持续高于160/分钟，或低于110次/分钟，都属于异常情况。

异常胎心：起初胎心代偿性加快跳动，胎心率明显上升，超过160次/分，但心音会减弱。若致病原因不能及时解除，胎心跳动转为减慢，低于110/分，心音会更弱，胎心消失表明胎儿已经死亡。

→ 第二次起始时间

妊娠12周末，胎儿四肢就会不断地活动，力量较弱，孕妈妈感觉不到。妊娠18～20周开始，胎儿活动增加、力度加强，母体能明显地感受胎动及其规律。

正常胎动：妊娠18周时，胎儿每昼夜活动约200次；孕28～32周时，达到高峰值为550～600次/24小时。但妊娠32周以后，尤其是当胎儿的头部进入骨盆腔后，活动频率也相对减少，每昼夜280～300次。正常情况下，孕妈妈每小时仅能感受到3～5次胎动。

异常胎动：一旦出现病症，胎儿就会躁动不安，活动也较频繁，大多为挣扎，所以孕妈妈会感受到胎动次数增多而且剧烈。若不能消除病因，胎动就会减少、减弱、甚至胎动无力，直至死亡。若孕妈妈感受到的胎动超过50次以上达百次之多，或者每小时胎动不足3次，或者 12 小时不足 15 次，都反应胎儿有异常情况，这是胎儿在向孕妈妈发射生理信号。这时候孕妈妈必须高度重视，及时就医以保证胎儿安全。

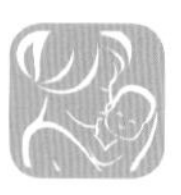

神经管畸的筛出

神经管缺陷是在胚胎时期由于某种原因使胚胎的神经管不能闭合而发生的胎儿畸形。最常见的缺陷有无脑儿、脊柱裂、脑膨出和脑膜膨出等。神经管缺陷常常会同其他的器官畸形一起出现。神经管缺陷胎儿由于不能吞咽羊水，脑脊膜会暴露于羊水中，渗出液增多，孕妈妈可能会出现羊水过多。部分在怀孕 20 ～ 24 周突然出现羊水急剧增加，子宫过度膨胀，患者不能平卧，甚至出现呼吸困难等。由于脑脊膜暴露于羊水中，胎儿脑脊液中的甲胎蛋白渗入羊水，使孕妈妈羊水及血液中甲胎蛋白（AFP）浓度增高。通常在怀孕 18 ～ 20 周根据孕妈妈血中甲胎蛋白检测和 B 超检查筛查神经管缺陷。

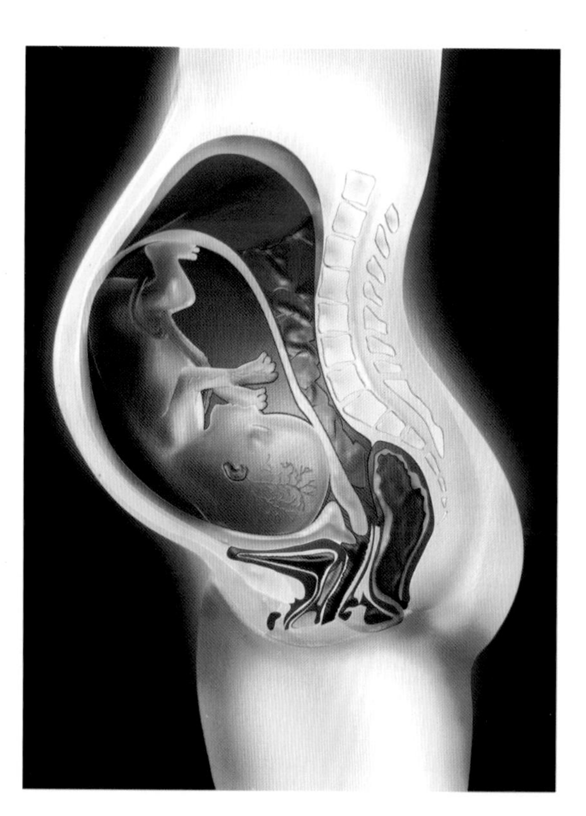

神经管缺陷多发生在胎儿发育早期，脊柱裂是最常见的一种，会引起胎儿神经损伤和瘫痪。目前此病还不能够完全治愈，但患者可以接受外科手术、药物治疗和物理治疗缓解病情。

在计划怀孕之前和妊娠早期孕妈妈常被医生建议补充叶酸，专家研究后证明，通过补充叶酸可以将脊柱裂的发生风险降低 80%。

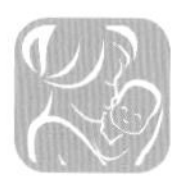

应对孕妈妈鼠标手

经常使用鼠标的孕妈妈时常会感到双手麻木、刺痛，甚至胳膊也会隐隐作痛。手腕中是一个骨腔，三边由腕骨组成，第四边是一条环绕手腕的韧带。妊娠期间，常会出现浮肿和液体滞留，不但会增加对这个相对狭窄、缺乏灵活性的腕管的压力，而且还会压迫穿过腕管正中的神经，从而造成手、臂、肩的麻木和疼痛。

解决方法：

1 孕妈妈要减少使用电脑的时间，或者在电脑键盘上安装一个腕托，这样可以减轻对腕神经的压迫。当感觉手指上有针扎般的疼痛时，轻轻按摩手指 5 分钟可减轻症状。

2 平时可以戴一副护腕，以保护腕关节，减少手腕疼痛。

3 每天用热毛巾热敷手腕 1 ～ 2 次，或将双手放在热水中浸泡 15 分钟左右，可减轻局部刺激和疼痛。

4 上肢疼痛、麻木和无力多在夜间出现，睡觉时最好在手和手腕下垫一个枕头，禁止手腕弯曲，这个姿势可以减少对腕管的压迫。

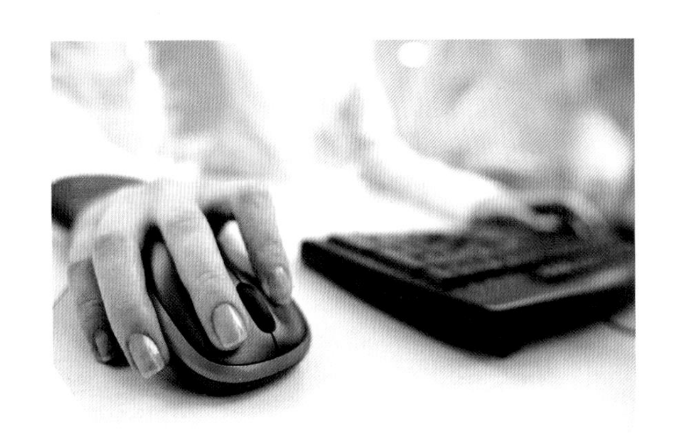

5 如果疼痛和麻木感已经影响到你的睡眠或日常生活，那么在你服用任何止痛药之前，还是应该先咨询一下医生。或许医生会建议你戴手腕夹板或护手，把腕部固定于中立位有助于缓解疼痛。

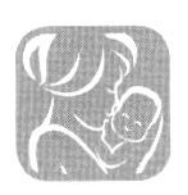

做营养充足的孕妈妈

进入怀孕 16 周后，孕妈妈的情况已经大有改善，早孕的不适反应已经基本消失，流产的危险也变得很小，但是对于饮食营养的摄入丝毫不能放松。这时应该增加各类营养素的摄入量，以满足胎儿迅速生长及母体营养素存储的需要，避免营养不良或缺乏对胎儿生长发育和母体健康的影响。

增加粗粮摄入：选用标准米、面时要搭配些杂粮，如小米、玉米、燕麦片等。一般来说，到了孕中期每日粗粮摄入应在 400 ～ 500 克之间，这对保证热量供给、节省蛋白质有着重要用途。

与此，增加动物性食物：动物性食物所提供的优质蛋白质是胎儿生长和孕妇组织增长的物质基础。此外，豆类以及豆制品所提供的蛋白质质量与动物性食品相仿。对于经济条件有限的家庭，可适当选用豆类及其制品以满足机体需要。但动物性食品提供的蛋白质占总蛋白质质量的 1/3 以上，由于你要承担两个人的营养需要量，因此需要比平时更多的营养素。同时，也应尽量避免有过分刺激的食物，如辣椒、大蒜等。每天早晨最好喝一杯开水。除此之外，你要避免摄入过多脂肪和精细的饮食，一定要保证铁元素和维生素的摄取。

怀孕三个月是胎盘完成的重要时期，最好保持身心的平静，以免动了胎气。为了促进胎宝宝的良好发育，必须摄取足够的营养，蛋白质、钙、铁、维生素等营养素也要均衡，不可偏食。此时有可能出现妊娠贫血症，因此对铁质的吸收尤其重要。

另外，孕妇应多吃海产品，多吃鸡蛋。膳食宜粗细搭配、荤素搭配，不要吃得过精，容易造成某些营养成分吸收不够，很多粗粮都有意想不到的食疗作用。

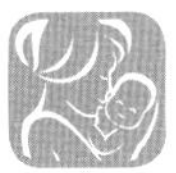

睡觉姿势开始调整

由于孕妈妈身体各方面的变化，常易感到疲劳乏力，这时睡眠时间应比平常人多 1 个小时，每天的睡眠时间不应少于 8 个小时。每天还应睡个午觉，但不要睡得太久，以免影响晚上的睡眠，午休最好在午餐后 30 分钟进行。

从这个月起，随着腹部的突起，孕妈妈睡姿也应该做适当的调整，此时不宜长时间仰卧或长时间右卧。

妊娠期间，由于胎宝宝在母体内不断生长，子宫也随之增大，如果仰卧睡觉，增大的子宫就会压迫位于后方的腹主动脉及下腔静脉，使子宫的供血量明显减少，从而影响胎儿发育。此外，孕妈妈采取仰卧位休息和睡眠时，增大的子宫还可能压迫位于子宫后方的下腔静脉，使下腔静脉血液回流受阻，引发下肢及外阴部水肿、静脉曲张；与此同时，由于回心血量减少，造成全身各器官的供血减少，从而引发胸闷、头晕、恶心、呕吐、血压下降，在医学上这些症状被称为“仰卧位低血压综合症”。子宫还

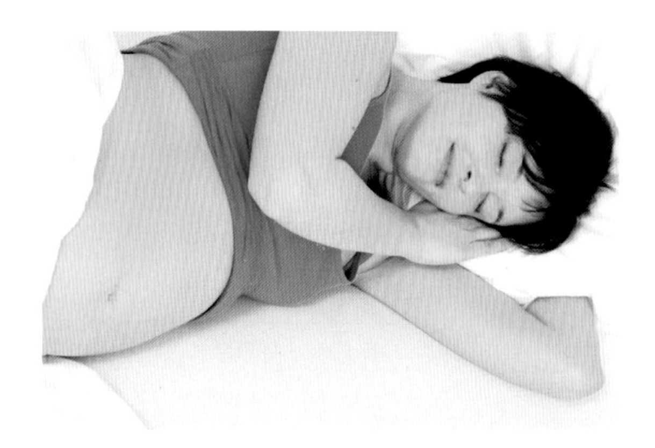

利于胎宝宝的生长发育，严重时还可引起胎儿窒息，甚至死亡。

妊娠期间最合理的睡眠姿势是左侧卧位，这样可以避免上面那些不利因素，为了保障孕妇和胎儿的健康，应养成左侧卧位和休息的好习惯。

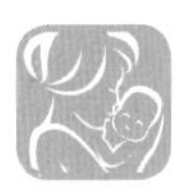

预防感染病毒侵入

病毒感染往往让优生优育如临大敌，孕妇要预防病毒感染应注意做到以下几点。

→ 加强体育锻炼增强体质

加强体育锻炼、增强体质、提高自身免疫力是预防病毒感染的重要措施，也是关键。能有效提高预防病毒的感染。

→ 孕妇尽量避免到公共场所

怀孕后孕妈妈雌激素增高，机体免疫系统受到抑制，抵抗力下降易遭受感染。所以孕期不到公共场所参加活动，可大大减少感染机会。

→ 注意饮食、增加营养

部分病毒可通过消化道感染，如误食不洁食品，使用公用餐具，都可能会引起感染。因而孕期应尽量注意饮食，不到公共就餐场所用餐。

→ 预防交叉感染

很多病毒可通过接触感染，如乙肝病毒、艾滋病病毒，多数是通过接吻、性交而感染。所以孕妈妈在怀孕期间应尽量不接触男性病毒携带者，以免造成交叉感染。另外，孕妈妈也不宜到公共浴池、游泳场所洗澡和娱乐，以防感染。

→ 孕前实行计划免疫

预防病毒感染最有效途径是计划免疫。目前国际上约有 10 多种疫苗已正式使用，对病毒感染的预防起着积极作用。近年来我国已正式使用乙肝疫苗。预计在不远的将来，会有更多疫苗投入使用，为推动我国计划免疫的发展和预防孕期感染，发挥巨大作用。

→ 选择受孕期

避开易感染季节。病毒感染多发生在冬春季节，在此期间人群易患病毒感染性疾病。另外，孕期感染多发生在孕早期，而且早期感染对胚胎发育影响严重。根据这两大特点，可以选择受孕时期，避开易感期和胚胎致畸敏感期。这样就可以减少感染机会，减轻感染对胎儿的影响。

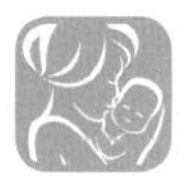

防止发生便秘

1. 产生便秘的原因

因为妊娠时黄体激素升高，胃酸分泌减少，胃肠道肌张力减弱，食物通过胃肠的时间延长，大肠壁对食物残渣的水分吸收过多，粪便很容易在肠内硬结；加上子宫不断增大，重量增加，压迫到大肠，造成血液循环不良，因而减弱了排便的功能；而腹壁肌肉张力低，收缩力不足，不容易将粪便排出体外。特别是到妊娠晚期，胎头入盆后，胃肠道特别是直肠受到的机械性压力越来越明显，影响了血液回流，故便秘的同时常伴有痔疮形成。遇上痔疮发作疼痛，孕妇对排便有种恐惧感，并有意识减少排便，使便秘有加重的趋势。常常几天没有排便，甚至1～2周都未能排便，则有可能导致孕妇腹痛、腹胀，严重者可导致肠梗阻。如果分娩时准妈妈的肠管中的粪便堆积，会妨碍胎儿下降，使产程延长，甚至难产。

除了妊娠特有的生理因素外，以下两个原因对妊娠便秘的发生有一定的影响：一是由于妊娠期间准妈妈进食大量高蛋白、高脂肪的食物，而忽视蔬菜的摄人，就会使胃肠道内纤维素含量不够，不利于食糜和粪便的下滑；二是妊娠后，身体的活动和运动减少，使得蠕动本已减少的胃肠对食物的消化能力下降，加重腹胀和便秘的发生。

2. 应对便秘的措施

一般来说，妊娠期不主张使用泻药，以免诱发流产或早产。因此，准妈妈及早预防便秘发生显得尤为重要。主要有以下预防措施。

（1）养成良好的排便习惯，每日定时排便1次：蹲式坐便器使准妈妈腹部受压，尤其是妊娠晚期腹部增大，准妈妈下蹲更困难，因此最好使用坐式马桶，以减轻下腹部血液的淤滞和痔疮的形成。还有就是一有便意就应去厕所排便，切忌忍着不排便，因为粪便在体内积存久了，不但造成便秘，也会影响食欲。

（2）充足睡眠，适量活动：每天要有足够的户内、户外活动时间，多活动可增强胃肠蠕动。另外，睡眠充足、心情愉快、精神压力得到缓解等都是减轻便秘的好方法。

（3）合理调整饮食：应注意增加纤维素的摄取、三餐应定时定量，一定要吃早餐。多吃新鲜蔬菜和水果。以下食物有助于预防便秘：

①奶类及其制品。

②未加工的豆类，如黄豆、绿豆、红豆等。

③富含粗纤维的蔬菜，如竹笋、芹菜等，蔬菜的梗、茎。

④含高纤维的水果，如梨、哈密瓜、桃子、苹果、黑枣等。

⑤全谷类及其制品，如米糠、糙米、麦麸、燕麦、玉米、全麦面包、黑面包、麸皮面包等。

⑥含脂肪酸较多的各种坚果和植物种子，如杏仁、核桃、腰果仁、各种瓜子仁、芝麻等。

⑦脂肪多的鱼。

⑧含水分多的食物，如：鲜牛奶、未经过滤的鲜果汁等。

（4）睡眠取左侧卧位：睡觉时应尽量取左侧卧位，以减轻子宫对直肠的压迫。

（5）不吃刺激性食物：养成良好的生活习惯，一般可避免妊娠期便秘的发生。发生了便秘的准妈妈可以在早晨起床后喝1杯凉开水或牛奶，并多进食能促进肠蠕动的食物，如香蕉、蜂蜜、果酱、麦芽糖等，排便困难时可外用开塞露等。如便秘情况严重，上述办法无效时，应到医院就诊，切忌自行服药或灌肠。另外，少喝碳酸饮料，便秘期间少吃或不吃难消化的食物，如莲藕、蚕豆、荷包蛋、糯米粽子、糯米汤圆等，暂时禁食苹果，因为苹果鞣酸含量较高，会加重便秘的发生，不宜进食的水果还有菠萝、柿子、桂圆、橘子等。

患痔疮的准妈妈必须停止吃辛辣有刺激的食物，如酒、辣椒、花椒、胡椒、姜、葱、蒜等；少吃不易消化的食物，以免引起便秘，加重痔疮；多吃上述有助于预防便秘的食物。避免长期站立或坐着，适当活动让血液循环更顺畅。其次，可用大黄、黄柏、黄芩、苦参煎水，每日便后或早晚趁热先熏后洗患处，每次15～20分钟。还可用艾叶、花椒、八角或槐花、马齿苋、无花果、侧柏叶等煎汤熏洗坐浴。此外，孕妇还可做一些促进肛门局部血液循环的运动，自行收缩肛门1分钟，放松后再收缩，连续3次，每日3～7次。这些办法对缓解痔疮都能起到一定的作用。

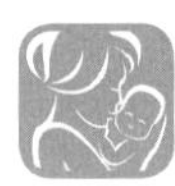

孕妈妈口腔保健

据统计，近9成的孕妈妈都有口腔问题，需要进一步做口腔牙齿治疗。研究表明孕妈妈的口腔健康直接影响着婴幼儿的口腔健康，所以爱护牙齿一定要从孕妇做起。妊娠期的口腔保健不仅关系到孕妈妈自身的健康，还会影响到胎儿的健康和发育。

妊娠期是女性一生中的重要阶段，也是维护口腔健康的重要时期。妊娠期的女性生活规律改变，进食的次数也会增多，这个时期爱吃零食又偏爱酸甜食物且常易忽略口腔卫生保健。因此，孕前本来没有龋病的妇女在妊娠期可患龋病，孕前已有龋病者在孕后龋病可加重或龋齿数增多。

重视口腔卫生：为了保证口腔卫生，孕妈妈要掌握口腔保健的知识。有证据表明，如果能完全保持口腔卫生，牙龈炎症发生率会降低。每日坚持两次有效刷牙，对于容易感染蛀牙的孕妈妈，可以适当用一些局部使用的氯化物，如含氟牙膏。

定期进行口腔检查，适时口腔治疗：怀孕期间口腔发病率极高，定期检查能保证早发现、早治疗，缩小病灶发生范围。而对于孕妈妈较严重的口腔疾病，以后应选择合适的时间治疗。怀孕早期治疗有可能引起流产，后期胎宝宝发育进入关键时期，许多药物以及麻醉剂不能使用。所以合适的治疗时间是在妊娠中期。

保持营养平衡：孕妈妈应该通过增加营养摄入，保持营养平衡。除了充足的蛋白之外，维生素A维生素D和一些无机物如钙、磷摄入也十分重要。怀孕期间增加摄入营养素，不仅可以起到保护孕妈妈的作用，并且对胎儿的牙齿和颌骨的发育也有帮助。

可使用不含酒精的木糖醇：孕妈妈可以适当增加使用不含蔗糖的口香糖清洁牙齿，比如木糖醇口香糖。木糖醇是一种从白桦树或橡树中提取的甜味剂，不含蔗糖，因此不会引起蛀牙。这种口香糖具有促进唾液分泌、减轻口腔酸化抑制细菌和清洁牙齿的作用。据研究发现坚持每天使用木糖醇含量占50%以上的木糖醇口香糖，可以使蛀牙的发生率减少70%左右。

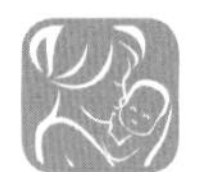

筛查唐氏综合征

唐氏综合征又称先天愚型，它是最常见的一种染色体疾病和弱智的病因。患有唐氏综合征的孩子，智力低下，脸上五官和表情异于常人，通常表现为伸舌头、流口水、塌鼻梁、斜眼。唐氏综合征患儿的智商通常在20～50之间，生活不能自理，随着年龄增长、智商非但不升反而下降，需要家人的长期照顾。约半数患儿伴有先天性心脏病，患儿的平均寿命不长，约50%患儿5岁前死于多种并发症（如肺炎等感染性疾病），患者白血病的发病率为普通人群的10～20倍。唐氏综合征在新生儿中的患病率为1/700左右，我国每年约有2.6万个唐氏综合征患儿出生，平均每小时就有3个。

唐氏综合征的发病几率随着孕妇年龄的递增而升高。在一般人群中，唐氏综合征的发生率约为1%，而35岁以上女性生育唐氏儿的可能性为1%～2%，而44岁以上的孕妇生下此类孩子的几率更高。

唐氏综合征发病因素除了年龄外，还与孕期使用化学药物堕胎、放射线照射、自身免疫性疾病及病毒感染（如传染性肝炎）有关。

唐氏综合征患儿一旦出生，给家庭和社会都带来极大负担。目前，医学界对唐氏综合征缺乏有效的治疗方法，唯一避免的方法就是进行产前筛查和产前诊断。按照当前的医学水平，

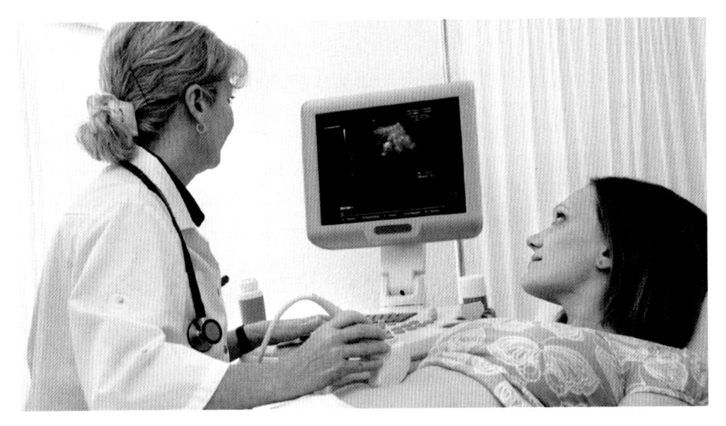

通过对孕妇妊娠早期、中期的产前筛查，结合B超检查，可将约80%的唐氏综合征胎儿检查出来。因此，35岁以上的或存在可疑因素的准妈妈，有必要在妊娠8～23周内做胎儿唐氏综合征筛查和诊断，这在《中华人民共和国母婴保健法实施办法》中也做了明确规定。一旦发现胎儿异常，准妈妈应理性地面对，立即进行选择性流产，这对孩子、家庭都是避免更大不幸的唯一办法。

女性30岁前生育，唐氏综合征的风险为800个婴儿中不到1个；到40岁时增到1/100；45岁增加到1/32。妊娠期实际上罹患此综合征的数目大得多，只是许多这种妊娠的结果导致了较早的流产或死婴。

唐氏综合征是通过羊膜穿刺术可检查出的最常见的染色体缺失性突变。如果想怀孕的女性考虑到因为自己的年龄或家族史的原因，或极有患唐氏综合征的可能性，就要请教和咨询这方面的专业医生。

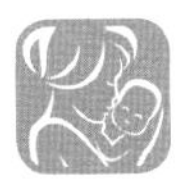

孕期静脉曲张

（1）病因：下肢静脉曲张是妊娠期比较常见的并发症，主要表现为下肢表浅静脉扩张、伸长和迂曲，在脚部浮现蚯蚓般的脚筋或如蜘蛛网般的紫红色细丝状血管。偶然在会阴部也可见静脉曲张，而肛门痔疮也是另一种形态的静脉曲张。

造成妊娠期静脉曲张的原因有3个方面：

①妊娠后体内激素水平改变。增加的黄体素造成血管壁扩张，再加上妊娠时全身血流量会增加，使得原本闭合的静脉瓣膜开放，造成静脉血液的逆流。

②增大的子宫压迫血管。子宫随孕期的增加而变大，压迫骨盆腔静脉和下腔静脉，使得下肢血液回流受阻，造成静脉压升高，曲张的静脉也会越来越明显。

③家族遗传或体重过重。有家族遗传倾向，血管先天静脉瓣膜薄弱而闭锁不全，或是孕期体重增加过量，都是静脉曲张的高危人群。

下肢静脉曲张最早可出现在妊娠3～4个月时，但大多数在妊娠后期发病。患者一般无自觉症状，部分患者出现小腿酸胀乏力，长时间站立脚会出现水肿，下肢的轻微损伤会导致难治的慢性溃疡，少数孕妇会出现下肢血栓性静脉炎。

一般来说，孕期发生静脉曲张并不会造成孕妇及胎儿全身性循环系统的障碍。在非常罕见的情况下，如果有下肢静脉压痛、发热、红肿等情况发生，或同时合并有心跳加快、呼吸困难等情形，有可能是下肢静脉的血栓流至肺部，造成肺部静脉栓塞，这种情况需要迅速就医。

（2）预防：普通的静脉曲张在分娩后多半会缓解，一般不需要特别治疗，平时的保健、穿着医疗弹性袜等有助于预防和减轻下肢静脉曲张的症状，具体预防办法如下：

①适度温和的运动，如每天进行2次30分钟左右的散步，可以帮助血液循环。

②保持适当的体重，避免体重增加过多。体重越重对静脉曲张越不利，超重的准妈妈要

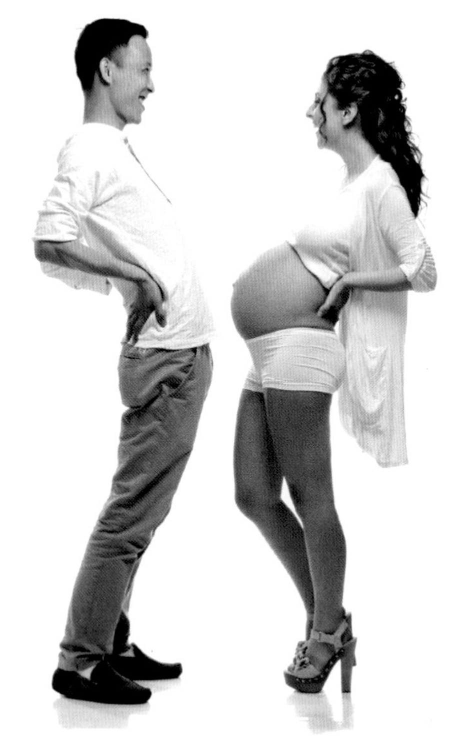

控制饮食。

③避免提过重的物品，以减少腹压上升。

④尽量避免长期坐姿、站姿或双腿交叉压迫。长时间坐着或站立，会造成血液淤集在小腿，对已脆弱的静脉壁更增压力。经常把腿抬高，以疏通淤集的血液；坐着的时候，如果可能，则把脚抬高到心脏水平；躺下时，在脚下放置一个枕头，将腿垫高，或采取侧卧姿势。长途旅行时，不管是搭飞机、乘火车或汽车，要经常做伸展运动。

⑤预防便秘，保持排便通畅。

⑥穿上弹性裤袜和宽松的衣服。弹性裤袜可压迫静脉壁，迫使血液从表面的曲张静脉回到较底层的静脉。早上下床前便穿上，一直到夜晚就寝前脱掉。要穿着宽松的衣服。不要使用紧束的皮带、腰带及紧贴的鞋子。否则有碍血液循环。

⑦摄取足量的维生素 C。维生素 C 可以保持静脉的健康与弹性。

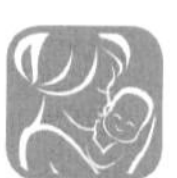

本月的产前检查

(1) 甲胎蛋白测定：随着胎儿的生长，这种蛋白可在不断增加的羊水（来源于胎尿）中发现。部分甲胎蛋白可通过胎膜进入孕妇的循环系统，孕妇血液中的甲胎蛋白量比胎儿体内或羊水中的量少得多，但随着妊娠的继续，它的确在增加。

现在可通过羊膜穿刺探明羊水中的甲胎蛋白量，通过抽取外周血测定孕妇血中的甲胎蛋白量。妊娠期甲胎蛋白的水平有很大的临床意义，通常在妊娠的 16 ~ 18 周检查。检查的时机很重要，并与孕妇的年龄和体重有关。

甲胎蛋白水平增高提示胎儿可能有严重的问题，如脊柱裂或无脑儿（严重的中枢神经系统缺陷），有些研究者甚至发现低水平的甲胎蛋白与唐氏综合征有关。过去，有关唐氏综合征的检查只能通过羊膜穿刺。现在，通过抽血就可在妊娠的早期发现。

如果血甲胎蛋白的水平异常，可以通过其他的甲胎蛋白检查方法或羊膜穿刺来证实。仔细的超声检查也可发现脊柱裂或无脑儿（又叫神经缺陷）并可确定在妊娠中的发生时期，这一检查并不是每个妇女都得做，如果孕妇没有做过这种检查，可咨询医生。这一检查对孕妇来说，风险和损伤相对很小，并且可提示胎儿的生长和发育情况。

(2) 检测 RH 敏感性：在以前所做的检查中，血型和 RH 因子已经确定。过去，RH 阴性的妇女怀有 RH 阳性的孩子会使妊娠变得复杂，并生出不健康孩子。

在妊娠过程中，RH 阴性的妇女可以怀上 RH 阳性的孩子。孕妇所产生的抗体能通过胎盘并损害胎儿的血液系统。这可引起胎儿或新生儿罹患溶血性疾病，进而导致胎儿在子宫内贫血，产生严重后果（如果宝宝是 RH 阴性则没有问题)。

幸运的是，以上现象可以避免。RH 免疫球蛋白的使用，使许多问题得到缓解。在妊娠的第 28 周应用可以阻止分娩前的致敏反应。现在几乎没有被 RH 因子致敏的孕妇了。如果妇女是 RH 阴性并已妊娠，RH 免疫球蛋白检测应作为妊娠的一部分。

RH 免疫球蛋白是从人血液中提取出来的一种制剂。如果胎宝宝是 RH 阳性，RH 免疫球蛋白在孕妇分娩后 72 小时内也要应用。如果胎宝宝是 RB 阴性，分娩后，不必使用，妊娠期也不必注射。但是为了避免冒险，妊娠期使用 RH 免疫球蛋白也不失为一个好对策。如果孕妇有异位妊娠并且是 RH 阳性，应该使用 RH 免疫球蛋白，它也可用于防止流产。

以上所有的措施是为了阻止抗 RH 阳性因子抗体的形成。因为这些抗体对宝宝有很大的危害。

（3）羊膜穿刺：羊膜穿刺通常用于妊娠 16 ~ 18 周时所做的产前评估。到现在为止，子宫已经长得足够大，胎儿的周围围绕着足够多的羊水，这使得检查成为可能，如果需要的话，这时做羊膜穿刺可让孕妇有足够的时间决定她是否要终止妊娠。

在羊膜穿刺检查中，超声波可用于液腔的定位，以避免伤及胎儿和胎盘。首先暴露腹部，麻醉皮肤，接着让针头通过皮肤进入子宫。用一针管从羊膜腔（胎儿周围的区域）抽吸液体，大约30毫升的羊水就足以进行各种各样的检查。

漂浮于羊水中的胎儿细胞可在培养液中生长。它们可用来鉴定胎儿的细胞是否正常。我们知道婴儿出生时可以有 400 种以上的异常，羊膜穿刺可鉴定出其中的 40 种（10%）。

可鉴定出的异常如下：

①染色体问题，尤其是唐氏综合征。这可以通过查胎儿的染色体发现，同样的方法可用于鉴别胎儿的性别。

②骨病，如成骨不全。

③胎儿感染，如疱疹和风疹。

④中枢神经系统疾病，如无脑儿。

⑤溶血性疾病，如新生儿溶血病。

⑥代谢异常（酶缺陷）。

羊膜穿刺所导致的危险包括损伤胎儿、胎盘或脐带、感染、流产或早产。

应用超声引导穿刺针可以帮助避免并发症，但不能去除危险因素，可能会引起胎儿和母亲出血，这很重要，因为胎儿和母亲的血液是分开的，并且血型可能是不同的。这对于怀有 RH 阳性的孩子而自身为 RH 阴性的母亲来说意义非常。这种类型的出血可导致同种免疫，一个 RH 阴性的妇女在羊膜穿刺时应该注射 RH 免疫球蛋白，以防止同种免疫。

由羊膜穿刺导致的胎儿病死率为 0.5% ~ 3%。因此，这一操作只能由有经验的专业人员进行。

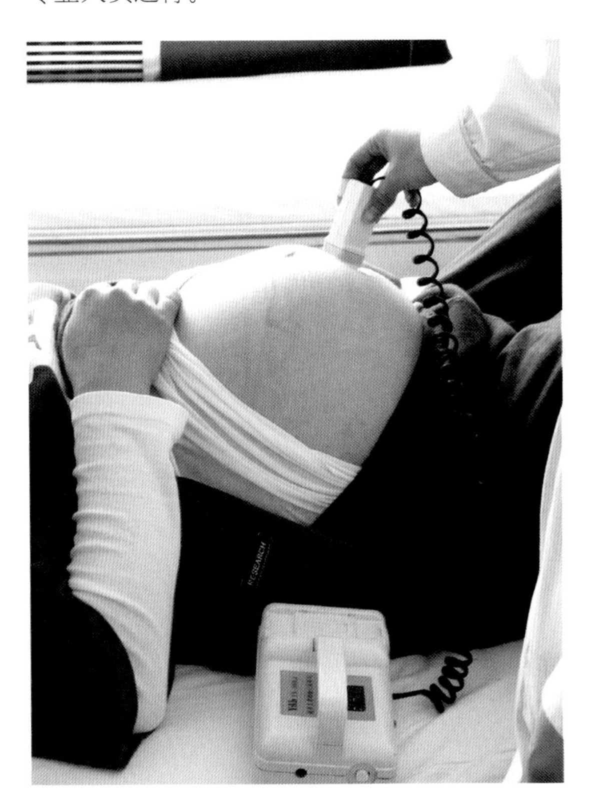

第六章

孕育第5个月

part 6

怀孕第五个月，准妈妈的腹部已经显现出来了，身心都进入稳定期。工作休息时可以做些轻微的运动，如活动脚踝、伸屈四肢等。除了保证充足的营养，应坚持有规律的数胎动，时间最好固定在每晚8～9点。此时的胎儿就像一个小小“窃听者”，好奇地留意着外界的声音。

>> 宝宝成长记 第五个月 <<

1.鼻口外形逐渐明显、开始生长指甲。

2. 皮下脂肪形成、胎毛覆盖全身、皮肤呈不透明的红色。

3.B超检查根据外生殖器可分辨性别。

4. 已具备吞咽及排尿功能。

5. 四肢活动增强，胎动明显。

6. 心跳逐渐有力，用听诊器可听到胎心。

7. 能听到外界声音。

>> 妈妈身体变化 <<

1. 子宫逐渐变大，下腹明显隆起，有沉重感。

2. 乳房和臀围变大，皮下脂肪增厚，体重增加，全身可能浮肿。

3. 能感觉到胎动。

4. 有口干舌燥、耳鸣等症状。

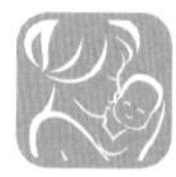

孕中期的饮食调整

怀孕第 5 个月后，孕妈妈的基础代谢率加快，每天所需的营养也比平时多。随着食欲增加，孕妈妈体重会明显上升，由于皮下脂肪的堆积，看起来胖了很多。如果平时饮食荤素搭配合理，营养一般不会有什么问题。但是如果担心发胖或胎儿过大而限制饮食，则有可能造成营养不足，严重的会患上贫血，甚至影响胎儿的生长发育。一般情况下，如果每周体重的增加在 350 克左右，这属正常范围。

由于食欲增加，孕妈妈的进食会逐渐增多，有时会出现胃中胀满。出现这种情况，可在每次饭后 1 ～ 2 小时内服用 1 ～ 2 片酵母片，以增强消化功能。也可每天分 4 ～ 5 次吃饭，既补充相关营养，也可改善因吃得太多而胃胀的感觉。

自此，孕妈妈应注意补钙，还要加服鱼肝油，但有些人因补钙心切而大量服鱼肝油，这样做是不妥当的，因为过多服用鱼肝油，会使胎儿骨骼发育异常，造成许多不良后果。还要补充维生素 D 以促进钙的吸收。

对于一些长期在室内工作，缺乏晒太阳机会的女性更是如此。应多吃动物内脏，包括肾、肝、心等，它们不仅含有丰富的优质蛋白质，而且还含有丰富的维生素和矿物质。此时，孕妈妈对维生素、矿物质、微量元素等需要明显增加，为此，孕中期女性至少每周一次选食一定量的动物内脏。

除以上所说，红枣、板栗、花生、瓜子、绿豆也是孕妇理想的食品，补锌可防止妊娠期水肿。

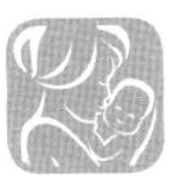

继续做好乳房保健

随着孕周的不断增加，乳房也开始逐渐地变化。从妊娠4～5个月开始，乳房偶尔会有稀薄的液体分泌出，乳晕的皮脂腺也开始分泌，为保证分娩后能正常哺乳，应该从现在起对乳房进行养护。乳房的养护主要从以下3方面着手：

（1）乳房的支托：妊娠后随着胸围的增大，应根据乳房的大小调换乳罩的大小和罩杯形状，并保持吊带有一定拉力，将乳房向上托起。乳罩支持乳头所在的正确位置应是乳头连线在肘与肩之间的水平位，防止乳房的重量将乳罩往背部方向牵拉。应选用轻软、可以随意调整松紧的棉质乳罩，使乳房血液循环通畅，保证乳房发育良好。

（2）乳房的清洁：清洁乳房不仅可以保持乳腺管的通畅，又有助于增加乳头的韧性、减少哺乳期乳头皲裂等并发症的发生。在初乳出现阶段，初乳易在乳头处形成结痂，应该先以软膏加以软化，然后用温水擦拭干净。乳头应该保持清洁和干燥，但最好不要用肥皂水或酒精清洗乳头，因为这样会除去乳头周围皮脂腺分泌的保护皮肤的油脂，导致乳头过于干燥，很容易发生皲裂。准妈妈应专门准备一条干净毛巾，每天用温水清洗乳房，用毛巾摩擦乳头，有利于增强乳头的韧性，预防乳头皲裂。擦洗时注意动作不要粗暴，以免造成乳头的刺激感或酸痛。

（3）乳头的护理和矫正：正常的乳头为圆柱形，突出于乳房平面。如果乳头内陷，产后哺乳可能发生困难，甚至无法哺乳，乳汁淤积，可继发感染而发生乳腺炎。故对乳头内陷者，应于妊娠中期开始设法纠正。纠正方法是以双手大拇指置于靠近凹陷乳头的部位，用力下压乳房组织，然后逐渐向乳晕的位置向外推，每日清晨或入睡前做4～5次，待乳头稍稍突起后，再捏住乳头颈部向外来回牵拉，使乳头凸起，每日2～3次，每次10～15分钟，一般经过1～3个月的矫正即可治愈。在做上述治疗时，还要注意将双手和乳房清洗干净，手法宜轻柔，以免造成乳头感染和损伤。对乳头短小者，可每日按摩乳头2～3次，每次10～15分钟，通过增加局部血液循环而促使乳头发育。按摩时一旦出现腹部明显疼痛或不适，应及时停止按摩，这种现象的发生可能与按摩刺激引发的子宫收缩有关。为防止发生早产，妊娠36周后应避免过度刺激乳头。通过适时矫治，大多数准妈妈都能在分娩后为宝宝进行母乳喂养。

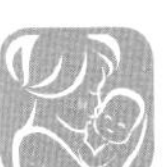

避免妊娠中期的早产和流产

妊娠中期是怀孕阶段中相对安全的时期，但可能发生流产、早产等现象。若安全度过了妊娠初期，到中期却发生了早产、流产等现象，着实令人感到惋惜！

初次怀孕的女性较少发生妊娠中期流产、早产。但一些年轻人，会因为激烈运动、旅行、细菌感染，或不留意日常生活卫生而导致悲剧发生，所以须小心留意。高龄孕妈妈，除了上述原因外，亦可能因子宫肌瘤而造成早产、流产现象。

非第一次怀孕者常因日常生活中，子宫强烈收缩造成流产。上一次怀孕分娩时早产者或切除子宫颈而未痊愈的孕妈妈、先天性子宫颈炎的孕妈妈、或子宫肿大的孕妈妈等应注意，特别是无任何现象产生无意识排尿、外阴部感到潮湿者，恐怕是破水的征兆，需要留意。一旦出现破水，需要赶快送医院、并注射对宝宝无伤害的药物。若子宫颈发生松弛（即子宫颈弛缓症），至妊娠第 4 ～ 5 个月，为了增强子宫颈，须做简单的手术；才能防止早产的发生。

总而言之，妊娠中期所引起的流产、早产现象很少是因为宝宝发生异常引起的，一旦发生中期流产、早产，即应积极地接受治疗。由于妊娠中期流产、早产留下的后遗症很多，因此，须从日常生活中注意，以达到预防、治疗的效果。

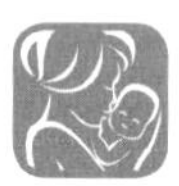

教你读懂孕期 B 超检查单

怀孕期间，孕妇将做 2-3 次的超声波检查，你是不是特别想知道报告单上的各种数字都说明了什么？医院超声检查报告单一般包括以下几方面内容：胎囊、胎头、胎心、胎动、胎盘、股骨、羊水和脊柱。它们各说明什么问题，什么情况下正常，而什么情况下又属异常呢？这里提供一些参考指标：

(1)胎囊：胎囊只在怀孕早期见到。它在孕 1.5 个月时直径约 2 厘米，2.5 个月时约 5 厘米为正常。胎囊位置在子宫的宫底、前壁、后壁、上部、中部都属正常；形态圆形、椭圆形、清晰为正常；如胎囊为不规则形、模糊，且位置在下部，孕妇同时有腹痛或阴道流血时，可能要流产。

(2)胎头：轮廓完整为正常，缺损、变形为异常，脑中线无移位和无脑积水为正常。BPD 代表胎头双顶径，怀孕到足月时应达到 9.3 厘米或以上。按一般规律，在孕 5 个月以后，基本与怀孕月份相符，也就是说，妊娠 28 周（7 个月）时 BPD 约为 7.0 厘米，孕 32 周（8 个月）时约为 8.0 厘米，以此类推。孕 8 个月以后，平均每周增长约为 0.2 厘米为正常。

(3)胎心：有、强为正常，无、弱为异常。胎心频率正常为每分钟 120 ～ 160 次之间。

(4)胎动：有、强为正常，无、弱可能胎儿在睡眠中，也可能为异常情况，要结合其他项目综合分析。

(5)胎盘：位置是说明胎盘在子宫壁的位置；胎盘的正常厚度应在 2.5-5 厘米之间；钙化一项报告单上分为Ⅲ级，Ⅰ级为胎盘成熟的早期阶段，回声均匀，在怀 30-32 周可见到此种变化；Ⅱ级表示胎盘接近成熟；Ⅲ级提示胎盘已经成熟。越接近足月，胎盘越成熟，回声的不均匀。

(6)股骨长度：是胎儿大腿骨的长度，它的正常值与相应的怀孕月份的 BPD 值差 2-3 厘米左右，比如说 BPD 为 9.3 厘米，股骨长度应为 7.3 厘米；BPD 为 8.9 厘米，股骨长度应为 6.9 厘米等。

(7)羊水：羊水深度在 3 ～ 7 厘米之间为正常，超过 7 厘米为羊水增多，少于 3 厘米为羊水减少。

(8)脊椎：胎儿脊柱连续为正常，缺损为异常，可能脊柱有畸形。

(9)脐带：正常情况下，脐带应漂浮在羊水中，如在胎儿颈部见到脐带影像，可能为脐带绕颈。

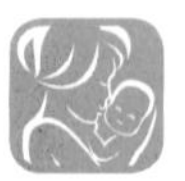

孕期行 B 超检查的安全性评估

关于孕期行超声检查的安全性，医学界做了广泛的研究，这些研究有的是基于动物实验，有的是大型流行病学调查的结果。较多的研究发现：诊断用的超声剂量不会引起任何胚胎的组织变性。

超声应用于产科已经有40余年的历史了，国外的一些大型流行病学调查临床常用的超声剂量对胎儿和孕妇尚未发现有不良影响。对孕期经过超声检查的胎儿出生后进行远期的随访，也没有发现任何精神和躯体的异常。

有的研究发现，长时间持续的超声照射可以导致动物胚胎的组织变性、绒毛细胞内的生化代谢异常，使蜕膜组织的免疫反应减弱。但临床应用的超声仪器都设置了胎儿的安全剂量，一般的超声检查都能在10分钟内完成，所以临床应用的超声检查是安全的。

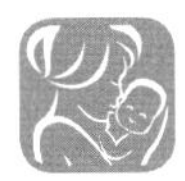

孕期体重增加，BMI数值帮你算一算

所谓BMI数值(BODY MASS INDEX，身体重量指标)，是判断身体内脂肪含量的健康指标。也就是通过孕前体重值来推算出妊娠后期体重合理增加的最大目标值。不过，这个数值只供参考，详细地情况最好向你的主治医生咨询。

BMI的计算方法：BMI=妊娠前的体重(公斤)÷〔身高(米)〕^{2}

BMI值 判定 增加目标值

19.8以下 偏瘦 12公斤

19.8～24.2 标准 10公斤

24.2～26.4 偏胖 5公斤

26.4以上 肥胖 维持孕前体重

举例来说，身高1.6米、孕前体重55公斤，

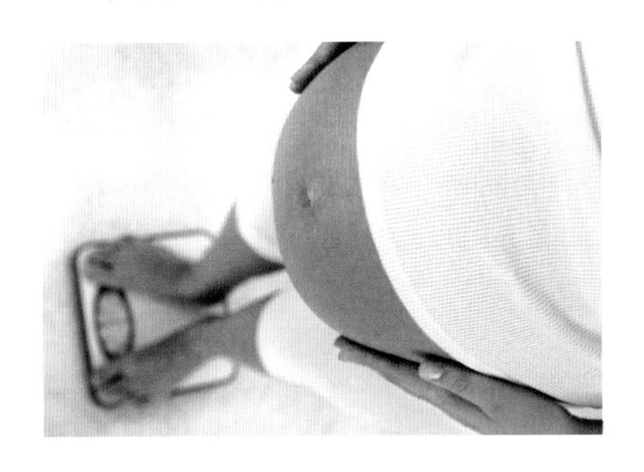

其BMI数值为55÷(1.6×1.6)=21.48。对照上述表格，妊娠期间增加的体重应该控制在10公斤以内。另外，一般来说，在怀孕前，将自己的BMI值控制在22左右时比较理想的。

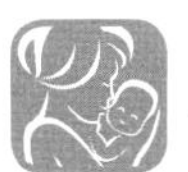

孕期抽筋的防治

小腿抽筋在孕妇中是比较常见的。据统计，大约1/3的孕妇曾经有抽筋的现象，多在妊娠中期和后期产生。抽筋大部分发生在小腿，有时在睡梦中，有时则在运动时，突然小腿一阵剧烈的抽搐和疼痛，甚至会持续好几分钟。

（1）造成抽筋的可能原因

①电解质不平衡。目前，对抽筋的确切原因并不完全了解。传统的观点以为抽筋是钙质缺乏所造成的，但也有人指出，其实并不完全是因为缺钙，钾离子（K）、钠离子（Na）和镁离子（毫克）与肌肉的收缩有关，缺乏这些离子也会导致抽筋。另外，太多的磷酸盐（如一些加工的肉类、点心、碳酸饮料等）会降低血液中钙的浓度，也会导致抽筋。

②血液循环差。孕妇随着子宫逐渐变大后，会压迫骨盆腔血管，使得下肢血液循环受影响，造成水肿。而下肢的压力增加和水肿，都会压迫神经，引起肌肉不正常的收缩，就是抽筋。

③肌肉疲乏。进行剧烈运动时容易抽筋，如50%的马拉松选手都曾经发生抽筋。妊娠时，体重逐渐增加，下肢负荷也逐渐增加，如果过度疲劳，也容易发生抽筋。

④姿势不良。睡梦中发生的抽筋，通常是在辗转反侧时不当地拉扯肌肉和韧带，刺激了韧带的神经，而导致肌肉不正常的收缩。

⑤其他原因。包括一些代谢性疾病及神经系统疾病。

（2）对策

①补钙。针对以上引起抽筋的原因，预防抽筋先从补钙做起。美国 RDA（每日膳食中营养素供给量）建议妊娠妇女每天应该摄取 1200 毫克的钙质。牛奶是高钙食品，1 杯 240 毫升的牛奶中，钙质含量约 300 毫克。因此，每天如果能够喝 2 杯牛奶，就能维持足够的钙质。如果喝不到 2 杯，最好再额外补充钙片。

②适度运动。可以帮助松弛肌肉和促进下肢血液循环，如散步或是小腿伸展的运动；还要注意不要穿太紧的裤子，避免跷脚，坐着时脚多活动，或是坐 1 ~ 2 个小时后就起来走一走；坐着时，可以把脚抬高，或是睡觉时，在脚下垫个枕头，都可以减少水肿及对神经的压迫。

③多喝水。水分不够也会影响电解质的平衡。许多孕妇担心水肿而不敢喝水，其实水肿是因为子宫压迫血管导致下肢血液循环不好，与喝水没有直接关系。

④其他。准妈妈如果半夜腿抽筋醒来，可用力将脚蹬到床边的墙上或下床站立片刻，或是轻轻按摩、揉捏抽筋的部位，会有助于缓解抽筋。如果抽筋太久造成局部肌肉的酸痛，可以选择热敷或是泡热水。如果抽筋经常发作，应求助于医生进行治疗。

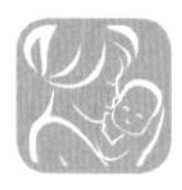

孕妇补钙要适当

钙是人体内必不可少的一种元素。钙是人体骨骼、牙齿的重要组成成分，钙参与神经、骨骼、肌肉代谢，并维持正常神经肌肉的兴奋性。妊娠的妇女除需满足自身需要的钙外，还要供应胎儿所需，故需要增加钙的摄入。如果妊娠后钙摄入不足，将影响胎儿乳牙、恒牙的钙化和骨骼的发育，也会导致孕妇出现小腿抽筋、疲乏、倦怠，产后出现骨软化和牙齿疏松或牙齿脱落等现象。

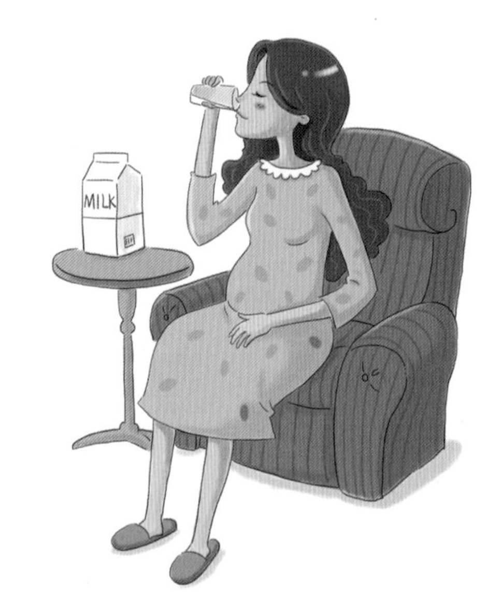

（1）需要量：中国营养学会推荐，妊娠头 3 个月与未妊娠时一样，每日钙的需要量为 800 毫克。随着胎儿的发育，妊娠中期（4 ~ 6 个月）为 1000 毫克，妊娠后期（7 ~ 9 个月）为 1500 毫克，乳母期为 1500 毫克。孕妇补钙应以食物为基础，尽量从膳食中获取钙，多选择富含钙的食物，如奶和奶制品、豆类、豆腐、绿色蔬菜、各种瓜子、虾皮、海带、紫菜、芝麻酱等。当食物中的钙补充不够时，缺钙的孕妇可在医生指导下服用一定剂量的钙制剂。

（2）科学补钙：目前市场上的补钙制剂有 200 多种，而且还有新的品种不断出现。但其中所含的成分主要还是碳酸钙、乳酸钙、枸橼酸钙和葡萄糖酸钙等几种。不同的是，有些钙剂以动物新鲜的骨骼或珍珠粉、贝壳等为原料，有些则是化学合成的。补钙制剂中钙元素的含量差异很大，少则每片含 25 毫克，多则含 500 ~ 600 毫克。孕妇补钙还可以结合自己的工作、生活环境等情况选择一些含有另外一些营养素的补钙制剂，如缺少室外活动的孕妇可选择含有维生素 D 的钙制剂等。

有的准妈妈在妊娠中期出现小腿抽筋而大量服用钙片。其实服用钙片过多，不仅容易造成胎儿颅缝过早闭合导致难产，甚至会使胎盘过早老化引起胎儿发育不良；庞大的子宫压迫盆腔血管和输尿管，如果再加上高钙尿，则增加了形成尿路结石的危险性。另外，钙摄入量过高不利于其他微量元素，如铁、锌、镁、磷的吸收利用，尤其是缺铁容易引起贫血；高血钙还可能降低锌的生物利用率，当每日钙摄入量接近2000毫克时，锌的吸收率则由24%降至2%；当血中钙与镁之比大于5时，就会出现镁缺乏症，同样影响胎儿的发育。因此，孕妇补钙要适当，尤其要注意微量元素之间的平衡，否则容易顾此失彼。

各种营养素在体内都有其独特的重要作用，并非只有钙最重要。在孕期满足人体对各种营养素的需要，才是母婴两代人健康的基本保证。

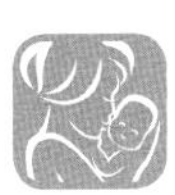

孕期忌食食品

均衡、全面的营养摄入有助于胎儿生长发育，但是也有一些食物对胎儿的健康可能存在不良影响。准妈妈为了腹中胎儿的安全与健康，在某些食物选择上要有所牺牲，暂时舍弃。下面7类食物对胎儿不利，孕妇不宜食用：

一是油炸食品及香辣调料。油炸食品含有较多的铝及含苯环的芳香族化合物，不仅会加速人的衰老，影响胎儿发育，而且可诱发癌肿、畸形等，所以准妈妈不应该吃。油条中会加入一定量含有铝的明矾，铝可以通过胎盘进入胎儿大脑，造成胎宝宝大脑发育障碍。而花椒、八角、桂皮、五香粉、辣椒等多食会导致孕妇便秘。

二是含有酒精的饮品，以及含有咖啡因的咖啡、可口可乐、浓茶等饮料。准妈妈孕期喝酒过多，胎宝宝就有可能发生“胎儿酒精中毒综合征”，出生后有中枢神经系统的功能障碍，面部及全身出现多种畸形，如心脏构造有缺陷、手指和脚趾等多种畸形，出生以后的智力也比普通孩子低。而浓茶含有高浓度鞣酸，在肠道内易与食物中铁、钙结合沉淀，影响肠黏膜对铁和钙的吸收利用，可诱发缺铁性贫血及低钙血症，影响胎儿生长发育，所以孕妇不宜饮浓茶。

三是含有防腐剂、色素的各种罐头食品。防腐剂、人工色素等食品添加剂以化学成分为主，正常人少量摄入是安全的，对于妊娠这个敏感的生理阶段来说，还是能免则免好。

四是生鱼、生肉、生鸡蛋，以及未煮熟的肉类食物。未经煮熟的肉、蛋类食品带有大量的致病菌，进食后可引起细菌性食物中毒；食入未熟的肉类还有可能引起弓形虫感染。

五是腌熏制品。如香肠、腌肉、熏鱼、熏肉等。这些食品都含有亚硝胺，过量可致胎儿畸形。

六是可疑的食物。如不新鲜的肉、鱼、贝壳类动物，发芽的土豆，霉变的花生，不能确认的野生蘑菇，以及开始变质的水果、蔬菜等。

七是含糖量过高的食品（或热能过高容易使人发胖的食品），以及过咸、过辣的食品，如奶油、肥肉、糖果、糕点、巧克力等。因为这类食品含热能较多，吃得过多将导致孕妇体重剧增、脂肪蓄积、组织弹性减弱，分娩时易造成滞产或大出血，孕妇本人也因肥胖易患妊娠高血压综合征、糖尿病、肾炎等病症。过咸的食品容易引起水钠潴留，造成下肢水肿；而

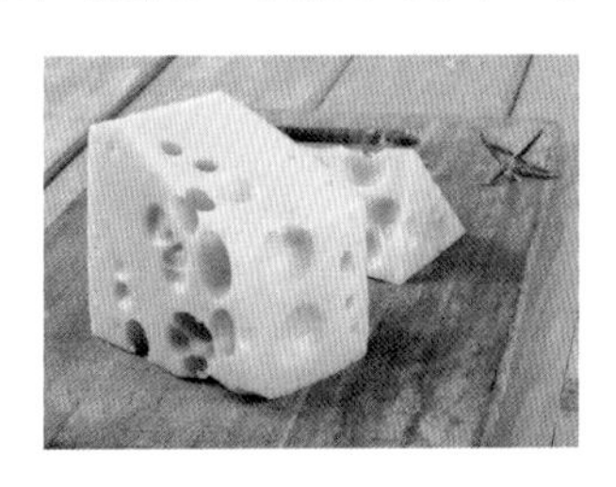

辛辣食品一方面具有刺激性，对胎儿不利，另一方面易诱发或加重准妈妈的便秘和痔疮。

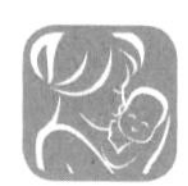

警惕孕期的 8 个危险信号

胎宝宝在腹中是不是发育良好，有否出现异常情况？——每个准妈妈难免都会有这样的担忧，除了通过定期的产前检查了解胎宝宝的生长情况外，准妈妈还可以通过一些自己能感觉到的症状判断胎儿是否出现了异常情况，以便及早诊断处理。因此，准妈妈要学会识别胎儿安危的早期信号。作为胎儿危险信号的症状主要有以下 8 种：

1. 阴道出血

妊娠之后月经停止，正常情况下整个妊娠期阴道都不会出血，一旦出现阴道流血，无论量多量少均应引起重视。宫外孕、葡萄胎、流产、早产、前置胎盘和胎盘早剥都是导致阴道出血的原因。宫外孕引起的阴道出血发生在妊娠早期。宫外孕是妇科急症，病情较为隐蔽，以停经、出血和腹痛为主要症状，如不及时诊治，可危及生命。因此，在妊娠早期，准妈妈一旦发现有少量阴道流血，就应警惕宫外孕的可能，及时去医院就诊。葡萄胎的阴道出血发生在 2 ～ 4 个月，可反复出血。流产，是指妊娠不足 28 周，胎儿体重不足 1000 克而终止妊娠。自然流产多发生在妊娠前 3 个月内，阴道出血是自然流产的最主要症状之一。如果准妈妈发现自己在妊娠尚未满 28 周时发生阴道流血，这是胎宝宝给准妈妈传递的“危险信号”，表明有先兆流产的可能。准妈妈应及时就医采取相应的治疗措施，避免发展为难免流产。早产、前置胎盘或胎盘早剥引起的阴道出血通常发生在妊娠晚期。如果发生胎盘早剥，通常的情况是突然出现阴道大量出血，必须在最短的时间内将孕妇送往医院。

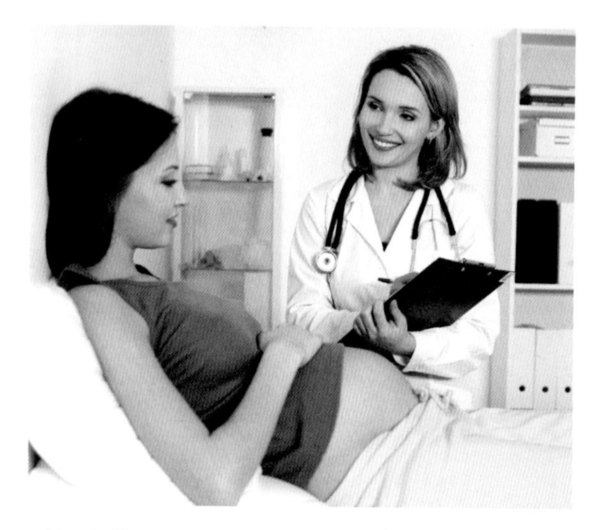

此外，子宫颈长息肉或是癌症，也会出现阴道流血现象，需要及时就医。

2. 腰酸腹痛

妊娠的过程中由于内分泌的变化和腹部负重增加，准妈妈在不同的阶段出现腰酸及非常轻微的腹痛大多是正常的。但如果在妊娠早、中期出现腰酸、剧烈腹痛伴阴道出血，则可能是宫外孕或先兆流产。宫外孕发生在妊娠早期，呈阵发的、如撕裂般的强烈疼痛。如先兆流产，准妈妈会感到腹部有明显的下坠感，疼痛不是很剧烈。一旦出现上述症状，孕妇需及时去医院就诊。

3. 胎动减少或消失

胎动是胎儿生命的最客观的征兆之一。早的在 16 周，晚的 20 周，准妈妈就能自己感觉到胎动，先是轻微的、偶然的，20 周后变得越来越明显，频率也增多。在妊娠 30 周后，一般正常胎儿每小时的胎动不少于 3 次，12 小时内的胎动数为 30 ～ 40 次以上。若妊娠 20 周仍未感到胎动，或原来胎动正常，现明显减少或消失，在 1 小时以内胎动少于 3 次，或 12 小时胎动少于 10 次，则提示胎儿有宫内缺氧危险，应去医院检查，及时处理；如果胎动完全消失，就意味着胎儿有可能已经夭折。

4. 羊水量过多或过少

羊水是胎儿赖以生存的外环境，被视为胎儿的“生命之水”。羊水过多或过少都可能是胎儿病变的信号。羊水在妊娠 10 周时开始出现，之后随着妊娠周数的增加而增加。一般足月时正常的羊水量为 800 ～ 1000 毫升，如果羊水量多至 1500 毫升，甚至 2000 毫升以上，称为羊水过多症。胎儿会喝羊水，羊水过多有可能意味着胎儿无法吞咽羊水、尿液制造增加或是胃肠阻塞；另外，羊水过多还可能预示着胎儿中枢神经系统、心血管等方面的异常。如果羊水少于 400 毫升则称之为羊水过少症，可能显示胎儿肾脏或肺部发育不完全。一旦经检查发现羊水量异常，孕妇需提高警觉。

5. 体重不增或宫高过低

体重增加主要在妊娠中、晚期，平均每周增加 350 ～ 500 克。若连续 3 周不增，提示胎儿发育障碍。宫底达不到孕周应有的高度，这是胎儿宫内发育迟缓的另一个信号。妊娠 28 周后，如产前检查发现孕妇的宫高低于该孕周标准宫高的标准，就有胎儿发育迟缓的可能。

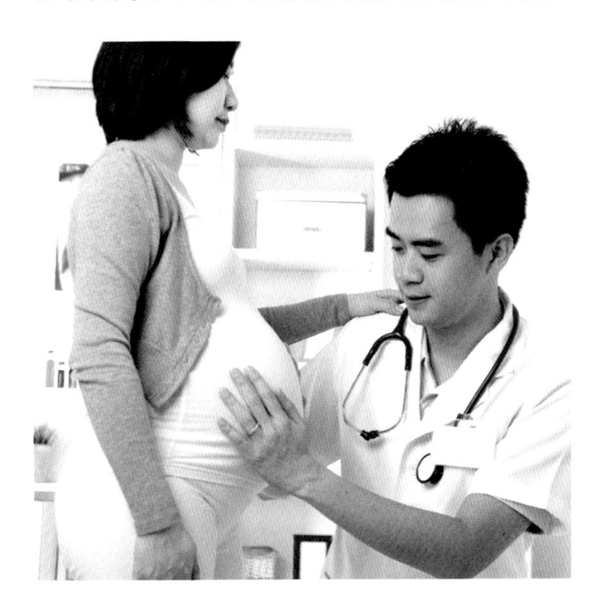

最后，要由有经验的医生根据宫底高度测量和 B 超检查的结果来综合判断并确诊。

6. 阴道流水

在妊娠中期如果忽然出现阴道流水，则应考虑胎膜早破，临产提前的可能。如果临产提前，除了阴道流水外，还会出现腹部胀痛，或者阴道见红，子宫强烈收缩并引起下坠感，肚子明显变硬等早产迹象。准妈妈一旦出现阴道流水的情况，应立即躺下抬高下肢，并及时送往医院。

7. 过期妊娠

简单地说，预产期超过 2 周仍不分娩，称为过期妊娠。妊娠过期，有可能出现两方面的不利情况：一是胎盘老化而出现退行性改变，供应胎儿的氧气和营养物质减少，使胎儿不再继续生长，同时羊水减少，容易造成胎儿缺氧或死亡；另一种情况是胎儿继续长大，因胎儿过大，胎头过硬，在分娩时可造成难产。过期妊娠的围产儿病死率明显增高，因此，预产期前后应每周进行产检，必要时进行催产或剖宫产。

8. 莫名瘙痒

如果在妊娠 7 个月左右，准妈妈出现从腹部开始，遍及全身，尤以下腹、手心、足心为显著的瘙痒，皮肤上又看不见皮疹，只有抓痕，那么准妈妈有可能是患了妊娠胆汁郁积症。妊娠胆汁郁积症是因为母体不能将胆汁排出体外，严重者可见巩膜、皮肤黄染等症状，对胎儿危害特别大，胎儿常突然死于宫内。因此，孕妇一旦出现瘙痒症状，就应告知医生，并化验检查肝功能和黄疸指数，以便及时发现异常，及早处理。

第七章

孕育第6个月

part 7

孕6月胎宝宝变得更结实了。如果他/她觉得不舒服，还会踢妈妈的肚子呢！这时妈妈的睡眠是很重要的，妈妈的睡眠可以促进胎儿的生长。每天睡眠不少于8小时，中午休息1～2小时，最合理的睡眠姿势是左侧卧位。这段时期准妈妈容易便秘，多吃一些蔬菜、水果。

>> 宝宝成长记 第六个月 <<

1. 身体各部位比例逐渐匀称

2. 五官发育成熟、面容清晰、毛发变浓。

3. 皮肤表面出现提供营养，保护皮肤的胎脂。

4. 四肢能够自由运动。

5. 可自行浅表呼吸。

>> 妈妈身体变化 <<

1. 腹部明显凸出，体重加剧。

2. 睡眠中偶尔会出现腿部抽筋现象。

3. 膨大的腹部破坏了身体平衡，孕妈妈易疲劳。

4. 下肢出现水肿，心率增加。

5. 可挤出初乳。

6. 阴道白色分泌物增多。

防妊娠期糖尿病饮食指南

第一，饮食量要控制。

孕妈妈中期后一般食欲都好，进食量较多，这时一定要控制饮食量。主要是限制米、面、薯类食物的摄入，每日在 5 ～ 6 两左右。不要进食含糖高的食物，含糖高的食物进食过多可导致血糖过高，加重糖尿病的病症或产生“巨大胎儿”。

也有人说母大儿肥，还有的说孩子越大越好，其实不然，糖尿病的巨大儿只是脂肪多，其他都缺，体质差，出生后 48 小时没有大量的糖分供给，孩子发生低血糖就会影响智力，将来长大后也会患上糖尿病。

在食物中含糖高的食物包括饮料、蛋糕、冰淇淋、巧克力和水果等。有人说：水果要多吃可以有大量维生素。因为水果大都含有较高的糖分，苹果一天吃一个，西瓜吃一块，可以吃些含糖低的猕猴桃和草莓等。多吃新鲜青菜同样含有大量维生素。

第二，蛋白质的供给要充足。

患糖尿病的孕妈妈要控制饮食量，但是蛋白质的进食量不能少，特别要多吃一些豆制品和五谷杂粮，增加植物蛋白质。胎儿的发育和大脑的发育主要是优质的蛋白质。

第三，脂肪供给要适量。

由于主食碳水化合物类食物供给减少，脂肪进食要适量增加，以维持每天的供热量。并可适量进食一些坚果，增加供给脂肪。

第四，补充维生素和矿物质。

多吃一些蔬菜补充维生素，经常吃一些含铁和含钙高的食物，如牛奶、鱼、虾皮、蛋黄以补充矿物质。

第五，适当限制食盐的摄入。

应让孕妈妈多吃清谈的饮食。

第六，要少吃多餐、食用富含纤维素、各种维生素及微量元素的食物。

食物品种应该多样化，以蔬菜、豆制品、瘦肉、鱼、蛋、奶为主。孕中期后可以每天吃5～6顿，每顿八分饱最好。

第七，准妈妈容易发生低血糖，对母婴同样有危险性，夜间发生机会多，所以必需在睡前加点小吃，如喝杯奶、吃些豆制品、鸡蛋等。

第八，要注意运动。

孕妈妈千万不要懒惰，每天最好的运动就是散步，饭后要走走，把多余的糖分变成能量释放出去，就不会存在血管中，这也是预防糖尿病的好方式。

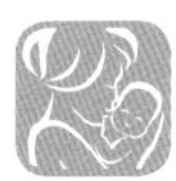

妊娠期糖尿病对胎儿的危害

糖尿病是一种多基因有遗传倾向的疾病。妊娠期由于糖原利用率增加，加之胎盘分泌泌乳素对胰岛素的抑制作用，使葡萄糖的代谢发生障碍，导致妊娠期发生糖尿病的几率明显增加。

患了糖尿病不可怕，但是如果孕妈妈饮食上不注意，不能很好地控制血糖，引起血中葡萄糖不能维持在正常水平，就会导致宫内胎儿的血糖也升高。由于孕妈妈使用的胰岛素不能进入胎盘，所以不可避免地使胎儿发生高血糖。高血糖将导致巨大胎儿发生，容易发生难产。又因胎儿自己分泌胰岛素降血糖，而出现胎儿高胰岛素血症，使胎儿娩出后因不能及时进食而出现新生儿低血糖。

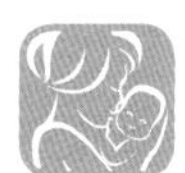

孕期如何防治糖尿病

糖尿病是一种多基因有遗传倾向的疾病。妊娠期由于糖原利用率增加，加之胎盘分泌泌乳素对胰岛素的抑制作用，使葡萄糖的代谢发生障碍，导致妊娠期发生糖尿病的几率明显增加。

患了糖尿病不可怕，但是如果孕妈妈饮食上不注意，不能很好地控制血糖，引起血中葡萄糖不能维持在正常水平，就会导致宫内胎儿的血糖也升高。由于孕妈妈使用的胰岛素不能进入胎盘，所以不可避免地使胎儿发生高血糖。高血糖将导致巨大胎儿发生，容易发生难产。又因胎儿自己分泌胰岛素降血糖，而出现胎儿高胰岛素血症，使胎儿娩出后因不能及时进食而出现新生儿低血糖。

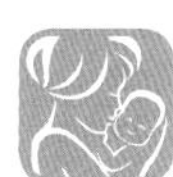

哪些人孕期可能患上糖尿病

有些糖尿病患者孕期会表现出明显的症状，出现“三多”、“一少”，即多饮、多食、多尿及体重下降。孕早期呕吐剧烈，反复发生皮肤感染及霉菌性阴道炎；孕中期糖尿病症状可有所缓解，而孕晚期引产、剖腹产、合并感染时糖尿病的症状又趋于加重。但是，有些孕妈妈没有明显的糖尿病症状，多见于隐性糖尿病或妊娠期新发生者，这部分孕妈妈很容易发生意外。

因为患者没有自觉症状，又没有引起医生注意，就容易误诊、误治。故而这里列出以下与糖尿病有关的线索和高危因素，以引起孕妈妈与家属的重视：

⑴孕早期随意检查尿糖呈阳性或者空腹尿

糖呈阳性。

⑵有糖尿病家族史，如父母或同胞患有糖尿病。

⑶分娩过巨大儿或本次妊娠胎儿巨大或羊水过多者。

⑷曾有过原因不明的死胎、死产或新生儿死亡史。

⑸妊娠期明显肥胖，或有反复外阴及阴道真菌感染。

有这些情况之一的孕妈妈应当引起高度警惕糖尿病的发生，必须到医院进行血糖、尿糖检查，必要时进行糖耐量检查，以便及早进行合理治疗，并列入高危妊娠的监护系统。

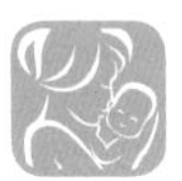

导致孕妈妈腰痛的因素

据调查，50% ~ 75% 的女性在怀孕后会出现腰背疼痛，这与怀孕期间孕妈妈的特殊生理变化有关，要预防产后腰痛，应从孕期就做起。

1. 穿高跟鞋

怀孕后高跟鞋，使身体重心前移，除了引起足部疼痛等不适外，也可通过反射涉及腰部，使腰部产生酸痛感。

2. 吃得太多，胎儿长得太大

孕中晚期极易腰酸背痛，特别是怀孕二十五六周以后，这个时候子宫逐渐增大，腹部向前隆起，站立的时候，重心前移，为了保持身体的平衡，孕妈妈的身体会向后倾斜，重心向后转移落在了臀部上方，孕妈妈上身的重量则由腰椎和腰部的肌肉来承担。站立的时间稍微久一点，孕妇的背部肌肉、韧带就会过度紧张而出现腰背部、骶骨疼痛。

因此，“怀孕期间孕妈妈的体重不能增加太多，这会增加孕妈妈的腰部负担，很有可能引起腰酸背痛。一般来说，整个孕期体重增加25 斤为宜”。

3. 俯身弯腰干重家务活

怀孕 5 个月后，婴儿的体重会给妈妈的脊椎压力很大，因而，应尽量避免俯身弯腰的动作，以免给腰椎造成过大的重负。

另外，孕产期要注意休息，勿使身体过度疲劳，经常久站、久蹲、久坐等，都可导致腰肌劳损，诱发腰痛。

4. 仰卧直接从床上起身

当腹部隆起后，孕妈妈起床时，总是喜欢有人拉她一下，或从背后推一下。其实这种方法一点都不可取，当直接从仰卧的姿势起床肯定会对腰部肌肉造成影响。

孕妈妈起床时，要缓慢有序地去进行，避免腹部肌肉紧张。仰卧起身前，先要在床上转动身体变为侧身，肩部前倾，屈膝，然后用肘关节、手臂支撑起身体，腿部从床边移开并坐起来。

因此，专家认为，孕妈妈不要贪图安逸过多躺卧，在怀孕早期应坚持做散步等适当运动，或适当做一些预防腰痛的体操，以加强腰背部的柔韧度。

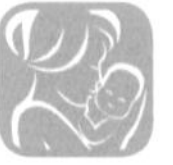

孕妈妈的睡觉姿势

怀孕后，胎儿在母体内不断生长发育。为了满足和适应胎儿的需要，孕妈妈全身生理功能和解剖结构都会发生一些变化。特别是子宫逐渐增大，子宫的血流量也大大增加。到了临产前，整个腹部几乎都被子宫所占据，这必然会对心脏、肺、泌尿器官产生不同程度的推移或挤压。

如果孕妈妈这时采取仰卧位睡觉，增大的子宫压在子宫后方的主动脉上，子宫的供血量明显减少，直接影响胎儿的营养和发育。如果

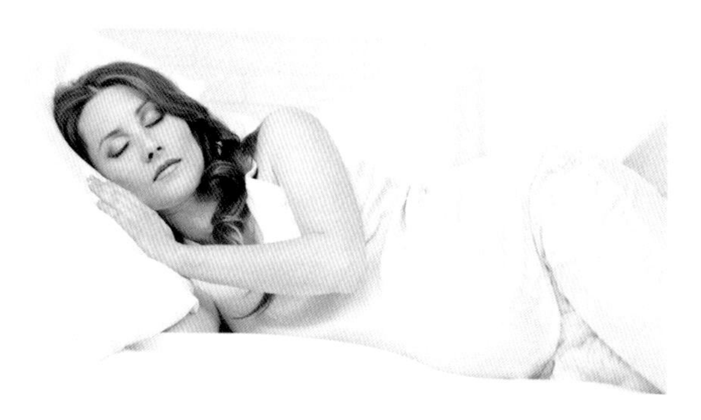

孕妈妈患妊娠中毒症，仰卧位睡觉可以影响肾脏的血液供应，如流量明显减少，排尿量也随之减少。孕妈妈身体内的钠盐及新陈代谢过程产生的有毒物质不能及时排出，将加重妊娠中毒症的病情，出现血压升高，蛋白尿、下肢及外阴部浮肿，甚至发生抽筋、昏迷，医学上叫做“子痫”，处理不当，将会威胁母子的生命安全。

孕妈妈仰卧，增大的子宫还可能会压迫下腔静脉，使回流到心脏的血液量急剧减少，大脑的血液和氧供应也会随之减少，全身各器官的供血量也明显减少。这时孕妈妈会出现胸闷、头晕、恶心、呕吐、血压下降等现象，医学上称为“仰卧位低血压综合症”。同时，孕妈妈仰卧睡觉还有其他危害，如可能造成下肢及外阴部静脉曲张、水肿、溃破出血；也可能诱发胎盘早期剥离，突然出现腹疼、阴道及子宫内出血，发生产妇休克，威胁生命或造成胎儿死亡。而且还会因为子宫压迫输尿管，影响尿路的通畅，增加孕妈妈患肾盂肾炎的机会，有损孕妈妈的身体健康。

怀孕期间，孕妈妈经常右侧卧也不利胎儿发育和分娩。由于子宫的不断增大，使腹内其他器官受到挤压。有时，下腹腔内乙状结肠受挤压，使孕妈妈的子宫不同程度地向右旋转，从而使维护子宫正常位置的韧带和系膜处于紧张状态。系膜中营养子宫的血管受到牵拉会影响胎儿的氧气供应，造成宫内胎儿慢性缺氧，严重的还会引起胎儿窒息或死亡。

怀孕期间合理的睡眠姿势是左卧，这样可以避免上述病变的发生。为确保宝宝、自身的健康，孕妈妈从怀孕 6 个月以后，一定养成左侧卧的习惯。

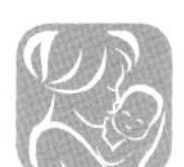

留心影响胎儿大小的因素

在进行产前检查时，医生往往会测量准妈妈们的腹围和子宫底高度估算胎儿的大小是否与孕周相符，生长发育是否正常。而这些数据只是作为参考和记录，很多时候胎儿的大小是通过 B 超测量的。一般来说，准妈妈肚子大，胎儿也就比较大，但这与准妈妈的体形有关，不能一概而论。那么，哪些因素会影响胎儿的大小呢？

（1）遗传因素：胎儿的个头大小当然是受妈妈和爸爸体格影响的，这是遗传因素起的作用。如果妈妈和爸爸身材都高大，生出来的宝宝个头就比较大。但如果妈妈身材矮小而爸爸身材高大，就难说了。俗语说：“父矮矮一个，母矮矮一窝”，一般来说妈妈的身高影响孩子的可能性更大一些。

（2）准妈妈的健康状况：如果准妈妈体质欠佳，或患有某些慢性病或妊娠期合并症，胎儿的营养供给受到影响，那么胎儿的个头一般不会太大，妊娠糖尿病除外。患妊娠糖尿病的准妈妈，如果病情没有很好地控制，则可能生出巨大儿。

（3）准妈妈的生活习惯：一些不良的生活习惯，如饮酒、吸烟等都会导致子宫内环境的恶化，因为当准妈妈吸烟时，身体的血管会收缩，输送到胎儿的氧气和营养物质就会减少，从而对胎儿的正常发育产生抑制，甚至有可能会导致子宫内胎儿发育迟缓。酒精也会通过脐带输送给胎儿，子宫内环境因而会恶化，自然会对胎儿的发育产生不良影响。因此，如果长期饮酒、吸烟，会导致低体重儿的出生。

（4）准妈妈的饮食习惯及营养水平：准妈妈获得充分、均衡的营养是胎宝宝健康发育的重要保障。营养不良的准妈妈，生出低体重儿的几率是相当高的。一些不良的饮食习惯也会影响胎儿的大小，如盐的过量摄取、高热能食物的大量摄入等，都会影响胎儿的生长发育。

（5）胎儿的性别：据统计，男孩会比女孩略大一些。这是因为男孩的骨骼框架一般来说都要比女孩略大一些。当然，具体情况因人而异，并不是绝对的。

（6）胎儿的健康状况：如果胎儿患有先天性疾病，如先天性心脏病等，胎儿个头往往会比较小（子宫内胎儿发育迟缓）。在妊娠第20周左右，胎儿发育的差别开始显现出来，此时就应该通过B超对胎儿的发育和健康状况进行监测。

（7）孕胎数：双胞胎、多胞胎妊娠时，每个胎儿的体重比单胎要低些。

胎儿的发育是动态的，如果某次产检发现胎儿偏小，准妈妈不必太担心，或许过一两周就赶上来了。只要坚持检查，听从医生的指导，及时纠正一些导致胎儿过大或过小的因素，一定能生一个体格健康的宝宝。

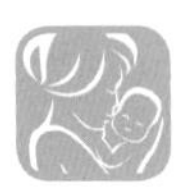

各种微量元素对胎儿的影响

1. 锌

（1）锌的作用：锌是组织生长所必需的微量元素。母体锌缺乏时，依赖锌的几种聚合酶活性下降，将影响胎儿神经组织的发育，使胎儿生长和神经系统发育不协调，特别是在妊娠20～60天，胎儿器官分化形成的关键期，极易严重损害胚胎，出现中枢神经系统异常、先天性心脏病、尿道下裂等先天畸形。锌过量则会导致体内微量元素比例失调，导致贫血等。

（2）锌的补充：补充锌应多吃粗面粉、豆制品、牛肉、羊肉、鱼、瘦肉等动物性蛋白质较多的食物及海产品。植物性食物中荞麦、黑麦、小麦、玉米、花生仁、核桃仁等，含锌量也较高。

2. 铁

（1）铁的作用：铁是合成血红蛋白的原料，缺铁可造成贫血。铁质是构成胎儿血细胞的重要元素，除了供应胎儿日益增长的需要外，还得将一部分铁质储存于肝脏作为母体的储备，以补充分娩过程中出血的损失。生育年龄的妇女每次月经铁丢失量平均为每月0.4毫克，因此大多数妇女都有部分或完全的铁储备消耗，以致孕前就可能存在缺铁，而在妊娠4个月以后，铁的需要量逐渐增加，因此，孕妇要注意补充铁，尤其在妊娠中后期要注意补充铁。

（2）铁的补充：补铁宜多食海藻、瘦肉、绿叶蔬菜、谷类、豆、西瓜、蛋黄、芝麻、黑木耳、黄花菜、动物肝脏、油菜、蘑菇等食物。

3. 铜

（1）铜的作用：铜是造血的要素，并有促进铁透过肠黏膜吸收的作用。缺铜时，易出现胎盘功能低下，造血功能障碍，使胎儿发育迟滞。孕妇体内铜的浓度在妊娠过程中逐渐上升，这可能与胎儿生长过程中的体内雌激素水平增加有关。正常情况下，孕妇不需要额外补充铜剂。铜过高或缺乏都会影响胚胎的正常发育和分化，易导致畸形或死胎。有资料表明：唐氏综合征患儿，其母孕期血铜含量较正常孕妇为高。

（2）铜的补充：缺铜的准妈妈宜多吃糙米、芝麻、柿子、动物肝脏、猪肉、蛤蜊、菠菜、大豆等食物。

4. 碘

（1）碘的作用：碘在甲状腺的合成和代谢

中起重要作用，碘缺乏可导致甲状腺肿大。缺碘是人类智力障碍的主要原因之一，如克汀病。克汀病的主要表现就是智力低下、身材矮小，因此又将碘称为智力元素。为了防止孕妇缺碘及子代发生呆小病，给孕妇足量补碘是极为重要的。孕妇补碘的关键时间是在妊娠早期3个月，尤以妊娠前为好。但含碘药物可导致胎儿体内碘积聚，抑制甲状腺激素的分泌，甚至会造成先天性甲状腺发育不良，并引起甲状腺功能减低。因此，孕妇禁忌服用含碘药物，而应通过食物及碘盐补充碘。

(2) 碘的补充：人体吸收碘的主要来源是食物，海产品的碘含量高，如海带、紫菜、海鱼、虾皮等。

5. 硒

(1) 硒的作用：硒是谷胱甘肽氧化酶的组成成分，硒可以保护细胞膜中的脂质免受氧化。一般人缺硒可发生大骨关节病、克山病。缺硒的女性应在治愈后再妊娠。如孕妇缺硒，易发生流产或先兆子痫。缺硒还可以影响母亲体内甲状腺激素的代谢，并引起胎儿遗传基因的突变，会导致小儿唐氏综合征。

(2) 硒的补充：准妈妈应适当摄入含硒量高的食物，如芝麻、麦芽、酵母、鸡蛋、动物内脏、海产品、蘑菇、蒜、白菜、南瓜、橙子、香蕉等。

6. 锰

(1) 锰的作用：缺锰可阻碍胎儿骨骼发育，也可影响激素的合成，导致胎儿严重智力低下。锰、铅过高时也会影响胎儿智力发育。

(2) 锰的补充：补锰宜多食粗面粉、大豆、核桃、扁豆、猪腰子、香菜。

7. 磷

(1) 磷的作用：磷是机体中一个极为重要的元素，它是所有细胞中的核酸组成成分，是细胞膜的必要构成物质，也是构成骨骼不可缺

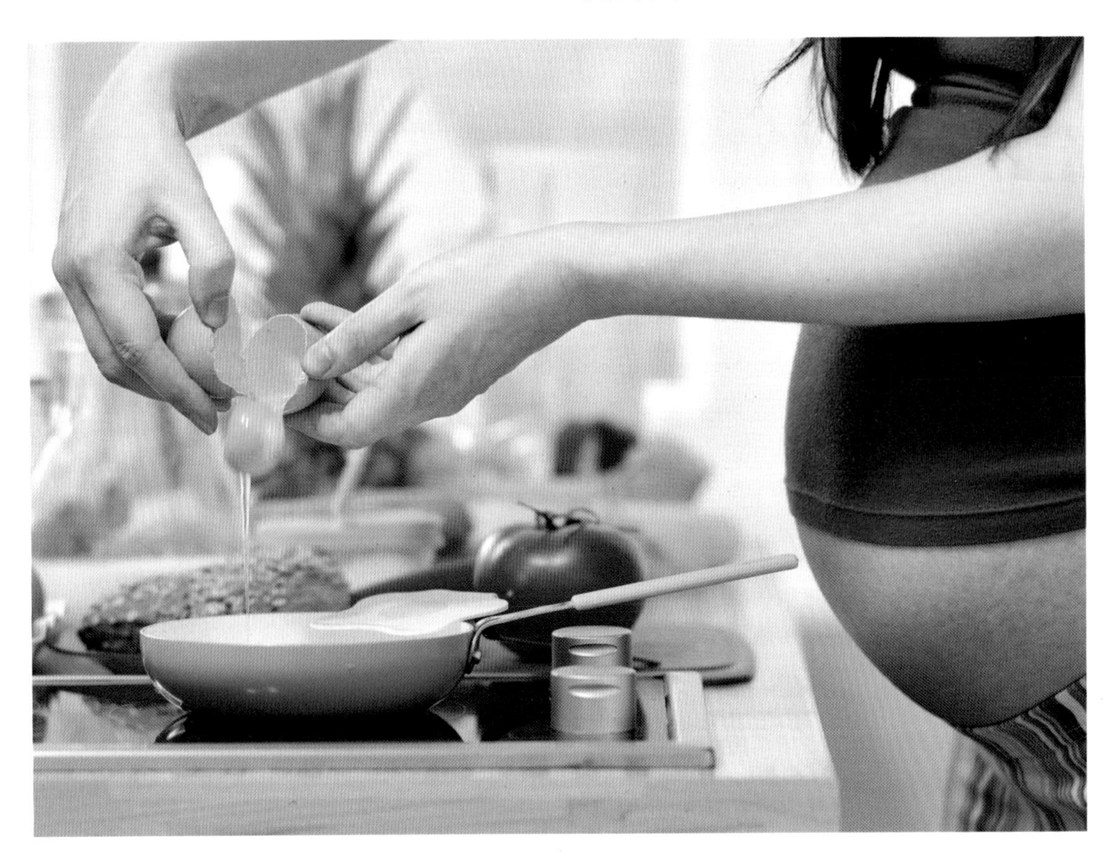

少的成分，磷还是机体内的酶、细胞核蛋白质、脑磷脂的重要成分。一般来说，磷不会摄取不足，却可能会过量；如果磷摄取过量、钙却摄取不足，就会发生骨质流失的问题。大部分的食物都是磷多于钙，只有牛奶、绿色蔬菜等食物是钙多于磷。极少数的人会存在磷缺乏的问题；缺磷也会造成虚弱及无力，并有厌食、抑郁、疼痛等症状。

（2）磷的补充：补磷宜多吃蛋黄、南瓜子、葡萄、谷类、花生、虾、栗子、杏等。

8. 镁

（1）镁的作用：镁元素参与多种代谢，对心血管系统有保护作用，妊娠期间镁缺乏会产生神经肌肉功能紊乱（颤抖、抽筋、抽搐），食欲缺乏和行为异常。

（2）镁的补充：补镁宜多食香蕉、香菜、小麦、菠萝、花生、杏仁、扁豆、蜂蜜等。

综上所述，孕妇在整个孕期摄人适量的微量元素是重要的，过多或过少都不利于胎宝宝健康发育。因此，准妈妈应选食含微量元素丰富的食物，纠正偏食，从食物中获取微量元素是最安全而理想的方法。若需使用微量元素制剂，应经过分析测试后，在医生的指导下进行补充较为安全。

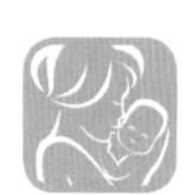

孕6月的各种特殊情况

1. 重视下腹部疼痛

妊娠期下腹部疼痛十分常见，它可能是许多严重疾病的初期表现，如肾盂肾炎或肾结石。但是，几乎所有孕妇在妊娠时都曾感到下腹部疼痛，不过多数情况下，这种疼痛较为轻微，但也有些孕妇会出现疼痛随妊娠期发展而加重。

服用解热镇痛药（如水杨酸类）可以缓解此症状，或利用对疼痛局部的热敷也能取得较好的疗效。如果疼痛持续或加剧，应该立即就医。

2. 防止痔疮加重

痔疮是妊娠期间经常出现的问题，是肛门周围或肛门内血管曲张引起的，主要是由于妊娠后子宫和骨盆部位的血流增加导致的。通常痔疮随妊娠期而严重，也可能随再一次妊娠而加重。

对痔疮的治疗主要是防止便秘，应该多吃含纤维素多的食物或饮用大量的水。防止便秘也可以使用粪便软化剂，进行坐浴或使用栓剂（在药房可以买到）。尽管妊娠期并不常采用，但外科切除手术也不失为一种方法。

妊娠期过后，痔疮会逐渐恢复，但不可能完全消失，以上方法仍可使用。如果妊娠期间深受痔疮折磨之苦，应请医生选择或制定一个最佳治疗方案。

3. 谨慎驾车

孕妇经常询问的是妊娠期内驾车是否安全的问题，答案是“安全的”。但是，当大腹便便进出车门都不方便时，就会觉得驾车很不舒服，妊娠期停止驾车并不会影响驾车水平。妊娠期间驾车同平时一样，一定要系好安全带。如果一个孕妇觉得一切正常，她完全可以驾车。

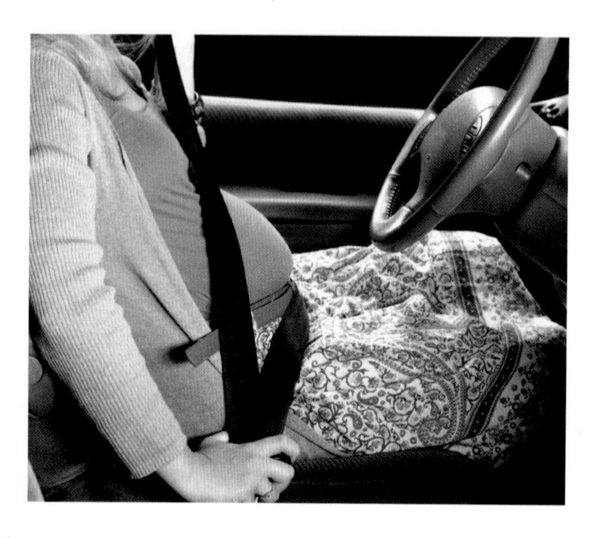

4. 正确看待液体的摄入

妊娠期内补充液体是非常重要的，当有充足的液体供应时，会感到很舒服。许多患有头痛或其他疾病的孕妇发现摄入大量的液体可以减轻她们的病情。最好不要饮用含大量热能的液体，饮用白开水或掺入少量果汁就可以，会觉得它非常可口与清爽。正如前面所说的那样，妊娠期身体发生最大的变化是血管系统的变化，孕妇的血容量将增加 50% 或者更多，为了适应这样的变化，就必须摄入更多的液体。但是，晚上临睡前尽量少喝水，以免多次起夜。有时即使减少了饮水量，仍然会觉得似乎总有尿意，这只不过是正常生理现象，对此无需担心。

5. 严防毒性链球菌 A 感染

关于一些新发现的有毒性链球毒菌 A 的报道，孕妇们应该引起注意，因为这种细菌感染后可以导致多种疾病。不像无毒的链球菌以咽喉炎为初期症状，此种细菌常常感染皮肤上的小伤口，或者是抓痕从而导致发病。当感染此病菌后，伤口处会出现红肿、疼痛，并迅速播散全身，同时伴有流感样症状。此病感染迅速，很短时间内会播散至全身，因此出现下列现象应警觉：

(1) 高热 38.9℃以上：症状比患流感时严重，高热不退时，立即就医。

(2) 伤口红肿：伤口或抓痕出现红肿等炎性症状，并伴有流感样症状时，可能感染了此病菌，应立即就医。

(3) 异常的肢端冰冷：足部、手部、腿部或胳膊出现冰冷和麻木，并有上述症状。

当不慎受伤时，应立即用肥皂和清水冲洗伤口，并用酒精和过氧化氢消毒（这些药物在妊娠期间是安全的，对胎宝宝不会造成任何伤害）；在仔细清洗过伤口后，应将二联抗生素软膏涂抹在伤口处，如果必要的话，还应该扎上绷带，尽量保持伤口区的清洁与卫生；需要时还可以反复使用抗生素以消灭细菌。

6. 警惕鼻出血

流鼻血，中医称之为鼻衄，是由于鼻腔内的毛细血管破裂引起的一种常见病。轻者涕中带血，重者可引起休克，反复出血则可导致贫血。出血可发生于鼻腔任何部位，但大多数发生于鼻中隔前下方的易出血区，此区血管丰富、表浅，当气候干燥或局部受损时，很容易发生出血。

(1) 症状：有些准妈妈妊娠前没有流过鼻血，妊娠后某天却突然流起鼻血来了。这是因为妊娠以后在大量的雌激素的作用影响下，鼻黏膜肿胀，局部血管充血，易于破损的缘故，不要惊慌。准妈妈流鼻血常是鼻子的一侧出血，出血量一般不多，或者仅仅鼻涕中夹杂血丝。如果准妈妈发生了鼻出血不要太紧张，因为精神紧张会使血压增高而加剧出血。很多人习惯把头仰起，误以为血不外流就是不出血，还有的甚至认为血是宝贵的，应当咽下去再吸收，其实这是不正确的做法。

(2) 处理：流鼻血时，正确的做法是：坐下来，保持镇定，全身放松，把出血的部位鼻翼向中隔紧压，或塞入一小团干净的棉花或软纸团，然后用手指压着流鼻血的鼻子中部 5 ~ 10 分钟，利用鼻翼压迫易出血区。患者头部保持直立位，低头可引起头部充血，头仰起来又会使血液流到咽部。流人口中的血液应尽量吐出，以免咽下刺激胃部引起呕吐。指压期间用冷水袋（或湿毛巾）敷前额及后颈，可促使血管收缩，减少出血。如果经以上处理仍不能止血，应及时到医院诊治。孕妇反复多次发生鼻出血，应到医院做详细检查，排除局部及全身疾病，以便针对病因治疗。

第八章

孕育第7个月

part 8

怀孕7个月时你已经大腹便便，身体会重心不稳，眼睛无法看到脚部，特别在上下楼梯时必须十分小心。这段时间母体受到外界过度刺激会有早产危险，应避免激烈的运动，不宜做压迫腹部的姿势。

>> 宝宝成长记 第七个月 <<

1. 头与躯干接近新生儿比例。

2. 长出上下眼睑、鼻孔开通。

3. 全身覆盖绒毛，皮肤呈粉红色、皮肤上有褶皱。

4. 骨骼肌肉更发达，内脏功能逐渐完善。

5. 女胎的小小阴唇阴蒂突出。

6. 大脑开始发达，可控制身体。

7. 呼吸运动系统出现，但肺及支气管发育尚不成熟。

>> 妈妈身体变化 <<

1. 宫底升高。

2. 髋关节松弛。

3. 腹部现妊娠纹。

4. 羊水增多，体重迅速增长。

5. 子宫压迫下半身静脉，引起静脉曲张，腰痛、关节疼、尿频仍然持续。

6. 时有小腿抽筋、头晕、眼花等症状。

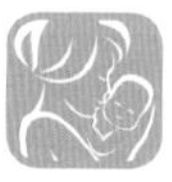

孕妈妈孕期容易出现的妇科炎症

怀孕后孕妈妈，由于激素的作用，阴道的分泌物增多、外阴潮湿，很容易滋生细菌。同时，孕妈妈抵抗力也下降了，比常人更容易感染细菌，于是各种阴道炎便容易缠上“孕妈妈”。怀孕期间最常见的妇科炎症包括滴虫性阴道炎、细菌性阴道病等。

1. 霉菌性阴道炎

又称念珠菌阴道炎，是怀孕女性最常见的妇科炎症。白色念珠菌（俗称“霉菌”）是致病菌，平时寄生在人体的皮肤、黏膜、消化道及其他脏器中，当机体抵抗力降低时，就会繁殖，达到一定量时，人体就会发病。妊娠期女性发病率大约是非妊娠女性的3倍。

2. 滴虫性阴道炎

是由于女性感染阴道毛滴虫而引起的一种阴道炎，是妊娠期常见的妇科炎症之一。孕妈妈滴虫性阴道炎的患病率在1.2% ～ 2.1%。

3. 盆腔炎

分为急性盆腔炎和慢性盆腔炎。过去常把输卵管积水、输卵管不通，称为慢性盆腔炎，现在医学专家们认为称为“盆腔炎性疾病后遗症”更为合适，可由慢性细菌感染造成，也可由急性盆腔炎治疗不彻底迁延致病。

4. 细菌性阴道病

细菌性阴道病曾被称为非特异性阴道炎、是多种细菌复合感染所致。每年有 300 万女性发生细菌性阴道病，其中 80 万是怀孕女性。妊娠期患有细菌性阴道病容易导致早产、绒毛膜羊膜炎、胎膜早破、产褥感染和新生儿感染。

5. 子宫颈炎

子宫颈炎是生育年龄女性的常见病。急性宫颈炎常与急性子宫内膜炎或急性阴道炎同时存在，慢性宫颈炎多见，表现为宫颈腺体囊肿等，其中以宫颈糜烂最为多见。女性怀孕后由于体内雌激素与孕激素水平不断提高，使宫颈的柱状上皮向外移行、组织增生，这时就容易阴道出血。长期的阴道流血会影响机体正常的防御机制，使孕妈妈容易发生生殖系统感染。从而导致胎膜感染胎膜早破，影响胎儿。

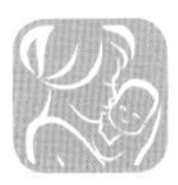

帮助孕妇预防妇科炎症的十项措施

(1) 妊娠前进行妇科病普查，如发现患病应积极治疗。

(2) 养成卫生消毒习惯，内衣裤及被褥应在日光紫外线下暴晒 2 小时以上。治疗期间内裤和毛巾，煮沸 5 ~ 10 分钟，以消灭病原菌，防止重复感染。

(3) 保持良好的个人卫生习惯。大小便都应将卫生纸由前往后擦拭，以免肛门细菌传给阴道和尿道。每天清洗外阴、保持外阴清洁、干燥。

(4) 孕期女性应勤换内衣，少吃辛辣刺激的食物，以免助湿生热，诱发各类炎症。

(5) 穿纯棉质地、柔和较宽松、透气性高的衣裤，让阴部呼吸新鲜空气。

(6) 尽量避免久坐，减少使阴部潮湿闷热机会。

(7) 尽量不要使用公共浴池、浴盆、游泳池、坐厕及衣物等，减少间接传染。

(8)丈夫有生殖器炎症者。应尽早彻底治愈。

(9) 健康的心态配合医生的治疗，霉菌及滴虫性阴道炎孕妇的丈夫需配合治疗。

(10) 阴道用药应在医生指导下正规应用，不要自己盲目使用阴道栓剂，或用消毒药水灌洗阴道以免引起阴道正常菌群失调。

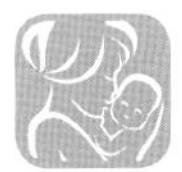

关于孕晚期阴道出血原因的问题

正常胎盘附着于子宫体的底部、后壁、前壁或侧壁。如果胎盘附着于子宫下段，甚至胎盘边缘达到或覆盖子宫颈内口，其位置低于胎儿先露部者，称为前置胎盘。可分为完全性、中央性、部分性和边缘性前置胎盘。

孕晚期无痛性反复性阴道流血是前置胎盘的主要症状，大量出血时可导致休克发生。其主要依据 B 超检查来确诊并收入院治疗。如果妊娠不足 37 周者，应采取期待疗法，卧床休息，等待胎儿生长，在孕 36 周以前如无大量出血一般不予终止妊娠。

在等待过程中，应严密观察出血倾向和胎儿生长发育情况，同时给予补血药及镇静剂。在观察过程中如发生大出血或妊娠已达 37 周以上或近足月，则可终止妊娠。

孕 20 周后或分娩期，正常位置的胎盘，于胎儿娩出前部分或全部从子宫壁剥离者，称为正常位置胎盘早期剥离，简称胎盘早剥。主要临床表现为阴道流血伴有不同程度的腹痛，严重时可由疼痛及出血导致休克。该病可并发弥散性血管内凝血 (DIC) 和急性肾功能衰竭。重型胎盘早剥根据临床检查即可确诊；对于轻型者，可行超声检查协助诊断。

另外，需要必要的化验检查如血、尿等。胎盘早剥的处理原则主要是纠正休克和及时终止妊娠。对休克病人，应立即吸氧，配血，最好输新鲜血，补充血容量纠正休克。因胎盘早剥危及母儿，一旦确诊，必须立即终止妊娠。对于经产妇一般情况较好或初产妇轻度胎盘早剥，宫口已开大，估计短时间内可迅速分娩者，可以经阴道分娩。但重型患者不能在短时间内结束分娩者；轻型患者，存在胎儿宫内窘迫者；破膜后产程无进展，产妇情况恶化者（不论胎儿存亡与否），均应及时行剖宫产术。

前置胎盘及胎盘早期剥离是孕晚期的严重并发症，治疗不及时将会导致母婴死亡。

孕期 B 超检查可以早期诊断，但在孕早、中期检查为前置胎盘时，随妊娠月份增加，胎盘亦可能随之上移至正常位置，此时若无阴道出血，可定期监测胎盘位置即可，如一旦有出血则必须立即去医院就诊，必要时住院观察。

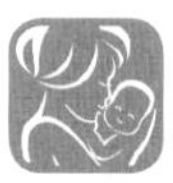

注意防治甲状腺病

妊娠期间甲状腺出现问题影响较大。甲状腺位于颈部气管前方，释放甲状腺激素。甲状腺激素对全身都有影响，它不仅影响代谢，而且对是否受孕也十分重要。通常一个不育的妇女都要检查甲状腺激素，看其是否处于正常水平。甲状腺激素水平过高称之为甲状腺功能亢进；水平偏低则称之为甲状腺功能低下。有过流产或早产病史的妇女通常甲状腺激素水平是异常的。妊娠可能掩盖甲状腺疾病的症状。如果出现甲状腺增大、脉搏改变、手掌变红、发热、出汗等，应如实向医生陈述。一般主要通过查血了解甲状腺功能。这些检查是检测甲状腺所产生的激素水平，也可以检测由脑垂体产生的甲状腺激素刺激素（TSH）以明确诊断。

如果甲状腺激素水平很低，必须服用甲状腺激素替代物，即甲状腺素片。在妊娠期服用它是安全的，但必须经常查血以保证摄人了足够的甲状腺激素。如果孕妇患了甲状腺功能亢进，治疗药物主要是丙硫氧嘧啶。此种药物可以穿透胎盘进入胎儿体内，用最小的剂量可以减少其对胎儿的影响。

用于治疗甲亢的另一种药是碘，妊娠期禁用。因为它对发育中的胎儿有损害作用。分娩后，检查胎儿非常重要，应观察胎儿是否有甲状腺疾病及服药后出现的并发症症状。

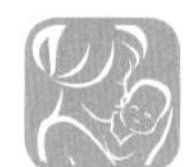

警惕系统性红斑狼疮

有些妇女在妊娠之前患有系统性红斑狼疮，必须服用激素来控制病情。她们非常关心这种药是否对胎儿有害，在妊娠期是否应该继续服用这些药。

（1）病因：红斑狼疮是一种不明病因的疾病，多发于中青年妇女。患此病妇女的血液中会产生大量的抗体（妇女患红斑狼疮几率比男性高是 9 ： 1），而这种抗体是对自身组织起破坏作用的。通过查血可诊断红斑狼疮，而检查则主要是找到抗自身的抗体，由于这些抗体是针对自身组织的，被称为自身抗体或细胞抗体。诊断红斑狼疮时验血就是检查抗体和抗核抗体。

自身抗体针对体内的多种器官并造成破坏，会影响包括关节、皮肤、肾脏、肌肉、肺等器官，以及脑组织和中枢神经系统。红斑狼疮最常见的症状有关节痛（经常被误诊为关节炎），另外的症状是皮肤损害、皮疹和皮下结节、发热、肾脏损伤和高血压。

（2）治疗：红斑狼疮不能治愈，妊娠对系统性红斑狼疮并无影响。但是，发生自发性流产、早产和在分娩时患有并发症的妇女患此病的几率可能增加。如果红斑狼疮已经破坏了肾脏，在妊娠期必须注意肾脏的情况。激素是用来治疗红斑狼疮的主要药物，常用的药物是泼尼松。通常根据每天的情况决定处方，而并不是需要天天都服用。而一旦妊娠期发生红斑狼疮的并发症，泼尼松则是每天不可缺少的。

关于妊娠期服用泼尼松的安全性早已开展了多项研究。据报道，服用该药是安全的。如果患有红斑狼疮或者过去曾对此病进行过治疗，以及妊娠时已经开始服用了泼尼松，切不可停药，应立即告知医生，越早越好。

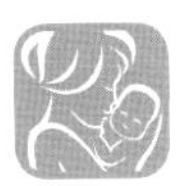

抑郁症的防治

对于大多数女性来说，妊娠是件充满喜悦的事情，孕育生命的美妙感和自豪感，以及妊娠时得到丈夫和家人的分外呵护，让准妈妈觉得这是生命里一段难忘的幸福时光。然而，也有相当一部分的准妈妈（大约占孕妇的10%），在孕期会感觉到程度不同的抑郁。这种抑郁因为找不到特别的诱因，常为医生和家人所忽视。

准妈妈的抑郁其实是“事出有因”的。妊娠期间体内激素水平的显著变化，可以影响大脑中调节情绪的神经传递介质的变化。在妊娠6～10周时，这些变化会首次出现，到了妊娠后期身体开始为分娩做准备时，会再次体验到这些变化。激素的变化将使准妈妈更容易感觉焦虑，情绪波动很大，一点小事就耿耿于怀，这些都是妊娠期间的正常反应，准妈妈应该认识到这一点，自觉地调整心态，放松心情，以免陷入痛苦和失望的情绪中不能自拔。

对于一些家族或本人有抑郁史的准妈妈来说，妊娠后患上抑郁症的机会就更大了。工作压力大、配偶关系紧张等都是促发抑郁症的因素。对于那些妊娠中出现异常情况、有过流产经历或者曾遭受过精神创伤的准妈妈，患上妊娠抑郁症的比一般人多一些。

长时间的抑郁一方面不利于母婴的健康，另一方面，抑郁症如果没有得到充分重视，不断加重，将影响孕妇照料自己和胎儿的能力，还潜在一定的危险。因此，必须及早发现妊娠抑郁症并给予重视。在一段时间（持续2周）内准妈妈有以下症状并超过4种，则可能已患有孕期抑郁症。如果有其中的1或2种情况，那么可能有抑郁症倾向，应及时纠正：

（1）不能集中注意力。

（2）焦虑。

（3）极端易怒。

（4）睡眠不好。

（5）非常容易疲劳，或有持续的疲劳感。

（6）不停地想吃东西或者毫无食欲。

（7）对什么都不感兴趣，总是提不起精神。

（8）持续的情绪低落，想哭。

（9）情绪起伏很大，喜怒无常。

防止抑郁症的发生更多的是靠准妈妈自己调整心态。

一是要尽量使自己放松，准妈妈要明白，恶劣的心情于事无补，只会适得其反，所以要尽快通过自己或求助他人来化解不良情绪。看一些有关妊娠与分娩方面的书，消除恐惧与担忧心理，不要“捕风捉影”地怀疑自己或胎儿不正常，要相信产前检查，学会调控情绪。做好有得必有失的心理准备：这里的“失”主要表现在准妈妈开始失去一些和外界的联系，如不能和丈夫一起参加聚会，与好友的感情似乎也正在淡化，准妈妈感到孤单……但这也正是准妈妈为一个小生命所必须付出的，有付出才会有得到。及时提醒自己采取转移烦恼、宣泄积郁、积极社交等方式，尽量多做一些感觉愉快的事情，保持一种平和恬静的心态。

二是多和丈夫交流，倾诉是释放心理压力的一个好方法。孕期中，准妈妈的注意力可能更关注胎儿的生长，而丈夫则继续一边关注事业，一边关注家庭。这个时候，妻子应该对丈夫说出对于未来的恐惧和担忧，明确地告诉他现在的感觉。准妈妈处在妊娠的非常时期，更需要爱人和朋友的精神支持，而只有当他们明了准妈妈的一切感受时，他们才能给予必要的安慰。通过沟通，丈夫可以帮助妻子解决一些准妈妈个人能力无法解决的问题。作为丈夫要充分理解妻子在这个特殊阶段的心理需要，多抽些时间陪伴妻子，同时体谅妻子妊娠的辛苦，生活上给予尽可能的照顾，让准妈妈有安全感。

三是尽量回避工作和生活中的压力，有些不必急需面对的问题不妨先放下，这时，准妈妈和胎宝宝的健康才是最重要的。无法排解不良情绪时，可以尝试深呼吸，还可以考虑参加孕期瑜伽练习班，这种古老而温和的运动，可以帮助孕妇保持心神安定。

另外，充足的睡眠和营养也有利于保持好心情。

如果以上种种措施仍不能帮助准妈妈摆脱抑郁的困扰，建议寻求医生的帮助，也可以通过产科医生为准妈妈推荐一位这方面的医学专家或精神治疗专家，以免延误病情，给自己和胎儿带来不良后果。

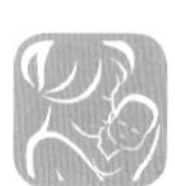

怎样处理妊娠期妊娠斑和妊娠纹

很多孕妈妈在怀孕后皮肤的色素加深，在面部的颧骨上方，围绕着眼眶到额部形成两边对称的棕色磁性色素沉淀区，被称为妊娠斑，它在产后相当长的时间内都不易消除。一般情况下，妊娠斑不会引起病痛，这种色素沉着与人身后的内分泌变化有关。如果色素沉淀太深和面积较大，可以外敷维生素 B_6 软膏，或无刺激性的防晒霜，同时也应避免太阳直晒面部。

孕后，随着腹部的增大，在腹壁上会出现一条条花纹，这就是妊娠纹。防止妊娠纹要从两点着手：

（1）要消除或减少致病的因素，如羊水过多、胎儿过大等，这样可减少因子宫过大而使腹部过度膨胀的因素。另外，还要注意合理饮食，避免营养过剩产生巨大儿，

（2）要加强腹部皮肤和肌肉纤维弹性，使腹部有适应膨胀的足够弹性，因此孕妈妈要加强锻炼，这样可以减少妊娠纹的产生。

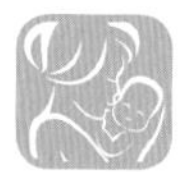

如何改善孕妈妈面部斑

孕妈妈的黑色素代谢缓慢，面部大多会长出黑斑，这些黑斑一旦长成，以后也不易完全自然消退。妊娠中后期，孕妈妈皮肤变得特别敏感，对紫外线抵抗能力减弱，皮肤极易被晒黑晒伤，这时有的孕妈妈面部可能会出现黄褐斑，额头和双颊出现蜘蛛斑。虽说这些症状在产后会不同程度减轻，但在怀孕期间不能掉以轻心，必要时应采取不间断的一些必要的保护措施，毕竟女人是一个爱美的群体，即便在孕期也不希望自己容颜失色。

如果孕妈妈脸上出现了妊娠斑，可以尝试一下以下几个小方法：

→ 饮食

孕妈妈在饮食上要以清淡、营养为主，少吃或不吃刺激性食物。注意粗纤维食物的摄入，防止便秘。便秘会使身体内的毒素积累增多，影响健康，使皮肤的颜色更暗。

→ 休息

注意睡眠充足，调节好心情。这样能使孕妈妈更好地处理好自己与胎儿的关系，调节好自己的内分泌系统。熬夜、心情抑郁烦躁都会使色斑加重，科学家发现晚上 11 点至凌晨 2

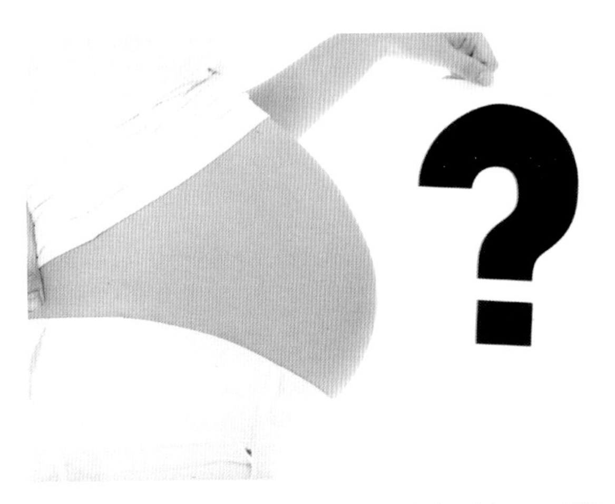

点是人体自动美容时间，如果这段时间不睡觉的话会严重影响皮肤的健康。

→ 外出

孕妈妈应避开阳光强烈的时间段外出散步，散步时脸部可涂无刺激性的防晒霜，顺便携带帽子、遮阳伞之类的防晒工具，以备不时之须。

另外提示一点：一般的妊娠斑会在产后 3 个月内逐渐减少，所以孕期不用做任何漂白，也不要用美白霜去掩饰，以防斑点加深。如果产后没有褪掉，可以在哺乳期结束后请美容专家治疗。

关于孕晚期的产检

妊娠 28 ～ 40 周 (9 ～ 10 月) 为妊娠晚期，这期间 35 周前要每 2 周做一次产前检查，36 周后每 1 周做 1 次产前检查。

具体检查内容如下：

(1) 一般检查：了解病史 (妊娠时间、不适症状、有无慢性疾病史、遗传史、早产、流产、宫外孕、胎盘早剥、前置胎盘史)；测血压，数脉搏、听心肺等；观察面容有无贫血；检查下肢有无水肿。

(2) 阴道检查：了解产道有无异常。

(3) 腹部检查：测量腹围、宫高、检查胎位、胎心、胎头是否入骨盆、估计胎儿大小。

(4) 骨盆测量：了解骨盆的大小，以准确估计能否自然分娩，是否需要剖腹产，以便医生及孕妇都能心中有数。

(5) 肛门检查：了解骨盆有无异常 (包括坐骨棘、尾骨等)。

(6) 对有遗传病家族史或有分娩死胎、畸胎史者，应行绒毛先导培养或抽羊水做染色体核型分析，以降低先天缺陷及遗传病儿的出生率。

(7) 实验室检查：血、尿、便常规、肝、肾功能，查尿中 E3，值或 E/C 比值，血 HPL 测定，乙肝五项、抗 HCV 检测，有关凝血功能检查。

(8) 心电图检查：以了解孕妇的心功能。

(9) 超声波检查：以帮助了解胎位，了解胎儿发育是否正常，必要时了解胎儿是男是女。前置胎盘也需用超声波诊断。

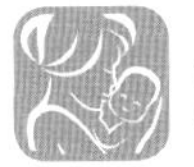

胎动的检测

胎儿在腹内的活动会令每一个母亲感到放心和愉悦。遗憾的是，丈夫只能通过爱妻的腹部来感受胎儿的活动。孕妇经常询问医生胎儿活动的次数多少为宜，想了解当她们的胎宝宝活动过多或过少时应做些什么。这些问题很难回答，因为每个孕妇的感觉是不同的，每个胎儿的胎动也是不相同的。通常胎动比较频繁，但是有时胎儿安静下来不活动的时候稍微多一些，这也不是异常状况。

如果孕妇因为繁忙的工作分散了注意力，可能没有注意到胎动，可以侧躺以便观察胎儿是活动的还是静止的。许多孕妇常感觉晚上她们的胎儿活动频繁，被弄醒后难以入眠。

胎儿出现胎动令母亲放心。如果胎宝宝总是保持安静或者活动次数太少，应该去看医生，对胎儿心跳进行监测以确保胎儿正常发育。

胎动是胎儿生命存活最客观的征兆之一，

是胎儿存活的表现，也是胎儿给母亲发出的信号。随着孕周的增加，胎动也在增加，孕36～38周活动度最高。临近预产期，由于胎头入盆，胎动相对减少，正常的胎动数为每小时大于3次。

胎动可受很多因素的影响，妊娠月份、羊水多少、孕妇的姿势等都能使胎动有所改变，这属于正常范围。孕妇通过自我监护经常掌握胎动情况，可以了解胎儿的安危，及时发现问题，是保护母婴健康非常重要的一环。

从28周开始，准妈妈需要每天自我监测胎动，可在每天早、中、晚固定一个最方便的时间数3次胎动，每次1小时。连续的胎动自然算作1次，有停顿的按停顿的次数算。由于饭后胎动会比较明显，因此比较适合胎动计算。具体方法是在安静状态下，取卧位或坐位，注意力集中，双手置于腹部，用纽扣或硬币做标记，胎动1次放1粒纽扣在盒子中，1小时后，盒子中的纽扣数即为1小时的胎动数。再将3次胎动数加起来，乘以4，即得12小时的胎动数。如果每日做不到3次测定，可选择晚上临睡前固定的时间测定1小时，然后乘以12，正常值应为30次或30次以上。

如果自测胎动开始得早，孕妇自然而然会摸索出一个常数，以此为标准自行监护胎儿在宫内的安危。当胎盘功能发生障碍、脐带绕颈，孕妇用药不当，遇外界不良刺激时，则可能引起不正常的胎动。孕妇会发现胎动次数突然减少，甚至胎动停止，就预示着胎儿健康状况不好或出现了异常问题，应尽快到医院检查。若在12小时内胎动次数少于20次，或1小时内胎动少于3次，往往是因为胎儿缺氧，小生命可能受到严重威胁，有人把这种现象称为“胎儿危险先兆”，孕妇决不能掉以轻心。胎儿从胎动消失至胎儿死亡，这一过程一般需12小时至2天左右的时间，而多数在24小时左右。因此，孕妇如能及时发现胎动不正常，并及时到医院检查治疗，往往可使胎儿转危为安，免除不幸的发生。当然，胎动还只是一种主观感觉，还可受到孕妇对胎动的敏感度、羊水量的多少、腹壁的厚度、服用镇静药或硫酸镁等药物的影响。

胎儿的胎动计数，只能作为反映胎儿安危的一个标志。至于胎儿的发育情况，有无畸形和其他异常情况，则需要结合其他医疗仪器等检查方法，加以综合分析，才能作出准确无误的判断。

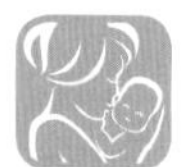

警惕摔跤损伤

孕期不慎滑倒经常发生，幸运的是这不会对母亲和胎儿造成太大的损害，这是由于子宫位于骨盆内，骨盆起到了很好的保护作用，这一点在妊娠早期尤为明显，另外由于羊水的缓冲作用使胎儿不会受到外力的严重冲击，同时子宫壁和腹壁也起到了保护作用。

（1）摔跤后应注意的问题：摔跤后有一些症状应引起准妈妈的重视，它们可能引起严重的后果如：①出血。②阴道内流出液体，可能预示破膜。③严重的腹痛。④胎盘破裂。是摔跤和受伤后发生的最严重的情况，容易导致流产。⑤摔伤后造成骨折。摔跤后仍能感受胎动，这表示胎儿还是正常的，但应注意以上症状。

（2）检测胎心：如果摔了跤，立即与医生联系做详细的体检，并对胎儿进行监测，听到胎心音后可以使孕妇松一口气。

（3）处理：腹部轻微的损伤可按一般原则处理，尽量避免X射线拍照。超声检查是必要的，这项检查通常根据个人情况来判断，可以观察是否有严重的并发症或受伤的程度。

由于妊娠导致平衡机制的某些变化，此期

的孕妇可能会感到头晕，因此笨重的身体保持平衡性是必要的，应注意避免摔跤，以免伤及自身与胎儿。许多孕妇曾经从楼梯上摔倒过，尤其是在冬天湿滑结冰的路面上，或某些光滑的地面也易使人滑倒，在这些地方一定要特别注意。

当腹部越来越大时，孕妇应该尽量缓慢活动，记住，再也不能像以往那样跳跃和飞速地转弯了。

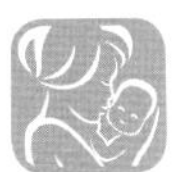

预防妊娠高血压综合征

妊娠高血压综合征（简称妊高征）以往又称为妊娠中毒症，是由于全身小动脉痉挛，致全身各脏器功能障碍的一种妊娠期特有的症候群。

（1）临床表现：本病多发生于妊娠 5 个月后，临床表现主要有水肿、高血压、蛋白尿，严重者出现头晕、头痛、眼花、黄疸，甚至抽搐昏迷。其发生率为 10.32%，围产儿病死率为 16.6%。由于症状严重，妊高征目前仍是孕产妇死亡的重要原因。因此，妊高征的防治是极为重要的。

（2）发病原因：妊高征的发病原因在医学上至今尚未完全明确，根据流行病学调查发现，发病可能和以下几种因素有关：

①精神过分紧张或受刺激致使中枢神经系统功能紊乱。

②寒冷季节或气温变化过大，特别是气压高时。

③年轻初孕妇或高龄初孕妇。

④有慢性高血压、肾炎、糖尿病等病史的孕妇。

⑤营养不良，如低蛋白血症者。

⑥体形矮胖，即体重指数 [体重（千克）/ 身高（米）^{2}] > 24 者。

⑦子宫张力过高，如羊水过多、双胎、糖尿病巨大儿及葡萄胎等。

⑧家庭中有高血压史，尤其是孕妇之母有妊高征史者。

（3）体征和分类：妊高征多发生在妊娠后半期。主要体征是高血压、水肿、蛋白尿。严重的可发生搐搦、昏迷，甚至导致母亲与胎儿死亡。根据孕妇的症状严重程度，临床分为轻度妊高征、中度妊高征、重度妊高征。

①轻度妊高征主要临床表现为血压轻度升高，一般不超过 17/12 千帕（130/90 毫米汞柱），可伴轻度蛋白尿和（或）水肿。水肿多由脚踝部开始，渐延至小腿、大腿、外阴部、腹部，按之凹陷，称凹陷性水肿。踝部及小腿有明显凹陷性水肿，经休息后不消退者，以“+”表示；水肿延及大腿，以“++”表示；“+++”指水肿延及外阴和腹部；“++++”指全身水肿或伴腹水者。此阶段可持续数日至数周，或逐渐发展，或迅速恶化。

②中度妊高征指血压不超过 21.3/14.6 千帕（160/110 毫米汞柱），并伴有尿蛋白、水肿，或有头痛或无自觉症状。

③重度妊高征血压可高达 21.3/14.6 千帕（160/110 毫米汞柱）或更高；尿蛋白（++）或以上；可有不同程度的水肿，并伴有头痛、眼花、胸闷、恶心、上腹不适或呕吐等一系列症状。此阶段可分为先兆子痫和子痫。

（4）防治：妊高征，特别是重度妊高征，往往可发生肾功能障碍、胎盘早剥、胎儿宫内发育迟缓、胎儿窘迫等母婴并发症。准妈妈一旦患了妊高征，应积极治疗，防止病情发展，以保障胎儿和孕妇的健康。

做好产前检查及处理，可使妊高征引起的孕产妇病死率明显降低。为了预防和减少妊高征的发生，孕期保健非常重要。

①注意保持营养均衡，饮食中保证足够的

蛋白质（以豆类及鱼、牛奶、鸡蛋等脂肪少的优质蛋白质为主）、足够的热能及铁、维生素以满足各阶段胎儿生长的需要；饮食以清淡为宜，避免过咸；烹调使用植物油。可选用花生油、植物性人造黄油等植物油，不要用猪油、黄油。

②保证有足够的休息和睡眠时间，保持心情愉快。

③做好产前检查。妊娠早期应测血压，检查尿蛋白和体重。自妊娠 4 个月开始按期进行产前检查，密切注意血压、水肿及体重改变，以便早期发现妊高征并早期治疗，防止病情发展。

④注意既往病史。初产妇、双胎、羊水过多、原发性高血压、慢性肾炎或糖尿病患者，因容易并发妊高征，更应注意。

⑤及时纠正异常情况。如发现贫血，应及时采用补铁等治疗方法，下肢出现水肿，要增加卧床休息时间，血压偏高时要按时服药。

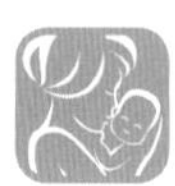

防治妊娠水肿

妊娠中晚期有不少准妈妈都会出现不同程度的小腿水肿，用手指压之可出现局部凹陷。这种水肿一般是傍晚最明显，卧床及夜间休息后可消退。

（1）原因：这是由于妊娠后体内内分泌的改变，使水、钠潴留所致。另外，子宫增大压迫下腔静脉，使血液回流受阻，下肢静脉压升高，孕妇在久站或久坐时，水分在下肢积聚，也可出现凹陷性水肿。

（2）症状：一般水肿发生于下肢远端，孕妇做站立的工作更为明显。单纯的下肢水肿不是病理现象，不需治疗。但如果下肢水肿经过 6 小时以上，休息仍不能消退，且逐渐向上发展，而且大腿以上也出现水肿，那就不正常了。如果同时合并有心脏病、肾病、肝病、高血压、营养不良等更应引起高度重视，因为这些并发症会对孕妇及胎儿产生严重后果。

（3）预防：轻度的下肢水肿属于妊娠的正常现象，但由于酸胀给孕妇带来一定的痛苦，所以通过建立良好的饮食和生活习惯预防和缓解下肢水肿是必要的，主要有以下措施：

①调整工作和日常生活节奏，不能过于紧张和劳累。要保证充足的休息和睡眠时间。上班地点没有条件躺下休息的可以在午饭后将腿举高，放在椅子上，采取半坐卧位。

②注意均衡的营养，摄取高蛋白、低糖类的饮食。体重在整个妊娠期间增重 11 千克左右比较理想。

③多吃清淡食物，保持低盐饮食。但不是完全禁盐，因为妊娠后期体内增加了排钠的激素。

④每天适当散步（最好不超过 40 分钟），不要站立太久，以免加重下肢的肿胀。同时防止情绪激动和避免较剧烈或长时间的体力劳动。

⑤出现腿部肿胀酸痛的准妈妈，晚上睡觉前可请丈夫按摩腿部，可减轻酸痛的感觉。睡觉的时候，腿脚部稍微抬高一点，有利于消除肿胀。

⑥定期产检，出现严重的肿胀现象应检查血压和尿液，如发现异常，及时治疗。

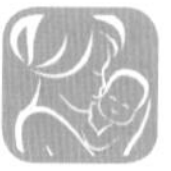

存在危险因素的孕妇须谨慎

临床资料显示，以下 9 种孕妇在孕产期比一般孕妇更容易发生流产、早产、畸胎和难产：

（1）高龄初产、多胎妊娠和非婚妊娠：高龄（35 岁以上）初产发生滞产的可能性较大；多胎妊娠比正常妊娠容易发生难产，胎儿和新生儿的病死率较高；非婚妊娠因孕产妇的心理压力大，精神紧张，对分娩不利，而且非婚妊娠者大多不能按时进行产前检查，故母子的安全得不到保障。

（2）拒绝产前检查或产前检查不认真：至

今，仍有孕妇不相信科学，拒绝产前检查。另外，还有相当多的孕妇因害羞或嫌麻烦而不认真检查。这是一种冒险行为，往往会使许多妊娠并发症和胎位不正等异常不能及时发现和治疗，造成严重后果。

（3）粗心大意的糊涂孕妇：有些孕妇对妊娠粗心大意，不仅记不住自己的预产期、初次胎动时间，而且在日常生活和工作中也大大咧咧，不注意保护腹里的胎儿，这种糊涂孕妇极容易发生问题。

（4）好吃懒动的孕妇：孕期应该比平时多吃些富含蛋白质、无机盐、维生素的食物，以满足胎儿生长发育的需要，但又不能填鸭式无节制的吃，因为吃得过多易引起肥胖。有些孕妇认为休息越多越好，不上班也不做家务，更不参加体育活动，这种懒动的孕妇比一般孕妇更容易发生滞产。

（5）带病妊娠的孕妇：患有心脏病、肝脏病、肾脏病等严重器质性疾病的妇女妊娠，孕妇及其胎儿都有危险。

（6）盲目保胎的孕妇：孕妇或其家属若愚昧无知，常常会干出一些蠢事，盲目用保胎药等，造成严重后果。

（7）不讲精神卫生、心绪不佳的孕妇：孕妇长期精神不佳，不仅影响孕妇的食欲和睡眠，还会影响到腹中的胎儿，对胎儿的正常生长发育不利。

（8）不节制性生活的孕妇：妊娠初期及后期，特别是妊娠前3个月和产前2个月内，若不节制性生活，容易引起子宫内感染、胎膜早破等异常，增加流产和早产的可能性。

（9）嗜烟、酗酒的孕妇：孕妇大量吸烟可祸及胎儿，增加畸胎、流产和低体重新生儿的发生率。另外，孕妇早孕期酗酒对胎儿的危害也很大，可导致胎儿头小、面丑等畸形，妊娠晚期酗酒则容易发生早产。

准妈妈们可以对照以上危险因素，做自我检查和修正，最大限度地避免流产、早产、畸胎和难产的发生。

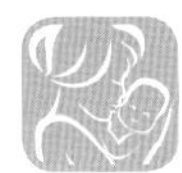

外用药也要慎重使用

（1）杀癣净：其成分是克霉唑，多用于皮肤黏膜真菌感染，如体癣、股癣、手足癣等，动物实验发现它有致胚胎中毒的毒性作用，其药物成分还可以分泌入乳汁，虽然临床上示见明显不良反应和畸变报道，但为了健康生育，此药应该慎用。

（2）达克宁霜：含硝酸咪康唑，一般均有局部刺激。如果皮肤局部较为敏感，易发生接触性皮炎，或者因局部刺激发生灼热感、红斑、脱皮起疱等。用药时如出现上述反应，应及时停用，以免皮损加重或发生感染。

（3）百多邦软膏（莫匹罗星）：是一种外用抗生素软膏，在皮肤感染方面应用较广泛。但有不少专家认为，妊娠期最好不要使用该药。因为此膏中的聚乙二醇会被全身吸收并蓄积，可能引起一系列不良反应。

（4）阿昔洛韦软膏：属抗病毒外用药。抗病毒药物能抑制病毒核糖核酸（DNA）的复制，但同时对人体细胞的DNA聚合酶也有抑制作用，从而影响人体DNA的复制。所以，妊娠期在使用各种抗病毒外用药时应慎重。

（5）糖皮质激素类药：应用于皮肤病较多。这类药具有消炎、抗过敏作用，用于荨麻疹、湿疹、药疹、接触性皮炎等。但是，妊娠期妇女大面积使用或长时期外用时，能通过透皮吸收，可造成胎儿肾上腺皮质功能减退，小剂量也可分布到乳汁中。此外，这类药还可造成妇女闭经、月经紊乱，故欲生育妇女最好不用。

第九章

孕育第8个月

part 9

踏入怀孕的第8个月，这时你会感到很疲劳，身体越来越笨重，行动又更加不便，食欲因胃部不适也有所下降，但体重这个月增长得很快，每周增加500克也是很正常的。这时应更加注意安全保健，避免早产，每2周做一次产检，减少外出和运动。

>> 宝宝成长记 第八个月 <<

1. 肌肉发达、皮肤红润、脸上布满皱纹。

2. 脑、肺、胃、肾发育近于成熟。

3. 听力增强，对声音特别敏感。

4. 体重增加活动空间减小，身体自然蜷曲头朝下。

5. 胎儿头部开始进入骨盆。

6. 已具备子宫外生活能力。

>> 妈妈身体变化 <<

1. 下腹更加突出。

2. 子宫宫底上升到胸部与脐中间，内脏受压迫，呼吸困难，食欲减退。

3. 部分妈妈体内黑色素分泌增多。

4. 部分妈妈出现妊娠高血压、贫血。

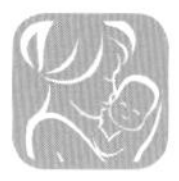

确定胎位是否异常及矫正

怀孕期间常见的胎位异常有臀位、横位和头位异常。如胎位异常是造成难产重要原因之一，分娩时会对母亲及胎儿都有很大的威胁。如早期及时发现异常胎位，并给予矫正，可降低难产发生率，也可降低分娩时孕妈妈及胎儿死亡率。通常臀位或横位异常，孕30周前可以自行转位成正常，若30周后不能自动复位者，应加以矫正。

常用的胎位矫正方法为孕妈妈自我矫正。

方法1：孕妈妈跪于硬床板上，胸部紧贴床面，两手前伸，头向一侧，臀部抬高，大腿要与床面垂直，臀部不可压在小腿上，否则无效果。每次15～20分钟，每日3次。做前孕妈妈应排空小便，松开裤带。

方法2：胎儿和母亲的“对话”，让胎儿自行胎动。

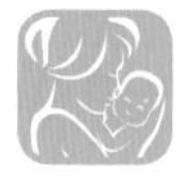

胎位不正怎么办

（1）胎儿的胎位：胎儿在子宫内的位置叫胎位。羊水中的胎儿，由于头比身体重，所以胎儿呈头下臀上的姿势。正常的胎位为胎体纵轴与母体纵轴平行，胎头在骨盆入口处，并俯屈，颏部贴近胸壁，脊柱略前弯，四肢屈曲交叉于胸腹前，整个胎体呈椭圆形，称为枕前位（头位）。当胎儿横卧在宫腔，称横位；臀在下方，坐在宫腔里，叫臀位。横位和臀位，都是胎位不正；即使胎头向下，但胎头由俯曲变为仰伸，也是胎位不正。胎位不正中以臀位的比例最高。因为胎位不正是造成难产的主要原因之一，所以宝宝的胎位是否正常是准妈妈很关心的一件事。

(2) 胎位不正的原因：胎位不正的几率约为3%。引起胎位不正的原因有子宫发育不良、子宫畸形、骨盆狭小、盆腔肿瘤、胎儿畸形、羊水过多、胎儿生长过慢、脐带太短、胎盘不正常、多胎等因素，故发现胎位不正后必须详查胎儿与准妈妈的身体状况是否正常。异常胎位在分娩时可引起难产，多需手术助产，如处理不当，则可能会危及母亲及胎儿生命。

事实上，离分娩前3个月的胎儿处于浮游状态，无时无刻不在变换姿势，所以妊娠6个月之前的胎儿，约有一半胎位不正，直到32周以后，胎位不正的比例就降到10%。所以，胎位不正在妊娠8个月前颇为常见，准妈妈无须担心，因为大部分宝宝在8个月之前，多会自动转为枕前位。在产科的处理方面是以9个月（36周）妊娠仍为胎位不正时，就诊断确定为胎位不正。当然，仍有极少数产妇在临盆前出现胎位改变。

(3) 胎位不正的纠正方法：一般而言，在妊娠7个月前胎位不正，只要加强观察便可。因为宫内羊水较多，胎儿有活动余地，会自行纠正胎位。若妊娠7个月以后胎位仍不正，便要纠正了。下面以最常见的臀位为例介绍两种矫正方法：

①膝胸卧位操纠正。准妈妈先排空膀胱，松解腰带，跪在铺着棉絮的硬板床上，双手前臂伸直，胸部尽量与床贴紧，臀部上翘，大腿与小腿成直角。每天早、晚各1次，开始时每次3～5分钟，以后增至每次10～15分钟。胸膝卧位可使胎臀退出盆腔，增加胎头转为头位机会。

②外转胎位术。这是由医生操作为胎儿施行“转向”。如果在妊娠32～34周时，胎儿仍未转向，医生就要考虑为孕妇实行外转胎位术，让胎儿翻转，使孕妇能顺利分娩。进行人工外转胎位时，医生通常会给予孕妇以子宫放松的药物，然后由医生在B超监测下行外转胎位术。值得注意的是，外转胎位术有一定的风险性。操作时，会导致脐带缠绕或胎盘早剥。因此，在有条件进行剖宫产的情况下，极少采用这种办法。

(4) 区分对待不同胎位：如果到了临产胎儿仍然不能转成正常的枕前位，那么，是不是就一定不能自然分娩呢？胎位不正的孕妇，并非100%不能经阴道分娩。不同情况应区别对待，一般来说：

①单臀位（即胎儿臀部朝下，双髋关节屈曲，双膝关节伸直）的孕妇，如骨盆腔宽大，且胎儿体重在3500克以下，仍然可以考虑经阴道分娩。必须特别注意：由于胎儿的臀部通常比头部要小，所以下降可能较快，但仍存在因头部分娩困难，引起胎儿损伤的危险（如颅内出血、臂丛神经损伤、新生儿窒息等），因此，医生常在胎臀自然娩出到脐部时，实行臀助产术。若有任何产程延长，则必须及早剖宫分娩。

②胎儿盘膝坐、单腿或双腿直立的臀位不适宜阴道分娩，否则易导致在产程中脐带脱垂，引起胎儿缺氧，甚至导致死胎。对于这样的胎位，一般采用剖宫产分娩。孕妇需要在胎儿足月前后住院待产。

③有些因胎头旋转或俯曲不良而引起的胎位异常，如持续性枕横（后）位、面先露、高直位、前不均倾位等，均在分娩中才会被发现。

临床医生会根据产妇骨盆、胎位、胎儿大小等情况综合考虑继续分娩的方式，必要时需实施紧急剖宫产。

④胎儿身体其他部位先露所引起的胎位不正，如肩先露、复合先露等，常见于腹壁松弛的经产妇或骨盆狭窄者，经阴道分娩的危险性更大，甚至会引起死胎或产妇子宫破裂。对于这样的孕妇，一般用剖宫产的方式进行分娩。

总而言之，为避免分娩时因胎位不正造成的严重后果，准妈妈应做好产前检查，预先诊断出胎位不正，及时治疗，如未转为头位，则先做好分娩方式选择，提前住院待产。以现代的医疗技术，即使采用剖宫产的方式分娩也是非常安全的，准妈妈不必过于担心。

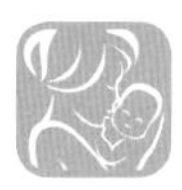

警惕衣原体感染

（1）衣原体的发生：目前衣原体感染已引起广泛关注。衣原体是一种常见的性传播疾病（STD）的病原，估计每年有300万～500万人遭受感染。对是否已受到衣原体感染很难判别，因为衣原体感染无任何症状。20%～40%性活动频繁的妇女会发生衣原体感染，如果不经治疗，衣原体感染会造成很严重的后果。

衣原体感染是由沙眼衣原体引起的。它可侵入到某些正常细胞内，感染通过性活动传播，包括口交。

衣原体感染更容易在多个性伙伴中发生，也可在有其他性传播疾病的妇女中发生。有些医生认为口服避孕药的妇女更易受衣原体感染。采用屏障避孕措施，如使用隔膜或避孕套，配合使用杀精子药，能够防止衣原体感染。

（2）并发症：衣原体感染所引起的盆腔炎症（PID）包括子宫、输卵管、卵巢等生殖器官的严重感染性疾病。它可能是由衣原体感染后未采取相应治疗措施而引起的，衣原体是造成盆腔炎的主要病因。如果造成持续感染或复发，生殖器官、输卵管和子宫就会受到损伤，需要进行手术修补，如果输卵管受到损害，会发生异位妊娠，宫外孕的风险则会增加。

（3）新生儿的感染：妊娠期间，孕妇可在新生儿通过产道时将衣原体传染给婴儿。这些新生儿中衣原体感染的几率是20%～50%，导致新生儿眼部受到感染，不过比较容易治疗，较严重的并发症是导致肺炎，需要住院治疗。

（4）衣原体的检查及治疗：衣原体可通过培养法检查，现在采用的新检测方法要比过去使用的培养法快得多，被称为快速诊断试验，在办公室就可以操作，提供结果非常迅速。

然而，50%以上的衣原体感染者并没有任何症状，症状大多为生殖器有烧灼感或瘙痒，阴道分泌物增加，尿痛或尿急，或盆腔疼痛。男性也可表现出相应症状。

衣原体感染大多采用四环素进行治疗，然而，孕妇不能使用四环素，红霉素是比较好的替代药物。治疗后，医生还会做一下组织培养以判断感染是否已治愈。

如果准妈妈担心可能患上衣原体感染，那么就去看医生。

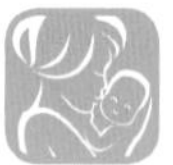

怀孕晚期胎心监护

胎心电子监测是用胎心监护仪检测胎儿的心率，同时让孕妈妈记录胎动，观察这段时间内胎心率的情况和胎动以后的胎心率的变化。医生主要会根据胎心率和胎动后胎心率的加快或子宫收缩后胎心率的变化来反映胎儿宫内是否缺氧和胎盘的储备功能。

胎心电子监测一般在妊娠33～34周以后进行。行胎心监护时，你应该轻松地仰卧（最好是左侧卧），医生会在你的腹部涂上超声耦合剂（一种对人体无害的中性水溶性高分子凝

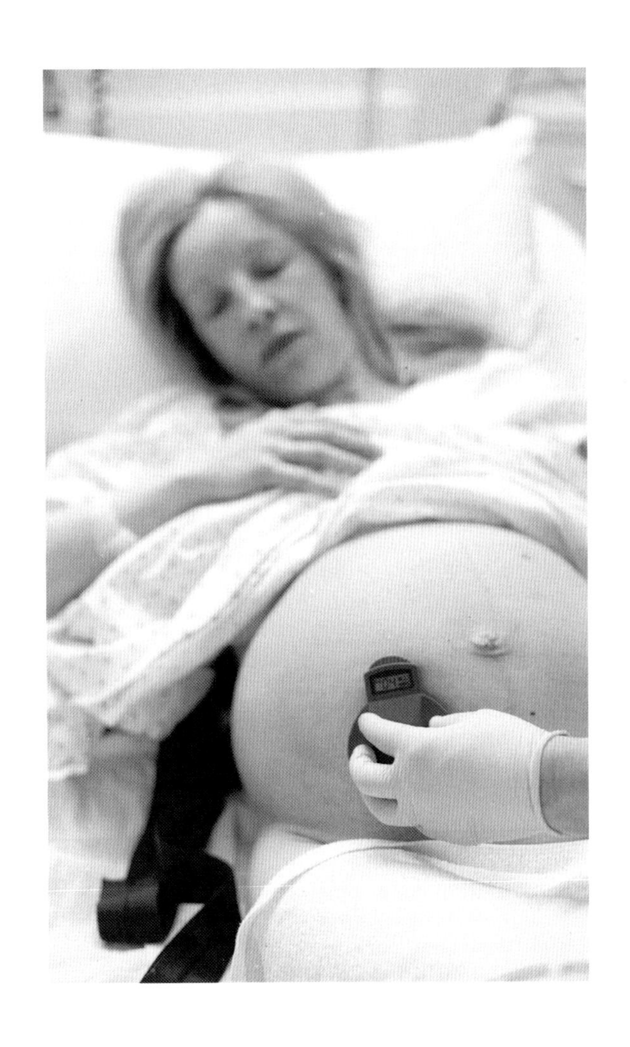

胶)，再将胎心监护仪上的一条或两条（有宫缩时）带子绑到你的宫底和胎心最强的位置上，再给你一个记录胎动的装置，仪器上可以显示即时的胎儿心率及子宫收缩的频率和强度。这种记录需要 20 ～ 40 分钟。如果你没有阵发性腹痛（宫缩)，腹部只绑了一条带子，则为无应激试验（NST)。

正常情况下，20 分钟内应该有 3 次以上的胎动，胎动后胎心率会增快 15 次 / 分钟以上。如果是有宫缩的情况，宫缩后胎心率则不易下降。

在做胎心监护前，一定不要空腹，否则会出现假阳性的情况。如果有条件的话，一般在孕 36 周后每周行一次胎心监护，如果孕妈妈属于高危妊娠，如妊娠合并糖尿病等应该每周做两次监护。

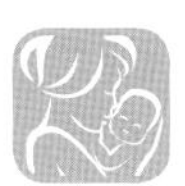

前置胎盘是怎么回事

“前置胎盘”绝大多数发生在怀孕 28 周之后，会伴随出血现象，其特点是无痛性出血，常发生在半夜，医生通常要依靠超声波检查来诊断，不过，有时候连超声波都检查不出。由于胎盘盖到了子宫颈口，当胎儿要从子宫颈口出来时，一收缩子宫颈口就会扩张，一扩张就会与胎盘剥离而出血，大部分孕妈妈不会感到疼痛，但是，出血量却是一次比一次多。

“前置胎盘”又可以分为四大类型：完全型、部分型、边缘型及低位型。除了完全型和部分型前置胎盘的孕妈妈需要剖宫产外，边缘型和低位型前置胎盘者可以考虑自然分娩。不过，出血量如果非常多，多到威胁了妈妈的安全，医生都会施行剖宫产，并且尽量不安胎。因此，建议有前置胎盘的孕妈妈一定要多卧床休息，少活动，尽量不要憋尿，这样才能稍微控制出血。

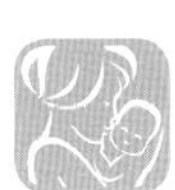

羊水过多的危害

羊水为羊膜腔内的液体，是胎儿生长发育赖以生存的环境。每个人在胎儿时期，无不都在母亲的羊水里浸泡成长。十月怀胎，羊膜穿破，羊水漏出，迎来了一朝的分娩。

孕妇宫内的羊水，不仅具有保护胎儿免受外来伤害的缓冲作用，还有防止胎儿向羊膜发生粘连，保持宫内适宜温度以及让胎儿有自由活动余地的功能；分娩时能传导子宫壁的压力。有扩张子宫颈口的作用；破膜后能滑润产道，利于胎儿娩出。

正常足月妊娠时，羊水量约为 1000 毫升左右，如果羊水量超过 2000 毫升者，称羊水过多。羊水量在数天内急骤增加者，称为急性羊水过多；在较长时间内缓慢增多者，称为慢性羊水过多。羊水过多较常见的原因是胎儿畸形（如脊柱裂、无脑儿及幽门闭锁等），根据临床文献记载，大约有60%左右的胎儿因羊水过量而致畸形。多胎妊娠、妊娠期糖尿病和有新生儿溶血病的孕妈妈也见羊水过多。

急性羊水过多，常发生在妊娠24周左右，子宫可在短时间内迅速增大，患者常有明显的压迫症状，如腹部胀痛、心悸、气急、不能平卧。由于腹压增高，静脉回流受阻，故下肢和外阴甚至腹壁可出现水肿。慢性羊水过多常发生在妊娠晚期，病理发展较慢，一般无明显症状，但可通过B超和产前检查发现。

羊水过多的危害很大，羊水过多时常伴有妊娠中毒症。临床表现为高血压、水肿、蛋白尿，严重时出现抽搐和昏迷，威胁母儿生命；由于羊水过多，胎儿在宫腔内活动度较大，容易发生胎位不正；子宫过度膨胀，压力过高，易引起早产；破膜后，如大量羊水涌出，腔内压力骤然降低，可引起脐带脱垂而危及胎儿性命；羊水流出后，子宫腔体积突然缩小，可引起胎盘早期剥离，或因腹压骤降而发生产妇休克；在第三产程中，可因子宫收缩乏力而致产后大流血。据医学资料显示，羊水过多孕妈妈早产率较一般妊娠高一倍；如果加上血型不合、糖尿病等合并症和脐带脱垂等并发症，则羊水过多的围产期（怀孕28周到产后一周这一分娩前后的重要时期。）死亡率高达50%。

对慢性羊水过多的患者，可给予低盐饮食，并口服利尿药物如双氢克尿塞25毫克，每日1次，也可服中药白术散，方为白术20克，泽泻、茯苓皮、陈皮各100克，共研细末，每日早晚各服10克，小米汤送下。食疗方“赤豆苡仁粥”对慢性羊水过多亦有良效，可取赤小豆50克、薏苡仁30克、粳米100克，加水供煮成粥服食，每日一次，待妊娠足月时，任其自然分娩。但如胎儿有畸形，或急性羊水过多者，均应及时终止妊娠。

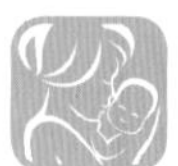

怎样预防胎儿生长受限

孕后胎宝宝会在子宫内逐渐发育，孕妈妈的子宫底高度会逐渐增高，腹围逐渐增大，胎宝宝的身长与体重也会成比例地增加。如果妊娠四五个月后，孕妈妈的腹形及子宫体明显小于正常孕月，就说明胎儿虽然存活但生长迟缓，其体重低于相同孕龄胎儿。妊娠期胎儿生长受限可以通过产前检查来发现。如果发现孕妈妈的体重两次检查间不增长或宫高不增长、B超测量胎儿大小小于孕周2周以上，就应该考虑胎儿生长受限了。

1. 宝宝为什么不长

孕妇本身的一些疾病可直接影响胎盘的供血、供氧，从而影响胎儿的生长；偏食、挑食的孕妈妈由于营养的缺乏，也会导致胎儿生长受限；胎儿本身的疾病或先天缺陷可能也是一个重要原因。

2. 如何预防胎儿生长受限

胎儿生长受限的预防方法除了积极治疗孕妈妈的合并症外，还应提高饮食质量，增加饮食中蛋白的摄入量。

鸡蛋是很容易吸收的优质蛋白质，每日最好能够保证2个鸡蛋的摄入。因为不同种类的动物肉、鱼肉、蛋及牛羊奶中含氨基酸的种类及数量不同，你必须摄取各种食物，合理地荤素搭配，才能改善营养状态。食用新鲜和多品种的蔬菜及水果，保证维生素的足够补充。

只要能在妊娠中期及时发现并细心护理，大部分胎儿生长受限都能得以纠正。如经过饮食调节不满意时，有必要静脉注射复方氨基酸。

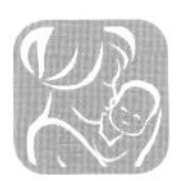

出现腹痛辨别是否早产

孕晚期，随着胎宝宝的不断长大，孕妈妈的腹部也会逐渐增加再加上临近分娩，出现腹痛的次数会比孕前中期明显增加，那么如何区分生理性腹痛和病理性腹痛呢?

→ 生理性腹痛 1：子宫增大压迫肋骨

随着胎宝宝不断长大，孕妈妈的子宫也逐渐增大。增大的子宫不断刺激肋骨下缘，可引起孕妈妈肋骨钝痛。一般说来这属于生理性腹痛，不需要特殊治疗，左侧位有利于疼痛缓解。

→ 生理性腹痛 2：假临产宫缩

到了妊娠晚期，可能会出现因假宫缩引起的下腹轻微胀痛，晚上胀痛，白天消失，宫缩频率不一致，持续时间不恒定，间歇时间长且不规律，白天症状缓解。而临产的宫缩有节律性，每次宫缩都是由若至强，维持一段时间，一般 30 ～ 40 秒，消失后进入间歇期，间歇期为 5 ～ 6 分钟。

→ 生理性腹痛 3：胎动

胎动于孕 28 ～ 32 周间最为显著。在 20 周时，每日平均胎动的次数约为 200 次，在 32 周时则增加为 375 次，每日的胎动次数可能介于 100 ～ 700 次之间。自 32 周之后，胎宝宝逐渐占据子宫的空间，他的活动空间也将越变越小，但是他偶尔还是会很用力地踢你。

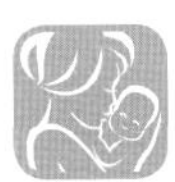

任何阵痛都是早产的信号吗

并不是所有的阵痛都会导致分娩的开始。孕妈妈有时会感到肚子一阵阵的发紧，或者小腹感觉异样，与正常的阵痛不同，很可能是身体在做分娩“练习”。但是如果剧烈难忍，或者出现其他异常情况，准妈妈应该咨询医生。

首先，医生会检查子宫，观察子宫口是否紧闭。超声波能够检查产道的长度，如果它比相对应的怀孕周数的标准长度要短得多，就有可能预示提前分娩的到来。

医生会帮助 1/3 的孕妈妈解除警报，告诉她们这不是“正式”的阵痛。孕妈妈便可以带着愉悦的心情回家静养了。通常，医生会给孕妈妈开些有助于肌肉放松的微量元素，例如镁。

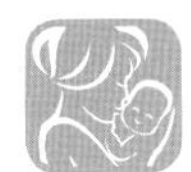

增加顺产的方法

常言道：谋事在人，成事在天。顺产与否虽然不能百分之百地人为控制，但准妈妈有足够的防范意识，还是有一些方法可以帮助增加顺产的可能性。

（1）选择合适的受孕时机：包括妊娠的年龄和准父母的健康状况等。23 ～ 30 岁为最佳生育年龄，超过 35 岁属于高龄初产妇，妊娠与分娩的危险系数随着年龄的增长而升高。另外，孕前夫妻双方做一次健康检查，排除不利于生育的因素，做好身体和心理两方面的准备再妊娠。

（2）孕期合理营养、控制体重：一方面，如果准妈妈患有和营养、体重有关的妊娠合并症，如重度贫血、妊娠高血压、妊娠糖尿病等都有可能增加难产的机会；另一方面，胎儿的体重超过 4 千克（医学上称为巨大儿），分娩时不容易通过产道，难产率会大大增加，而不得不做剖宫产。为了控制新生儿的体重，在妊娠期间，孕妇应适当增加运动量，多吃新鲜蔬菜和含蛋白质丰富的食物，少吃含糖类、脂肪量很高的食物。最理想的妊娠体重在孕早期妊娠 3 个月以内增加 2 千克，中期妊娠 3 ～ 6 个月或末期妊娠 7 ～ 9 个月各增加 5 千克，前后共 12 千克左右为宜。如果整个孕期增加 20 千克以上，就有可能使宝宝长得过大。

（3）孕期体操：孕期体操不但有利于控制孕期体重，还可以增加腹肌、腰背肌和骨盆底肌肉的张力和弹性，使关节、韧带松弛柔软，有助于分娩时肌肉放松，减少了产道的阻力，使胎儿能较快地通过产道。当然，妊娠毕竟是个特殊的生理过程，准妈妈在练体操时要注意运动时间、运动量、热身准备，防止过度疲劳和避免宫缩。另外，有习惯性流产史、早产史、此次妊娠合并前置胎盘或严重内科合并症者不宜做孕期体操。

（4）定时做产前检查：定期检查能连续观察各个阶段胎儿发育和孕妇身体变化的情况，如胎儿在子宫内生长发育是否正常，孕妇营养是否良好等；也可及时发现孕妇常见的合并症，如妊娠高血压、糖尿病、贫血等疾病，以便及时得到治疗，防止疾病向严重阶段发展而影响胎儿经产道分娩。

（5）矫正胎位：在妊娠期间，胎位也可发生变化，如果及时发现，就能适时纠正。胎位不正是难产的主要原因之一，因此在妊娠后期，通过膝胸卧位操或外转胎位术等方法进行纠正非常重要，如纠正无效，则有可能需要施行剖宫产分娩。

（6）做好分娩前的准备：准妈妈应通过孕妇课程、科普读物或咨询产科医生了解有关分娩的知识，消除对分娩的恐惧，掌握分娩时的一些技巧，建立顺产的信心。妊娠末期尤应放松心情，注意休息，避免劳累和独自外出，并及早准备好入院分娩的物品，以免临产时延误了到医院的时间，增加难产的可能。

（7）陪伴分娩：如果分娩时有一个妇产科的专业人员，一对一地全程陪伴产妇，随时观察产妇的情况，在分娩的每个步骤指导产妇如何配合，同时对产妇进行精神安抚和心理疏导的话，对产妇缩短产程，顺利分娩无疑是大有帮助的，这就是新兴的分娩方式——“导乐分娩”。当然，到目前为止，“导乐分娩”还未广泛普及，只有某些大城市的部分医院开设了。即使没有条件进行“导乐分娩”，丈夫和家人如果能够一直在产妇身边，给产妇照顾和鼓励，也是很重要的。

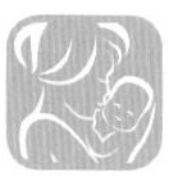

警惕胎膜早破

1. 胎膜早破的危险性

在正常情况下，破水是在宫口开全前后，由阴道流出的一股羊水，之后还会不断地向外渗出。早期破水是产科的并发症，也就是说，它是一种不正常的状况。胎膜早破很容易并发宫腔感染，接着可导致胎儿感染，而且早破时间越长，则感染机会越多；胎膜早破还容易导致脐带脱垂，使胎儿血液循环中断，导致胎儿突然死亡——这是胎膜早破最危险的并发症；羊水过早流干了，分娩时产道得不到润滑，有可能导致产程延长。对母体来说，胎膜早破最严重的后果在于感染，表现为发热、白细胞升高、子宫压痛、胎心加速及羊水有臭味等。致病菌来自阴道或外阴部位，常伴菌血症现象。所以，如果破水时妊娠已满 36 周，胎儿已经成熟，医生一般在 24 小时之内让孩子出生，因为超过 24 小时以后，细菌感染的几率增加，胎儿发生败血症或母亲发生感染的几率都会相对提高。假使有其他的妊娠并发症，如胎儿的心跳不稳、胎位不正等原因，可以直接做剖宫产让胎儿娩出。若妊娠未满 36 周，胎儿发育不够成熟，便会出现早产儿。

可见，胎膜早破可导致早产率升高，围生儿病死率增加，宫内感染率及产褥感染率皆升高，是一种绝不可掉以轻心的妊娠及分娩期的严重并发症。

2. 造成胎膜早破的原因

造成胎膜早破的可能原因主要有：创伤；宫颈内口松弛；妊娠后期性交产生机械性刺激或引起胎膜炎；下生殖道感染，可由细菌、病毒或弓形虫等引起；羊膜腔内压力升高（如多胎妊娠、羊水过多）；胎儿先露部与骨盆上口未能很好衔接（如头盆不称、胎位异常等）；胎膜发育不良等。

3. 预防胎膜早破

预防胎膜早破的发生重点在于积极预防和治疗下生殖道感染，重视孕期卫生指导；妊娠后期禁止性交；避免负重及腹部受撞击；妊娠后期避免过度劳累；宫颈内口松弛者，应卧床休息，并于妊娠 14 周左右施行宫颈环扎术。在妊娠中后期，一旦发现阴道流水，应疑为早破水，立即躺下，为了避免羊水流出过多和脐带脱垂，臀部稍垫高一些，同时由家人联系产科医生，尽快送往医院。

4. 检查羊膜破裂的方法

阴道分泌物增加或当胎儿压迫孕妇膀胱时，有少量尿液排出也是很常见的。医生可通过做两种检查了解羊水是否已破裂：

（1）硝嗪试验，将羊水滴在试纸上，纸的颜色会发生改变。这个试验是以检测羊水的酸碱度即 ph 值为机制。然而，即使无羊水流出，血也能改变硝嗪纸的颜色。

（2）做涂片，用棉签在阴道口取样，涂在玻璃片上在显微镜下观察，羊水干燥后呈现出蕨类植物或松树枝状，要比观察硝嗪纸颜色变化更有助于明确诊断。

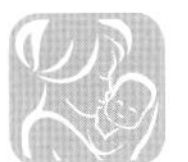

进行放松练习

如果妊娠期间情绪紧张、焦虑，肌肉就会变得僵硬、紧绷，这会使孕妇不舒服并影响胎儿。有研究指出：婴儿出生后若表现出紧张和焦虑的情绪，往往是由于他们的母亲在妊娠期间常处于紧张的状态。学会放松自己是为分娩做好准备，分娩时孕妇的肌肉会因子宫收缩而自行绷紧，放松有助于应对分娩时的疼痛，并使情绪镇定，还有助于保持精力，不至于很快就疲倦。产前训练班一般都有放松和呼吸练习课程。

（1）放松练习要领：穿上宽松的衣服，以轻松的姿势躺在床上、地板上或沙发上，用枕头或靠垫将身体垫好。由下往上开始做放松练习：先收紧脚掌上的肌肉几秒钟然后放松；接着逐一收紧、放松小腿、大腿、臀部、腹部、手掌、手臂的肌肉。最后是脸部，紧闭双目皱起眉头，再睁开双眼舒展眉头；尽力张开下巴然后放松。再做 1 次同样的练习，只是这一次是从脸部开始向下做，完成这套练习后，身体会感到十分沉重无力。这套练习每天至少要做 1 次。让丈夫按摩妻子疼痛的脚或其他难以触及的部位以帮助放松。

（2）呼吸练习：安静的时刻，一人独处，读书或听听音乐，有利于孕妇舒展心胸，放松紧张的情绪。妊娠期间学一点呼吸技巧，控制好呼吸有助于分娩时放松紧张的情绪，免于恐慌。练习用鼻子深吸气，然后慢慢从口中呼出，呼气时尽量放松肌肉，不能憋气，否则会紧张。

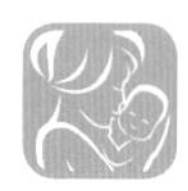

警惕先兆子痫

先兆子痫是由高血压、蛋白尿、全身水肿和反射变化引起的。子痫指有先兆子痛的妇女发作或抽搐。孕妇不一定都有癫痫发作史。先兆子痫，也叫毒血症或妊娠高血压综合征，指妊娠期间或分娩后发生的各种状况。在以下的讨论中，将用“先兆子痫”这个词以便简化问题。

先兆子痫，实际上是一组综合症状，包括：①全身肿胀。②蛋白尿。③高血压。④反射方面变化。⑤其他一些非特异性次要的症状，如右侧肋骨疼痛、头痛、视力变化等。出现这些情况应马上看医生，尤其是在妊娠期间血压出现问题就更应如此。

大多数孕妇在妊娠期间都有些水肿。腿部水肿并不说明有先兆子痫。诊断为先兆子痫必须伴有其他的症状，此外妊娠时没有先兆子痫，也可能会有高血压。先兆子痫常在妇女第一次妊娠时发生，30 岁以上才第一次妊娠的妇女患高血压和先兆子痫的危险性较高。

每次产前检查都要测血压，这是孕妇看医生应询问的重要内容。体重增加也是先兆子痫发生或加重的一个表现，所以每次产前检查都需要称体重。水潴留增加是引起先兆子痫体重增加的一个重要原因，水肿、血压升高、蛋白尿都是先兆子痫的症状。还会有一些其他不明显的表现，如果准妈妈发觉有这类症状，应尽快与医生联系。

治疗先兆子痫可以先在家卧床休息，不要进行体力劳动或长时间行走，侧卧而不要仰卧，以便使肾发挥最佳功效，并保证子宫的供血。适量喝水，少吃盐或含盐多的食物，否则会造成水潴留。不能用利尿药治疗先兆子痫。如果准妈妈不可能在家卧床休息或症状没有改善，就需要住院治疗或将胎儿娩出，分娩后先兆子痫可痊愈。然而，如果早产胎儿尚未发育成熟，最好在严密监护下，尽可能待胎儿发育成熟后娩出。

若症状得不到改善或进一步恶化，在 3 种情况下需要提前将胎儿娩出：①为了孕妇的健康。②为了防止癫痫发作。③为了胎儿的健康。分娩时和分娩后可静脉给予硫酸镁治疗先兆子痫。高血压症状可用降压药治疗。如果有先兆子痫已经发作，应立刻和医生联系。

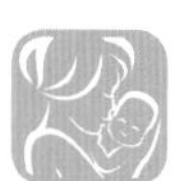

巨大儿的潜在隐患及预防措施

1. 巨大胎儿的潜在隐患

人们向准妈妈祝贺的时候，常常会说：“祝您生个白白胖胖的宝宝！”孩子养得白白胖胖，是妈妈们的心愿，也是她们的骄傲。于是，有些爱子心切的准妈妈便不遗余力地让肚子里的宝宝长胖、再长胖！其实，这不是明智的做法，因为胎儿越大并不意味着就越健康。相反，胎儿过大出生时有可能遇到一些比正常儿更多的潜在麻烦，如易患肥胖症、糖尿病、性功能障碍、智力发育落后等。胎儿太大，容易造成难产，不仅使妈妈饱受痛苦，还容易使胎儿因产程太长而发生窒息。胎儿窒息生下来后，即使经抢救脱险，也可能因缺氧或颅内出血造成将来智

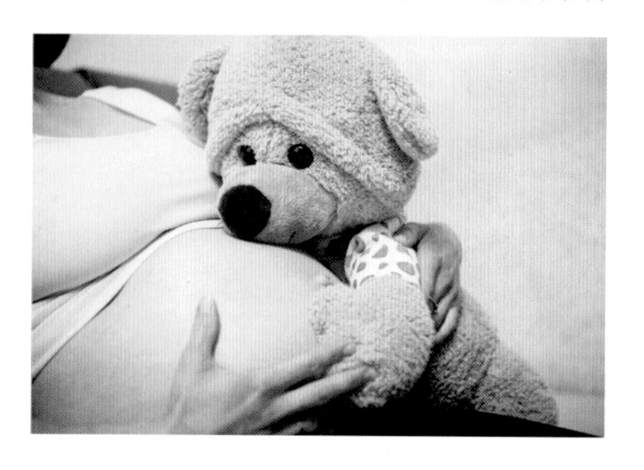

力发育迟缓。对巨大儿，医生无奈只好使用产钳或做剖宫产手术，但钳产和剖宫产对胎儿和母亲可能产生的损伤比自然分娩要大。

多重的宝宝是最合适的呢？按照国际通用的定义，新生儿可分为早产儿、低体重儿、正常体重儿和巨大儿 4 种情况。体重在 2500 克以下者为低体重儿，4000 克以上者为巨大儿。无论是男是女，新生儿的体重在 3000 ～ 3500 克之间比较理想。

2. 巨大胎儿的发生原因

近年来，巨大儿出生的比率呈上升趋势，这和孕妇营养过剩、脂肪摄入过多、身体锻炼偏少有关。当然，形成巨大儿的原因还与民族、人种、地区、生活习惯、营养状况等因素有一定的关系。据临床报道，孕妇身高超过 1.7 米以上者，巨大儿的发生率明显升高；孕周时间过长者，胎儿生长的时间充足，发生巨大儿的机会增多。从产妇的年龄来看，孕妇 28 岁以上者发生巨大儿的比例显著上升。已发生巨大儿的产妇中，经产妇发生率偏高。孕妇患有糖尿病也是形成巨大胎儿很常见的原因。随着母体血糖的升高，胎儿的血糖也会持续增高，并刺激胎儿胰腺分泌过多的胰岛素，这就势必造成脂肪、蛋白质和糖原在胎儿体内蓄积过多，从而导致胎儿长得大而肥胖。

3. 预防措施

一般来讲，食欲好的准妈妈，容易营养过剩。如果准妈妈吃得多而活动又过少，往往使营养吸收与消耗失去平衡，增加了妊娠期肥胖和巨大儿的发生率。为预防和减少巨大胎儿的发生，准妈妈应根据胎儿生长发育的特点和母体的健康状况科学地摄人营养。

（1）妊娠早期：在妊娠前 3 个月，胚胎尚小，这一阶段膳食中应增加富含 B 族维生素和无机盐的易消化食物，以谷物、蔬菜、水果为主，进食适量糖类。

（2）妊娠中期：胎儿生长迅速，各器官处于分化成熟阶段，孕妇的热能消耗和所需要的蛋白质比正常人增加 10% ～ 20%，因此食物要以乳品、肉类、蛋类、豆类、蔬菜、水果为主，但脂肪不宜过多。

（3）妊娠晚期：在妊娠晚期，胎儿骨骼发育、皮下脂肪积蓄，胎儿的体重一半是在这个阶段增加的。根据这一特点，孕妇除了摄入适当足量的糖类、蛋白质类食物外，可适当增加脂肪性食物，此时还特别需要补充一些钙、铁、磷等无机盐，如动物肝脏、骨头汤、海鲜等均为很好的来源。准妈妈适当控制食量的同时还需每天保持一定的运动量。对易发生巨大儿的孕妇，要做到定期检查，特别是检测葡萄糖耐量，以排除妊娠性糖尿病。对于超过预产期时间过长，又无可能顺产者，应及早采取剖宫产等方案，以保障母婴健康。

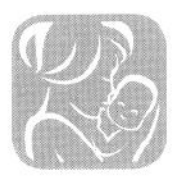

为宝宝准备用具

现在市面上婴儿用品琳琅满目，花式品种多得让准爸妈们眼花缭乱，在宝宝的衣物和寝具的选择上，除美观的因素外，更要考虑实用性、安全性和舒适性。

1. 衣物的准备

新生儿皮肤娇嫩，毛细血管丰富，对冷热的调节功能差，抵抗力弱。所以，其衣服以冬天保暖，夏天散热，穿着舒适，不影响生理功能（皮肤出汗、手脚的运动等）为原则。最好选用纯棉布、薄棉布、薄绒布等质料缝制，能经多次洗涤也不至于发硬或变形。婴儿服应宽大、质地柔软、装饰物少、洗涤方便、颜色宜浅，以便容易发现污物。衣服的接缝要少，内衣接触皮肤的地方不要有粗的针脚或凸起的接口，避免使用纽扣，以免擦伤孩子幼嫩的皮肤。衣服的胸围和袖口要宽松，以便穿脱。新生儿颈短且软，不适合穿有领子的衣服，所以上衣的式样以斜襟为宜。新生儿不宜穿毛衣，天冷时可穿无领斜襟棉袄。前身要盖过肚脐，后身可以稍微短一些，以防尿湿。也可以穿后开口的小棉袄，不必穿裤子。夏装可穿睡裙式单衣，高温天气可用布的兜肚，为防汗湿，还要多准备几个布兜肚，及时更换。冬天要有蓬式拉链袋和婴儿帽，以备外出时用。新生儿衣服买回后，在分娩前数天洗净，在太阳下暴晒，存放在洁净干燥的柜子内。不要和大人的衣服混在一起，存放时不要放樟脑丸、卫生球等防虫剂。

新生儿的衣服不必准备太多，因为孩子长得很快，可能过不了多久就不能穿了。

（1）内衣：5套左右，棉质，摁扣或系带式。裤子开裆或裆位上设活动纽扣，方便换尿布。

（2）护脐带：2套，夏天再准备3～4个兜肚。

（3）尿布：30～40条，要柔软、吸水力强。

（4）尿裤：3～4条，内层是隔水材料做的，给孩子垫上尿布后，再穿上尿裤就不会尿湿衣物和被褥。

（5）袜子：4～5双，注意袜口处松紧合适。

（6）围嘴：3个月以内婴儿可用纱布代替围嘴。

（7）外套：3套以上，冬天还需另备3～4件厚的夹棉衣或棉袄。

（8）纸尿裤：2大包，防止尿疹用的一次性隔尿垫巾1包。

（9）披风或包被：厚薄各1条，在外出时，包裹宝宝用。

2. 寝具的准备

（1）婴儿床：内设可拆卸摇篮、蚊帐，围栏高度要大于60厘米，防止宝宝较大时翻越摔伤，还要用布条把床栏裹起来。栏杆之间距离要小于6厘米，防止宝宝头部伸出受伤；各活动连接处螺栓牢固，不易被摇晃导致松动脱落。买回来后放在通风处吹散油漆味。

（2）被褥：新生儿应有专用被褥，不可与成人共用。被面和里子均为棉制，厚薄适中，大中小各1床。棉花透气性好，容易吸汗，太阳晒后，比较柔软和蓬松。被子要易于拆洗，可以装在被套内。为使宝宝的脊柱正常发育，褥子不宜太软，应该舒适整洁，边角完好。如果父母有过敏症史，那么，在选择宝宝的褥垫、被子时要格外注意其用料，以防引起各种过敏症。

（3）枕头：新生儿的枕头约36厘米长。不宜装得太高，否则会使头颈弯曲，影响新生儿的呼吸和吞咽。其实，新生儿可以不用枕头，吐奶和呃逆会不断弄湿枕头，3个月以内可用折叠的毛巾代替枕头，3个月以后用婴儿专用的固定头形枕头。

（4）防水床单：防止尿液渗透到床垫上。

（5）毛巾被、床单：2条以上，棉制，吸湿性强。

3. 其他用品的准备

除了衣物和寝具外，有些新生儿的用品也是需要准妈妈在分娩前准备好。

（1）小方巾：喂奶喂水时做围嘴使用，准备5～6块。

（2）盥洗用具：洗脸、洗屁股、洗澡盆各1个，毛巾2条，浴巾2～3条。此外，还要准备婴儿香皂、面霜、小儿爽身粉、护臀霜、润肤油各1盒。棉花棒若干，水温计1支。

（3）婴儿背带：选用既可后背又可放在前面抱着的两用型，肩带要粗一些的，既不会勒着宝宝的腿，大人背起来也较为轻松。

（4）婴儿车：坐躺两用式较好。

第十章

孕育第9个月

part 10

进入怀孕第9个月，将近临产，准妈妈的身体变得沉重，行动笨拙，准妈妈要多加注意，另外到了这个阶段，不少准妈妈难免会产生这样或那样的担心。做好产前心理疏导，排除恐惧与紧张的情绪，保持良好的心态，有利于顺利分娩。

>> 宝宝成长记 第九个月 <<

1. 皮肤红润有色泽、脸、腹胎毛脱落，只有肩背部仍可见。

2. 皮肤褶皱变少，身体更加丰满。

3. 胎儿内脏器官发育成熟，有较强的呼吸和吮吸能力。

4. 可吞咽羊水，能代谢消化道分泌物。

5. 生殖器发育健全：男睾丸下降至阴囊，女大阴唇隆起。

6. 此时离开母体已经具备生存能力。

>> 妈妈身体变化 <<

1. 腹部向上隆起，心脏向左上偏移，心肺受到挤压。

2. 心跳和呼吸加快，喘气困难。

3. 身体笨重行动困难，常处于疲倦状态。

4. 食量减少，为避免早产或感染应停止性生活，以防感染。

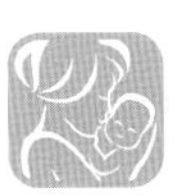

准妈妈顺利分娩减痛操 1

拉玛泽分娩减痛操

拉玛泽分娩准备法，也被称为心理预防式的分娩准备法。这种分娩减痛操，从怀孕7个月开始一直到分娩，通过对神经肌肉控制、产前体操及呼吸技巧训练的学习过程，有效地让产妇在分娩时将注意力集中在对自己的呼吸控制上，从而转移疼痛，适度放松肌肉，能够在产痛和分娩过程中保持镇定，达到加快产程并让婴儿顺利出生的目的。时间：吃饭前后一小时，排尿后。频次：每天1～6次，以不累为原则。

· 提肛运动 ·

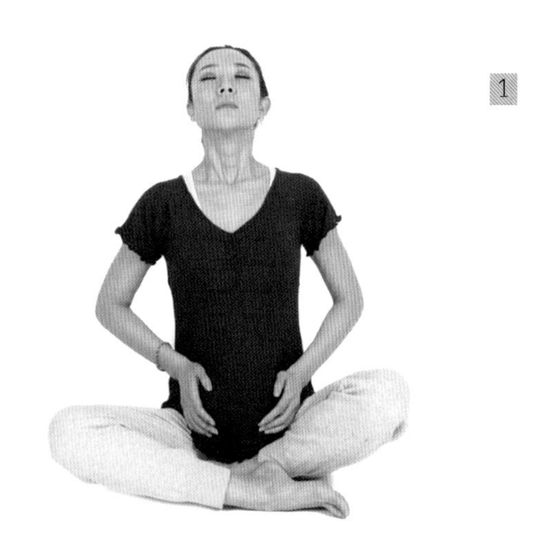

1

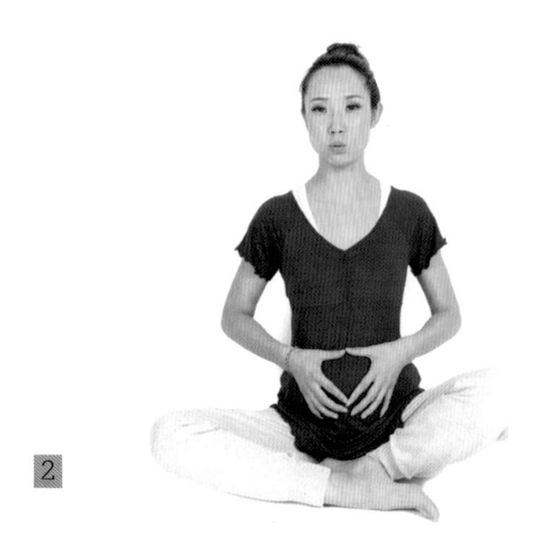

2

动作：盘腿正坐，将注意力集中在自己的会阴及骨盆处，配合呼吸做提肛练习。吸气时感觉肛门口向上收紧，嘴巴慢慢吐气，盆底不要放松；再次吸气，再次吐气的一瞬间放松盆底。

作用：锻炼骨盆底肌肉，促进肛门周围静脉循环，预防痔疮，防止产后子宫脱垂等症状的发生。每天 3 ～ 5 组，每组 10 次。

· 盘腿压膝 ·

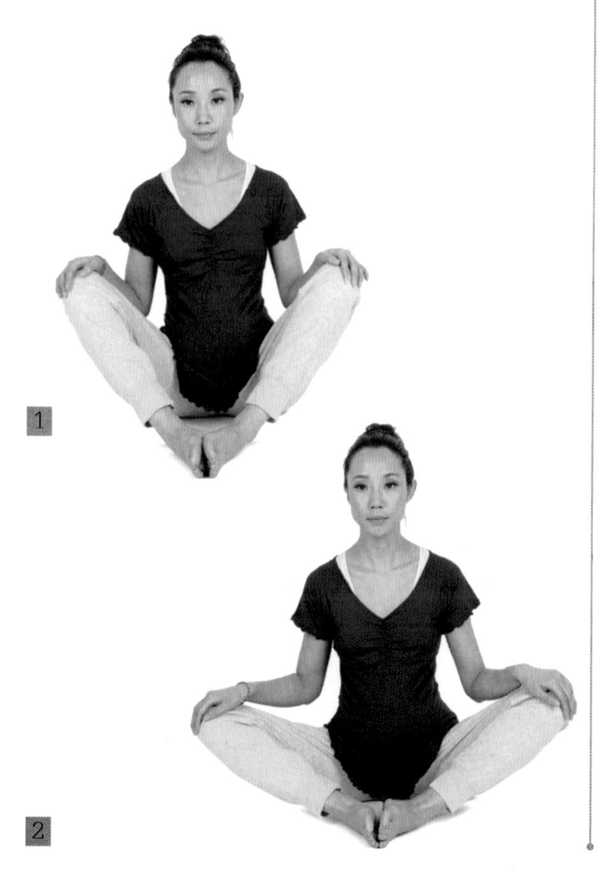

1

2

动作：盘腿正坐，两脚相对，双手放在两膝向下压动，应注意腰背部挺直，放松颈部和两肩。

作用：帮助打开大腿内侧肌、髋关节，增加其柔韧性，为分娩做好准备。每天 3 ～ 5 组，每组 5 ～ 10 次。

· 臀部前移 ·

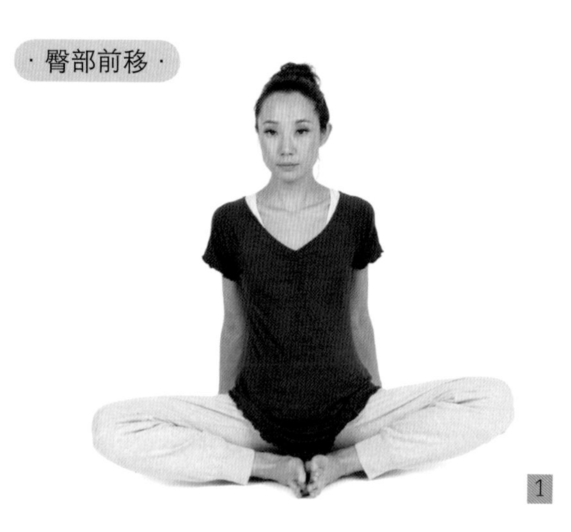

1

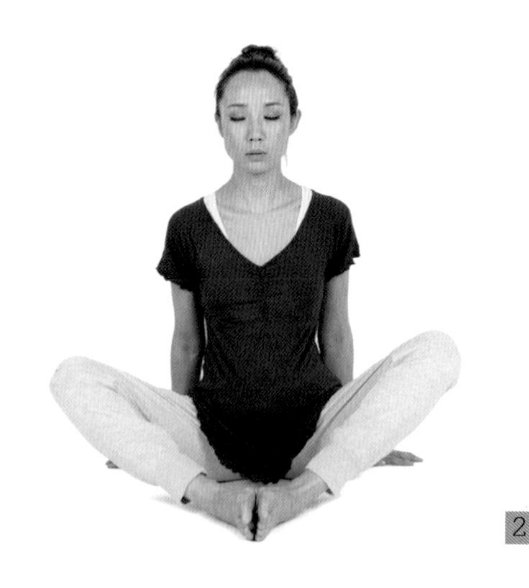

2

动作：坐位，双手放在身体后方，双膝向两侧打开，将臀部沿着垫子慢慢向前移动，用臀部去碰自己的脚跟。开始练习如果感觉有困难不要勉强，根据自己的身体情况调节动作和身体的幅度。

作用：帮助改善骨盆血液循环，扩张骨盆通道，提高关节柔韧性，促使盆底肌肉放松，每组 10 ～ 20 次。

· 腰背坐位伸展 ·

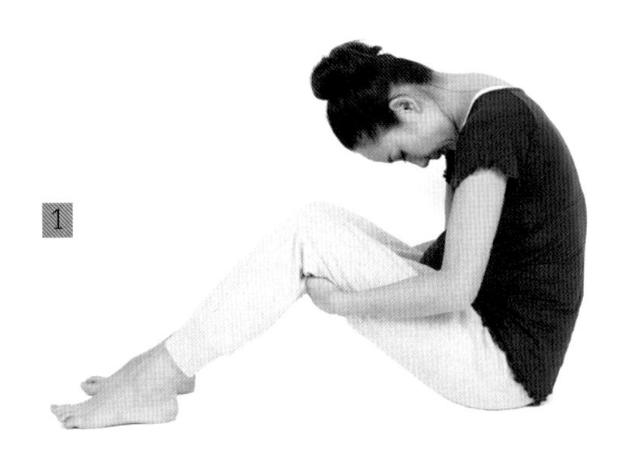

1

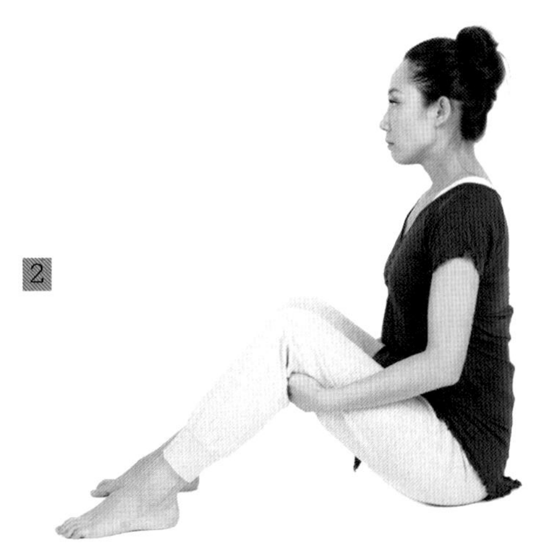

2

动作：双手放在两腿的腘窝处，呼气低头弓背、吸气抬头。

作用：主要是拉伸腰背的肌肉。

· 腿部上举 ·

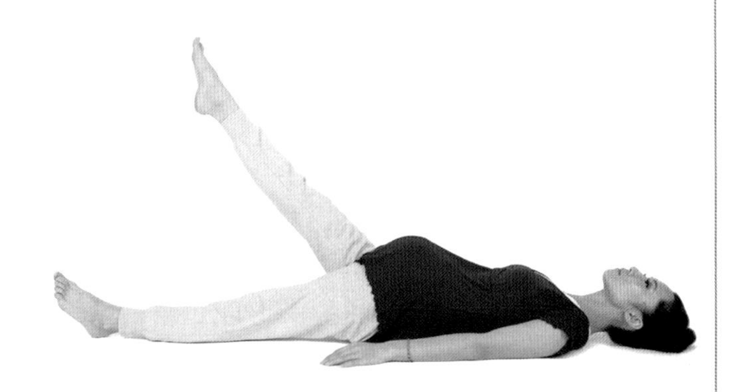

1

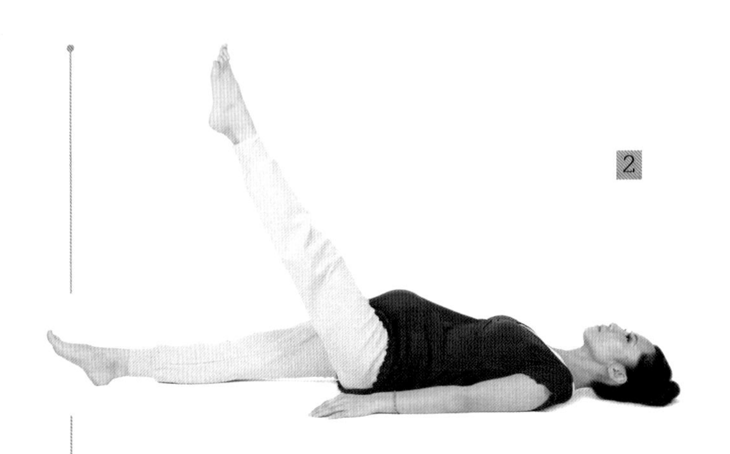

2

动作：平躺，手放在身体的两侧，手心向下，右腿向上 45 度抬起，调整呼吸，左腿向上抬起。重复动作。

作用：增强腰腹部耐力，锻炼生产时能够用到的关键部位。

· 猫背伸展 ·

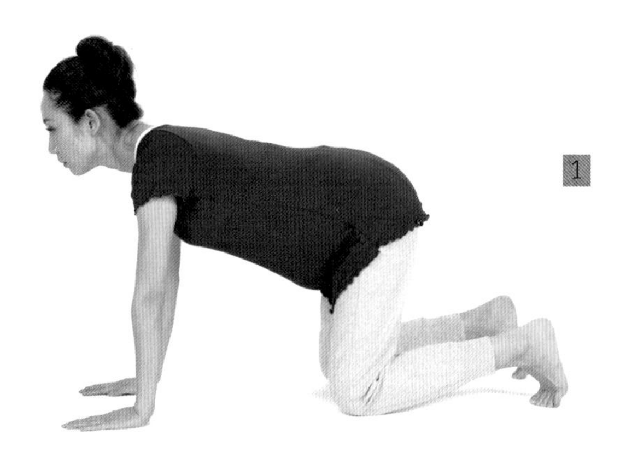

1

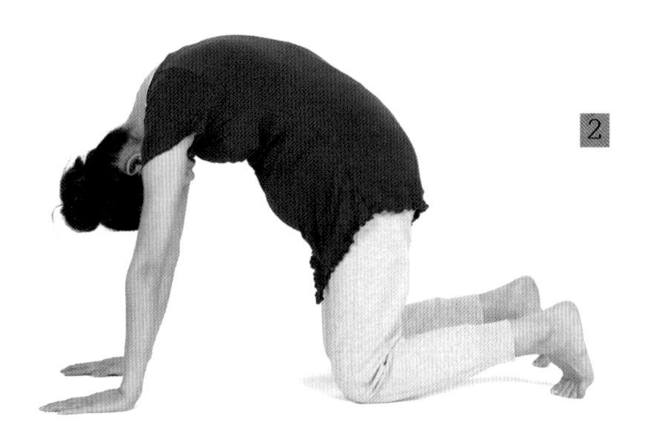

2

动作：双膝打开，调整双腿与手臂的距离，使你的手臂、身体以及腿部保持 90 度的夹角，腰背肌肉微微回收，保持水平，呼气时低头弓背，眼睛看自己的肚子，慢慢吸气抬头看前方，背部放平，呼气、吸气，再进行几次练习。呼气低头弓背，吸气背部放平。

作用：锻炼背部肌肉的力量，减少后背部的压力，缓解背痛。次数：每天 2 组，每组 5 ～ 10 次。

· 髋关节前俯伸展 ·

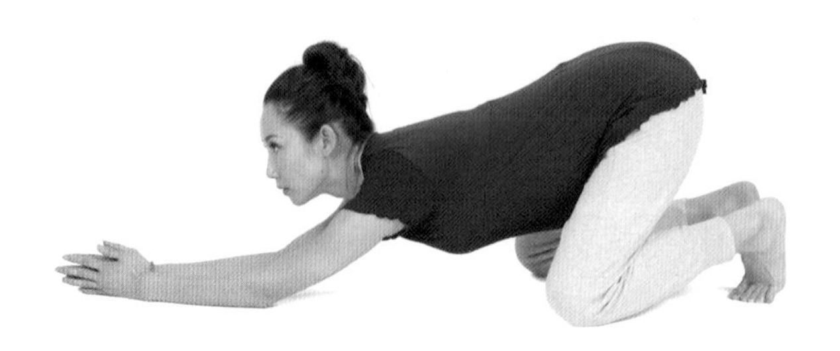

动作：顺式跪位正坐，将膝盖向两侧打开，慢慢使上身趴向前方，注意不要压迫到自己的腹部，坐位伸展时应注意，臀部尽量向下压。

作用：放松腰部和盆底肌，扩展骨盆宫口，缓解腹股沟的压力每天 2 组。

· 外展练习 ·

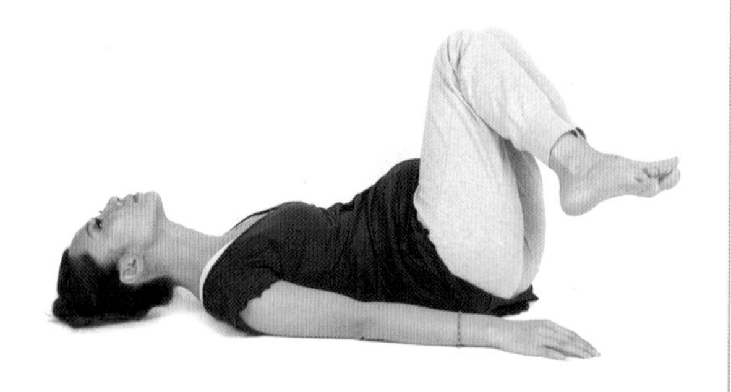

动作：躺位，双腿屈膝，向外 45 度抬起。

作用：锻炼骨盆力量和柔韧度。

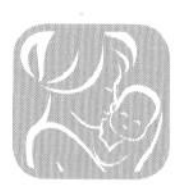

准妈妈顺利分娩减痛操 2

适合孕晚期做的分娩减痛孕妇操

简单 12 个动作，帮助准妈妈减轻分娩疼痛。

· 骨关节的运动 ·

1

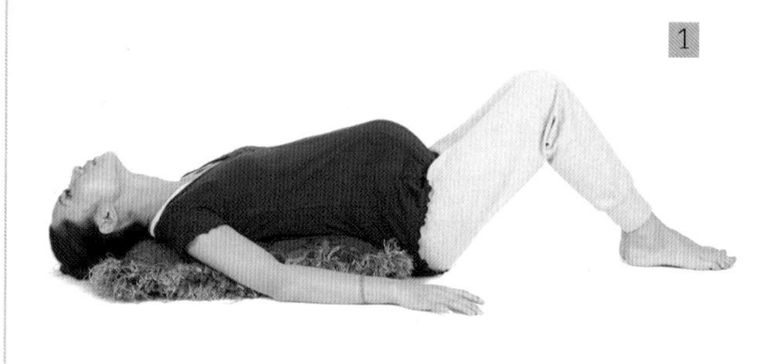

2

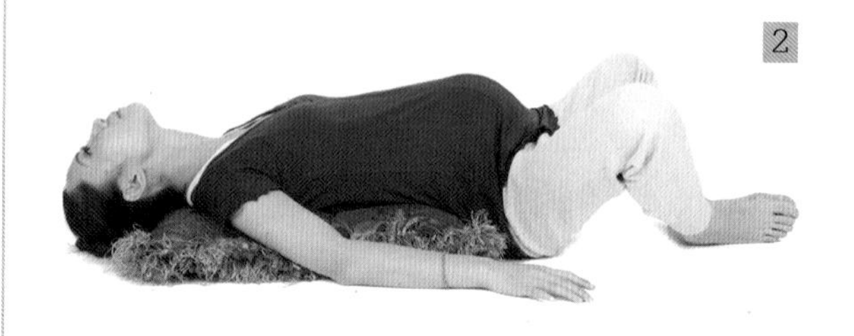

3

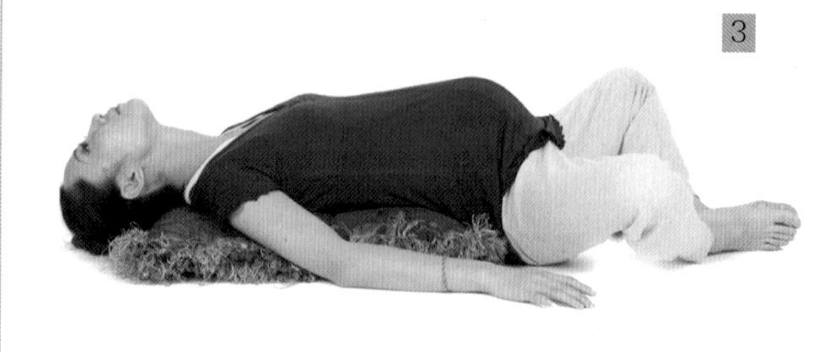

第 1 步：靠背坐垫，弯曲两膝，两手平放于身体两侧。

第 2 步：深呼吸，两足底相对，慢慢地上下震动双腿，持续 10 秒钟左右。

· 骨盆内外侧的运动 ·

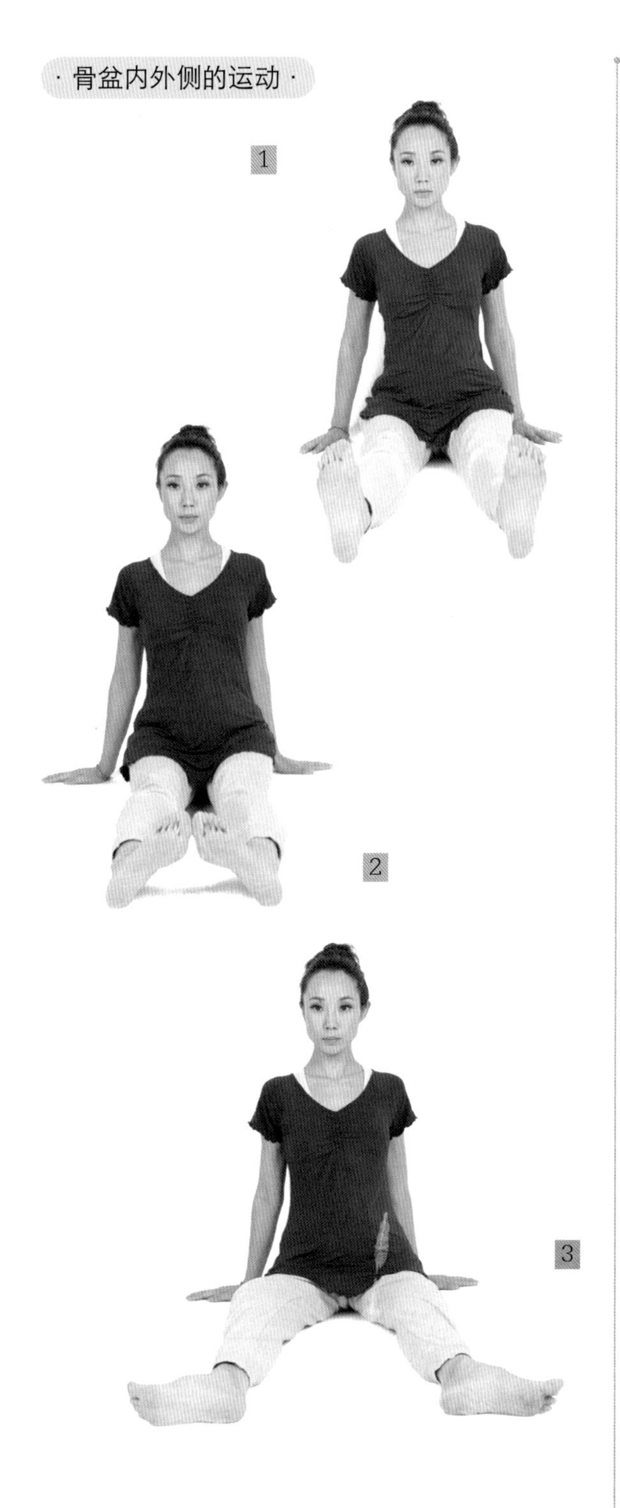

第 1 步：坐位，两腿伸开，与肩同宽，两手抚地，脚和脚踝成 90 度。

第 2 步：两脚大脚趾相对，保持该姿势 10 秒钟，深呼吸。

第 3 步：两腿向外伸开，保持两脚小脚趾贴近地面，深呼吸 10 秒钟。

· 肩胛骨和骨盆的运动 ·

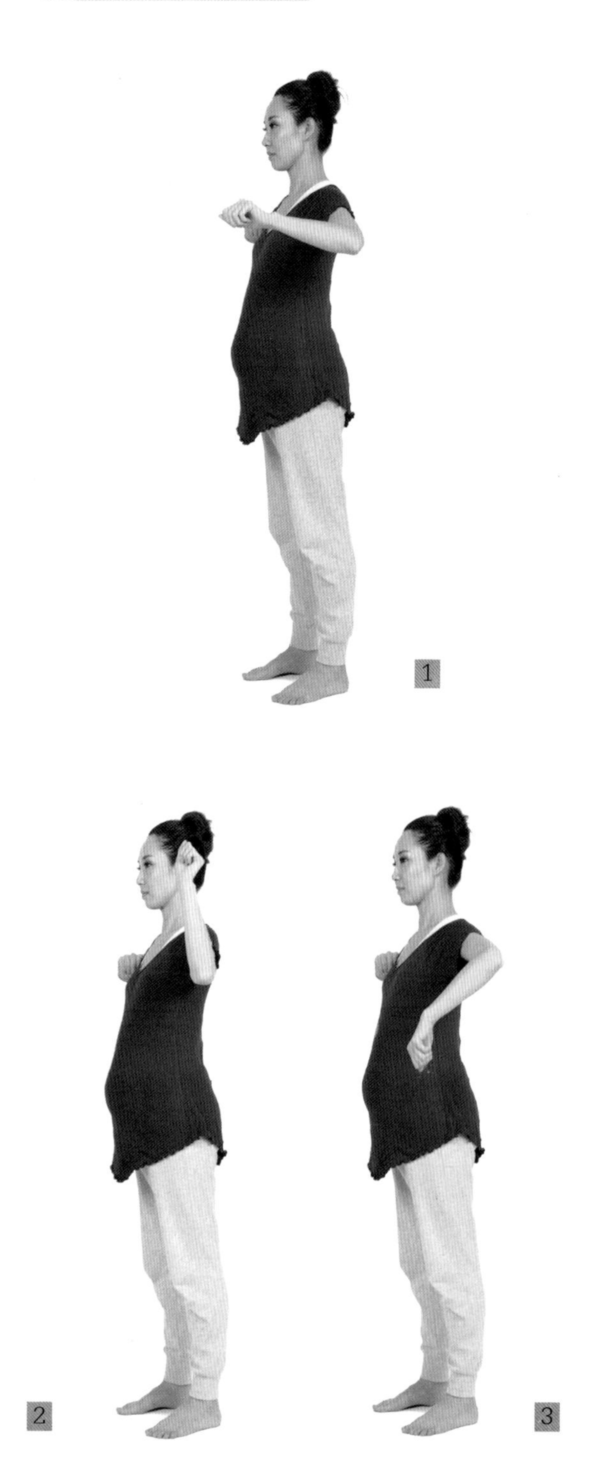

第 1 步：站立，两腿打开，与肩同宽，身体直立，舒展背部，深呼吸。

第 2 步：手臂与肩齐平，手腕向前、向后旋转。注意背部不要动，每侧 10 次。

· 骨盆的开闭训练 ·

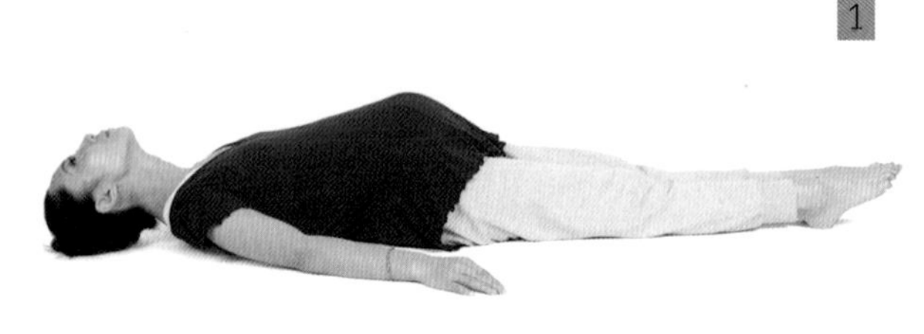

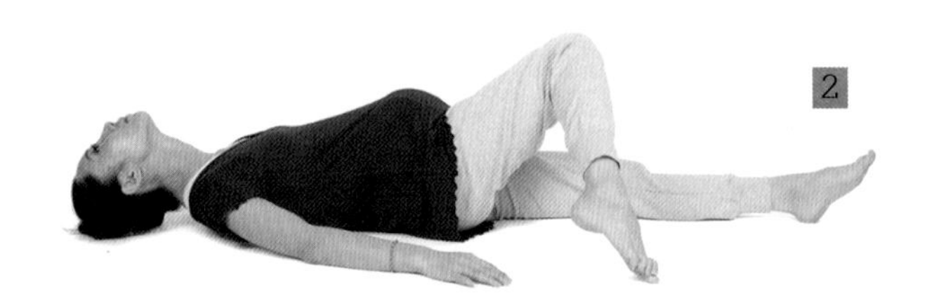

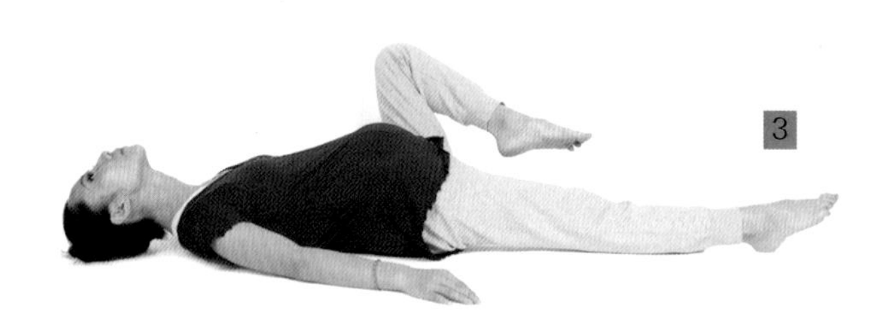

第 1 步：躺位，两脚闭合，向前伸直。两臂与身体呈 45 度打开，舒展后背，深呼吸。

第 2 步：曲右脚，成 45 度向旁边打开。

第 3 步：慢慢放下右脚，深呼吸，坚持 10 秒钟。

第 4 步：换左腿重复步骤，各 1 ～ 3 次。

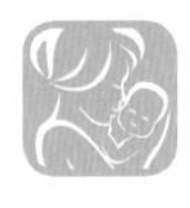

孕晚期出现的状况

→ 状况一：胃灼痛

到了孕晚期，孕妈妈没有了早孕反应，胃口变得极好，但是每餐后，总觉得胃部有烧灼感，有时烧灼感逐渐加重而成为烧灼痛，尤其在晚上，胃灼热和难受，甚至影响睡眠，这种胃灼热通常在妊娠期出现，分娩后自然消失。

孕晚期胃灼热的主要原因是内分泌发生变化，胃酸反流，刺激食管下端的痛觉感受器引发灼热感。除此外，妊娠时巨大的子宫、胎儿对胃有较大的压力，胃排空速度减慢，胃液在胃内滞留时间较长，也容易使胃酸返流到食管下段。

为了缓和预防胃灼热，在日常饮食中应避免过饱，少食高脂肪的食物等，不要食口味重或油煎的食品，这些都会加重胃的负担。临睡前喝一杯热牛奶，以减轻胃的灼热。

→ 状况二：气喘

妊娠晚期（7 个月）后，由于增大的子宫使横膈升高压迫胸腔，导致孕妈妈呼吸不顺畅，当孕妈妈稍微用力做事或讲话时，会感到透不过起来。分娩前 1 个月，当胎儿的头部进入骨盆时，气喘便可慢慢缓解。此外，贫血也会引起气喘。

如果感到气喘时，孕妈妈应注意多休息，夜晚睡觉时可加一个枕头。

→ 状况三：尿频

孕妈妈小便次数增加一般有两方面的原因，一是由于怀孕后母体的代谢产物增加，同时婴儿的代谢产物也要由母体排出，一是肾脏的工作量大大增加。二是由于妊娠晚期，胎儿的头部下降压迫膀胱，使膀胱的容量减少，引起小便次数增加，而且总有尿不完的感觉，这就是尿频。

→ 状况四：漏尿

到了妊娠晚期，孕妈妈大笑、咳嗽、打喷嚏时会出现尿液漏出的状况，这是由于骨盆底肌肉的无力以及生长中的胎儿压迫膀胱而引起的。

最好的解决办法是：经常排尿，尽量控制水分和盐量的摄入。经常进行骨盆底肌肉的锻炼，还要防止便秘，避免提重物。如果排尿有疼痛感或尿液混浊时，要找医生检查。

由于孕期分泌物增多，特别容易造成外阴局部感染，使膀胱和尿道受到细菌的威胁，这时排完大便后要注意用净水清洗肛门。

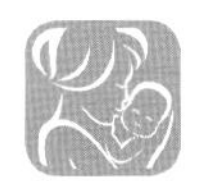

谨防宫内感染

我们都知道，子宫是一个通过阴道和体外相通的空腔器官，妊娠后胎膜将羊水和胎儿包裹在子宫内，形成相对封闭的环境。加上子宫颈上具有抗菌作用的黏液层的屏障作用，使胎儿处于双重保护之下，因此在整个正常的妊娠过程中，子宫内可保持无菌，胎儿不发生感染。但在某种情况下，有些致病菌可通过孕妇，使胎儿在子宫里受到感染，我们称之为宫内感染。

（1）宫内感染的途径：一般有 2 种途径：一种是病原体通过血液循环，经胎盘感染胎儿，如乙肝病毒、风疹病毒、梅毒螺旋体等；二是母亲阴道或子宫颈病原体逆行污染羊水而感染胎儿，如巨细胞病毒、单纯疱疹病毒，以及李斯特菌、大肠杆菌感染等。

（2）宫内感染的危害：如果感染发生在妊娠早期，可致胚胎发生多器官畸形而致流产；发生在妊娠中晚期多导致胎儿宫内发育迟缓、早产或死产。有宫内感染的胎儿出生后，发现先天性缺陷的情况远高于正常儿。

（3）引起宫内感染的原因：很多宫内感染通常发生在妊娠末期。一般情况下，胎儿受到胎膜、羊水等的保护，而羊水具有抗菌能力，细菌即使进入子宫腔也不能生存，从妊娠 20 周至足月，羊水的抗菌能力会随孕月而增加，妊娠 40 周以后抗菌能力就减弱了。引起宫内感染的主要原因：

①临产后子宫颈口扩张，羊膜囊与胎儿先露部又将扩张的子宫口盖住，这时如胎膜早破，超过 24 小时以后未临产或产程延长，以及产妇贫血体弱，抵抗力差，则容易引起宫内感染。

②也有少数的孕妇、产妇的羊水抗菌能力较差，阴道内的致病菌可乘虚突破胎膜和羊水的防线进入子宫内，引起胎盘、羊水、胎儿在子宫内发生感染。

③严重的子宫脱垂也可导致子宫内感染。

④产妇其他部位如有急性感染，细菌也可随血液循环进入子宫内导致子宫内感染。

（4）感染后的症状：由于感染发生于宫腔内，早期感染时产妇可没有任何症状，随着病情的发展，孕妇会出现体温升高，白细胞增多，心率加快，子宫体有压疼。胎膜已破者，可有混浊的羊水流出，味臭。由于胎儿在混浊的羊水中生活，其身心发育受到影响，当临产羊水流出时，胎心可增快，每分钟达 180 次以上。

（5）治疗措施：要根据感染的不同时期和感染状况积极采取相应的治疗措施。

①开展孕期宫内感染的筛查，对血清 I 克 M检测阳性的孕妇要进行重复测定，以确定宫内感染的诊断。

②对已确诊感染的孕妇要针对不同的致病微生物选用有效的抗生素，以控制感染。

③经治疗后仍未见明显疗效者，要利用羊水胎儿细胞或绒毛组织进行宫内感染的产前诊断，以确定胎儿是否受到感染。

④经产前诊断确定胎儿已受到感染者，可

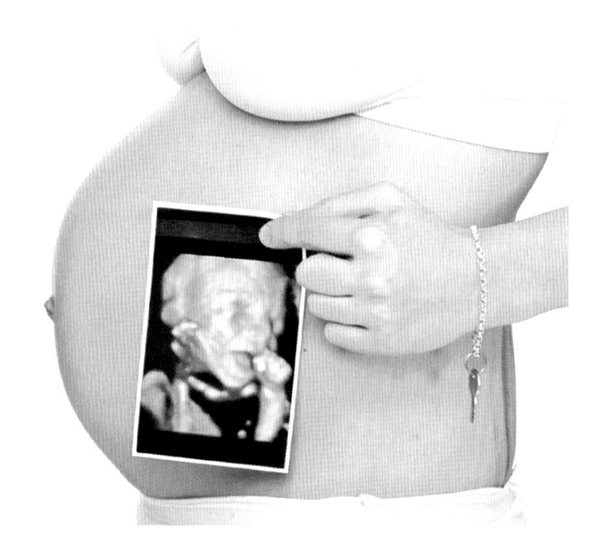

建议孕妇进行宫内给药治疗，或建议孕妇终止妊娠。

⑤如果孕妇愿意继续妊娠，应严密观察胎儿健康状态，如经B超检查发现胎儿有发育畸形，应建议孕妇终止妊娠。对未发现胎儿发育异常的孕妇，要严密观察分娩后的健康状态，对受感染的新生儿给予及时的治疗。

(6) 宫内感染的预防

①准妈妈做好孕前检查，一旦发现可能引起宫内感染的疾病，应先治愈后再妊娠。

②预防病毒性疾病，准妈妈在孕前应进行风疹疫苗、乙肝疫苗的预防接种。

③做好围产期保健，发现胎儿受病毒感染或畸形可做人工流产或终止妊娠，母亲产道存在巨细胞病毒等可考虑剖宫产。

④妊娠末期，严禁性生活，注意休息、情绪和营养。当孕妇发现有阴道流水时应及时到医院检查，以便采取及时有效的防治措施。

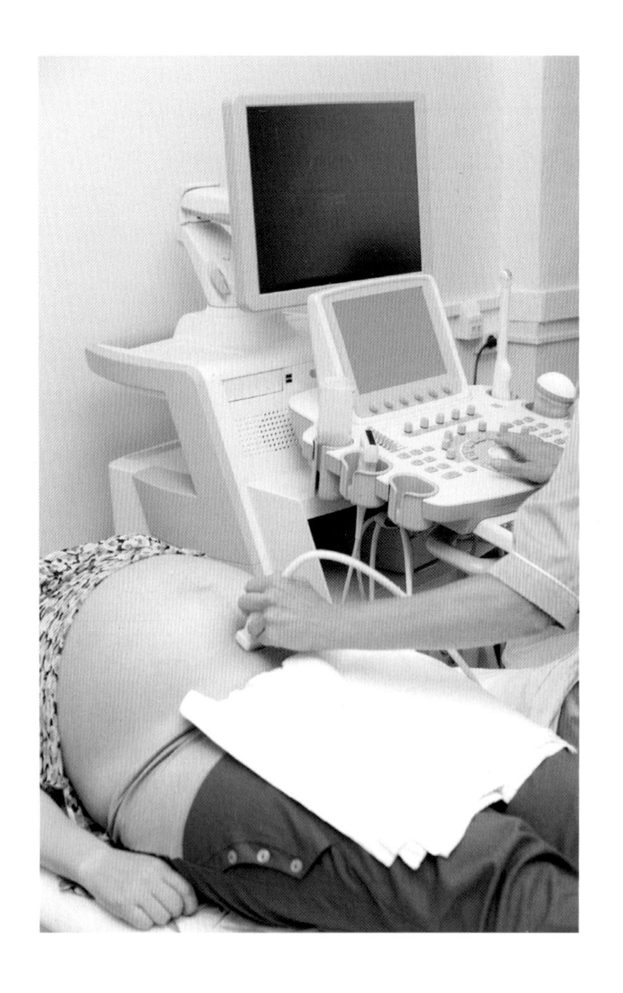

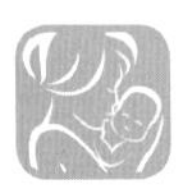

胎盘剥离的危险及治疗

1. 胎盘剥离的危险

胎盘剥离是指胎盘从子宫壁上脱落下来。正常情况下，除非在分娩后，否则胎盘不会从子宫壁上脱落下来。如果在产前发生胎盘剥离，对胎儿十分不利，甚至会导致胎儿死亡。

每80个孕妇中有1例会发生胎盘剥离。我们没有更为精确的统计数字，发生胎盘剥离的时间不同，对胎儿危害也就不同。如果在分娩时发生胎盘剥离，婴儿则能够安全娩出。若在妊娠期间发生胎盘剥离，就有可能造成严重后果，如失血过多或有死胎。

2. 胎盘剥离的原因

造成胎盘剥离的原因尚不清楚。一些因素也许会增加胎盘剥离的发生率，包括：①孕妇受到损伤，如遇车祸。②脐带太短。③子宫大小发生突然改变(分娩或羊膜破裂)。④高血压。⑤缺乏营养。⑥子宫异常，胎盘不能正常附着。研究表明，叶酸缺乏会导致胎盘剥离。过去有胎盘剥离史的孕妇很可能再发，复发率可高达10%左右。

3. 胎盘剥离的症状和体征

发生胎盘剥离时，胎盘可以全部从子宫脱离下来，也可部分仍附着于子宫壁上。在胎盘和子宫壁间常常发生流血，从阴道流出，并伴有腹痛；也可能不出现流血现象，血液淤积于子宫壁和胎盘间。并伴有缺乏胎动、胎儿死亡、子宫或腹部触痛、子宫痉挛等表现。

超声检查有助于诊断胎盘剥离，胎盘如果附着在子宫后壁，超声检查就不容易发现胎盘剥离，也就无法确诊。

若孕妇患有较严重的疾病，如休克，也能导致胎盘剥离的发生。短时间内大量失血会引起休克。另外，还可能发生弥漫性血管内凝血（DIC），这会出现较大的血凝块。

胎盘剥离时症状、体征各不相同，75% 病例有阴道出血，60% 病例有子宫压痛，60% 的病例所生胎儿有心脏病，另外 34% 病例有子宫痉挛，20% 病例发生早产，而死胎的发生率为 15% 左右。

4. 胎盘剥离的治疗

根据诊断及孕妇和胎儿的状况，采用不同的治疗手段。失血过多，就应将胎儿娩出，挽救孕妇和胎儿的生命。如果失血较慢，就采取较为保守的治疗方案，这取决于胎儿是否存活，是否会马上发生危险。

如果有必要将胎儿迅速娩出，就需要做剖宫产。孕妇失血过多就需要输血治疗。若胎儿已经死亡，最好将胎儿从产道正常娩出，以免剖宫产引发失血。总之，治疗需因人而异。

胎盘剥离是妊娠 4 ～ 9 个月出现最严重的疾病，一旦有症状，应尽快与医生联系。

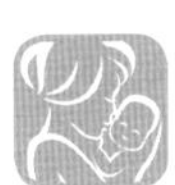

关于脐带绕颈的问题

脐带绕颈这个词，相信很多准妈妈都听说过。那么胎儿的脐带是如何绕到脖子上去的？脐带绕颈又有什么样的后果呢？这大概都是准妈妈们想知道的。

正常情况下，脐带的长度约为 50 厘米，长于 70 厘米为脐带过长，短于 30 厘米为脐带过短。当脐带过长时，易出现脐带缠绕。脐带缠绕是指脐带环绕胎儿身体，通常以绕颈最为常见，其次为躯干和肢体。在我国，引起围产儿死亡的第一位原因就是围产儿窒息，而引起围产儿窒息的头号杀手就是胎儿脐带异常。脐带缠绕在分娩中的发生率高达 20% ～ 25%。

胎儿在母体内不断变动体位，它可以在空间并不很大的子宫内翻滚打转，这个过程中，脐带就很有可能缠绕在颈部、躯干或手脚上。有时候，缠绕住的脐带可能会在母亲临产前松解开；有时候，一直没有被脐带缠绕的胎儿，也有可能在最后几周发生缠绕现象。脐带缠绕多为 1 ～ 2 圈，3 圈以上者少见。缠绕的松紧与缠绕周数与脐带的长短、羊水量有关。同时还与是否临产有关。临产后，胎头往下分娩，会造成原先缠绕较松的脐带逐渐拉紧。对胎儿的影响视缠绕的程度而不同。一般来说，被脐带缠绕 1 周或脐带搭颈的胎儿，因脐带缠绕及压迫程度较轻，是不会发生临床症状的，这种缠绕对母儿危险不大，母亲仍可经阴道将其顺利分娩。即使是脐带绕颈，由于胎头的活动性较小，只要脐带没有被勒紧，通常就不会危害胎儿健康。

在孕期，如果发现有脐带缠绕现象，只要胎儿继续在活动，孕妇就不需要太担心。然而，缠绕周数多及压迫程度重的胎儿，因脐带缠绕可导致相对性脐带过短，缠绕得紧，就会影响脐带血流，首先就会影响到胎儿氧气和二氧化碳的代谢，使胎儿出现胎心减慢；严重者，可能出现胎儿缺氧，甚至胎儿死亡，处理起来较为被动和棘手。

随着医学技术的发展，脐带缠绕在胎儿娩出前是完全有可能诊断的。严重的脐带缠绕可以引起胎心频率的改变，因此在胎位大幅改变时，利用胎心监护仪对胎心律的监测，就可以帮助医生早期发现脐带缠绕现象。

B 超检查，特别是彩色多普勒超声检查，对于诊断胎儿脐带缠绕极有帮助。例如，脐带绕颈者，通过彩色多普勒超声检查可以清清楚楚地看到胎儿的颈部有脐带的血流。对于在产前或分娩中发现脐带缠绕者，临床上也有相应的处理措施，如选用产钳助产或剖宫产。

准妈妈对脐带缠绕要有一定了解，应该做的是加强产前检查，密切注意胎动情况，一旦发现胎动过少，应及时就医。

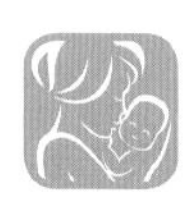

进入临产阶段，孕妈妈应注意

1. 不宜心理压力过重

不少孕妇由于缺乏常识，对分娩有程度不同的恐惧心理。这种不良心理，不仅会影响孕妇临产前的饮食和睡眠，而且还会妨碍全身的应激能力，使身体不能尽快地进入待产的最佳状态，因而影响正常分娩。事实上，在现代医学条件下，只要认真进行产前检查，分娩的安全性几乎接近百分之百。还有些准妈妈担心孩子的性别，而造成心理压力，其实，到了临产阶段，生男生女是已成定局的事情，不妨放开心情，否则消极的情绪可能影响顺利分娩。

2. 不宜着急

有些孕妇盼子心切，没到预产期就迫不及待地盼望能早日分娩，到了预产期，更是终日寝食不安。要知道在预产期前后 2 周内分娩都是正常现象。俗话说“瓜熟蒂落”，不必着急。更不应擅自采取一些方式来加速分娩，有人认为性交和刺激乳房等方式能刺激分娩，这是很不可取的。

3. 不宜漫不经心

与紧张型的孕妇相比，有一些孕妇却不太把分娩当一回事，抱着水到渠成顺其自然的心态，结果临产时常由于准备不充分而弄得手忙脚乱，尤其是见红、破水等临产征兆出现后，才急急忙忙向医院赶。

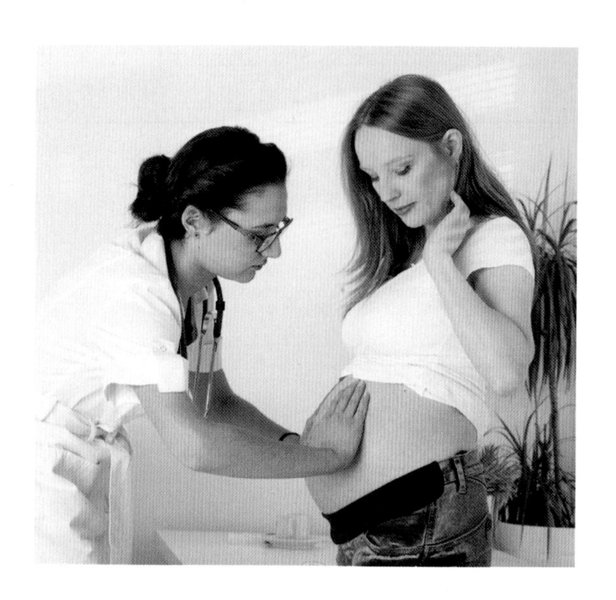

4. 不宜操劳过度

这是指身体或精神上的过度劳累。到了妊娠后期，活动量应该适当减少，工作强度应适当降低，特别是要注意休息好，睡眠充足。只有这样才能养精蓄锐，使分娩时精力充沛。

5. 不宜懒动

有些准妈妈妊娠早期担心流产，妊娠晚期害怕早产，因而整个孕期都不敢活动。有些准妈妈到妊娠后期因为身体笨重，行动不便而不愿意多活动。实际上，孕期活动量过少的产妇，更容易出现分娩困难。所以，正常的孕妇在妊娠末期应该坚持适度的活动，如散步等，不宜长时间地卧床休息。

6. 不宜饥饿

产妇分娩时消耗体力很大，因此产妇临产前一定要吃饱、吃好。此时家属应想办法让产妇多吃些营养丰富又易于消化的食物。除非决定剖宫产，如果是自然分娩，在阵痛的间隙中应尽量进食，千万不要空着肚子进产房。

7. 不宜远行旅游

我们不时听到一些产妇在火车、飞机上分娩的新闻，其实这是很危险的。一般来说，预产期的前 2 个月，就不宜远行了，尤其不宜乘车、船远行，因为旅途中的颠簸很可能促发胎儿早产。

8. 不宜滥用药物促分娩

分娩是正常的生理活动，一般不需要用药。因此，产妇及亲属切勿自以为是而滥用药物，更不可随便注射催产药，以免造成严重后果。

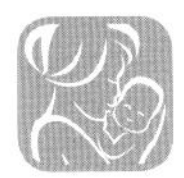

观察形体判断生产难易度

自然生产的产程进展有三个主要因素：

→ 第一：骨盆

骨盆由两侧前方的无名骨 (肠骨、坐骨及耻骨围绕而成)、荐骨及尾骨相连接成一个通道，也就是“产道”。

评估骨盆之产容量时，最重要的量度有：

(1) 入口的产科直径。

(2) 坐骨棘之间的距离。

(3) 耻骨下角与二结节间之距离。

(4) 三平面 (入口、中间及出口) 之后矢径。

(5) 荐椎之屈度和长度。

这些客观评估的尺度，必须藉助放射线骨盆摄影才能测知。但是放射线的照射，可能会增加将来幼儿得血癌的机率，所以并不广泛被使用。

一般而言，只在产程进展迟滞时，才考虑采用这项检查。或者依据临床的判断及超音波检查，来决定是否有胎头骨盆不对称的问题，必须采用剖腹产术。

由于女性的骨盆及每一骨盆之平面的变化极大，要将骨盆做硬性的分类实不可能。为了实际上的需要，依照骨盆入口的形态，我们可将骨盆分为：

(1) 女式，即圆形或横卵圆形。

(2) 男式，即心脏型或楔型。

(3) 类人猿式，即长前后卵形。

(4) 扁平式，即横卵圆形，但前后径很短。

这四类的骨盆对分娩的影响，以“女式”及“类人猿式”较有利于生产。“男式”及“扁平式”都不利于阴道式生产。当然，骨盆的形态无法由肉眼透视，屁股大比较容易生小孩的说法，也只是臆测。

→ 第二：胎儿

胎儿的姿势、产式、体态、位置、头围、胸围，胎儿的数目及胎儿的健康状况等，都可能影响产程的进展及生产的方式。

→ 第三：子宫的收缩力

目前我们仍不了解发动分娩的真正机转。正常状态下，妊娠四十周左右可能是子宫伸张到某一程度、子宫颈周围的神经丛受刺激、胎盘产生特殊激素、血中动情素、机黄体素下降、生理或心理等因素影响分娩的发动。

判断生产难易度非肉眼可见

临床上，有些孕妈妈较易发生早产的现象，但却找不出子宫、胎盘羊水或胎儿的异常因素，只能归究于孕妈妈体质的关系，显然是她的子宫太容易敏感收缩。

另外一类的孕妈妈则相反，超过预产期两周，胎盘已至钙化，羊水相对量少，但仍无任何子宫收缩的反应，必须藉助催生药物的刺激，才能达到自然生产的目的者也不在少数。

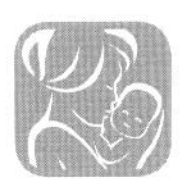

四种分娩各有所长

→ 剖腹产

1. 由于某些原因，不能从阴道正常分娩时，施行剖腹产可以挽救母婴的生命。

2. 剖腹产手术一般都比较顺利。

3. 施行剖腹产，于宫缩尚未开始前就已施行手术，可以免去母亲遭受阵痛之苦。

4. 如腹腔内有合并卵巢肿瘤或浆膜下子宫肌瘤等疾病时，可一并处理。

5. 产后做结扎手术比较方便。

6. 对不宜保留子宫的情况，可同时切除子宫，如不全子宫破裂，多发性子宫肌瘤等。

7. 剖腹产更适合生产多胞胎等情况。

→ 顺产（自然分娩）

1. 产后可立即进食，可喂哺母乳。

2. 生产当天就可以下床走动。

3. 一般 3 ～ 5 天可以出院，花费较少。

4. 仅有会阴部位伤口，并发症少。

5. 产后恢复快。腹部恢复快，可很快恢复原来的平坦。

6. 顺产可使婴儿的肺功能得到锻炼，身体的其他功能也比剖宫产的婴儿要好。

→ 水中分娩

1. 在充满温水的分娩池中分娩，可以减少孕妈妈在整个分娩过程中的痛楚。

2. 水的浮力有助于身体发挥自然节律，便于翻身和休息。

3. 在水中分娩适宜的水温能使产妇感到镇静，促使腿部肌肉放松，宫颈扩张。

4. 产妇分娩时出血量少，会阴也很少有破损。

5. 产妇在水中能体位自主调节，分娩时用力更为自然，胎心不会出现异常变化。

6. 由于分娩时间相对较短，产妇体力消耗甚小，产后恢复也明显优于其他分娩形式。

7. 分娩池与母体子宫内的羊水环境类似，因此胎儿在离开母体后会更适应这一新的环境。

8. 水下诞生的婴儿比普通方式诞生的婴儿受到伤害的概率要小。

→ 无痛分娩的好处

1. 能大大减轻产妇的疼痛感，减少分娩时的恐惧与产后的疲倦。

2. 可使产妇在整个产程中得到充分的休息，保证宫口开全时有更多的体力分娩。

3. 镇痛效果好，缩短产程。

4. 常用的麻醉药毒副作用几乎不存在。

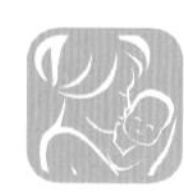

四种分娩方式的缺点

→ 剖腹产

1. 剖腹手术对母体的精神上和肉体上都是个创伤。

2. 手术时麻醉意外虽然极少发生，但有可能发生。

3. 手术时可能会出现大出血及腹内其它器官损伤，术后还可能发生泌尿、心血管、呼吸等系统的合并症。

4. 手术完成后，可能会出现子宫切口愈合不良，晚期产后流血，腹壁窦道形成，切口长期不愈合，肠粘连或子宫内膜异位症等。

5. 术后身体恢复较慢。

6. 再次妊娠和分娩时、有可能从原子宫切口处裂开，而发生子宫破裂，如果原切口愈合不良，分娩时亦需再次剖腹，会对身体造成损伤。

7. 剖腹产的新生儿，有可能发生呼吸窘迫综合征和多动症。

→ 顺产

1. 产前疼痛。

2. 阴道生产过程中会发生多种突发状况。

3. 产后阴道会出现松弛现象。

4. 产后骨盆腔子宫膀胱脱垂的后遗症。

5. 产后阴道会伤害会阴组织、会出现感染或外阴部血肿等状况。

6. 产后可能出现因子宫收缩不好的出血，若出血无法控制，严重者需切除子宫，还可能危及生命。

7. 产后感染或产褥热发生，尤其是早期破水，产程延长者。

8. 会发生急产（产程不到两小时）。尤其是经产妇及子宫颈松弛的患者。

9. 胎儿难产或母体精力耗尽，需以产钳或真空吸引，协助生产时，会引起胎儿头部肿大。

10. 胎儿过重，易造成肩难产，会导致新生儿锁骨骨折，或臂神经丛损伤。

11. 羊水中产生胎便，导致新生儿胎便吸入症候群。

12. 胎儿在子宫内发生意外，如脐绕颈、打结或脱垂等现象。

13. 羊水栓塞，毫无预警地发生，即使剖腹产也无法避免。

→ 水中分娩

1. 水中分娩可能出现新生儿因呛水而死亡等可怕后果。

2. 消毒及如何防止感染等方面的技术还比较欠缺。

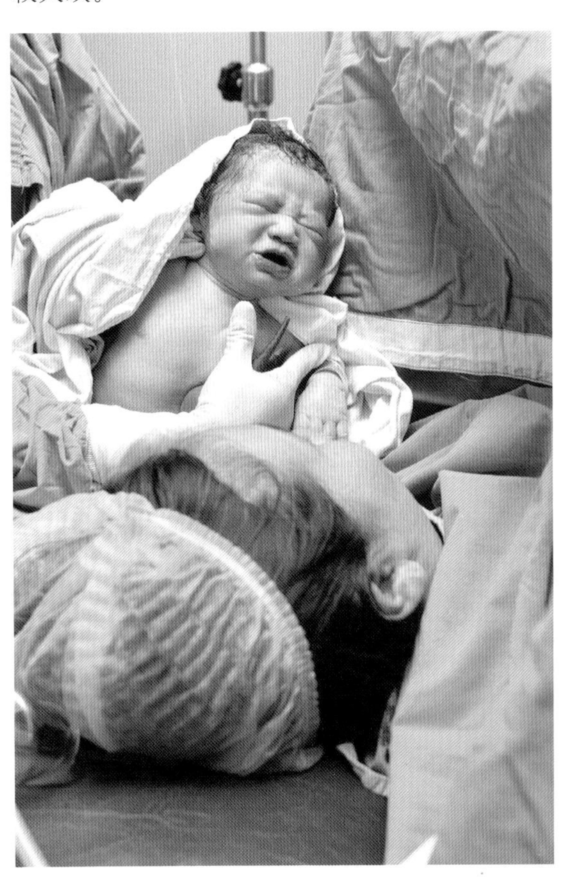

→ 无痛分娩

1. 会降低腹壁肌肉的收缩功能，部分准妈妈会出现第二产程延长现象。

2. 有极少产妇会出现局部麻醉或脊髓麻醉的并发症。

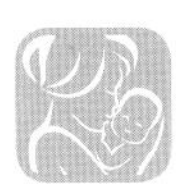

家人如何应对产妇突然分娩

首先让产妇立即平卧。根据当时情况，迅速准备接生用具，如干净的布类、消毒纱布块、剪子、钳子、消毒药液红汞、酒精(或白酒)、碘酒、肥皂、塑料布单和线等。

接生者洗净双手后用酒精或白酒擦手，站在产妇右侧，用干净的布类盖住肛门以免污染，然后用右手拿布紧贴会阴道边缘，拇指和其他四指分开抵住会阴部。当宫缩时，左手按住胎头使其俯屈，并令产妇做屏气动作以用力下压，加速胎头娩出。当胎儿枕骨已露出于耻骨弓下时，左手不要再按压，而让胎头仰伸娩出，并令产妇不要再用力，应张口哈气，以减少会阴撕裂，接着，也可做会阴侧切数秒钟后胎头转向一侧，两肩进入骨盆口，接生者右手仍护住会阴不动，左手手压胎头向下，使前肩露出于耻骨弓下，然后稍向上提，使另一肩出外阴，胎儿身体随之自然娩出。

胎儿娩出后，用两把消毒钳子(洗净后用碘酒、酒精擦拭消毒)夹住脐带任何一段在两钳中间将脐带用消毒的剪刀剪断。

这时，可清洁新生儿口鼻，在距胎儿肚脐 1 ～ 2 厘米处做结扎，然后用碘酒在脐带表面涂抹，在结扎上方用消毒剪刀将脐带剪断(剪断处应与结扎线有一定距离，以免滑脱)，涂 2.5% 碘酒，最后用消毒纱布将脐带包好，并用 0.25% 氯霉素眼药水给新生儿滴眼。

一般情况下，在胎儿分娩后，子宫上升而变硬，脐带自动下降，阴道有少许血液流出，表示胎盘已经剥离。此时可用手在产妇腹部子宫底轻轻下压，另一手将脐带稍往外牵引，使胎盘娩出。胎盘娩出后，应仔细检查其是否完整、胎膜有无缺损、会阴有无破裂、阴道有无出血。一般在 15 ～ 20 分钟内胎盘娩出。若胎盘长时间不娩出，应引起注意。产后应重新消毒外阴部。

在紧急情况下，各种器具可以从简，如无钳子夹持脐带，可改用结实的线结扎；无医用剪子，可用普通剪刀消毒后用，先用肥皂水清洗干净后再煮沸消毒，无酒精时用度数高的白酒浸泡，或直接将剪刀刀口在火焰上烧。

凡未经消毒或不彻底消毒的急产分娩，产后应给母婴用抗生素预防感染，还要做好新生儿消毒隔离工作，注射破伤风（如何治疗破伤风）抗毒素。

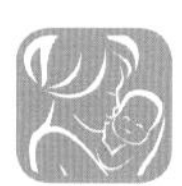

剖宫产手术全过程

①切开腹壁。施术部位确定后，术者按常规清洗、剃毛、消毒、麻醉后，首先做一弧形切口，然后依次分层切开皮肌，腹外斜肌、腹内斜肌、腹横肌及其筋膜，遇有血管应避开或做双重结扎。再剪开腹膜，剪腹膜时须用镊子夹起剪开一小口，然后术者将左手中指或食指伸入破口，在左手的引导下剪开腹膜至适当长度，暴露瘤胃。

②拉出子宫。腹膜切开后，术者手臂应重新消毒并以生理盐水冲洗，然后伸入腹腔检查子宫，胎儿及附近器官，查明有无破裂及黏连情况。随后让一助手将瘤胃往前移，暴露子宫。将子宫托出至切口之外。拉动子宫时动作要缓慢，并按一定的角度。用力过大易于把子宫撕裂。子宫拉出后应在子宫和切口边缘之间堵塞大块多层灭菌纱布，防止子宫内的液体流入腹腔引起感染。

③切开子宫。确定子宫角大弯后，避开子宫阜，一刀切透子宫壁。将子宫壁切口的出血点充分结扎后，仔细分离切口附近胎膜。如膜内胎水充盈，则先切一小口放出胎水。放胎水要选择适当的位置和方向。待部分胎水放完后，用剪刀延长胎膜切口并将两侧切缘向子宫切口两侧翻转，固定，这样胎膜外翻的切缘形成一生物创布，胎水外流时不致漏入腹腔，引起污染。

④拉出胎儿。取胎儿时沿着子宫切口抓住胎儿后肢跗部或前肢腕部按最适合的方向和角度慢慢的拉出胎儿。如切口太小，可将切口扩大。拉出胎儿后，助手要固定好子宫不要让它缩回腹腔。拉出的胎儿按正产护理。

⑤剥离胎衣。处理原则是可剥离者应全部剥离，不能剥离时则将已脱落的部分剪除，让其余留在子宫内，待它自行脱落排出，但切口两侧边缘附近的胎膜必须剥离剪除，否则有障缝合。

⑥缝合子宫。在缝合子宫前，子宫内应均匀撒布消炎粉。子宫的封闭通常是进行两次缝合，第一次全层连续缝合，第二道缝合浆膜肌层包埋缝合。为了加速子宫复和止血，并有利于排出恶露，缝合前可在子宫腔内注入垂体后叶素 5 ～ 10 单位。

⑦缝合腹壁。缝合腹壁之前应认真洗净腹腔。腹壁切口整理之后，首先缝合腹膜，通常用肠线进行连续缝合，腹膜缝完之前，应通过切口向腹膜注入抗生素油剂，防止感染和粘连。而后逐层，连续缝合肌肉。最后应用结节缝合皮肤，缝皮肤时要将创缘内翻，否则会影响创口愈合，使疗程延长。缝合完毕后，应给术部涂以碘酊或消炎软膏，然后解除，帮助扶持患者站立。

第十一章

孕育第10个月

part 11

到了第10个月，准妈妈在最后的这个月会感觉很紧张心情烦躁焦急等，同时准妈妈在这几周中身体会越来越感到沉重，要注意小心活动，避免长期站立，洗澡的时候避免滑倒等。总之，好好休息，密切注意自己身体的变化，随时做好临产的准备。

>> 宝宝成长记 第十个月 <<

1. 皮下脂肪继续增厚。
2. 皮肤皱纹消失，显淡红色。
3. 骨骼基本结实、头发长2～3厘米。
4. 除肩背外其余胎毛全部脱落。
5. 背、臀、关节可见胎脂。
6. 体内所有器官发育成熟。
7. 头部嵌入骨盆内等待出生。

>> 妈妈身体变化 <<

1. 胎位下移，膀胱直肠受到压迫，尿频、便秘现象加重。
2. 腹部不再加重，胃、肺压迫感减轻。
3. 食欲逐渐趋于正常。
4. 子宫和阴道软化、伸缩频繁，出现分娩征兆。

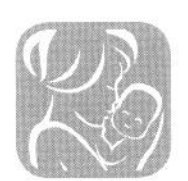

乳头护理

孕妇哺乳时常常会因为婴儿吮吸导致乳头破裂或乳头凹陷而放弃哺乳，其实，妊娠晚期做好乳头的护理相对顺利。

每日用温开水清洗乳头和乳晕，以去除乳痂。

每次在清洗完乳房和乳头后，在乳头和乳晕表面上涂上一层油脂，或经常用水或干毛巾擦洗乳头，增加皮肤的坚韧性，以便以后经得起婴儿的吸吮，而不宜破损和破裂，减少乳腺感染和哺乳困难的情况发生。

如果孕妇的乳头为内陷型，则在妊娠晚期应该积极纠正，以利于分娩后婴儿正常吸乳。通常可以一手托起乳房，另一只手指拉住乳晕部，向外牵拉乳头，向上下左右转动或捻动。若能坚持一段时间，乳头内线可以得到纠正。但是牵拉乳头时动作要轻柔，以免反射性引起子宫收缩，导致早产。

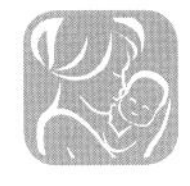

正确认识分娩

决定分娩的三项主要条件：生产力、产道以及胎儿所在位置。产妇只要在三大要素协调一致的情况下，才能顺利从阴道分娩。生产力主要是指子宫的收缩力，在宫口全开，将要排出时，腹肌也是很重要的生产力；产道是指盆骨即产骨道及软产道包括子宫、宫颈、阴道、外阴；胎宝宝大小及位置非常重要，特别是头位，胎头进入骨盆所处的位置，对分娩是否顺利也相当重要。

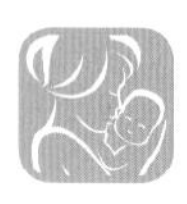

减轻分娩恐惧

1. 对分娩恐惧的原因

造成恐惧的原因是多方面的，我们希望通过下面的分析帮助准妈妈们解开恐惧的心结。

（1）最常见的恐惧原因就是害怕分娩带来的危险：古时候说，“女人生孩子，生死隔层纸”，也就是说，生孩子的过程中意外死亡是随时可以发生的。其实，那是因为以前医疗条件极为落后的缘故，现在准妈妈都做产前检查，医生在了解母体和胎儿的情况后决定合适的分娩方式，发生危险的可能和以前不可同日而语。以我国现在的医疗技术，无论是自然分娩还是剖宫产，发生意外情况的几率都是非常低的。准妈妈们不要把分娩当作一件严重的事情来考虑，应该相信自己选择的医院和产科医生。

（2）害怕分娩痛是产生畏惧的又一常见原因：“不经历风雨怎么见彩虹？”分娩的疼痛是难免的，也是剧烈的，但这种痛是一般人能够承受的，所以准妈妈要鼓励自己，产痛毕竟是有时限性的，要相信自己咬咬牙一定能挺过去。如果是对疼痛耐受力特别差的准妈妈，也可以预先和产科医生商量采用无痛分娩法。

（3）过度担心胎儿的健康：有的产妇到了分娩时刻更为紧张，这种紧张不但于事无补，反而影响自己的分娩状态；也有些准妈妈基于家庭压力或个人偏好，对胎儿的性别过于执著，也加重了对分娩的恐惧，其实是男是女，在精卵结合的一刹那已经决定，准妈妈应抱平和的心态接受现实。

另外，对分娩环境的陌生和不适应也无形中造成准妈妈心理上的不适。准妈妈可以在分娩前，找个时间到产科病房转转，初步有个了解。

2. 树立分娩信心

知而后有信。要建立对分娩的信心，减轻恐惧，准妈妈们要对分娩的过程及相关情况有所了解，可以通过一些科普读物、网络或者产科医生获得有关知识。了解整个分娩过程后，就会以科学的态度去取代恐惧的心理，同时，还可以学习一些放松和呼吸的技巧，减轻分娩时的疼痛。建立良好的社会和家庭的关系，解除因为分娩带来的生活和工作的后顾之忧。对生男生女均持“既来之则安之”的态度，全身心投入到分娩准备中去。作为家人，应给予准妈妈精神的支持和鼓励。有条件的产妇，可以考虑采用“导乐”者分娩，请有专业知识的“导乐”者在产前、产时及产后全程陪伴产妇，给予心理上的支持和帮助，以及精神上的安慰和鼓励，这是减轻产痛和消除产妇紧张情绪的一种很好的方法。轻松的心情是轻松分娩的前提，当准妈妈临近分娩的时候，要对自己说的就是放松、放松、再放松。

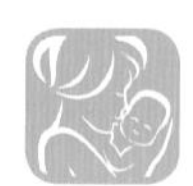

产程中正确的呼吸的重要性

分娩是女性一生中的重要经历，有人甚至将之比喻为“过关”。要想顺利通过这一关，学习产程中正确的呼吸方法是非常重要的。

正确的呼吸方法能够让孕妈妈消除紧张心理，精神镇静，通过呼吸诱导身心放松，确保孕妈妈和胎宝宝的氧供应，使宫缩更加有效，加速分娩过程，减缓不必要的心理折磨和肉体痛苦。这些方法听上去简单，其实效果还是非常显著。

产程中正确的呼吸应为每分钟10～15次，

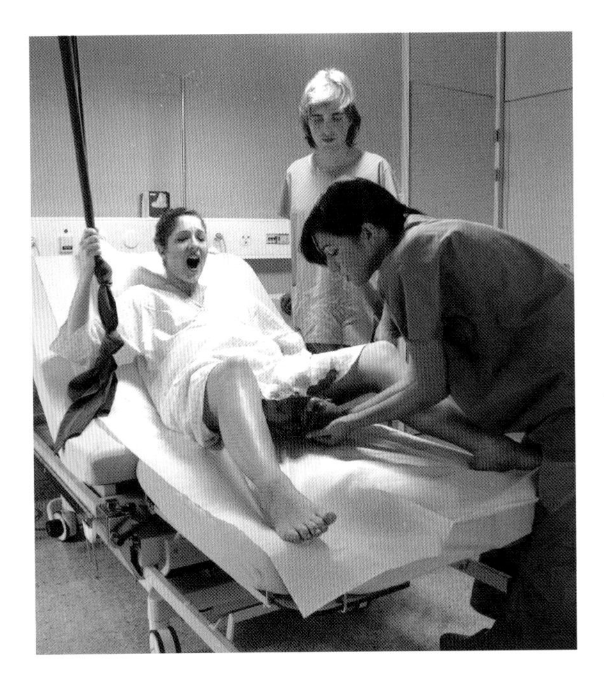

一次通气量 700 ～ 800 毫升。在产程的初始阶段，孕妈妈应缓慢呼吸，用鼻吸气，用口呼气(约 3 分钟)。宫缩时开始短呼吸，吸气、呼气都用口腔。待到宫口已经开全，宝宝即将娩出时，胎头会压迫盆底肌肉，孕妈妈会产生想向下用力的感觉。这时候孕妈妈应屏气呼吸，将嘴闭上，并增加腹压。宫缩高峰时，助产士放于孕妈妈会阴部，向孕妈妈说明用力方向，孕妈妈应配合屏气呼吸，宫缩间歇应充分吸气。许多孕妈妈在分娩时由于精神紧张及疼痛而导致呼吸过快，或是呼气过度，会出现过度通气状态。过度通气容易使血液中的二氧化碳急剧排出，而引起一过性脑血管挛缩、脑缺血，最终导致头晕、四肢末端麻木，影响宝宝氧供应。

需要特别强调的是，很多孕妈妈在阵痛开始后，会因为疼痛而失去控制，无法实施正确的呼吸。因此，孕妈妈最好在产前就将呼吸法记牢，并多多练习。

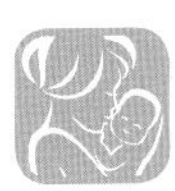 分娩前有哪些征兆

多数产妇能自我预测预产期是哪一天，但具体那一时刻是无法预知的。一般说来，即将分娩时子宫会以固定的时间周期收缩，收缩时腹部变硬，停止收缩时子宫放松，腹部变软。

另外还有一些变化：

产妇觉得胎宝宝好像要掉下来一样，这时胎宝宝头部已经沉入产妇骨盆。这种情况多发生在分娩前的 1 ～ 3 周或数小时之前。

阴道少许血腥黏液，称为“见红”。这是由于随着分娩的临近，子宫下端不断拉长，宫颈发生变化，子宫下端及宫颈内口附近的胎膜与子宫壁分离，毛细血管破裂出血的结果。此外分娩先兆，通常出血很少，表明分娩将在 24 ～ 72 小时内发生。孕妈妈这时应注意保持外阴部卫生，及时到医院检查处理，确认是否为分娩先兆。

阴道分泌物增加。这是由于孕期黏稠分泌物的增多，并且积累到子宫口内，由于分泌物堵住。当临产时，子宫颈张开，这个塞子就不能起到作用了，所以分泌物就会流出来，这种现象多发生在分娩数小时内，或即将分娩时，也可在生产中发生的分娩,也可能出现在产程中。

当有水样液体涓涓流出或呈喷射状自会阴流出，这就是羊水破裂，这种现象在分娩前数小时或邻近分娩时也可在产程过程中发生。

有规律的痉挛或后背疼。这是由子宫交替收缩和松弛所致。随着分娩的临近，这种收缩会加剧。由于子宫颈的张开和胎宝宝至生殖道中产出，疼痛是必然的。这种现象只是发生在分娩开始时。

阵发性腹痛。妊娠晚期，子宫敏感性增加，孕妇常常腹部会有阵发性紧绷感，但通常无明显疼痛。随着产期的临近，子宫阵发性收缩的强度逐渐增强，孕妇慢慢开始有腹痛感，腹痛的频率也增加，当达到每 5 分钟一次，每次持续 30 秒时，表明孕妇正式临产。

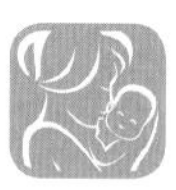

去医院待产最合适的时间

当出现以下先兆临产症状时，准妈妈就要去医院待产了。

（1）假临产：分娩发动前，由于子宫肌层的敏感性增强，常出现不规律宫缩。其特点：宫缩持续时间不规则；间歇时间长且无规律；宫缩强度不增强;宫缩只能引起下腹部轻微胀痛。

（2）见红：在分娩发动前 24 ～ 48 小时内，由于成熟的子宫下段及宫颈不能承受宫腔内压力而被迫扩张，使宫颈内口附着的胎膜与该处的子宫壁分离，毛细血管破裂而少量出血，与宫颈管内的黏液相混合而排出，称见红，是分娩即将开始的比较可靠征象，如果出血量大于月经量，就应当考虑是否有异常情况，可能是胎盘早剥，需要立即到医院检查。

（3）破水：突然阴道流出像尿一样多的水，带点腥味，不能自己控制，这是破水。此时无论是否有宫缩都要及时去医院。在前往医院的在路上，孕妇应平卧，因羊水流出时可能脐带会随之脱出，脐带绕颈可导致胎儿死亡。如果流出的羊水不多，有的孕妇会误以为是白带增多。如果孕晚期有这种情况，应到医院去检查一下是否已破水，千万不要大意。

（4）子宫底下降：下腹部有受压迫的一种感觉，初产妇到了临产前两周左右，子宫底会下降，这时会觉得上腹部轻松起来，呼吸会变得比前一阵子舒畅，胃部受压的不适感减轻了许多，饭量也增加了一些。由于下降，分娩时即将先露出的部分，已经降到骨盆入口处，因此出现下腹部坠胀，并且出现压迫膀胱的现象，这时，孕妇会出现腰酸腿痛及尿频。

（5）没有妊娠并发症的准妈妈：对于没有妊娠并发症的准妈妈，如果在接近预产期的期间，虽还没有临产的征兆，最好在预产期前后 1 ～ 2 天就到医院去检查。

过早入院待产，有些产妇在医院中吃住不习惯，特别是睡眠不充足，反而会给待产的准妈妈带来的负面影响；另一方面，准妈妈如果用未有产兆出现而迟迟不入院，则可能会发生过期妊娠（妊娠超过预产期二周）。所以，在预产期前后 1 ～ 2 天入院是比较适合的。

（6）有妊娠并发症的准妈妈：经系统产前检查，发现孕妇有下列情况，应按医生建议提前入院待产，以防发生意外：

①孕妇患有内科疾病如心脏病、肺结核、高血压、重度贫血等，应提前住院，严密观察病情变化，及时给予对症处理。

②经医生检查确定骨盆及软产道有明显异常,不能经阴道分娩者,应适时入院进行剖宫产。

③中、重度妊高征，或突然出现头痛、眼花、恶心呕吐、胸闷或抽搐者，应立即住院，以控制病情的恶化，待病情稳定后适时分娩。

④胎位不正，如臀位、横位，多胎妊娠，需随时做好剖宫产准备。

⑤对经产妇有急产史者，应提前入院，以防再次出现急产。

⑥有前置胎盘、过期妊娠者等，应提前入院待产，加强监护。

总之，对于有并发症的孕妇，医生会根据病情决定其入院时间，孕妇及其亲属应积极配合，不可自作主张，以防发生意外。

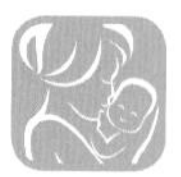

是否选择剖腹产

这项手术应用适当能使母婴都平安，但不可草率决定实施剖宫产。一旦手术出血过多，孕妈妈将面临周围脏器损伤及术后感染、晚期产后大出血等风险。

虽然剖宫产避免了自然分娩过程的疼痛等，但是，相对于它给母婴的并发症和后遗症

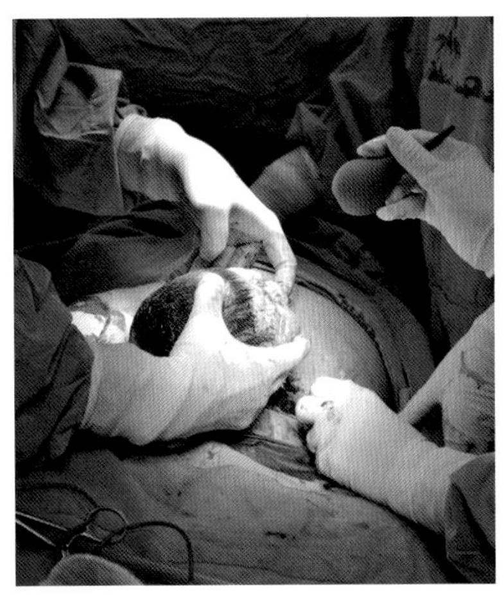
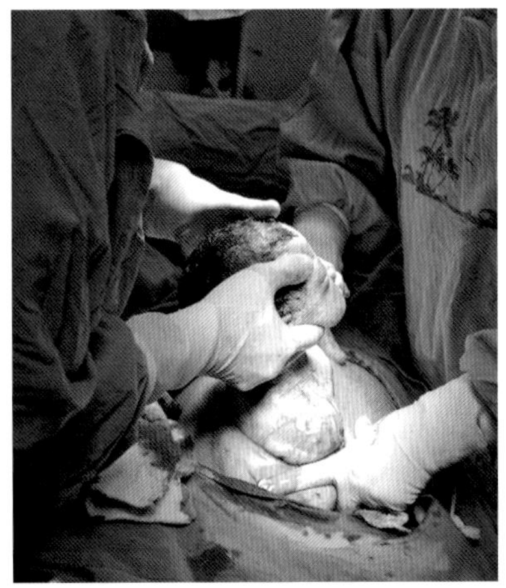
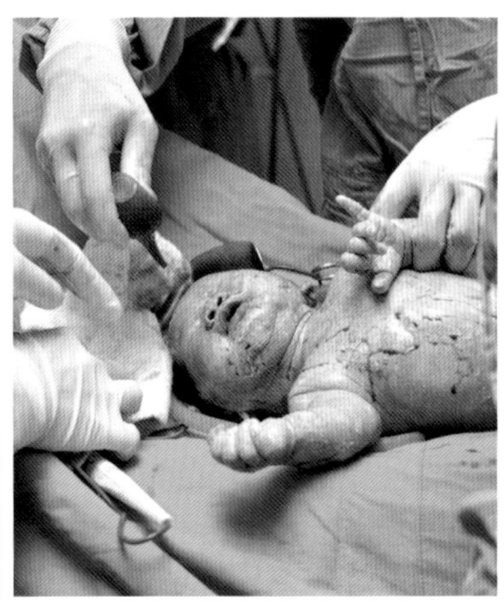

而言，剖宫产便显得不可取，手术增加产妇大出血和感染的可能性，和产后出现各种并发症的可能性是自然分娩的 10 ～ 40 倍。

胎宝宝未经产道挤压，有部分胎肺液不能被排出，出生后有的不能自主呼吸，很容易发生新生儿窒息、肺透明膜等症状。因而，剖宫产只作为产妇和婴儿的病理因素的补救办法。

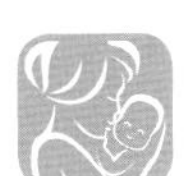

孕妈妈临近分娩的 10 个疑问

问题一：到临产月后，担心会破水，是否有必要时刻垫着卫生巾呢？

答：这样做是没有必要的。但是为了防止突然发生破水，身边应常备为好。也就是说，外出时最好也要带在身边，才会处变不慌。其实不仅是妊娠期间，作为女性，平时随身携带些不测状况时会用到的生理用品是一种很好的习惯。

问题二：快到预产期时，是不是应该服用些泻药提前把肠道清空比较好呢？

答：随意服用泻药的做法是不对的。因为拉肚子不仅会诱发子宫收缩，还会使你无法判断疼痛的原因。如果你很担心便秘的话，可以在体检时与妇产科的医生商量，开一些可以软化粪便的药剂处方。总之，在这方面是根本没有必要过于神经质的。

问题三：过了预产期还没生，有人说做爱有利于早些分娩，这样做对吗？

答：过去确实有这样的说法。这是因为精子中含有诱发子宫收缩的物质，通过做爱的刺激有可能会促使早些分娩。但是，首先应该考虑是否已经发生了破水。因为盲目的性行为会导致细菌感染。因此，对于进入预产月的准妈妈来说，无论是否过了预产期，我们都不赞成用这种方法催产。

问题四：破水后应该马上去医院吗？是否可以上厕所？……破水后怎么样护理便秘的产妇

答：破水后，随时都有可能分娩，因此应该去医院。但也没必要急得什么都不顾。可以换换干净的衣服，如果是稍微一动就会有液体流出的话，可以用卫生巾或干净的毛巾垫上。一般来说，小便是没有问题的。但是，想要大便的感觉有可能是分娩的一种前兆，所以要有所注意，应该马上去医院。

问题五：在洗澡时发生了破水，该怎么办？

答：如果你已经在洗头发或身体了，可以先用淋浴简单地冲洗完。但是如果是在泡澡，就不能再继续了。

问题六：应该什么时候去医院？是到不能再忍受的时候吗？

答：有些准妈妈因为怕医生说来得太早了，还得回家观察等待，所以一直坚持到上气不接下气无法忍耐的时候。这样是不对的。

而且还可以让医生检查一下，这样你不就可以更加放心了吗？更何况还有分娩比预想来得早的可能性。因此，只要有什么担心的，不要犹豫，马上去医院。

问题七：担心自己的脸色太难看，去医院之前能不能化点淡妆？

答：分娩是伴有出血的消耗体力的大事情。如果擦粉底或涂口红，本来的脸色便无法判断了，很可能会妨碍医生诊断。因此，去医院时最好不要化妆了。指甲的血色也是医生观察的内容之一，所以原则上，也不要涂指甲。另外，耳环在待产室里被要求摘掉的，所以也没必要佩带。

问题八：见红了，要马上去医院，可是家里没有别人可以陪伴，怎么办？

答：这时候即使你一个人最好也要马上去。如果勉强忍耐地等老公或家人的话，一旦开始分娩，就非常危险了。因此，在进入预产期后，应该做好一个人应对突然开始阵痛的准备，比如将出租车公司或邻居的电话贴在电话机旁边等等。这时，千万不要自己驾车去医院。一边忍受阵痛的痛苦一边驾车是非常危险的。

问题九：阵痛的时候，是不是不可以大量饮水呢？

答：阵痛的时候会比平时容易出汗，呼吸方式也会导致口容易干。如果你口渴了，没必要忍着，可以边补充些水，边等待分娩时刻的到来。

问题十：阵痛开始了，突然想上卫生间，怎么办？

答：阵痛中想要如厕的时候，必须先跟医生打招呼。因为想要用力分娩的感觉与想要大便的感觉是非常相似的。不和任何人打招呼，独自去卫生间，结果子宫口大开，胎儿的头部都露出来，甚至一下将孩子生出来的情况都是发生过的。如果医生检查后发现你的子宫口已经开始张开了，就不会让你去卫生间了。

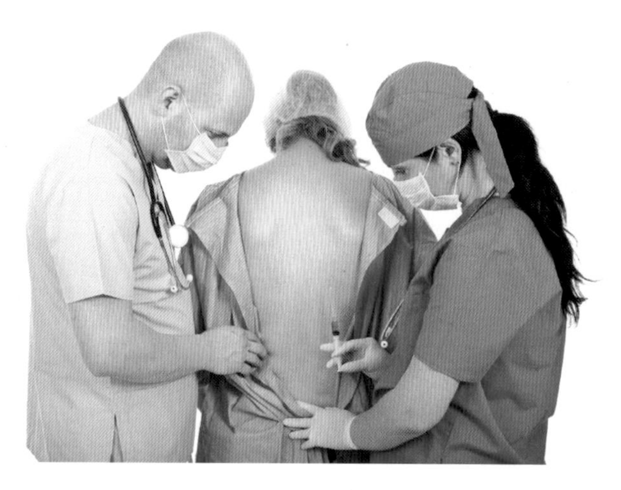

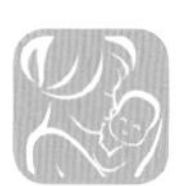 分娩前的心理准备

临近预产期，孕妈妈的心情是复杂的，既有对宝宝降生的渴望，也有对分娩过程的担心，还有对分娩阵痛的恐惧。所以，准爸爸必须调整好心态，相信人的分娩能力是与生俱来的，只要认真做好孕期保健，配合医务人员，分娩过程大多会很顺利的。反之，过度紧张，会引起血压升高、宫缩乏力、产后出血等。

当分娩征兆出现时，孕妈妈要保持心情的稳定，一旦宫缩开始，产程启动，不要乱喊乱闹，因为烦躁不安会消耗体力、延缓产程、增加痛苦。应坚定信心，相信自己能在医生和助产士的帮助下会安全、顺利地分娩。

分娩临近，孕妈妈及家属应及早做好分娩的思想准备，愉快地迎接宝宝的诞生。丈夫应该给孕妈妈充分的关怀和爱护，周围的亲戚、朋友及医务人员也必须给予产妇支持和帮助。实践证明，思想准备越充分的孕妈妈，难产的发生率越低。

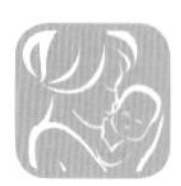 赶不及上医院就生了，怎么办

假如孕妈妈来不及上医院，就发现孩子已

经快生出来了，为了避免孩子生在路上，最好就直接留在家里生产。确定要在家里生产时，记得先打 112，请 112 派最近的护理人员到家里协助生产。打完电话，先把家里的门打开，以免护理人员到了，孕妈妈却痛到无法起身开门。在护理人员到达前，产妇可以先平躺，并在底下垫个棉被或其它柔软的物品，避免宝宝太快出生，头会先撞到地。另外，也要事先准备毛巾，在宝宝出生之后可以用毛巾把他包起来保暖。

宝宝产出后，不要急着自己拿剪刀把脐带剪断。万一剪刀没有消毒干净的话，很容易因为细菌感染导致破伤风。救护车上都有无菌剪刀，应该等护理人员到达后，用无菌剪刀把脐带剪断较为保险。护理人员在家帮忙产妇处理完毕之后，母子两人还是应该上救护车，到医院报到。宝宝需要做身体检查，孕妈妈后续的胎盘排出，也应该到医院让医护人员处理较为安全。胎盘排出时如果没有处理好，容易造成产后大出血，危及母亲生命。

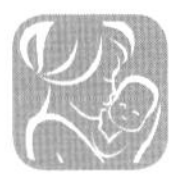

分娩产程及早产应取姿势

从规律性子宫收缩开始到胎儿胎盘娩出为止的全过程称为总产程。总产程在临床上分为 3 个阶段，即 3 个产程。

→ 第一产程：宫颈扩张期

初产妇 11 ~ 12 小时，经产妇需 6 ~ 8 小时。

第一产程是指子宫口开始扩张，直到宫口开全（约为 10 厘米）。这是整个分娩过程中最长的一个产程。此时子宫的收缩间隔会越来越短，从开始时的每间隔 5 ~ 6 分钟收缩持续 30 秒以上到每间隔 2 ~ 3 分钟持续 50 ~ 60 秒。在第一产程中，准妈妈宫缩时感觉下腹痛，宫缩越紧，间隔时间越短，子宫颈口则开得越快。在这一阶段准妈妈一定要保持安静，不要大喊大叫消耗体力，以免到后来精疲力尽，无法配合。

→ 第二产程：胎儿娩出期

初产妇约需 1 ~ 2 个小时，经产妇一般 1 小时或数分钟。

一旦子宫颈口开全了，就进入了胎儿娩出阶段，也就是终于到了你的宝宝要离开你身体的时候了。第二产程就是指从子宫口开全到胎宝宝娩出这个阶段。此时随着子宫收缩加强，宫口全开，胎头先露部分开始下降至骨盆，随着产程进展，宫缩加强，迫使胎宝宝从母体中娩出。

→ 第三产程：胎盘娩出期

约需 5 ~ 15 分钟，不超过 30 分钟。

第三产程是指胎宝宝出生到胎盘娩出这个阶段。此时胎宝宝已经娩出，宫缩会暂停一会儿又重新开始，胎盘因子宫收缩会从子宫壁剥离，准妈咪再次用力，胎盘就会顺利脱出。医生或助产士检查胎盘及胎膜是否完整娩出，任何留在子宫内的碎块都应该被清理出来。医生或助产士还将检查你的子宫，检查子宫收缩情况及宫颈有无裂伤。

产后 2 小时称为“第四产程”。因产后出血大多发生在这 2 小时内，在这段时间里产妇仍需留在产房观察，测量血压及脉搏，观察子宫收缩、子宫底高度、膀胱充盈否、阴道流血量、阴道有无血肿等，如一切正常，产后 2 小时将产妇和新生儿送回病房。

对于准妈妈来说，分娩是一个既让自己兴奋又让自己恐惧的时刻。兴奋的是，盼了 10 个月的宝宝终于可以“破茧而出”，而恐惧的是，分娩的阵痛对于女人来说的确很是折磨。那么，准妈妈该如何“恰到好处”的科学用力，为分娩“加分”呢？稍微改变姿势可以缓解阵痛，同时舒适度也会增加。从一些介绍的姿势中，选择自己感觉舒服的姿势，积极试试看。

如果你在孕中期、孕晚期（37周以前）出现以下任何早产的症状，要立即到医院就诊

这些早产的症状有时候容易混淆，因为其中有些症状，比如盆底压迫感或腰背部疼痛等，在正常怀孕时也会出现。而孕早期零零星星出现的宫缩可能不过是假性宫缩。总之，多加小心，总比事后追悔莫及要好。所以，你一发现自己出现了早产的症状，就应该立即去医院就诊。

→ 姿势1：上身采取稍挺起的靠卧姿势

调整床的倾斜度，或用枕头、坐垫使上身稍微挺起。这种靠卧姿势比完全仰卧更容易克服疼痛。舒适的角度让自己感觉。

→ 姿势2：跨坐在椅子上

两脚张开、跨坐在椅子上，有利产道扩张。同时能减轻腰部负担。将体重负荷在椅背，身体稍微前倾位要诀。

→ 姿势3：利用网球推高肛门

不可使力欲想便力时，可把网球抵着肛门到会阴的部位，然后坐在上面。也可以利用手指压迫。

→ 姿势4：把体重负荷在墙上

手压着墙壁，身体前倾，将体重负荷在墙壁上。由于是站立的姿势，故有帮助胎儿降落的效果。

→ 姿势5：趴在椅子上

膝盖跪地，臀部挺起，趴在椅子上的姿势，也具有缓解疼痛的效果。而且前倾的状态也有减轻腰痛的功效。

→ 姿势6：丈夫来帮忙

在腰骨的上下左右进行按摩，或者用力压迫肛门，另外指压背部、腰部时，应使用拇指强力按压，这时候的你，请在指压时吐气，放松力量时吸气。

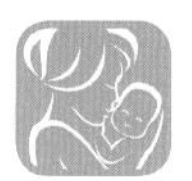

分娩产程中的禁忌

（1）不要高声喊叫，声音低一点是可以的：发出声音本身没有什么不好的，但是如果持续地高声喊叫，就会打乱缓解阵痛的呼吸节奏，声音低一点是没问题的。不要从一开始就“过分关注”阵痛。开始后会持续很长时间，所以注意力不要从一开始就过分集中，这样会让你感觉紧张、疲劳，而这些首先会影响到交感神经，疼痛会特别敏感，全身都会不舒服。

（2）不要闭眼睛：如果闭起眼睛能够让自己听到身体内部的声音，更集中注意力分娩的话就可以这么做。可如果闭上眼睛让你感到头晕还是睁开眼睛更好。

（3）阵痛来临的时候不要过分用力：如果肩膀等部位过分用力，可能会消耗很多体力，特别是过分用力收紧臀部很可能把正在下降的胎儿再挤回去，所以阵痛时不要过分用力，阵痛过去赶快让自己松口气，释放一下紧绷着的身体。

（4）不要让身体向后仰：后仰只会加剧宫缩痛。要克服宫缩痛蜷起身体来会更轻松。采用纠正胎位不正的胸膝卧位，趴在地板或是床上，胸部和膝盖着地，臀部翘起，重力就会向相反的方向起作用，疼痛就会减轻。

（5）不要憋气：憋气时身体会不自觉地用力，这样会增强产痛的感觉，有时甚至会出现头晕的现象。为了能够正常地向胎儿源源不断地输送养分，请注意不要憋气。

（6）不要采用容易排便的姿势：产痛增强后就尽量不要采取蹲厕所的姿势，也不要坐在椅子上了。因为这种姿势在重力作用下，会更加重了排便感。

（7）分娩时脸部不要用力：要向下半身用

力，让自己有一种把胎儿挤出去的意识。用力时重要的是要感觉到腹部的压力，而脸、眼睛等的部位不要用力。身体不要向后倾斜，身体向后倾斜的话就会改变产道的弯曲角度，让胎儿更难通过。

（8）宫缩间歇期的时候不要用力：用力要配合宫缩的波动，否则是没有意义的。反复地用力只会消耗自己的体力，所以要注意宫缩一结束就立刻松口气，让全身放松。

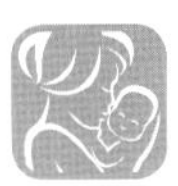 什么情况要做会阴侧切手术

侧切，就是分娩过程中，在阴道口能够看见胎头的时候，于阴道口的左侧方，倾斜 45 度剪开一个开口。剪开的部分包括皮肤、肌肉和部分的阴道黏膜。开口长度约 4 ～ 5 厘米。侧切并不是用一般的手术刀或剪，医生会用特制的“侧切剪”进行侧切。

（1）产妇的会阴部弹性较差，阴道狭小或其会阴部有炎症、水肿等情况时，需做会阴侧切术。

（2）胎儿较大、胎头位置不正或有产妇产力不足等情况时，会使胎头在产妇的会阴处受阻而无法娩出。此时，需做会阴侧切术（胎头若在产道内停留时间过长，不但会使产妇骨盆底的肌肉发生损伤，还会使胎儿出现缺氧、甚至颅内出血等现象）。

（3）35 岁以上的高龄初产妇，或者合并有心脏病、妊娠高血压综合征的产妇分娩时，为了减少产妇的体力消耗、缩短产程、确保母婴安全，当胎头下降到产妇的会阴部时，便应做会阴侧切术。

（4）当产妇的子宫颈口已开全，胎头位置也较低，但胎儿却出现了异常变化，如胎心过快、过慢，羊水混浊不清甚至混有胎儿的粪便时，说明胎儿已有明显的缺氧症状。此时，因产妇需及早结束分娩，故应做会阴侧切术。

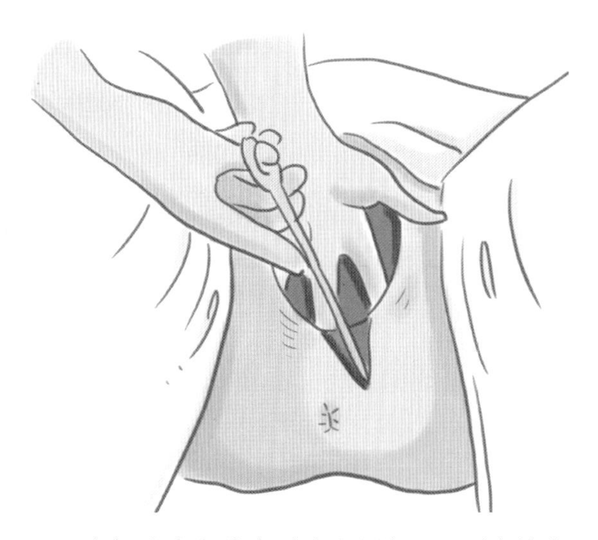

（5）当产妇临产时出现异常、需要实施产钳助产或胎头吸引器助产时，必须按常规实行会阴侧切术。

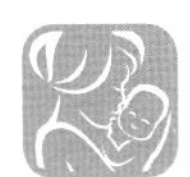 会阴侧切痛吗

侧切的时候，是会为产妇打麻药，通常需要打两针——一针是对阴部神经的阻滞，使得阴部神经整体的麻痹，另一针是在准备侧切的切口处，进行局部麻醉。麻药通常是在胎儿头娩出之前就会给产妇打。这时候进行侧切，产妇基本是感觉不到疼痛的。

在麻药消失期间进行侧切是会给孕妇朋友带来疼痛感，但是对于麻醉药力比较强点的女性，相对也是有很好的解决方法，并不会造成太严重的后果。此外，侧切时产妇主要的感觉是压迫胎头的憋胀感觉，也就是我们平时说的最“痛”的那会儿，所以，侧切带给产妇的感觉自然就更是微乎其微了。

说到这个麻药是否会对宝宝有什么不利，妈妈们完全不必要担心，它与胎儿完全没有任何关系，不会有影响的。

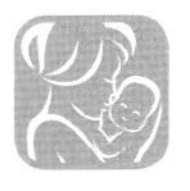 会阴侧切要注意什么

（1）伤口血肿。表现为在缝合后 1 ～ 2 小

时切口部位即出现严重疼痛，而且越来越重，甚至出现肛门坠胀感。此时应立即告诉医护人员，及时进行检查，可能是医生在缝合时止血不够。对这种情况，只要及时拆开缝线，清除血肿，缝扎住出血点，重新缝合伤口，则疼痛会很快消失，绝大多数可以正常愈合。

（2）伤口感染。表现为在产后 2 ～ 3 天，伤口局部有红、肿、热、痛等炎症表现，并可有硬结，挤压时有脓性分泌物。遇到这种情况，应服用合适的抗生素，并拆除缝线，以便脓液流出。同时可采用理疗来帮助消炎，或用 1：5000 的高锰酸钾温水溶液坐浴。采取这些措施后，由于会阴部血运丰富，有较强的愈合能力，故一般 1 ～ 2 周后即会好转或愈合。

（3）伤口拆线后裂开。有个别产妇在拆线后发生会阴伤口裂开，此时如已经出院，应立即去医院检查处理。如果伤口组织新鲜，裂开时间短，可以在妥善消毒后立即进行第二次缝合，5 天后拆线，大多可以再次长好；如伤口组织不新鲜，且有分泌物，则不能缝合，可用高锰酸钾溶液坐浴，并服抗生素预防感染，待其局部形成瘢痕后愈合。

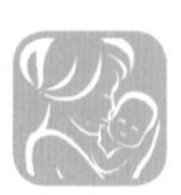

会阴侧切后怎么护理

虽然手术很小，但因伤口位尿道口、阴道口、肛门交汇的部位，还因产后的一些特殊情况很易发生伤口不愈，所以在护理上需要特别注意。

1. 防止外阴感染

勤换内裤及卫生垫，避免湿透，让伤口浸泡在湿透的卫生垫上将会很难愈合。

每天要用温水勤冲洗会阴部，尤其每次便后用消毒棉擦拭冲洗外阴，切忌由后向前擦，应该由前向后。

2. 防止会阴切口拆线后裂开

产后早些下床活动，多吃新鲜蔬菜水果，多喝鱼汤、猪蹄汤等汤饮，不吃辛辣食物以保持排便通畅。

当发生便秘难解时，不要屏气用力，可用开塞露帮助通便。

拆线后的几天内，避免做下蹲用力动作，如在解便时，宜先收敛会阴和臀部后再坐在马桶上，屏气用力常常是会阴伤口裂开的原因。

坐位时身体重心偏向右侧以防伤口受压，切口表皮错开。

避免摔倒或大腿过度外展，这样都会使伤口再度裂开。

不宜在伤口折线后当日出院，因伤口裂开多发生在伤口拆线当天。

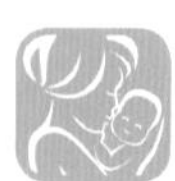

怎样避免伤口发生血肿

（1）术后最初几日内产妇应采取右侧卧位，这样可使伤口内的积血流出伤口外，不致发生血肿，也可防止恶露中的子宫内膜碎片流入伤口内而形成子宫内膜异位症。

（2）术后注意刀口情况，如果在术后 1 ～ 2 小时内伤口出现疼痛，且越来越厉害，应与医生联系，很可能是缝合前止血不够而形成血肿。

（3）有血肿时可用 50% 硫酸镁溶液冷敷。

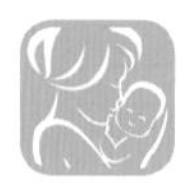

会阴切口发生感染怎么办

（1）当伤口出现肿胀、疼痛时，遵循医嘱服用抗生素，局部采用 1：5000 高锰酸钾温水坐溶浸泡伤口，每天 2 次，每次 10 ～ 15 分钟。

（2）用清热、解毒、散结的中药（请中医开药）煎液清洗伤口也有很好的效果。

（3）可在家中用台灯进行局部理疗，但须注意不要烫伤。

·第二篇·

胎教

FETAL EDUCATION

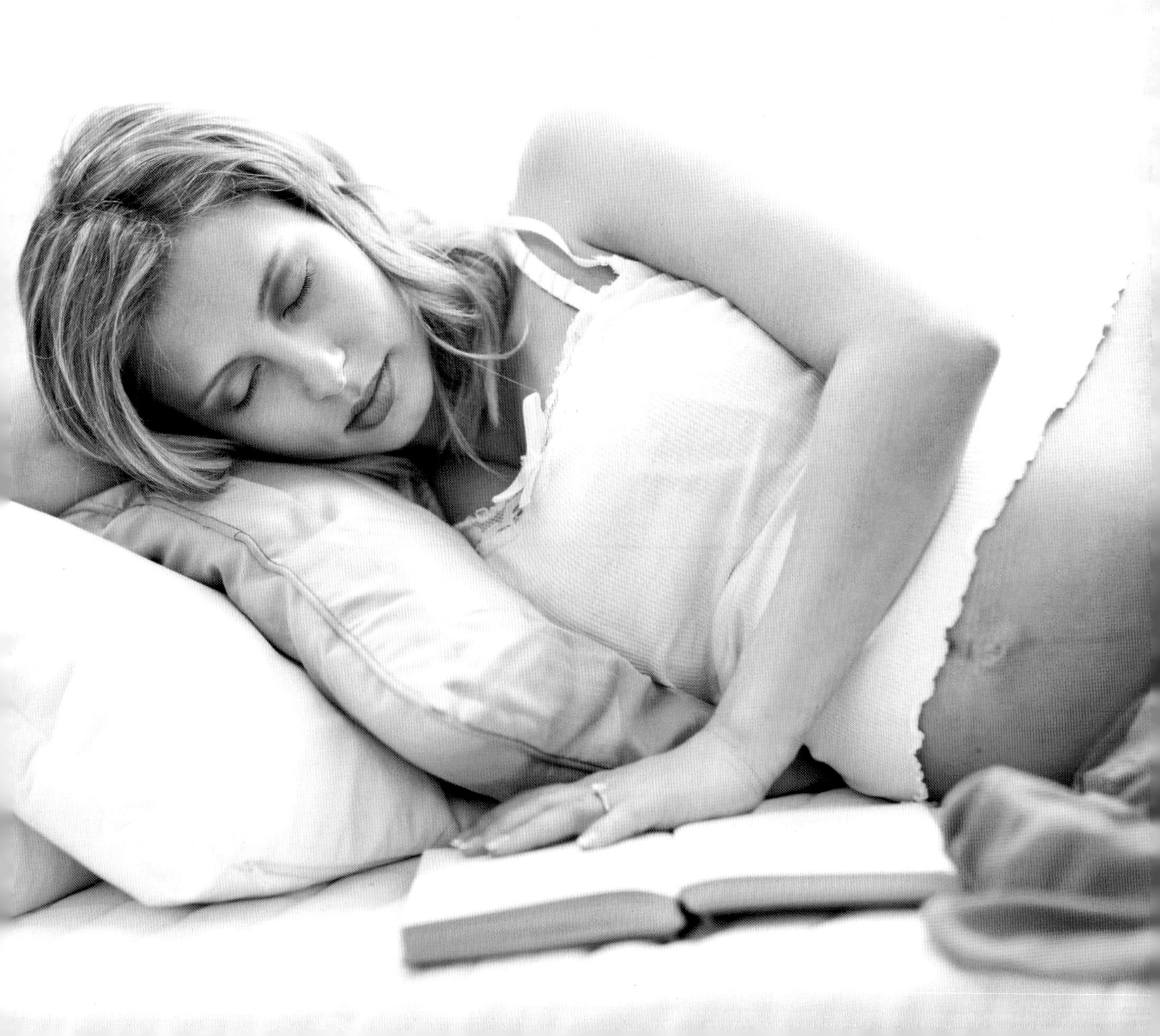

第一章

胎宝宝的智能发育

part 1

母体的荷尔蒙分泌与营养状况都会影响到胎儿的成长，尤其前3个月更是脑部细胞发展的重要阶段，这个阶段的胎儿虽然吸收的营养有限，不过仍需注重均衡，不要让自己有不正常的饮食习惯或者让不好的习惯介入，基本上都能达到很好的状况。

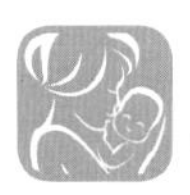

胎宝宝的听觉发育

胎儿的听觉器官开始发育的时候，他的头部还像个海马似的，有几对鳃弓，那第Ⅰ、Ⅱ对鳃弓渐渐就变成了耳郭的雏形，随后耳垂才慢慢形成。耳郭开始紧贴着头颅壁，随着弹性软骨的形成，耳郭渐渐地由扁平发育为边缘弯曲的部分；到4个月时，胎儿的耳郭开始内卷，出现弹性，外耳的耳郭就算长好了。但是，这时的耳朵对声音没有任何反应，因为其听觉神经尚未发育完善，内耳的一些重要结构还在形成过程中，如耳蜗、鼓室、蜗小管、平衡器等都还没有完全形成。我们所知道的“耳膜”，即医学称为“圆窗膜”的那层组织还没有长好。特别是对声音传导起关键作用的三个听小骨（砧骨、锤骨、镫骨）还只是软骨，没有完全骨化。所以，胎儿一直是自由自在地生活在“无声”的世界里。以后，内耳的各种构造都发育成熟了，“圆窗膜”已长好，听小骨——人体内最小的三块骨头也完成了软骨骨化的过程，便将各种声音传入了耳膜，开始清晰地感觉到各种声响。最初那丰富混合的音响既让胎儿感到激动，又有难以分辨的迷惘，之后便逐渐熟悉了各种声响，能分辨出子宫内的声音和外界的声音。

子宫内声音每天变化不大，所以很容易熟悉它。那厚重如管乐的声响是子宫的血流声，

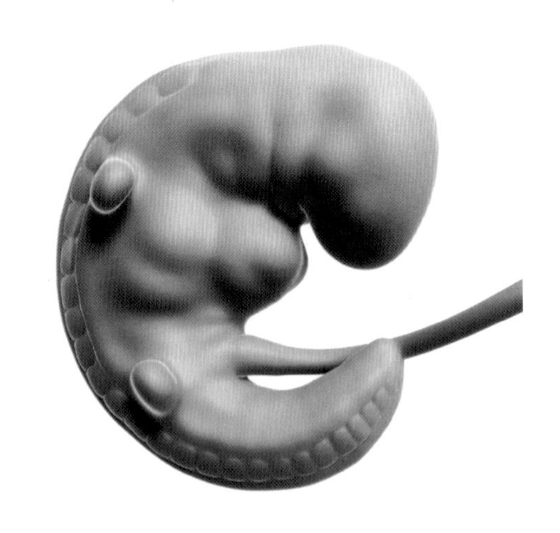

轻快如弦乐的曲调是胎儿脐带的血流声；时而如雷声隆隆滚过的，是妈妈肠蠕动的声音；最令胎儿动心和关注的是那“咚嗒咚嗒”如深沉鼓声的妈妈心跳声，它节奏平缓，富有规律，曲调柔和又明朗有力，给胎儿以亲切而温暖的安全感，这也是他最熟悉和喜欢的声音。

从有听觉开始，胎儿每时每刻都有妈妈的心跳声伴随着，心理上对它产生了很强的依赖性，以致在他出世之后，每当遇到惊恐、不安、寒冷、疲劳等恶性刺激时，如果妈妈把婴儿抱近她的胸口，让这熟悉的心跳声传入孩子的耳膜，就可以立即让他感到温暖的安全感，从而平静下来。可以说，妈妈的心跳声是伴随胎儿长大的安乐曲和背景音乐。

胎儿能听到声音之后，父母就可因势利导地把胎教的内容安排得丰富而有趣了。首先，爸爸妈妈应为孩子起个乳名，让这亲昵的呼唤

每天伴随胎儿。待孩子出生后，很短时间内就能对爸爸妈妈呼唤他的名字做出明确的反应，且比起那些出生后才起名字的小朋友显得聪明很多。

此外，给胎儿以特别深刻感受的是美妙的音乐。每天清晨和傍晚，都应该让胎宝宝听到爸爸妈妈为他特别播放的音乐。那舒缓柔美的旋律，使胎儿身心舒展，不由自主地随着那音乐的节奏缓缓地转动身体，轻轻地舞动手臂。音乐使他的大脑细胞活跃，心情轻松愉快，躯体四肢活动敏捷。音乐应成为他每天生活中不可缺少的精神食粮。胎儿特别喜欢听大提琴的演奏，据说大提琴的音域宽广，与胎儿容易产生和谐的共鸣。还有柔美的小夜曲、摇篮曲、圆舞曲、中外古典乐曲，都会使他心境平和，精神愉快。妈妈应为胎儿准备以 C 调为主的乐曲，基调轻松、活泼、明快，能很快地激发出宝宝的情绪反应。在他活动比较频繁时，妈妈应选择一些舒缓、柔和的摇篮曲；在他活动比较少时，妈妈则应选播一些轻松活泼、节奏明快的圆舞曲。这些音乐对调整胎儿的心绪，促进他的活动和生长都有着明显的作用。

除了给胎儿特别播放音乐之外，妈妈每天也要为自己挑选一些以 E 调和 C 调为主的音乐播放。妈妈可戴耳机听，也可一边吃饭一边听，也可坐在摇椅上一边与孩子说话，一边让悦耳美妙的音乐萦绕在温馨的空间。妈妈听音乐时常常不满足于仅仅被动地欣赏，而是主动地一边哼唱，一边尽情地发挥想象。随着音乐的变化，脑海中不断跳动着一个又一个美丽的画面，有蔚蓝色的天空、朵朵变化的白云、云雀的欢唱、小鹿的奔跑、潺潺流动的溪水、宁静的泛着涟漪的湖水、海潮的涌动……妈妈丰富的想象往往可以使胎儿也感受到那诗情画意的“音乐形象”，情绪上产生相应的反应，身心情操得以陶冶。

当胎儿经常生活在音乐的艺术氛围中时，音乐可陶冶他的性情，激发他的想象，增进健康，平衡心态；如果没有音乐相伴，胎儿在子宫内的世界将是多么苍白、单调而沉闷。

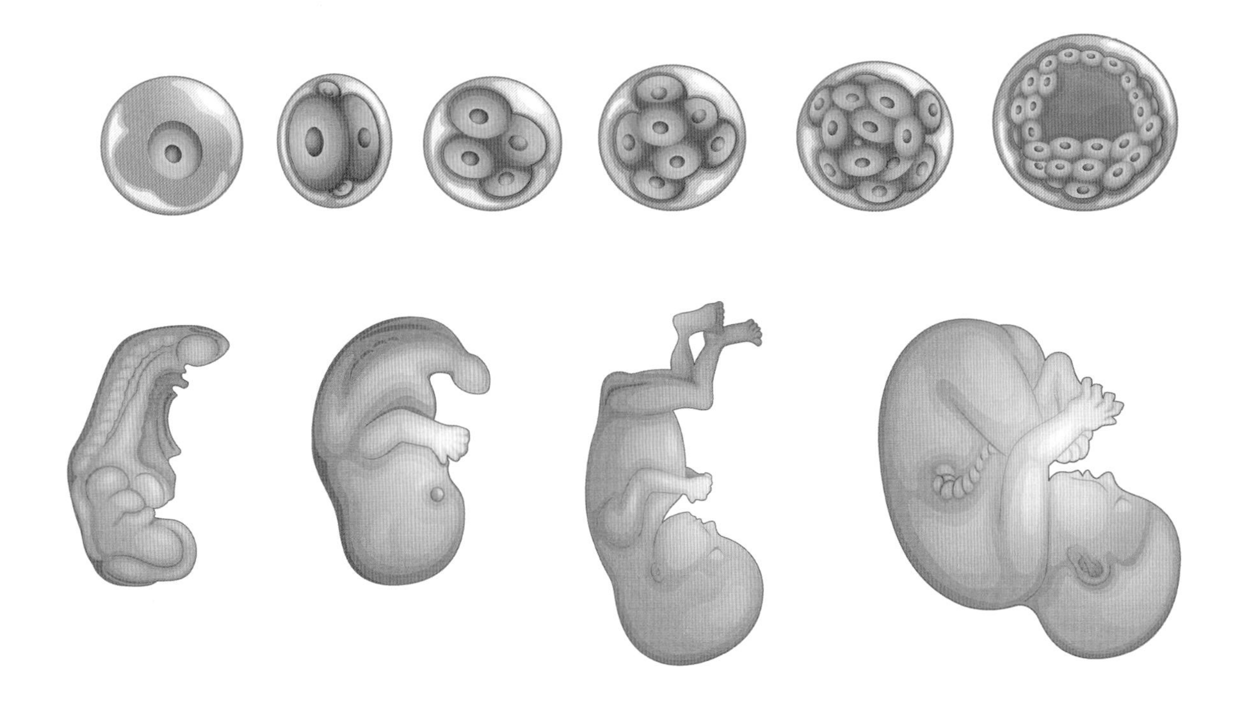

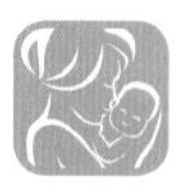

胎宝宝的视觉发育

胎儿的眼睛并不是完全看不见东西。在妊娠第 2 个月时，胎儿的眼睛就已开始发育，到了第 4 个月时，对光线已经非常敏感。为了证实这一点，有人曾用手电筒的光线有节奏地照射孕妇的腹部，发现胎儿会睁开双眼，把脸转向光亮的地方，胎儿的心率也随之发生有规律的变化。而且，胎儿出生后不到 10 分钟就能发挥视觉的作用，不但能看见妈妈的脸，并且还具有认识模型和判断图形的能力。有人用强光照射 30 名妊娠 34 ～ 41 周孕妇的胎儿，结果显示，胎儿的脐动脉、脑动脉血流量增加。应用组织学技术，对胎儿在不同强度的光照条件下视觉器官所发生改变的实验结果进行分析，证实在一定的光照强度及限定时间内，胎儿视觉神经等组织发育状况良好，为进一步开展光照胎教的理论和方法研究提供了科学依据。有人发现，新生儿的视力只关注 30 ～ 40 厘米以内的东西，这恰好与他在子宫内位置的长度相等，说明新生儿还保留着宫内生活的习惯。同时，这个距离正好相当于婴儿吃奶时眼睛看到妈妈面庞的距离。因此，刚出生的婴儿，其稚嫩的视力基础在胎儿时期已经打好，当然，婴儿的视神经系统还不够发达，大概要到 7 岁左右才能发育完全。所以，胎儿的视觉功能还很不完善，但并不等于没有。为此，应按照胎教的要求，需要在黑暗的环境中用有较强光亮手电照射孕妇的腹部，并有规律地缓慢移动，以锻炼胎儿睁眼辨别光线来源的能力；也可配合与胎儿的说话同时进行。这种用明亮光线刺激孩子视力的方法应该是胎教不可缺少的手段，是不能忽略的。

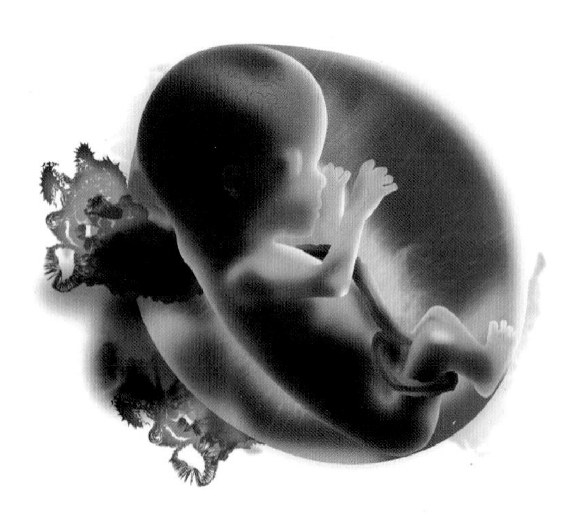

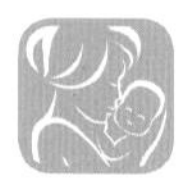

胎宝宝具有五种感觉

医学研究证实胎儿具有五种感觉，即听觉、视觉、味觉、嗅觉和触觉。正是由于胎儿具有这五种感觉，才使得胎教可行。

视觉：胎儿的视觉在孕期第 13 周形成，但胎儿并没有睁眼看看，直到第 8 个月时，才尝试睁开眼睛。胎儿对光却很敏感。在 4 个月时，胎儿对光就有反应。

触觉：胎儿的触觉发育较早。隔着母体触摸胎儿的身体，胎儿就会做出相应的反应。胎教中通过抚摸训练，可使胎儿的灵活性得以锻炼。

听觉：胎儿的 10 个月中，每天都是伴随着母体心脏的跳动声，血液的流动声，肠道的蠕动声等这些声音度过的。胎儿更感兴趣的还是来自母体之外的声音，如美妙音乐声，风吹雨打声，汽车的喇叭声，小动物的叫声等。

味觉和嗅觉：胎儿的味觉在孕期 26 周形成，从第 34 周开始喜欢喝带甜味的羊水。胎儿在孕妇体内用不上嗅觉，但出生前嗅觉已发育成熟，一出生，马上就能用上。

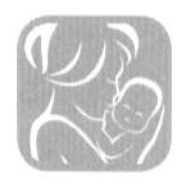

胎宝宝能喝水

许多人以为胎儿所需要的氧气及营养物质是由妈妈通过胎盘和脐带供应的，自己既不用费劲儿吃东西，也不必劳神呼吸，当然也用不着喝水。其实，这种说法并不符合事实，胎儿

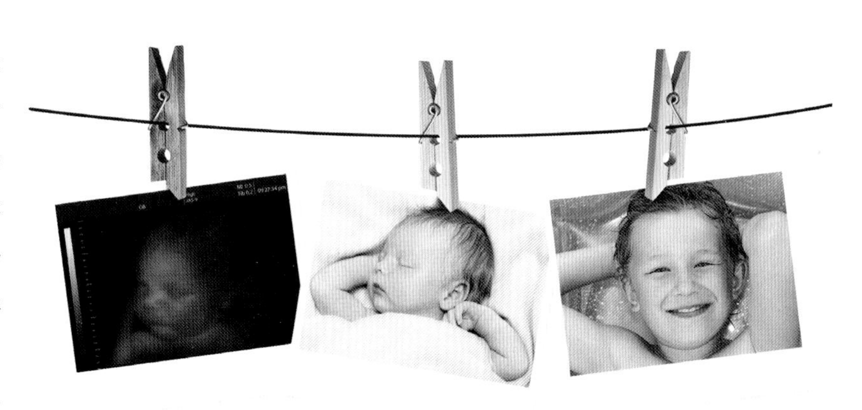

每天除了“舞拳踢腿”锻炼肌肉骨骼、练习呼吸动作外，同时也在积极地锻炼喝水的能力。可以这样说，人类喝水的本领从胎儿期间就已经开始锻炼并形成了。

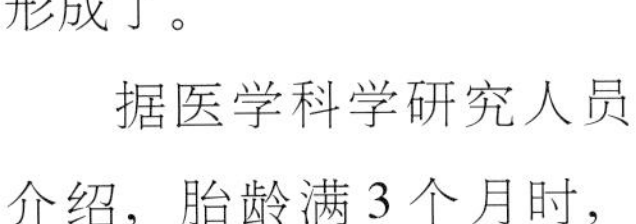

据医学科学研究人员介绍，胎龄满3个月时，胎儿就能够饮水。当然，他所喝的水是就地取材，饮用羊水。他所饮人的羊水蛋白质通过肾脏分解，排泄到羊水中；而饮人的羊水中混杂的脱落上皮组织等物质，则形成胎粪。有人会惊讶地问：羊水不是很脏吗？孩子喝了会不会生病？其实，人们根本用不着担心羊水的污染，羊水大约每隔3小时就要更换1次，既无细菌也没有灰尘。

至于胎儿每天喝水的量，目前还不能做出精确的估计，有人说1天可能达500毫升。

那么，胎儿为什么要喝水呢？追根溯源，恐怕是一种生存本能：为了训练自己的生活本领，对口腔吸吮能力进行锻炼，为出生后使用口唇吃奶做好准备。同时喝水以后，一方面水分可经胃肠道吸收，锻炼胃肠道的消化吸收能力；另一方面，通过胃肠道的吸收，水分可进入血液循环，废物变成小便和胎粪，推动肠道的蠕动。

所以，新生儿生下不久就能吸吮母乳，并在胃肠道内顺利吸收，这种功能早在胎儿期间就已“久经锻炼”了。

胎宝宝会做梦

科学真是十分神奇。以前人们想也想不到的事情，现在经过科学实验，最终得到证实。例如，胎儿会不会和成人一样做梦这个问题，科学家做了一番探索。1968年，比利时一位女医生给100名孕妇进行了试验，在她们的头部通上12个电极，连在一个电子设备上。这种设备能检查出大脑的8种主要活动，其中包括做梦。

下腹部接上电子设备，记录胎儿的运动情况。结果观察到，妈妈开始做梦的同时，已经有8个月的胎儿跟妈妈有相同之处，身体停止活动，眼球迅速转动，这说明胎儿也在做梦。胎儿做梦说明，他在睡眠过程中大脑并不是完全休息的，也有一部分在继续活动，这种大脑皮质兴奋和抑制的交替活动，促进了大脑的发育。

一些科学家认为，胎儿的做梦也再次说明，孕妇在怀孕过程中能把她所想、所闻、所梦见到的一些事情，变成思维信息，通过一定的途径不知不觉地传给胎儿，对胎儿进行影响和教育，这是有一定科学道理的。这种教育和影响对于胎儿的成长也是很有必要的。反过来也告诉我们，准妈妈的言行要自重自爱，多加检点，乐观开朗，不要有消极情绪，更不要去观看那些暴力、枪战、恐怖、色情、悲剧等文艺作品（特别是影视），以免在大脑皮质中留下那些恐怖、紧张、血腥的画面，给胎儿带来不利影响。

胎儿做梦的能力是大脑皮质逐步发育完善的必然结果，大脑的兴奋和抑制始终在交替活动中，只是我们还无法了解胎儿做梦的内容罢了。

第二章

父母是胎教的执行者

part 2

科学的胎教需要父母对胎教的正确认识、学习相应的知识、技能、用科学的方法进行。科学的方法应按自然的发展规律，按胎儿的月龄及每个胎儿的发展水平作相应的胎教。

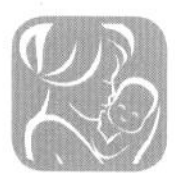

准妈妈孕育胎儿期情感的重要性

新近的研究表明，胎儿在子宫里不仅有感觉，而且还能对母亲相当细微的情绪、情感差异作出敏感的反应。澳大利亚的洛特曼博士观察研究了114名妇女从妊娠至分娩的全过程，并将她们分为四类：(1) 理想母亲。心理测验证实她们盼望得到孩子。这类母亲怀孕时感觉最佳，分娩最顺利，生下的孩子身心最健康。(2) 矛盾母亲。这类母亲表面上似乎对怀孕很高兴，丈夫亲友也以为她们乐意做母亲，可是，子宫里的胎儿却能注意到母亲潜意识里的矛盾情绪和母亲内心深处对他们的排斥心理。这些胎儿出生后，大部分有行为问题和肠胃问题。(3) 冷漠母亲。这些母亲不想得到孩子，但她们潜意识希望怀孕。这两种信息在某种程度上全被胎儿接受。这些孩子出生后，情绪、情感冷漠，昏昏欲睡。(4) 不理想母亲。这类母亲不愿意得到孩子。她们在怀孕阶段生病最多，早产率最高，生下的婴儿出现体重过轻或情绪反常。

胎儿并不是传统儿科学描述的那种消极的、无思维的小东西。大量的研究表明，胎儿在妊娠5周起就能对刺激作出反应；8周时能作出许多诸如蹬脚、摇头等动作来表示他的喜好或厌恶；从6个月起，胎儿就过着积极的情绪生活，不满意时也会发点小脾气。由此可见，准妈妈在孕育胎儿期间的重要作用。

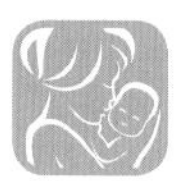

准妈妈要保持精神愉快

胎儿的发育靠母体供给营养来完成，同样，胎儿脑细胞的发育贯穿整个妊娠期，既依靠母体供给物质营养，又依赖于母体的神经调节与信息训练。母体的“七情”对胎儿的影响很大，作为即将当妈妈的妇女来说，应该有意识地调节自己的情绪，这不但有利于自身健康，而且更有利于胎儿的发育。经科学家的实验证明，在胎儿发育过程中，由于脑的分化、成熟时间较长，受外界刺激机会较多，母体经常处于紧张、受惊吓状态时，会影响胎儿大脑的发育，使其智力低下。专家们还发现，母亲情绪变化，对胎儿影响时间较长，母亲消极情绪解除后胎儿还保留着不良情绪的刺激，这会影响胎儿的正常发育。准妈妈的居室应保持宽敞明亮、整洁、舒适、空气清新、冷暖适宜，室内布置新颖别致，更重要的是家庭和睦，爱人体贴，父母关怀，邻居和工作单位的同事关系融洽，互相关心，互相帮助，工作之余听听音乐，欣赏一些美术作品，看看轻松愉快的小说，使准妈妈心情愉悦，情绪稳定，生活规律，腹内胎儿受了母亲情绪的影响，悠然自得舒展安静，这将对其的发育大有裨益。

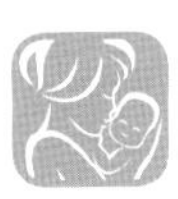

孩子的习惯要从妈妈谈起

有位母亲自女儿呱呱坠地时起，就发现婴儿生活非常有规律，早6时30分醒来，晚10时左右睡觉，白天很少哭闹，饮食、睡眠都非常按时，上幼儿园后，对新环境适应很快，说话、走路都比别的孩子早。当别人向她打听其中的奥秘时，她就讲到孕期非常注重胎教，使自己生活有规律，并制订了一个具体方案：每天早晨起床后欣赏一段音乐，7点钟到户外散步，做健身操，工作休息时打打羽毛球或乒乓球，中午休息1小时，晚饭后到外面散步1小时，然后看看电视（少看），睡前进行胎教，大约10时睡觉。瑞士小儿科医生舒蒂尔曼博士调查发现，早起型准妈妈所生孩子，一生下来就有早起的习惯，而晚睡型准妈妈所生孩子也有晚睡的习惯。这说明新生儿的睡眠类型是怀胎数月后由母亲决定的，即胎儿在出生前就与母亲之间存在着“感通”。因此，要想培养自己的宝宝从小就形成良好的生活习惯和性格，就应从胎儿做起。在怀孕期间，母亲饮食、起居必须规律，保持身心健康，心情乐观，做好孩子的楷模。

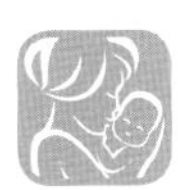

准妈妈的睡姿与胎儿的生长发育

妊娠期，准妈妈睡觉的姿势对胎儿的生长发育有着重要的影响。

妊娠早期（1～3个月）。胎儿在子宫内发育仍居在母体盆腔内，外力直接压迫或自身压迫都不会很重，因此准妈妈的睡眠姿势可随意，主要是采取舒适的体位，仰卧位、侧卧位均可，但趴着睡觉，或搂着东西睡觉等不良睡姿则应该改掉。

妊娠中期（4～7个月）。此期应注意保护腹部，避免外力的直接作用。如果准妈妈羊水过多或双胎妊娠，就要采取侧卧位睡姿，这可以让准妈妈舒服些，其他的睡姿会产生压迫症状。如果准妈妈感觉下肢沉重，可采取仰卧位，用松软的枕头稍抬高下肢。

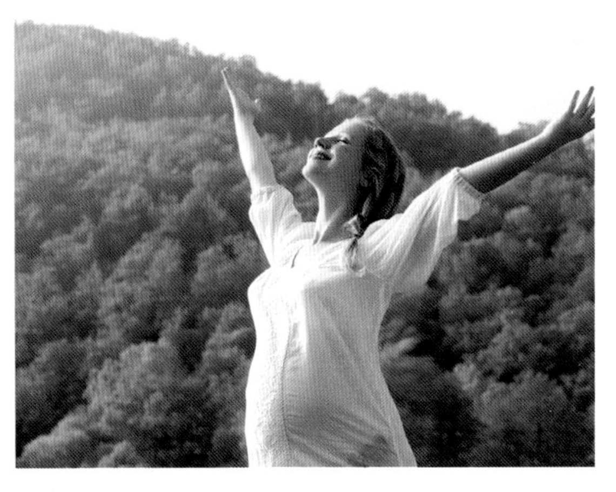

妊娠晚期（8～10个月）。此期的卧位尤为重要。准妈妈的卧位对自身和胎儿的安危都有重要关系。宜采取左侧卧位，此种卧位可纠正增大子宫的右旋，能减轻子宫对腹主动脉和髂动脉的压迫，改善血液循环，增加对胎儿的供血量，有利于胎儿的生长发育，但不宜采取仰卧位。因为仰卧位时，巨大的子宫压迫下腔静脉，使回心血量及心输出量减少，而出现低血压，准妈妈会感觉头晕、心慌、恶心、憋气、面色苍白、四肢无力、出冷汗等。如果出现上述症状，应马上采取左侧卧位，血压可逐渐恢复正常，症状也随之消失。

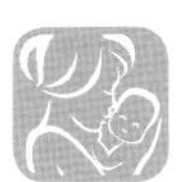

准妈妈的心情与胎教

母亲的精神和情绪，通过神经 - 体液的变化，直接影响胎儿的血液供养、胎儿的呼吸、胎动等方面的变化。宁静祥和的情绪有助于准妈妈分泌健康激素和酶，起到调节血液量和兴奋神经细胞的作用，可以改善胎盘的供血状况，增强血液中有益成分，使胎儿向着理想的方向发育成长，而准妈妈情绪过度紧张、悲痛、忧虑，

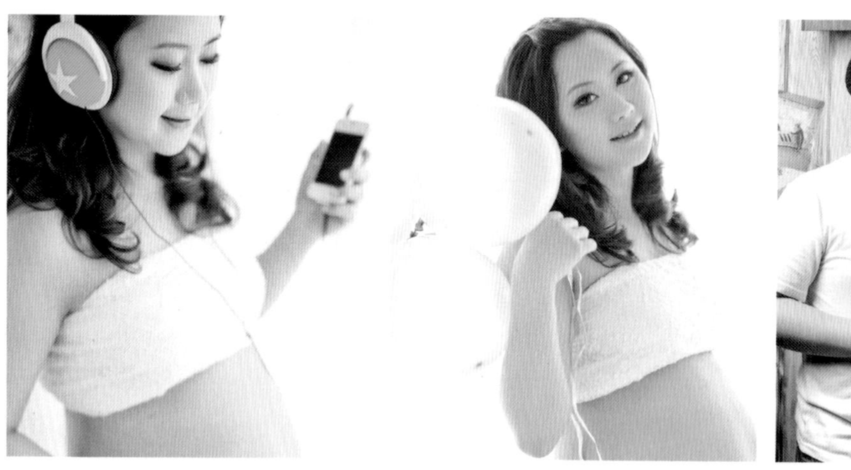
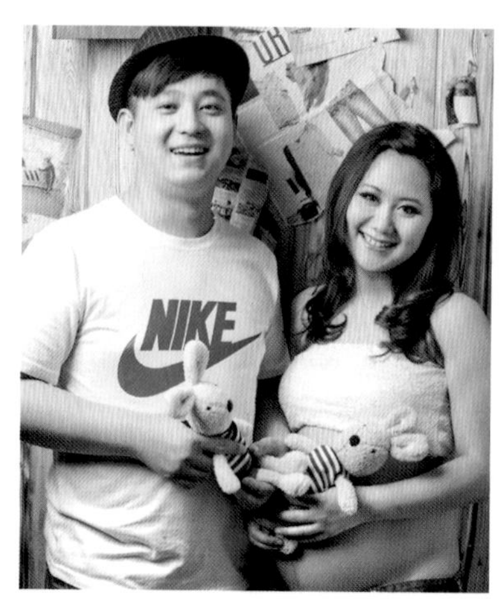

大脑皮质的高级神经活动和内分泌代谢功能就会发生改变，造成胎儿发育缺陷。

在怀孕早期（最初3个月），准妈妈均感到将做母亲的喜悦、幸福和自豪，这种有益的心理反应对胎教有利，但一部分准妈妈由于内分泌的变化，会产生紧张心理，尤其是有早孕反应的妇女，由于恶心、呕吐、眩晕、食欲减退等因素而产生种种烦恼，如担心妊娠失败，甚至厌恶妊娠、害怕胎儿畸形，担心胎儿流产及恐惧分娩的痛苦，这些紧张情绪都对胎教不利。到了怀孕中期（3～7个月），准妈妈对生理及心理变化产生了适应能力，情绪渐趋稳定，妊娠初期的种种不适症状等早孕反应减轻或消失了，食欲和睡眠也恢复正常，尤其是胎动的出现对准妈妈来说是一种极大的安慰。在怀孕末期（最后3个月），由于胎儿生长发育加快，母体会感到十分疲劳，行动不便，她们会为分娩和胎儿的健康担忧，这些对胎教是不利的。

那么，准妈妈怎样才能保持良好的心境呢？丈夫要理解、关怀、体贴妻子，使她情绪始终保持积极、愉快、心情舒畅。不要为腹中的孩子是男是女自扰不息、忧虑重重，因为这是不以我们的意志为转移的。为了孕育一个聪明、健康、活泼的孩子，务必以对腹内胎儿的博大爱心，加强自身修养，学会自我心理调节，善于控制和缓解不健康情绪，不要去回忆以往那些不愉快的往事和想那些办不到的事，而多去想想好事、开心事。面对逆境和困难，而处之泰然，处变不惊。丈夫要多给妻子美的熏陶，为妻子创造一个安静、舒适、清洁的生活环境，听听轻快、柔和、平缓的音乐，到郊外或公园去欣赏大自然的美景，呼吸新鲜空气，多看一些优美、素雅的图画和活泼、浪漫、欢乐的影视。多给准妈妈一些良性的心理刺激，尽可能避免逆性刺激，这样对胎儿有利。

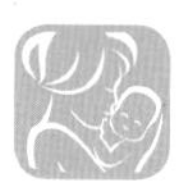

准妈妈对胎宝宝个性的影响

胎儿和新生儿的区别仅在于是否经过分娩这一过程，在母体内有爱动的胎儿，也有不爱动的胎儿；一旦出生之后立即就会发现他们在个性上的差别，有光睡觉的婴儿，有睁着眼睛张望的婴儿，也有手足乱动的婴儿，在哭泣方法上，既有像着了火似的大声号哭的婴儿，也有低声长时间哭泣的婴儿。随母体内环境和母子组合的不同，而各有所异，理应有个性。

布拉泽尔顿博士研究了一种叫做“新生儿行动评定法”的独特观察方法。他利用手电的光、哗啷棒（玩具）或通过抱、哄等各种行动来观察婴儿的反应快慢、强弱，注意力的持续程度，以及适应能力和精神稳定等有关个性的基本行动特征。

从博士的观察来看，即使在出生当天，有的婴儿就能紧紧盯住博士的眼睛。当博士上下左右转动自己的面孔时，婴儿也用眼睛进行追踪，有的看了一下马上就不追踪。有的婴儿很快就习惯于听那些讨厌的声音而沉沉入睡，也有的对外部的刺激十分敏感，总在哭泣。有的婴儿安抚一下就立即停止哭泣，有的若不抱在怀里摇晃一会儿就安静不下来……各有很大差别，令人吃惊。

当出院后回到家里，环境发生变化，一个月后再对同一婴儿进行观察，其结果又发生相当大的变化。例如，有的在出生后一周内，曾是一个很有持久力、情绪稳定的婴儿，但是在外婆家生活一个月，由于外婆和外公过分疼爱，其控制自己的能力就变弱，结果对外部刺激的反应也变得消极起来，常常可以见到类似的事例。日本的婴儿由于照顾比较周到，情绪非常稳定，注意力也很强。这恐怕是日本育儿文化的特征，很难说是好还是坏。在美国，很重视让婴儿掌握控制自己的能力。

孕妇与胎儿之间的信息传递，胎儿能够感知母亲的思想。如果怀孕的母亲既不思考也不学习，胎儿也会深受感染，变得懒惰起来。显然，这对于胎儿的大脑发育是极为不利的。而倘若母亲始终保持着旺盛的求知欲，则可使胎儿不断接受刺激，促进大脑神经细胞的发育。

因此，孕妇要从自己做起，勤于动脑，勇于探索，在工作上积极进取，努力创造出第一流的成绩。在生活中注意观察，把自己看到、听到的事物通过视觉和听觉传递给胎儿。要拥有浓厚的生活情趣，凡事都要问个为什么，不断探索新的问题。对于不理解的问题可以到图书馆查阅资料或请教有关专家，弄清根蒂。总之，孕妇要始终保持强烈的求知欲和好学心，充分调动自己的思维活动，使胎儿受到良好的教育。

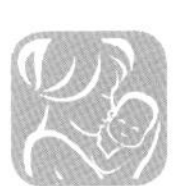

准爸爸在胎教中应尽的责任

1. 做好后勤工作

妻子在孕期需要大量营养，营养不足，后代不但体质差，而且胚胎细胞数目，以及核糖核酸的含量也比正常的低，从而影响到胎儿出生后的智力。因此，做父亲的一定要千方百计地做好后勤工作，研究妻子怀孕后对营养的需求，跑市场，做采购，下厨房，全心全意为太太服务，以保证母子身体健康。

做丈夫的要自觉地多分担家务事，不要让妻子做重活，帮助妻子主持家务，减轻体力劳动，妥善安排好妻子的饮食，保证营养物质的摄入。

2. 保护好妻子

要好好保护妻子，妻子在怀孕时期处于“弱势”中，丈夫有责任和义务保护母子两代人的健康和安全。除分担家务，减轻负担外，要考虑到准妈妈腹部膨大，活动不便，若操劳过度，或剧烈运动，会使胎儿躁动不安，甚至流产。因此，要让她有充足的睡眠和休息。在乘汽车、逛商店时，要保护妻子，避免其腹部直接受到冲撞和挤压。

3. 善于调节妻子的情绪

丈夫要关心、体贴怀孕的妻子，挤出时间多陪陪妻子，从感情上满足妻子需要关爱、体贴的需求。

胎儿发育时需要适宜的环境，

也需要各种刺激和锻炼。胎儿除生理需要外，还需要一些与精神活动有关的刺激和锻炼。例如，丈夫可与妻子开适度的玩笑，谈谈轶事趣闻，回忆美好的过去时光，幽默风趣的话会使妻子的感情更丰富；陪妻子观看喜剧、小品和相声，少看悲剧；陪同妻子作短途旅游，观赏自然风光，寄情于山水之间等。总之，让她的情绪出现短暂的、适度的变化，为未出世的孩子提供丰富的精神刺激和锻炼，以适应当今社会快节奏变化的需要。

做丈夫的要处处逗引妻子的欢心，让妻子保持良好的乐观开朗的情绪，因准妈妈的不良情绪能影响胎儿的身心发育。情绪过度不安，可能导致胎儿脑积水或腭裂、唇裂。在怀孕后受到惊吓或严重刺激，能引起胎盘早期剥离而致胎儿死亡；准妈妈经受长期情绪压力，胎动次数比正常多数倍，胎儿出生后不但体重轻，而且消化功能失调，喜欢哭闹，不爱睡觉，易受惊吓，此类孩子长大后，往往对环境适应性差。妻子心情不好时，丈夫应开导她，安慰她，鼓励劝导她，切忌火上加油，惹妻子气上加气。应经常陪妻子散散步，听听音乐，不但可使准妈妈心情愉快，而且也可使胎儿十分惬意。

4. 提供良好的生活环境

家居周围要有一个良好的生活环境。如自家环境不好，可暂时住到别处，因为强烈的噪声或振动会引起胎儿心跳加快和痉挛性胎动。若家居周围属于工业污染区，则污浊的空气中有害物质较多，应毫不犹豫地迁居他处，哪怕临时租房也值得。

5. 顾全大局

丈夫得了传染病，哪怕症状不太重，也会通过传染途径影响妻子，进而危及胎儿。父母在疾病流行季节都要少去公共场所。丈夫一旦得了传染病，如甲肝、乙肝、肺结核等，要采取隔离措施，与妻子隔离一段时间。

吸烟对胎儿危害极大，在烟雾缭绕的环境中生活的准妈妈，不仅呼吸道可吸入大量的一氧化碳，而且香烟中的尼古丁还能通过皮肤、胃肠道进入母体，从而殃及胎儿。据国外调查资料表明，胎儿畸形率与父亲的吸烟量成正比。为了母亲和胎儿的健康，做丈夫的应该顾全大局，少吸烟或不吸烟。

6. 激发妻子的爱子之情

丈夫除了让妻子多看一些能激发母子情感的书籍或影视片外，还要多与妻子在一起谈谈胎儿的情况，隔着肚皮一起和胎儿对话；关心妻子的妊娠反应，询问胎动情况，有时也可帮助妻子一起抚摸腹部，数胎动，听胎心，提醒妻子注意胎儿的各种反应；与妻子一起描绘胎儿在“宫廷”中安详、活泼、自由自在的形象，一起猜想孩子的小脸蛋是多么漂亮逗人，体形是多么健壮完美。实际上，这些活动本身就是胎教的具体内容，它对增加母子生理、心理上的联系，增进母子感情都是非常重要的。尤其是丈夫要引导妻子去爱护腹中孕育着的胎儿，切不可因妊娠反应，妊娠负担，肚子大起来影响了外貌、体形或面部出现色素沉着损害了妻子的容颜等而心生怨恨之心，甚至怨恨腹中的胎儿。丈夫要摒弃重男轻女的旧观念，孩子不论男女都是自己的心头肉，女孩的优点并不比男孩少；妻子也不可因孩子的性别而烦恼。许多实验都证明，父亲的态度和情绪对胎儿有很大的心理影响。父亲厌恶孩子会影响母亲的态度，使母亲对胎儿也产生厌恶情绪或堕胎的念头，这都不利于胎儿的身心健康。在胎儿期就深爱自己孩子的父母亲，将来孩子出生后，父子情、母子情亦深；相反，父母亲厌恶胎儿的话，孩子出生后，对父母亲感情也不会很深。

7. 节制性生活

妊娠是妻子的特殊时期，在妊娠初期和后期，夫妻同房易引起流产、早产或阴道感染；在产前一个月性生活频繁，可引起胎儿呼吸困难或黄疸等。妇女在妊娠期对性的要求多半不高，因而节制房事的主要责任在丈夫身上。如果深爱自己的妻子，就不能和平时那样频频提出性要求，而应节制；即使在比较安全的妊娠中期，也要注意变换性交体位，减少对妻子腹部的压迫和撞击。

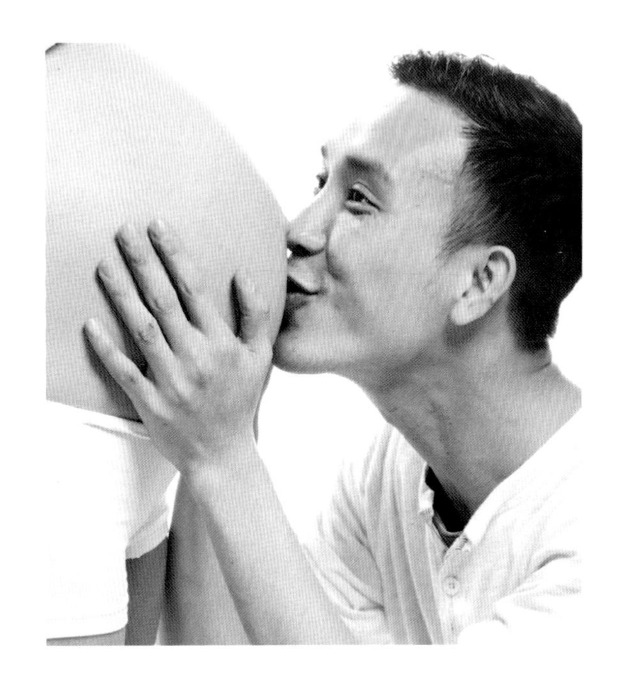

8. 培养妻子的审美情趣

妻子通过对美的追求，对艺术的欣赏，可陶冶自己和胎儿的情趣。音乐是情绪转化的产物，音乐胎教不仅可促进胎儿的身心发育，还能培养儿童对音乐的兴趣。据国外听力学家的调查发现，胎儿喜欢听轻松活泼、舒缓抒情的乐曲，这些轻松愉快的乐曲，可以解除胎儿的烦躁情绪，使胎儿的心率趋于稳定；反之，听激昂火暴，震撼人心，动感十足的摇摆、迪斯科等劲曲，会使胎儿躁动不安。让胎儿听音乐的具体方法是：丈夫主动为妻子每日播放几次音乐，可以用组合音响或收录机放音乐，也可将耳机放在妻子的腹部，每次 15 ~ 30 分钟。除了听音乐外，丈夫还可陪妻子作画，看画，观看摄影、画展，养花，养金鱼，观看艺术表演，以提高艺术修养。同时，丈夫要鼓励妻子加强“专业”学习，培养妻子多方面的兴趣。妻子怀孕以后，难免有惰性心理，而丈夫的责任则是要千方百计把惰性心理加以转化，特别是妊娠后期还可与胎儿一起学习，如看看儿童读物，读读外语等。

9. 跟胎儿说话

常见妈妈摸着肚子和胎儿说话，而爸爸跟胎儿说话也是十分重要的。未来的父亲在与胎儿对话，给胎儿唱歌，训练胎儿运动等实施胎教手段的过程中，将发挥无可比拟的作用。这是因为男性特有的低沉、宽厚、粗犷的嗓音更适合胎儿的听觉功能，所以每当这种声音出现时，胎儿都表示出积极的反应。关于这一点，我们不得不承认，母亲是无法取代的。父亲在对话过程中得到了感情的升华，充分体察到身为人父的责任，对做母亲的心理也是一种极大的安慰和鼓励，而且对创造良好的胎教气氛也具有积极的作用。

丈夫抚摸孕妇的腹部，对情绪容易陷于不稳定状态的孕妇来说，是一件令人感到舒畅的事情，她会体会到这是丈夫对自己的爱，对孩子的爱。这种良好情绪的信息还会进一步传递给腹中的胎儿，让胎儿分享父亲的爱。我们说孕妇的身心状况完全取决于丈夫的力量，也许是不算言过其实的。

父亲完全可以同宝宝谈话。特别是妻子不舒服的时候，应给予更多的关怀，因为母亲的不舒服，常常使宝宝不安。在这时候，丈夫可以把手放在妻子的腹部，对胎儿说：“宝宝，振作起来！”“你坚强一些！”等。

第三章

胎儿在子宫内的感受

part 3

胎儿在宫内会感觉到冷吗？为什么胎儿生活在羊水里？胎儿的皮肤在羊水中会浸泡坏吗？一起来了解胎儿在妈妈子宫内的生活吧。

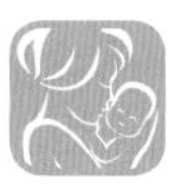

胎儿在黑暗中才能安心生活

在母亲腹中的胎儿具有何种潜力或能力呢？首先，要解释胎儿“看”的能力。我们成人平常连睡午觉时也会关灯、拉下窗帘，使屋内变暗，如此才能使心情稳定而安然人眠。同样，胎儿也是如此。

曾有这样的实验，在母亲腹部紧贴着以幻灯片所使用的30万烛光的照明持续照射，要测出灯光之亮度有多少？也就是要研究调查——母亲的腹壁究竟可让多少光线通过？实验结果显示：母亲腹壁虽只有5厘米厚，但30万烛光之光线，透过腹壁再传达给胎儿时，却变成30烛光的光线了。

夏天黄昏的亮度约2万烛光，晚上8点左右约500烛光。比起这些，30烛光的亮度已达阴暗状态。在自然生活界中，30万烛光的亮度几乎是不存在的。所以即使有极强的人工照明照射腹皮，但因有母亲厚腹壁的保护，胎儿也感受不到。

因此，10个月的怀孕期间，胎儿可说都是在这种黑暗但却安定的环境中平静、放心地成长。既然如此，母亲为了提供给胎儿一个舒适的“床”，是否需要特别注意明暗方面的事，答案是否定的。虽然胎儿在黑暗的环境中，但他仍能感受到明亮的程度。

我们发现初生婴儿，有时会有皱眉、闭眼，或转头这类动作出现，这是因为他原本是在黑暗的子宫中，突然到了一个亮的地方，觉得刺眼所表现出来的。

在10个月的怀孕期间，胎儿生活在母亲子宫所谓的“暗床”中，诞生时，一下子遭遇到强烈的光线，无怪乎会皱眉。所以也有研究报告指出：应把分娩时的照明光线变得稍暗，这样可以让初生儿慢慢睁开眼睛。

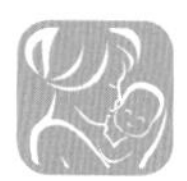

胎儿如何区分白天黑夜

在黑暗中成长的胎儿是如何感觉明暗程度的呢？事实上，母亲对外界之明暗所产生的感觉，胎儿就会因此而有所反应。所以母亲觉得刺眼时，胎儿也一样会感到刺眼。这表示母亲眼睛所见、所感觉的事物，皆会传达给胎儿。下面就把胎儿眼睛的发育情形稍做介绍。

胎儿眼睛的视网膜是在受精约4周后就已成形，视力在怀孕第7个月左右就会产生。从这时期开始，胎儿就能感觉来自外界的明暗。虽然如此，但胎儿并未睁开双眼去看，而是用脑子去感觉。胎儿和母亲的脑，是经过脐带而紧紧地联结在一起的，所以母亲所感觉的事，也能直接传达给胎儿。

在胎儿的脑功能中，能感觉明暗的能力，

是由于脑中“松果体”制造出的叫做“松果腺素”的激素作用所造成的。它的特性是眼睛接触亮光激素会减少，接触到暗的就增加。这种作用也会经由胎盘而传到胎儿脑中，也就是当母亲觉得亮时，她脑中松果腺素就会减少，这状态会直接传至胎儿脑中；母亲觉得暗时，脑中松果腺素的激素就会增加，又会把这信号传至胎儿脑中。所以，胎儿虽无法直接感受到外来的光线，但由于激素或增或减的作用，胎儿间接感觉到明暗的程度。而且由于这种激素作用的关系，胎儿会在脑中记忆下来，而能分别白昼和黑夜。

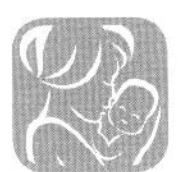

准妈妈规律的生活有助于胎儿大脑发育

胎儿在黑暗的子宫中，有感应光线明暗的能力，所以身为母亲者，必须特别注意自己的生活方式。假如母亲经常过着昼寝夜不眠、晨昏颠倒的生活，胎儿会感到烦躁不安。

人类生活有“日落而息”的生物性规律，此现象称为“生物时钟”。遇暗，则就寝；遇亮，就会清醒。如何在胎儿脑中种植这种生物时钟，就要靠母亲在妊娠期间的规律生活。例如，母亲在妊娠期间持续着早睡早起的规律性生活，胎儿也能获得有规律的正常生活。据说，早睡早起的儿童，比其他一般的小孩更为健康、活泼。相反的，若母亲持续过着昼寝夜不眠的夜行性生活，也会严重影响到胎儿脑部的成长，而使之产生纷乱现象。也许，还会因此而产生和正常生活完全相反的——夜行性记忆。

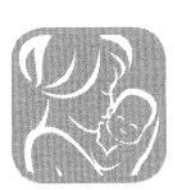

4 个月大的胎儿开始倾听各种声音

人们经常可以看到一些孕妇轻抚自己的大肚子，温柔地对着胎儿说话，令人大为感动。胎儿生长至 6 周左右，耳朵已逐渐形成。先是半规管，其次是外耳、中耳及内耳等重要部分。到了第 4 个月，胎儿的脑就会形成，此时的胎儿会把声音当做一种感觉。进入第 5 个月会完成内耳部分的蜗管，它具有传达声音的作用，此时胎儿耳朵的构造已和成人相差无几了。

胎儿拥有何种程度的听力？科学家用猴子做实验。在母猴腹中胎儿的耳部装置高感度的麦克风，然后观察它对集中在麦克风的声音有何反应？结果发现，声调高的声音虽被消灭，但这声音却能真切地传至胎儿脑中。而我们知道，人类与猴子在胎儿时期脑部所具有的感应能力并无太大差异。所以，人类胎儿与猴类胎儿一样，在胎内都拥有相当强的听力。

而区别声音种类的能力，也会随着脑部发育的情形而逐渐产生。至 8 个月时，也会完成区别声音音调及强弱所必要的神经。然而，听高强度声音的能力也会随着胎儿生长而逐渐完善。当外界产生了 500 赫兹的声音时，胎儿心音变化的比例，在 8 个月时已达 80%，至出生前更达到 100%。此时，胎儿已能分辨出 200 赫兹和 1000 赫兹声音之间的差异。而随着胎儿的不断成长，他耳朵的各种功能也会继续不断地生长、发育。

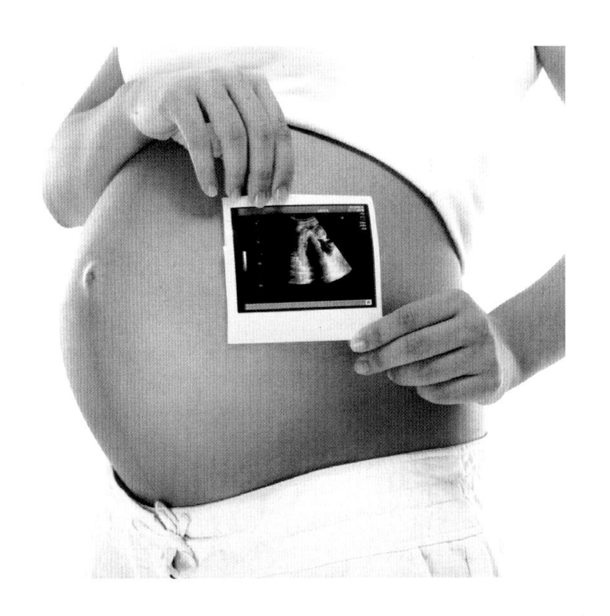

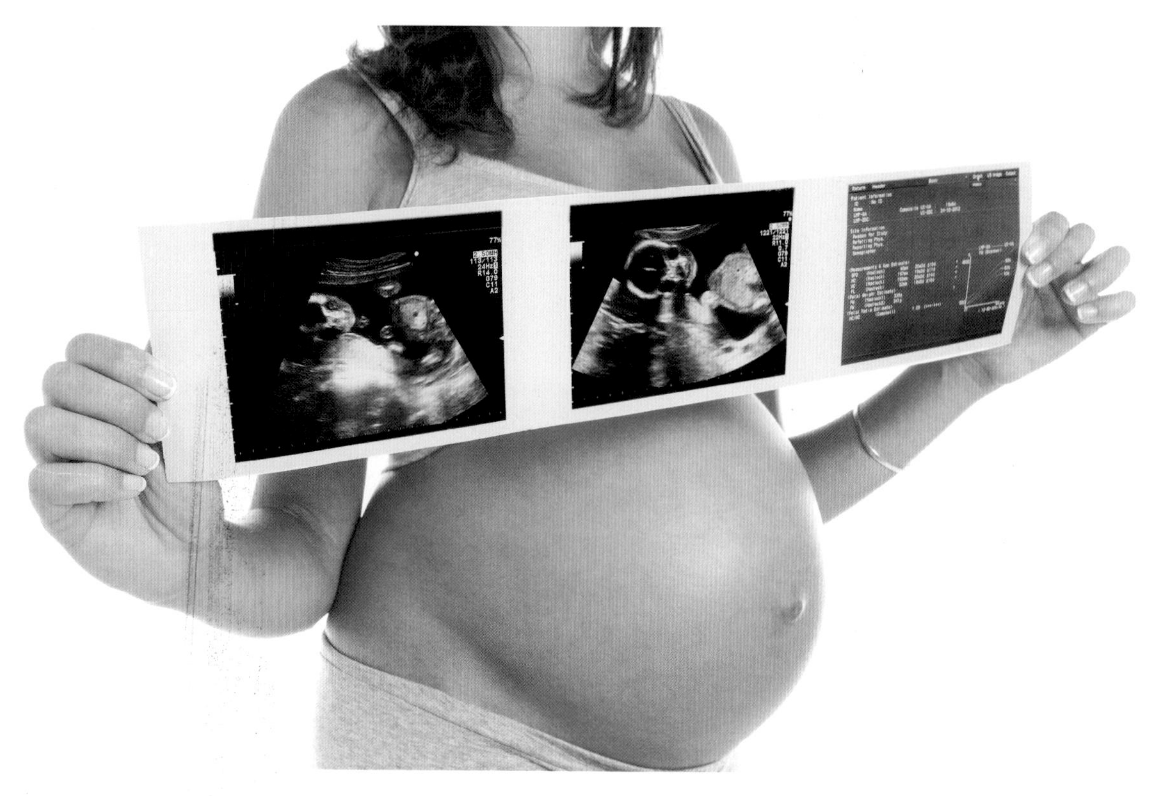

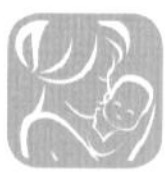 5 个月大的胎儿会记住妈妈的声音

胎儿喜欢和母亲语言相同的声音。因为胎儿生长至 4 个月左右时，会在脑中记忆声音。随着不断的成长，胎儿逐渐能记忆各类声音。到第 5 个月，就能记忆一些经常听到的母亲声音。这声音也会经由母亲的骨、皮肤或身体变成一种振动，传达给胎儿。

有人曾做过这样的实验，把刚出生的小猴带离母亲身旁，个别饲养。经过 200 多天，再把小猴放人母猴群中，它却能马上认出自己的母亲，这也许就是因为它记忆了在胎内所听到的母亲声音的缘故。

人类胎儿亦如此。婴儿在胎内就记忆了母亲的声音，并因此有了舒服安全的感觉，人们常说“母子连心”，应该就是这个道理。

当然，胎儿并非只能记忆母亲的声音。如果让妊娠中的母亲持续听其他的声音，胎儿也能明确地记忆下来。另外，我们也鼓励父亲多跟胎儿说话，以增进彼此间的亲情。像这种妊娠中的声音“制造记忆”，对往后的教育一定很有帮助。

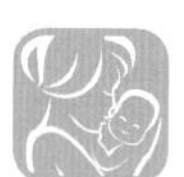 胎儿听到噪音会情绪不安

不好的声音对胎儿的成长有相当不好的影响。这已由猴子身上得到证实。

让妊娠中的母猴经常听数次急促的门铃声，使胎猴产生记忆，待小猴出生后，即使听到同样的声音也丝毫不觉吃惊。表面上虽安然无事，其实它大脑的功能或性格方面已有被扭曲的可能性。因在胎内，它是伴随着噪声而成长的，出生后会觉得无安全感，有强烈情绪不安的反应。

胎儿对母亲的声音，会有非常敏感的反应。如果母亲有歇斯底里的情形，那么胎儿的血压会呈剧烈上下波动状态，有时甚至会引起贫血，由此亦可能生出情绪不安的宝宝。这种声音效

果与脑波有密切的关系。

人脑一直在不断地发出脑波。清醒时的脑波有 α 波和 β 波两种。脑部轻松时，会发出 α 波；紧张时，则发出 α 波。在 β 波状态时的脑波，会分泌各种激素，使 β 波转变为 α 波，产生让胎儿听觉舒服的声音。但产生 β 波的同时，脑部会停止生长，并分泌出一种叫“脑啡呔”的激素，阻碍脑细胞的分化。

研究报告指出，胎儿喜欢“动摇”性质的声音。这种动摇会使听者的脑波变为 α 波。在动摇开始时，组合自然的规律变化，如河川溪水的流动、鸟叫声等，就可让胎儿去感受或想象：“什么是动摇？”同样地在音乐方面胎儿也喜欢动摇性强的音乐，如莫扎特、贝多芬等动摇性强，且旋律优美的古典音乐。另外，乐器方面的弦乐器，动摇的性质也许更高。

胎儿对于一切声音都没有选择的能力，所以如何给胎儿舒服的声音，是母亲应特别注意之事。

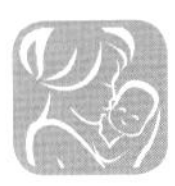

妈妈的温柔会输入胎儿的记忆中

妊娠中的母亲，对在腹中的胎儿温柔地说话时，这种温柔的声音能完全存储在胎儿的记忆之中。情绪方面，也带来很好的影响。

在此要对记忆行为的流程做简单的说明。首先，明暗、声音、气味、触感……从身体各部位进入的刺激会先集中在大脑的“海马”部分，然后为了要记忆，这些资讯会移到脑的其他地方去，这个地方就是“联合野”。“联合野”分为头顶合野、前头合野及侧头合野三部分。记忆则会触及其中的侧头合野部分。

那么，要如何促进记忆呢？答案是蓄积同样的刺激即可，如有看过所谓森林的记忆，当再度来到森林时，这种刺激会变成资讯经过脑中，再提出以前所看过森林的记忆，这整个过程都是“海马”所支配的。

然而，“海马”的功能、任务并不只是传达资讯而已，它还能将这些资讯予以过滤，再做选择。因为进入“海马”的资讯数量相当庞大，对我们人类而言，不可能把所有资讯全部记忆下来，所以必须有所选择。而“海马”是所谓忘却之海中的指令塔，具有判断资讯的能力，认为可以留下的，才将它移至合野中当做记忆留下。所以，对胎儿而言，母亲应尽量提供给他们愉快的、安心的、喜悦的……好的讯息。

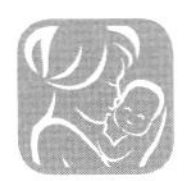

胎儿会踢妈妈的肚子

有的母亲为了一点不愉快的事就生气，或闷不吭声，遇有不快的感觉就会发脾气，这种情绪反应时也能感觉出胎儿愉快或不愉快。比如受孕后 2 ～ 3 个月，母亲有时可明显感觉胎儿在腹中的踢腿动作。这是因为胎儿由于某种原因而感到不安或不愉快，所以借由踢腹的行为，想把这种感觉传达给母亲。

有时，母亲以仰卧的姿势躺下时，因腹主动脉被子宫压迫，而产生血液循环不良的缺氧状态；此时，胎儿为了传达给母亲他这种痛苦的信号，就会以持续激烈的踢腹动作，来转达他这种生命危机。

因此，当母亲接收到来自胎儿的某种信号时，就该仔细想想是否有任何能引起胎儿痛苦的事情发生。如仰卧时胎儿踢腹，母亲就该马上把姿势改为侧卧。

不过，胎儿不只是在痛苦时会踢腹，其实当他觉得有舒服的满足感时也会踢腹。但是这时的信号，与觉得不快时不同，不但踢得温和，而且有节奏，有如旋律轻快的美妙音乐一样！然而，除了母亲，没有任何人可以知道的。

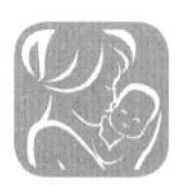

14 周后胎儿会产生好或坏的情绪

那么，这是否表示胎儿已产生“心”了呢？答案是否定的。脑子尚在发育的胎儿，是没

有和成人一样的“心”的。但由第 14 周开始，就能形成快乐、不快乐、不安等，姑且称之为“心”的因素，也就是会在脑中形成所谓“大脑边缘系”的部分。而胎儿欲求获得满足的一切基准就决定于此。所以，胎儿“心的因素”部分，也被称为“欲求之心”。如果欲求得到满足，就有快感；没被满足，则有不快感，不快感升高则感不安，不安升高就变成愤怒。所以，为了要获得欲求之满足，胎儿就会以踢母腹来发出信号。

支配这种单纯而本能的心是脑的“大脑边缘系”。婴儿的快感或不快感等心态，在学术上称为“情动”。有关“大脑边缘系”，这是一个所有在陆上生活的脊椎动物都具备的重要部分。和婴儿一样，胎儿“心的原因”，也就是欲求之心，是非常单纯的。他是为了保护自己的生命才会拼命地利用小小的“心的因素”，做出本能性的踢腹动作。

胎儿的这类活动，表示他由单纯的“心的因素”已逐渐形成具有高性能的脑。这种脑就是包围着大脑边缘系周围的所谓“大脑新皮质”部分，也就是会感觉和表示喜悦或悲伤的脑。简言之，这部分可分为运动、感觉和思考三部分。“大脑新皮质”在胎内时期会逐渐生长发育，但要在出生后才会整个完成。

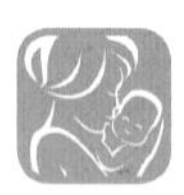

胎儿在子宫内的生活

多少年来，人们一直想了解未出生的胎儿是怎样生活的。现在超声扫描等新技术的出现和发展，揭开了子宫的秘密，可以在电视屏幕上仔细观察胎儿的每一活动，亲眼目睹一个成熟胎儿的生活。

1. 他在早晨醒来，睁开双眼打着哈欠，使劲踢了几下脚。他用小手去抓自己的脐带，把脐带当作玩具。他不时地把手伸到嘴里，吮自己的大拇指。在胎儿的上边有母亲的心跳声和消化系统的肠鸣声。他可以听到母亲和父亲的谈话，他是那样注意听着，甚至不再吮自己的大拇指。母亲开始走动，轻轻地摇晃使他睡去。

2. 音响把他吵醒。他眨一眨眼，对陌生的感觉做出厌烦的样子，但是很快就注意听着音乐。他扭过头，把耳朵更贴近这外部世界。母亲的笑声在他听来好像沉闷的隆隆声。母亲轻轻拍打着肚子，胎儿高兴地用脚踢着。母亲和腹内的胎儿玩了半天，直到他失去兴趣，睡着为止。

3. 他被剧烈的震动吵醒，母亲被绊倒了。由于羊水的液囊充满液体水泡，对任何伤害都有极好的缓冲作用。但是由于母亲担心伤害自己的孩子，心情紧张，导致肾上腺素和其他激素分泌增加。他用脚踢着，做出哭喊的样子。激素减少时，他也就平静下来。

4. 他用一只脚探查着柔软光滑的胎盘。在喝羊水时吞咽这种刺激物常常引起打嗝。他的母亲会感到一阵轻微的有节奏的跳动。打嗝停止后，他把自己安顿在很舒适的位置，背部靠着母亲的左侧，屁股蜷曲在母亲肋骨的下面，又开始打盹了。

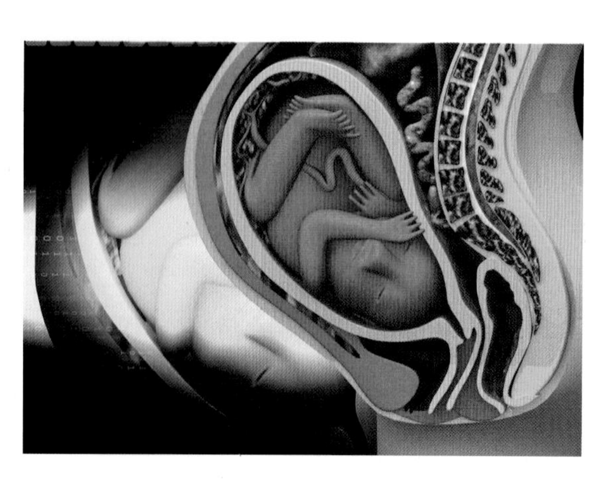

第四章

了解最常用的胎教方法

part 4

胎教的本质是在胎儿发育期间对胎儿进行营养促进和环境促进，促进胎儿大脑更好地发育，为胎儿出生后奠定一个良好的大脑基础。

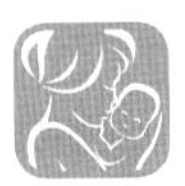

情绪胎教

情绪胎教是指通过对准妈妈的情绪进行调节，排除一些对胎宝宝不好的负面情绪，让准妈妈忘掉烦恼和忧虑，创造清新的氛围及平和的心境，通过准妈妈的神经递质作用，促进胎宝宝大脑的发育。

〔情绪胎教的作用〕

现代医学研究表明，情绪与全身各器官功能的变化直接相关。不良的情绪会扰乱神经系统，导致准妈妈内分泌紊乱，进而影响胚胎及胎宝宝的正常发育，甚至造成胎宝宝畸形。针对准妈妈的情绪是否真的会影响到胎宝宝的问题，科学家们做了一系列实验及调查。结果表明：

1. 准妈妈在孕早期如果长时间处在不良情绪中，比如紧张、恐惧等，会触发流产，特别是习惯性流产。

2. 准妈妈如果有沮丧忧郁的情况而不加以治疗，可以观察到胎宝宝出生后对外界的刺激反应会减少。

3. 在怀孕 7 ~ 10 周之间，准妈妈若精神极度不安，胎宝宝发生唇裂或腭裂的概率就会增加。

4. 如果准妈妈过度焦虑，会增加胎宝宝神经发育异常的风险，使胎宝宝在未来的成长中更容易出现情绪和行为方面的问题。有关专家还认为，儿童的情绪、行为和动作方面的问题与怀孕时期准妈妈是否过度焦虑有很大关系，焦虑程度越高的准妈妈所生下的孩子，日后出现情绪和行为问题的概率越高，是正常人的 2 ~ 3 倍。

〔情绪胎教的要点〕

调整心态：妊娠反应是孕期正常的生理反应，会给准妈妈平添许多烦恼。准妈妈在面对这些反应的时候，必须及时调整心态，否则很容易影响心情，并产生烦躁、易怒等不良情绪，情绪大幅度波动还会在一定程度上加重妊娠反应，这些不良情绪对胎宝宝的健康和先天性格的形成都有很大的影响。

克服忧虑：对许多准妈妈来说，忧虑是比较常见的一种心理状态，她们常常担心自己和胎宝宝的健康，也会因此而浮想联翩，特别是对身患疾病的准妈妈，她们常担心胎宝宝受到自己身体的影响或服药的影响而发育不良。其实，这种忧虑是大可不必的，准妈妈只要积极地进行产检，并听从医嘱服药，胎宝宝就能健康发育。

消除疑虑：有些准妈妈认为，胎教只是“隔着肚皮说话”，不会起到任何作用，因而对胎教的作用产生了怀疑心理，从而打断了胎教的连续性。这种想法是错误的，不仅容易引发疑虑、烦躁、焦急等不良情绪，而且还会影响到胎宝宝。

分娩前避免恐惧：恐惧是临产前最容易出现的一种心态。许多人认为分娩是一道生死大关。但事实上，随着医疗技术的提高，因难产致死的概率越来越低，准妈妈完全可以相信医生，相信科学技术，即使发生了意外，也能够采取及时的医疗措施来保证母子安全。因此，不要因为分娩而过分紧张、恐惧，应以坦然、平静的心态面对生产。

〔情绪胎教的注意事项〕

准爸爸应担当起照料准妈妈的重任。如果调理得当，能帮准妈妈愉快度过令人厌烦的孕早期；相反，则很可能加重妊娠反应，导致准妈妈出现不良情绪，从而影响准妈妈自身及胎宝宝的健康。

准爸爸要保护准妈妈的安全。准爸爸应该义不容辞地承担起照顾母子的重任。妻子出门的时候，应陪伴在其身边，照顾她的出行，避免腹部遭受碰撞。妻子在家的时候，应给母子创造最安静、舒适、温馨的家庭环境等，这对缓解准妈妈的身体不适与不良情绪十分有益。

准爸爸不要因工作忙而忽视妻子的感受，要做好开导准妈妈的工作。对于妊娠期间准妈妈的不良精神状态，准爸爸的适当引导和开导工作是必不可少的。

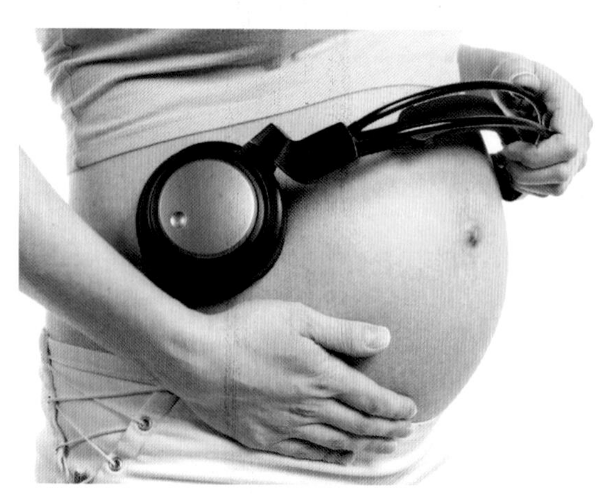

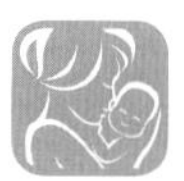

营养胎教

营养胎教是根据孕早、孕中、孕晚三个时期胎宝宝的发育特点，合理指导准妈妈摄取食物中的各种营养素，以食补、食疗的方法来缓解孕期不适并保证胎宝宝的营养。

〔营养胎教的作用〕

为母婴补充营养：从一个重为1.505微克的受精卵，到出生时约3000克的婴儿，这个成长发育的过程全依赖于母体供应营养，准妈妈如果不及时摄取营养，胎宝宝为了完成自身的发育会吸收准妈妈体内储存的营养，久而久之，就会造成孕妈妈营养不良，从而出现多种不良症状。所以说准妈妈要注意均衡补充营养，以供自身及胎宝宝的营养所需，避免出现营养不良等问题。

为分娩储备能量：准妈妈及时补充营养，能为分娩储存力量，等到分娩时，准妈妈能更有力量将胎宝宝娩出。

为产后哺乳打好基础：产后母乳的多少，与孕期营养补充的量有直接关系，为了能让胎宝宝吃到营养丰富且充足的母乳，准妈妈一定要注意补充营养！

〔营养胎教的要点〕

孕早期的营养胎教：孕早期即怀孕初始至怀孕12周，在此期间胎宝宝的各器官正处于分化形成阶段，胎宝宝成长速度不显著，生长所需的热量和营养物质较少，因此不用急于补充太多的特殊营养成分。但由于这一阶段的准妈妈受孕吐影响，食欲往往不好，容易恶心、呕吐等，影响正常进食。所以建议本阶段的准妈妈要少食多餐、重质不重量，以吃高蛋白、少油腻、易消化吸收的食物为原则。

孕中晚期的营养胎教：从怀孕中期开始，

胎宝宝迅速成长，准妈妈身体代谢速度增加，对营养成分的需求量较孕早期要多很多。所以孕中期和孕晚期需要补充丰富的营养，如蛋白质、维生素、碳水化合物、矿物质等。

因此，必须适量增加这些物质的摄入，多吃一些蛋类、奶类、肉类、五谷杂粮、蔬菜及水果，以保证胎宝宝的正常发育。

〔营养胎教的注意事项〕

准妈妈应合理、科学地补充营养，多吃营养含量高的食物，但需注意体重的增长量，适当地调整饮食。

准妈妈忌盲目服用保健品：首先要考虑准妈妈自身是否需要进补，千万不要盲目听从销售商的花言巧语，更不要被那些诱人的广告所蒙蔽。许多保健品的功效并不会比食物好，有些保健品甚至根本不适合准妈妈食用。所以，准妈妈在决定购买营养品前最好先咨询一下医生。

准妈妈不要只吃菜不吃主食：米面等主食是能量的主要来源，孕中期和孕晚期的孕妈妈一天应保证摄入400～500克的米面及其制品，才能满足身体对热能的需求。

不要以营养品代替食品：为了加强营养，一些准妈妈每天要补充很多营养品，诸如蛋白粉、复合维生素片、钙片、铁剂、孕妇奶粉等。补充了这些营养品后，一些准妈妈认为自己所需的营养已经足够了，一日三餐不及时吃也没有关系。其实这样做反而对身体不利。因为营养品大都是强化某种营养素或改善某一种功能的产品，单纯使用并不能达到均衡补充营养的目的。

准妈妈要适当饮食：有些准妈妈在得知怀孕以后便开始加大饭量，希望借此来满足胎宝宝的营养需要。几乎所有的准妈妈都相信只要自己吃的多，胎宝宝就能摄取到足够的营养成分，就会健康发育。其实，准妈妈即使进食量加倍，也不等于胎宝宝可以将准妈妈多吃的那部分营养全部吸收。所以，准妈妈要适量进食，这样才能保证自身及胎宝宝的健康。

准妈妈在孕期加强营养是必需的，但营养摄入绝非多多益善。太多的营养摄入会加重身体的负担，并且会囤积在体内形成脂肪，导致孕期肥胖和冠心病。另外，体重过重还限制了准妈妈的体育锻炼，导致抵抗力下降，还可能造成难产。

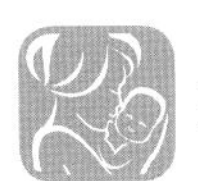

环境胎教

环境胎教就是通过指导年轻夫妇在准备受孕前6个月就开始学习环境卫生知识，以利于优生养胎。良好的环境基础与优生、优育及胎宝宝的健康发育有着非常密切的联系。胎宝宝的生活环境分为内环境和外环境。内环境是指母体的子宫腔及准妈妈的健康状况。外环境是指嗜好、放射线、职业、噪音、污染源及药物等所构成的大环境。

〔环境胎教的作用〕

随着社会经济的高速发展和商业化进程的加快，环境污染逐渐成为严重危害人类健康、降低人类生活质量的一个重要因素。而环境污染作为影响胎宝宝的胎外环境因素的一部分，对于正在母体中生长、发育的胎宝宝所造成的伤害更是难以弥补的，所以准妈妈应给予高度重视，以免造成无法弥补的遗憾。

在受孕后最初的数周时间内，胎宝宝正处于器官分化阶段，是最容易受到侵害的高敏时期。此时胎宝宝发育最快，但也最为脆弱。由于胎宝宝各方面均未发育成熟，且不具备抵抗外界侵害的能力，若遭受不良环境因素的刺激，则很容易发生畸形或死胎的情况。

因此，准妈妈重视环境胎教对胎宝宝的健

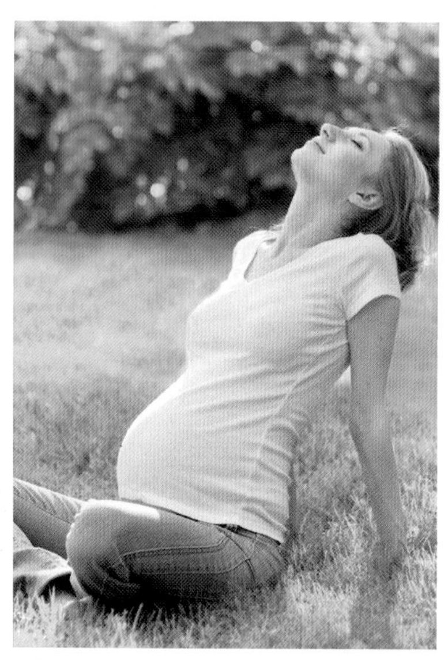 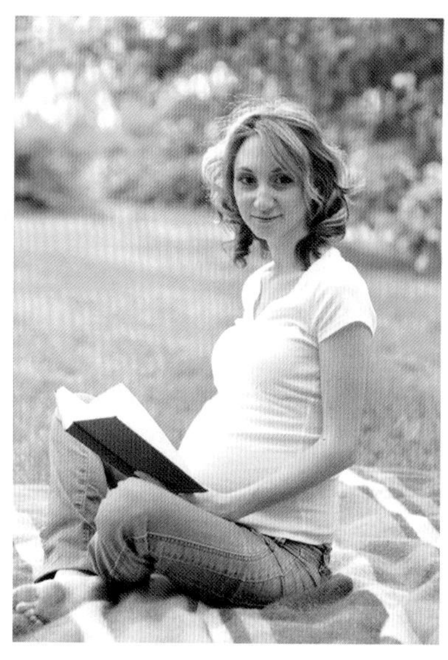 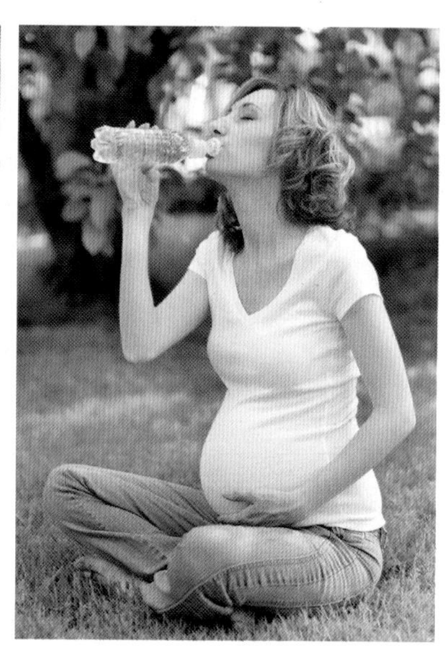

康是十分重要的，特别是在妊娠早期，准妈妈应对自己的宝宝加倍呵护。处于安静、洁净的优质环境中，是保证胎宝宝健康发育的前提条件，也是做好环境胎教的一个重要环节。

〔环境胎教的要点〕

孕前保证精卵质量：精子质量与精子是否发育成熟、精子是否健全和精子是否具有较强的活力有关。精子是否健全与准爸爸的生活习惯以及是否受过有害物质损害等因素有关。因此，要保证精子的质量，首先应避免与有害物质接触、远离环境污染、尽量戒除烟酒，更应积极、有效地治疗生殖器疾病。而良好的卵子质量主要取决于卵巢和输卵管的健康情况。如果卵巢发生病变，就会妨碍卵子的发育和传输。同时，某些环境因素对卵子也会产生一定的不良影响，甚至还可能导致卵子发育异常或出现突变等。由此看来，孕前保证良好的精卵质量，也是做好环境胎教的一个重要方面。

让胎宝宝远离生活污染：巨大的环境污染和生活污染，时刻威胁着人类的健康和胎宝宝的正常生长发育。生活污染包括的内容非常广泛，它不仅存在于电视、空调、电脑、音响、微波炉、手机等人们常用的工具和电器中，更包括噪声污染、病菌污染等多方面因素。在妊娠期，准妈妈应远离这些生活污染。

创造和谐的家庭氛围：在良好的家庭氛围中，准妈妈感受的是温馨，而腹中的胎宝宝也能够在温馨的家庭中获得身心上的良好发育。良好的家庭氛围需要夫妻双方共同维护，在互爱、互敬、互助、互谅、互勉的基础上，共同抚育宝宝。

优化家居环境：优美的家庭环境是保证准妈妈身心健康、促进胎宝宝健康发育的重要条件。良好的家庭环境不仅依赖于温馨、优美的家居装饰，更需要夫妻之间相互理解、相互关爱，这对准妈妈和胎宝宝的身心健康都是非常有益的。

〔环境胎教的注意事项〕

远离高氟污染：氟元素是一种有助于人体骨骼发育的微量元素。虽然氟对人体有一定的好处，但是过量摄取对人体的危害还是比较大的。过量摄取氟元素，会使氟元素积蓄于人体的骨骼和牙齿中，导致骨质代谢受到抑制和牙齿钙化的发生。如果母体含氟量较高，则会使氟元素通过胎盘传输给胎宝宝，甚至可引发宝宝先天性氟中毒。因此，准妈妈应尽量远离氟污染，以最大程度减少胎宝宝对氟元素的摄取。

避免接触X射线：X射线对母体中的胎宝宝具有很大的伤害，尤其是宝宝在母体中最初的3个月。此时正是胚胎器官形成的晚期，若受到X射线的放射作用，很容易导致器官畸形，同时还会增加流产和死胎的发生率。而在妊娠的中期和晚期，同样都是宝宝较为脆弱的时期，照射放射线同样可导致宝宝出生后畸形。因此，准妈妈在妊娠期间应尽量避免接受X射线检查。

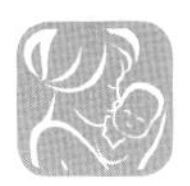

音乐胎教

音乐胎教就是指通过对胎宝宝传输优良的音乐声波，促使其脑神经元轴突、树突及突触的发育，为优化后天的智力及发展音乐天赋奠定基础。

〔音乐胎教的作用〕

有益母子健康：音乐胎教的主要作用是要让准妈妈感受到平静与愉悦，并通过神经系统将此情绪传递给腹中的胎宝宝，使其深受感染，潜意识能记录到和谐、美好的讯息。科学研究发现，音乐由于速度、节拍、旋律的变化，能起到调节人体节律的作用。给胎宝宝“听”音乐，并给予适当的良性刺激，会使胎宝宝的心率随着音乐的节律而变化。经过音乐胎教训练的婴儿反应快、语言能力强、动作协调敏捷。心理学家认为，音乐能渗入人们的心灵，会激起人们无意识的超境界幻觉，能唤起平时常被抑制了的记忆。常听音乐的胎宝宝长大后情感丰富，更富有想象力和创造力。生理学家则认为，优美、健康的音乐能促进准妈妈分泌出一些有益于健康的激素、酶和乙酰胆碱等物质，起到调节血液流量和神经细胞兴奋的作用，从而可以改善胎盘的供血状况，使胎宝宝更健康地成长。

开发胎宝宝的智力：音乐胎教的理论中假设胎宝宝能感知声音，主要是强调通过对胎宝宝施以适当的音乐刺激，可以促使其脑部神经的发育，甚至反复用相同的声音刺激，可以在胎宝宝大脑中形成粗浅的记忆。由于人的大脑半球有明确的分工，左半球的功能是语言、计算、理解等，主管逻辑思维；右半球是“情感半球”，主要功能是空间位置关系、艺术活动等，主管形象思维。人的大脑在出生后左脑会比右脑发达，因此在出生前加强右脑开发就显得格外重要。音乐的感受是由大脑右半球主管的，若能越早实施音乐胎教来强化胎宝宝的右脑，就越能增强其形象思维能力，让胎宝宝左右脑的发育达到平衡，使孩子更聪明、更具才智。

〔音乐胎教的几种方法〕

准妈妈自己欣赏音乐：如果我们把音乐胎教的对象设定为准妈妈，那音乐胎教的目的就在于愉悦、平静准妈妈的情绪，因此在选择音乐时，准妈妈可选择适合自己的、轻松舒缓的音乐，以缓解不良情绪。让胎宝宝自己听音乐：等胎宝宝20周后，可适当给胎宝宝听一些音乐。据英国科学家最新研究证明，胎宝宝在20周时就具备了听力，而不是人们常认为的妊娠26周，这项研究发现，新生儿能记住在胎宝宝期所听到的乐曲。

准妈妈给胎宝宝唱歌：准妈妈也可以通过自唱的方法，对胎宝宝进行音乐胎教。准妈妈千万不要认为自己五音不全，就不敢开口，这只是一种互动方式，胎宝宝会喜欢的。

〔音乐胎教的注意事项〕

选择专业的胎教音乐：给胎宝宝听的音乐必须是经过特殊选择的，声调不要太过尖锐刺耳，最好高、中、低音均衡，除了要选择经过特殊处理的音乐外（正确的音频范围应为500～1500赫兹），准妈妈应距离扩音器最少

1.5 米，尽量避免将声音很大的耳机直接放在腹部。胎教音乐的节奏要求平缓、流畅，最好选择不带歌词的音乐。自然界中诸如大海的波涛、潺潺的溪流、微风轻吹的声音等配合一些音乐，如经典名曲等，听到这类声音能使人心情舒畅。

控制好音量：胎教的音乐音量宜在 60 分贝左右，如果把耳机直接放在腹部上，音量大小特别要注意。你可以把手掌放在耳朵与耳机中间，然后调到你觉得适中的音量，这时你听到的音量大小一般约为 60 分贝，相当于胎宝宝在腹内听到的声音强度。

最好一首单曲重复播放：怀孕 8 个月后，可考虑重复播放 1 ～ 2 首固定的乐曲，除了可以加深胎宝宝对这几首音乐的潜在记忆外，更容易培养孩子的音乐天赋，开发孩子将来的想象能力。

不要让胎宝宝长时间听音乐：音乐胎教益处很多，但是也需要把握一个度，准妈妈为胎宝宝听音乐的时间以每次不超过 30 分钟，一天 1 ～ 2 次为宜。

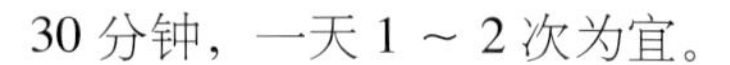

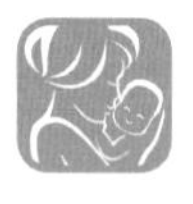

语言胎教

语言胎教是指准妈妈和准爸爸通过与胎宝宝进行语言沟通来促进父母与胎宝宝间的感情，提高胎宝宝语言、智力发育，使胎宝宝出生后在语言及智力方面更加优秀。

〔语言胎教的作用〕

加强母子沟通：语言是人类的沟通工具，更是父母与孩子沟通的桥梁。正是因为语言的存在，孩子才能深刻体会到父母对自己的关心和爱护，父母也通过语言了解孩子丰富的情感和内心世界。很多父母认为与孩子进行交流沟通，必须等到孩子的语言发育到一定程度以后才能进行。事实上，即使是未出生的胎宝宝，与父母情感的沟通仍然需要语言作为媒介。

增进母子感情：每一次与胎宝宝亲密的语言沟通都是一次增进感情的过程，胎宝宝更能通过对父母声音的习惯而形成一种对父母的依赖感和亲近感。实验表明，经常与腹中胎宝宝沟通的准妈妈能够明显感觉到胎宝宝出生后对自己的依赖，而且智力、语言能力的发育和性格的发展也比没受过语言胎教的宝宝强。

促进胎宝宝的大脑发育：调查研究显示，人类大脑皮质特别发达，有别于其他动物。大脑皮质是用来学习知识和进行精神活动的，人的一生大脑可储存 1000 万亿个信息单位。准爸爸、准妈妈以及其他家人给胎宝宝进行语言胎教，是一种积极有益的教育手段，可以刺激胎宝宝大脑皮质充分发挥作用，为后天的学习打下基础，使宝宝变得更聪明。

〔语言胎教的要点〕

准妈妈及准爸爸可以经常和胎宝宝聊天，在聊天时，最好能使用日常性语言。请在准妈妈情绪轻松愉快的环境中进行，以亲切和蔼的语调，把准妈妈对周围事物的感受告诉给胎宝宝，这是你与胎宝宝最直接的爱的交流。语言胎教的题材很多，父母可以将日常生活中的科普知识作为话题，也可以与数胎动结合进行，还可以由准爸爸拟定语言环境的常规内容进行讲述。

例如：妈妈早上起床后，可以喃喃自语地和腹中的胎儿说说话“宝宝，早上好。太阳出来了。昨天晚上睡得好吗”等。在对话过程中，胎儿能够通过听觉和触觉感受到来自父母亲切的呼唤，增进彼此生理上的沟通和感情上的联系，这对胎儿的身心发育是很有益的。

〔语言胎教的注意事项〕

随时关注胎宝宝的反应：进行语言胎教时，准妈妈及准爸爸必须随时观察胎宝宝的特殊反应，如果在讲述某件趣闻时，胎宝宝有柔和的胎动，说明胎宝宝对所谈话题比较感兴趣，准妈妈或准爸爸可以继续讲下去，也可适当地延长胎教时间。如果胎宝宝产生了剧烈的胎动，说明胎宝宝对这个话题不感兴趣，必须立即停止。所以，准妈妈及准爸爸需每天选择不同的事情、不同的故事讲给胎宝宝听，这样就能够慢慢了解胎宝宝到底对哪类故事感兴趣，是否喜欢爸爸或妈妈的声音等一系列信息，为以后胎教的顺利进行打好基础。

将形象、声音、情感结合进行：虽然胎宝宝不可能理解准妈妈或准爸爸的讲话内容，但能在听到声音后做出反应。对温柔、形象、充满爱的语言，会做出良性反应，对嘈杂、争吵、肮脏的语言会做出强烈的抵抗动作。所以，准妈妈及准爸爸可以根据这一点，将形象、声音、情感结合起来，给胎宝宝做胎教。

忌对胎宝宝肆意而谈：良好的语言胎教对胎宝宝确实具有良好的影响，相对而言，恶劣的语言环境就会对胎宝宝造成负面影响。准妈妈及准爸爸千万不要认为胎宝宝是个无知的小生命，并在胎宝宝尚未出生时肆意而谈，不顾及胎宝宝的感受。

忌三心二意：准妈妈及准爸爸对胎宝宝讲话时千万不能三心二意，必须集中精力，否则对胎宝宝的理解力、听力和想象力的培养都是没有好处的。

语言胎教要持之以恒：语言胎教是一项长期工作，需要经由日常生活中的日积月累、一点一滴地使胎宝宝增加对父母的依赖和对语言的感受能力。因此，在胎教的过程中，准妈妈和准爸爸要做好心理准备，一定要有耐心，坚持每天进行。

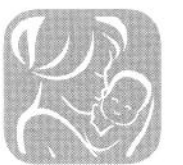

运动胎教

有人将运动胎教又称为体育胎教，是指准妈妈通过一定的体育锻炼达到促进母子身体健康、促进分娩的一种胎教方法。另外，运动胎教不仅可以准妈妈自己进行，准爸爸也可以陪准妈妈一同运动，这样做不但可以达到胎教的目的，还可以增进夫妻间的感情。

〔运动胎教的作用〕

有益胎宝宝的成长：运动胎教对胎宝宝也有着非常重要的作用。要知道，当胎宝宝成长到第 7 周的时候就已经开始自发地运动了。

胎宝宝早期的运动主要表现为眯眼睛、吞咽、抿嘴、搓手、握拳等。随着宝宝继续长大，运动方式会逐渐增多，会出现上抬手臂、蹬腿、转身、翻跟头、游泳等自发性运动。一般当宝宝成长到第 18 周的时候，准妈妈就能够非常明显地感觉到宝宝在腹中的运动了。

我们可以通过对胎动的观察来了解胎儿的健康状况，现代医学已经证明，胎动的强弱和胎动的频率可以预示胎儿在母体内健康状况。有人曾对胎动强者和胎动弱者进行观察，发现在宫内活动强者出生后其动作的协调性和反应的灵敏度上均优于出生前胎动弱者。凡是在母体内受过运动训练的胎儿，出生后翻身、爬行、坐立、行走及跳跃等动作都明显地早于一般的孩子。因此，胎儿的运动训练确实不失为一种积极有效的胎教手段。

促进准妈妈身心健康：运动胎教能令准妈妈健康地孕育宝宝，因为运动能够调节人体内分泌系统和血液循环系统的功能、增强心脏和肺部功能，改善消化功能和代谢功能。同时，运动还能够促进腰部和下肢的血液循环，有效改善准妈妈腰腿酸痛、下肢水肿等妊娠不良反应。运动胎教还有助于准妈妈腹肌、腰背肌、骨盆肌肉力量和弹性的增强，这不仅能够有效缩短分娩时间、预防产道损伤和产后出血，更能够预防由于腹壁肌肉松弛所导致的胎位异常或难产。

另外，运动胎教对准妈妈的心理健康也有很大帮助。它能愉悦准妈妈的心情，使准妈妈乐观、平静地度过孕期。准妈妈如果能长期坚持锻炼，还能增强毅力，这对正处于妊娠时期心理较为脆弱的女性来讲有非常好的调节功能，同时也能帮助准妈妈克服妊娠所带来的不良反应。

〔运动胎教的要点〕

孕早期，胎宝宝尚未稳定“安家”，而且准妈妈受妊娠反应的影响容易呕吐，体力较差，进行比较舒缓的运动是最佳选择。准妈妈到了孕中期，孕吐多半已经减缓，而且身体状况不错，胎宝宝也更加稳定了。此时运动幅度可以稍微大一些，如练习孕妈妈体操、瑜伽等，孕前有游泳爱好的准妈妈此时也可以继续游泳。到了孕晚期，准妈妈进行运动时就要小心一点了，因为不当的运动可能导致早产。

〔运动胎教的注意事项〕

控制运动幅度：准妈妈的运动量以小为原则，不要进行剧烈的活动，也不要从事繁重的家务劳动，如搬运重物、登上爬下地打扫卫生，这些活动对于准妈妈来说都是相当危险的。

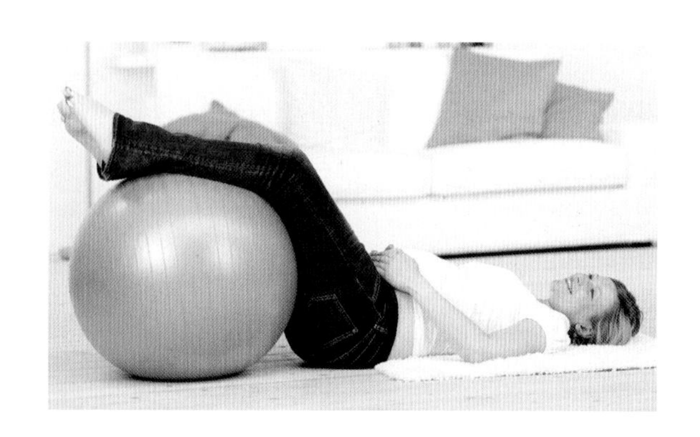

另外，准妈妈不宜长时间做弯腰、下蹲的动作，这很可能导致腹部或盆腔充血。准妈妈也不宜长时间站立，否则会出现腰酸背痛的现象。对于有过流产史的孕妈妈，运动时更要注意保护好自己。

身体不舒服时宜立即停止：运动过程中如果感到身体不适，则应立即停止。特别是在孕早期，如果妊娠反应比较严重，则应适当减少工作量和运动量，保证充分的休息。到了孕晚期，准妈妈在运动过程中如出现不适症状必须及时到医院检查。另外，有习惯性流产的准妈妈则更应注意运动量，要注意休息，并在医生的指导和帮助下进行运动和工作，以保证孕期安全。

忌碰撞腹部：准妈妈身体上最重要的部位就是腹部，那里是孕育胎宝宝的关键部位，平时要特别注意保护，一旦使腹部受伤，后果不堪设想。因此，准妈妈无论是进行体育锻炼，还是做家务劳动，或是在生活中的任何时候，都应该时刻注意保护自己的腹部。

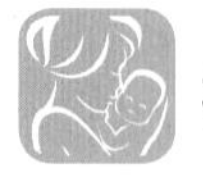

抚摸胎教

抚摸胎教是指有意识、有规律、有计划地抚摸胎宝宝，以促进胎宝宝的感觉系统发育。

〔抚摸胎教的作用〕

据科学研究发现，人类皮肤上有丰富的神

经末梢。这些神经末梢极其敏感，非常有利于人体对外界迅速做出反应。经常进行抚摸胎教，能促进胎宝宝接受外界感应的敏感性，避免受到损害。从胚胎发育来看，皮肤与神经系统同起源于外胚层，胎宝宝的皮肤在发育的同时神经系统也在发育。如果给胎宝宝以良好的抚摸刺激，那么胎宝宝的神经系统也会受到良好的刺激，能促使胎宝宝的心理健康发育。

〔抚摸胎教的要点〕

叩击腹部：叩击式胎教是指准妈妈用双手稍握拳，轻轻叩击腹部，时间以 3 ～ 5 分钟为宜。

抚摸腹部：指准妈妈用双手轻轻抚摸腹部，并集中注意力将母爱传给胎宝宝，等待胎宝宝做出回应。这种单纯性的抚摸胎教，准妈妈可以根据胎宝宝的反应决定胎教时间的长短。

触压腹部：触压式抚摸胎教是指当感受到胎动时，准妈妈用手指轻轻触压胎动部位，以达到刺激胎动的目的。

〔抚摸胎教的注意事项〕

动作轻柔：准妈妈无论用哪种抚摸胎教的方式，动作一定要轻柔，以免用力过度引发意外。恰当掌握抚摸的时间及频率：其实，抚摸的时间及频率并不是越多越好，过多的抚摸会使胎宝宝感觉很累，甚至会损伤胎宝宝机体。

腹壁变硬时忌进行抚摸胎教：有的准妈妈在怀孕中后期经常有一阵阵的腹壁变硬，这可能是不规则的子宫收缩，此时不能进行抚摸胎教，以免引起早产。

注意胎宝宝的反应：抚摸胎教可以安排在妊娠 20 周后，每晚临睡前进行（具体时间由父母的工作性质及作息情况而定，最好定时），并注意胎宝宝的反应类型和反应速度。如果胎宝宝对抚摸的刺激不高兴，就会以用力挣脱或者蹬腿作为回应。这时，父母应该停止抚摸。如果胎宝宝受到抚摸后，过了一会儿，胎宝宝才以轻轻地蠕动做出反应，这种情况可以继续抚摸。

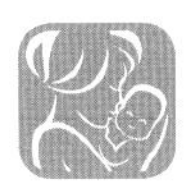

光照胎教

所谓的光照胎教就是指给尚在腹中的胎宝宝以适当的光亮刺激，以促进胎宝宝视网膜光感细胞的功能尽早完善。

〔光照胎教的作用〕

专家研究发现，从妊娠 6 个月起，胎宝宝对光亮就有所觉察，有的会躲闪，有的会做眨眼动作，这表明胎宝宝对光照有反应。用 B 超监测，当用手电光一闪一灭地照射孕妈妈腹部时，胎宝宝心率会出现剧烈变化。这些事实都说明，光线照射孕妈妈腹部会引起胎宝宝的各种反应。光照胎教能促进宝宝视觉功能的建立和发育，光能够通过视神经刺激大脑视觉中枢。光照胎教成功的宝宝出生后视觉敏锐、协调，专注力、记忆力也比较好。所以，在胎教中不可忽视光照胎教这种方式。

〔光照胎教的要点〕

准妈妈进行日光浴：准妈妈到室外活动也是光照胎教的一种方式。如果是夏季，可穿薄上衣，让腹部直接接受阳光，胎宝宝也会受到光的刺激，达到光照胎教的目的。

用手电筒照射腹壁：准妈妈可以每天定时用手电筒微光紧贴腹壁，每次持续 5 分钟，这样有利于胎宝宝的视觉功能的健康发育。

〔光照胎教的注意事项〕

光照胎教开始的时间：在宝宝的感觉功能中，视觉功能比听觉和触觉功能发育晚，在准妈妈怀孕 7 个月时，宝宝的视网膜才具有感光功能，对光才有反应。光照胎教可以在准妈妈怀孕 6 个月以后开始。

光照胎教的具体时间：要配合宝宝的作息时间进行光照胎教。不要在宝宝睡觉时进行，以免打乱宝宝的生物钟。要在胎动明显时，即宝宝醒着的时候做光照胎教。准妈妈经过这么长时间和宝宝的相处，也应基本知道宝宝的作息规律。当然也有作息不太规律的宝宝，这就需要准妈妈细心体察宝宝的情况了。

光照胎教的具体步骤：准妈妈每天定时用手电筒微光紧贴腹壁反复关闭、开启手电筒，一闪一灭照射宝宝的头部位置，每次持续 5 分钟，不要用强光照射，且时间也不宜过长。

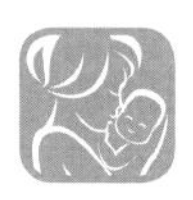

美育胎教

美育胎教是指根据胎宝宝意识的存在，通过准妈妈对美的事物的感受而将美的意识传递给胎宝宝的胎教方法。人类通过看、听、体会，感受着世界上各种各样的美，而胎宝宝无法看到、听到、体会到这一切，所以准妈妈要通过自己的感受，将美的事物经神经传导输送给胎宝宝。美育胎教也是胎教学的一个组成部分，它包括自然美育、感受美育等方面。

〔美育胎教的作用〕

美育胎教运用审美心理学的知识，强调胎教中准妈妈的审美感知、审美情感、审美想象、审美理解，从而达到优化和加强胎宝宝心理素质的目的，为提高胎宝宝出生后对美的感知能力奠定基础。

〔美育胎教的要点〕

带胎宝宝感受大自然：准妈妈经常欣赏大自然中美丽的景色，然后将对大自然的热爱之情经过“提炼”传递给胎宝宝，就能促进胎宝宝神经系统的发育，使胎宝宝也能得到大自然美丽景色的陶冶。同时，准妈妈经常走入大自然,呼吸新鲜空气,也有利于胎宝宝的大脑发育。

培养准妈妈自身气质：准妈妈如果有优雅的气质、饱满的情绪和文明的举止，就能感受到来源于自身的一种美，胎宝宝在母体内也得到美的熏陶。专家建议，怀孕期的女性必须注意提高自身修养，注意个人言行举止。不仅要精神焕发，穿着整洁，举止得体，还要适当丰富自己的精神生活，例如，多听音乐、看书、旅游、欣赏美术作品等，以丰富个人内涵、陶冶情操。胎宝宝在准妈妈得体的举止中，也会受到熏陶，对出生乃至今后的成长都有着正面影响。

〔美育胎教的注意事项〕

欣赏美的事物：进行美育胎教时，准妈妈应尽可能欣赏一些美的东西，例如，美丽的大自然、动听的音乐等，这样能使胎教发挥积极的作用。

忌随意而行：准妈妈无论做什么、说什么都要随时想到腹中的胎宝宝，言行举止必须有一定的约束，以免将不良的行为作风传递给胎宝宝。

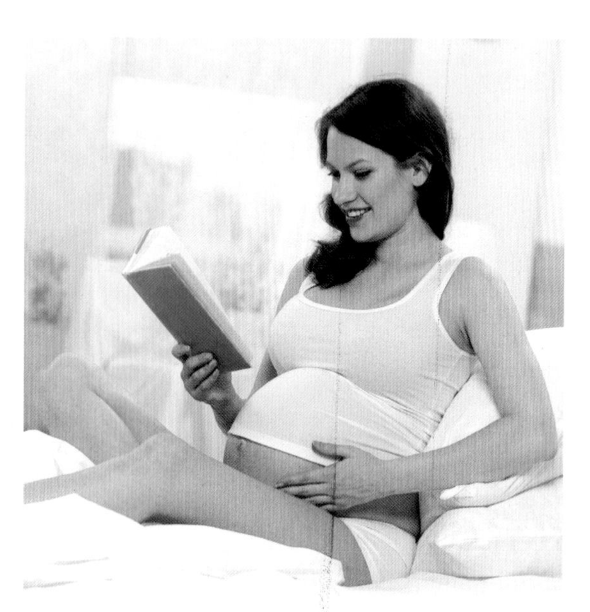

第五章

孕期胎教全程指导

part 5

胎教是需要准爸爸和准妈妈一起用心做的事情，并不是马上就给出回报，它是需要一个过程的。

孕1月

好的遗传基因是成功胎教的保障

好的遗传基因是胎教效果的保障。如今，各级妇幼保健机构已成立了各种规模的遗传咨询中心，为准备生育的夫妻解疑释惑，减少后代患遗传病的机会。有下列情况的夫妻可到当地的遗传咨询中心进行遗传咨询，以确保优生优育：

已生育过一个有遗传病或畸形或智能低下儿；夫妻一方患有某种遗传病或智能低下；夫妻一方或双方有遗传病家族史；近亲结婚；35岁以上高龄产妇；有习惯性流产史；接触致畸物质，如铅、磷等毒物以及化学制剂、放射线、同位素等；孕早期病毒感染，孕期长期使用药物等；生育过一个或多个无明显原因而夭折的小儿。

孕1月

孕前准备与胎教

在孕前，应该做好相应准备工作，才能让胎教的实施顺利进行。一般来讲，在排卵前4～5天应减少性生活的次数，使丈夫养精蓄锐，以产生足够数量的高质量精子。但性生活次数也不宜过少，以免精子发生老化。一般来说，在排卵前4天，每两天性交一次比较容易受孕。

在计划受孕的日期以前（指女方排卵期以前），男女双方都不要穿紧身裤，如尼龙裤、牛仔裤等。因为这些纺织物透气性能差，易导致病菌生长繁殖，使女方患阴道炎的机会增多，直接影响受孕。紧身裤使男方睾丸压向腹部，睾丸的温度升高，使其生精功能减退。在这种情况下受孕，畸形儿或有先天性缺陷的婴儿出生率也会增高。

孕1月

受孕瞬间的胎教

父母都希望孩子能继承自己的优点，生一个强壮、聪慧、俊美的宝宝。请注意，受孕瞬间正是关键的时刻。在选择好的最佳受孕日里，下班后应早些回家，夫妻双方在和谐愉快的气氛中共进晚餐，在情感、思维和行为等方面都达到高度协调时同房。

在同房的过程中，夫妻双方都应有好的意念，要把自己的美好愿望转化为具体的形象。带着美好的愿望和充分的激情进入“角色”，极大限度地发挥各自的潜能。女性达到性高潮时，血液中氨基酸和糖原能够渗入阴道，使阴道中精子获得能量加速运行，从而使最强壮、最优秀的精子与卵子结合。

孕1月

重视情绪对胎教的影响

准妈妈的情绪与胎儿发育有密切关系。人的情绪变化与内分泌有关，在情绪紧张或应激状态下，体内一种叫乙酰胆碱的化学物质释放增加，促使肾上腺皮质激素的分泌增多。在准妈妈体内这种激素随着母体血液经胎盘进入胎儿体内，而肾上腺皮质激素对胚胎有明显破坏作用，影响某些组织的联合。特别是前3个月，正是胎儿各器官形成的重要时期，如准妈妈长期情绪波动，就可能造成胎儿畸形。另外，准妈妈的精神情绪不仅会影响本人的食欲、睡眠、精力、体力等，而且可以影响胎儿的血液供给、胎儿的心率、胎儿的呼吸和胎儿的运动等许多方面的变化。

孕1月

不要过多地担忧和焦虑

准妈妈在孕育新生命的同时，可能会为宝宝和自己的未来担心忧虑，比如为宝宝的生育费用担心，为怀孕后的不良反应而感到不适应，为自己的体形日益臃肿而烦恼，等等。这些不良情绪很容易使准妈妈陷入无休无止的焦虑中。其实，这种担忧和焦虑容易使孩子形成胆小怕事的性格，同时也使孩子的心理承受能力降低，做事容易情绪化，可能会经常莫名其

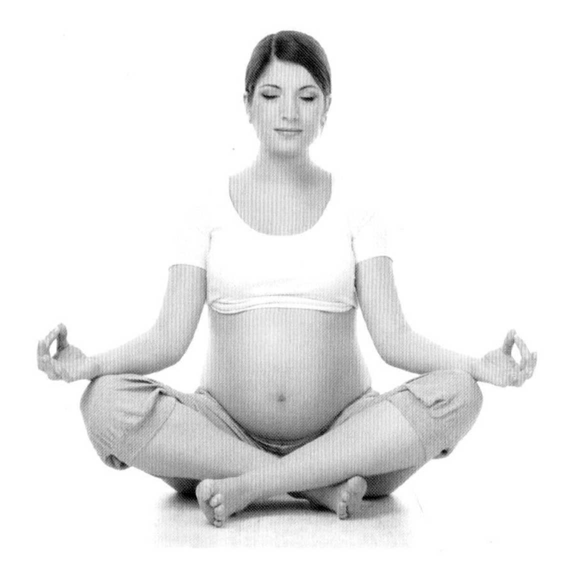

妙地大哭。此时的准妈妈能采取的最好的方法自然是随时调整自己的情绪，一旦发现自己正陷入忧郁焦虑的泥潭，应立刻想办法疏导或转移注意力，可以通过看书或看电视来缓解紧张的情绪，让自己开朗起来。

孕1月

发怒时想想胎宝宝

怀孕会使自身变化很大，许多准妈妈都易怒。一些生活中遇到的琐事都可能会让准妈妈大发其火。殊不知，妈妈发火之后心里是痛快了，可对宝宝的个性却造成了坏影响。一个容易动怒的妈妈，很可能会生出一个容易动怒的宝宝，性格可能会比较固执、偏激，也更容易情绪化。所以准妈妈一旦遇到可能会发火的情况，先要冷静下来，可以喝点水，在屋子里走几圈，或者出去散散步，这样都有助于稳定情绪。

孕1月

准妈妈多愁善感影响胎宝宝

在怀孕期间遇到不顺心的事也是常有的，

但不少多愁善感的准妈妈经常会将一些小挫折扩大为自己人生的失败，因此整天自怨自艾，愁眉不展。如果准妈妈经常哭泣、伤感，容易使宝宝形成胆小、懦弱、缺乏自信心的性格。准妈妈如果一旦发现自己有这方面的情绪，就应该做点别的事情来分散自己的注意力，看一些轻松愉快的电影或者找人倾诉，把自己的不良情绪宣泄出去。

孕1月

腹式呼吸帮你稳定情绪

既然准妈妈的情绪对胎宝宝有着不可估量的重要作用，准妈妈应尽量避免自己的心情杂乱不安，尽量保持平静、愉悦。腹式呼吸法对稳定情绪和集中注意力非常有效。

进行腹式呼吸法练习时，准妈妈尽可能穿得宽松点，场地可自由选择，可以坐在床上，也可以是在沙发上，甚至平静地站着。关键是腰背舒展，全身放松，微闭双眼，手可以放在身休两侧，也可以放在腹部，总之你觉得舒服就好。

准备好以后，用鼻子慢慢地吸气，在心里默默地慢数5下：“1、2、3、4、5。”吸气时，要让自己感到气体被储存在腹中，然后慢慢地将气呼出来，用嘴或鼻子都可以。总之，要缓慢地、平静地呼出来，呼气的时间是吸气时间的两倍。

实施呼吸法的时候，尽量不要去想其他事情，要把注意力集中在吸气和呼气上，一旦习惯了，注意力自然会集中。准妈妈可以在每天早起或临睡前，有意识地这样呼吸一次，可使整个孕期焦躁的精神状态归于平静，对稳定情绪帮助很大。

孕1月

警惕环境对胎宝宝的危害

胎宝宝对各种危险因子极其敏感。他不仅对水质污染物质极为敏感，而且对食品添加剂、汽车排放的废气、放射线等危险因子也都非常敏感。如果准妈妈平时吸入废气中的铅，或是摄入铅元素，都可能会使腹中的胎宝宝受到伤害。放射线或电磁波等也会使精子与卵子受损，导致胎宝宝畸形。另外，荧光灯、电视、微波炉、冰箱、计算机等电器都会释放出大量对人体有害的电磁波。因此，准妈妈最好要远离上述电器。另外，城市中交通繁忙的十字路口，有害气体更多，准妈妈也要避免长时间停留。

如今，随着现代化进程的发展，噪音污染也越来越引起人们的关注。汽车、拖拉机、飞机和各种机器的轰鸣声已对优生优育构成了严重的威胁。

加拿大蒙特利尔大学的1个研究组对131名4～10岁的男女儿童（他们的妈妈在身怀他们时曾在声音嘈杂的工厂里工作）进行检查，结果发现，那些出生前在母体内每天接受最大噪音的儿童对400赫兹的听力感觉比那些没有接受过噪音的儿童差3倍。

美国相关研究也证实，胎宝宝和婴幼儿的内耳受到噪音的刺激还能使大脑的部分区域受损，阻碍蛋白质合成，某些酶的代谢水平减慢，严重影响大脑的发育，并使孩子的智力受到严重影响。

因此，准妈妈要警惕噪音，不宜在有高分贝噪音的环境中工作、居住，也不应听震耳欲聋的刺激性音乐，更不应乘坐拖拉机等噪音大的车辆。

孕1月

步行是最好的运动胎教方式

运动可以增强肺活量、疏通经络、促进血液循环、提高免疫力、改善人的精神状态，对于准妈妈来说，适当的运动同样是大有好处的。如果准妈妈气血正，又有活力，胎宝宝就会得到充足的营养，健康地生长；准妈妈适当活动，对自己的身体也大有好处，可以减少患感冒和其他疾病的概率，有利于更快、更好地调理身体，从而减少怀孕带来的不适；户外活动还可以使准妈妈获得必要的新鲜空气。

另外，多活动可以增加准妈妈子宫、腰部、腿部等处肌肉的弹性和耐受能力，减少难产，有利于顺利分娩，也有利于产妇产后身体的保健和迅速恢复。运动胎教中步行是最好的运动方式，准妈妈每天可走半小时，这样可促进血液循环，增加呼吸量，促进胃肠蠕动，增强腹部血液循环。因此，如果准妈妈上班路程不远，最好不乘公共汽车，而改步行。

孕1月

胎教不要拘泥于形式

胎教是自由的，不必拘泥于形式。只要你把孕期生活过得多姿多彩，给你将来的小宝宝传达最愉悦的情绪，就能让他健健康康、快快乐乐地成长。

胎教的方式方法有很多，你可以选择你喜欢的，并完全可以按照自己的习惯，发挥自己的想象，与腹中的小宝宝互动，这样才更有效果。

人在轻松的环境学习东西会非常快，胎宝宝也是一样。只要准妈妈感到舒适，并且感到胎宝宝醒着，就可以随时把自己听到、看到的

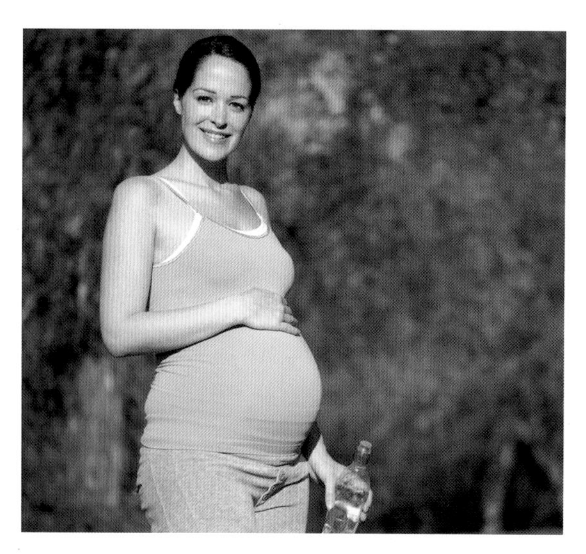

一切与宝宝分享，但是也要注意给胎宝宝一定的时间休息。胎宝宝不是一个无感觉的物质，而是一个有各种感觉的、鲜活的生命，他的感觉经过不断的外界良性刺激会得到更好地发展。因此，不管你以何种方式关注他，每天早起与他打招呼也好，在他躁动时轻轻地抚摸他也好，一定要让他感觉到你的关爱。要知道，胎宝宝不怕重复，他更喜欢熟悉的东西，一次又一次，不厌其烦。在将来的某一天你会发现这个秘密——当他听到你为他唱一首熟悉的歌时，会轻轻地蠕动，这就是他正享受你的爱意呢。

孕1月

开始写胎教日记

记胎教日记是使准妈妈心情安静祥和的一个好方法。下班后在家里安安静静地记下和胎宝宝一天的经历，对准妈妈而言是一件非常幸福的事情。胎教日记不仅仅是“爱”的记录，更是胎宝宝成长的“珍贵史料”。因此，建议准妈妈从怀孕那一刻起就开始记录。

胎教日记里应该记录下准妈妈每天为胎宝宝成长所做的胎教内容、胎宝宝的反应、准父母的生活行动、重大事件、天气情况及当天要

闻等。胎教日记可以用表格形式记录，依自己的实际情况列上怀孕期间每天或定期发生的事情，如营养胎教、语言胎教、音乐胎教、运动胎教、孕检备忘等，这样会避免漏掉一些项目或内容。

孕2月

早孕反应处置不当影响胎宝宝智力

女性怀孕初期3个月是决定新生儿智力高低的关键时期，而宝宝的心、脑、口、牙、耳、腭等器官分化，均在孕初3个月内形成。同时，准妈妈的妊娠反应往往在这个关键时刻最厉害。在此期间，准妈妈的胎盘会分泌出一种叫绒毛膜促性腺激素的物质，该物质能抑制胃液的分泌，使胃液显著减少，影响准妈妈的正常消化吸收功能，使人产生恶心、呕吐、不思饮食等现象，致使准妈妈出现消瘦、体重下降等，直接影响宝宝的健康，严重时会影响宝宝的营养需求量及脑细胞的发育。

早孕反应其实是一种正常、暂时的生理现象，为了将来宝宝的健康，准妈妈应积极乐观地予以克服。一方面，调整心理状态，避免紧张、焦虑、烦躁等消极情绪。另一方面，宜采用少吃多餐制，吐了再吃的方法，并多吃一些对宝宝脑部发育有益的食品。众所周知，蛋白质、矿物质、维生素和糖等均是宝宝大脑发育不可缺少的必需成分，故准妈妈的食物应多样、清淡、易消化，以利于胎宝宝成长。

孕2月

准妈妈压力大，胎宝宝心脏有危险

女性在怀孕期精神压力过大会对宝宝的神经系统造成不良的影响，并且可能会增加宝宝以后猝发心脏病的危险。

医学专家曾做过一项研究，结果显示精神压力大的准妈妈，胎宝宝的心跳频率高，持续的时间长。这种由于妈妈长期心理压力而增加宝宝心跳频率的反应，与宝宝将来罹患心脏病的高危险性有关联。医学专家还使用超声波测量513名准妈妈腹中的宝宝头部、腹部和骨骼，同时观察和检测这些准妈妈的生活压力和体内的压力激素水平。结论是：准妈妈的高压力水平会阻碍宝宝的生长。此外，压力激素水平高的准妈妈可能生出早产、低体重宝宝。早产宝宝成年后罹患高血压及死于心脏病猝发的比例也比正常人高。精神压力大的准妈妈所生宝宝的体重要比精神压力小的准妈妈所生宝宝的体重轻得多。因此，研究人员建议，准妈妈应努力进行自我心理调整，采取静坐和一些放松运动，以协助降低精神压力。

孕2月

别让X射线伤害胎宝宝

X射线是一种放射线，对人体具有一定的危害，特别是对胎宝宝。妊娠3个月以内，正是胚胎器官形成时期，照射X射线有很强的致畸作用，可使流产、死胎的发生率大大提高。在孕中期，宝宝的骨骼、神经、生殖腺等还在继续发育，因而也应避免X射线检查。

如果必须进行X射线检查，应注意以下几点：尽可能在孕晚期进行检查，这时宝宝各器官均已完成发育，很小剂量的X射线摄片不致引起宝宝的变化。如准妈妈需要做X射线检查时，应避开腹部，只照射需要检查的局部。如必须做X射线检查时，最好做X射线摄片，摄片的X射线剂量远远小于透视。在孕早期做过大剂量X射线检查，特别是腹部检查的准妈妈，可请医生做产前诊断，了解宝宝是否发生畸形。

孕2月

保证脑细胞发育的营养供给

据国外神经学专家研究，胎儿从第5周之后就开始形成神经细胞。因此，父母希望宝宝有什么样的智力，希望增进遗传中宝宝大脑潜力的发展，在一定程度上是可以预先设计的。所以，在这个月，准妈妈一定要注意保证有利于宝宝脑细胞发育的营养供给，可着重补充以下食品：

蛋白质：蛋白质是大脑的直接构成成分。瘦肉、海鲜、牛奶、豆类等含有丰富的蛋白质。

DHA：DHA属多元不饱和脂肪酸，在体内必须由脂肪酸、亚油酸、亚麻酸转化而成，能提升婴儿智力发育指数、视力敏锐度，对婴儿脑部及视力的发育有重要作用。金枪鱼、鱿鱼、鳕鱼、鳃鱼、鲢鱼等含有大量的DHA营养成分。

不饱和脂肪酸：植物性脂肪中含有的不饱和脂肪酸对头部毛细血管的健康和氧气的充分供给起着重要的作用。可以核桃、松子等坚果类、豆类、食用油等植物性脂肪中摄取到。

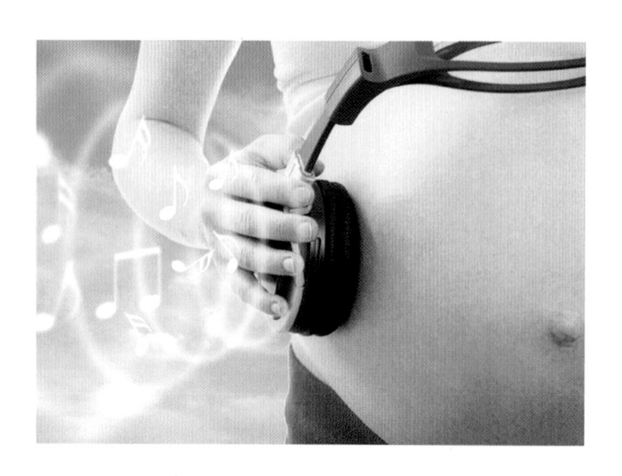

孕2月

孕早期应坚持每天散步

散步有利于准妈妈呼吸新鲜空气，提高神经系统和心、肺功能，促进全身血液循环，增强新陈代谢，加强肌肉活动。所以散步是增强准妈妈和胎儿健康的有效运动方式，准妈妈应坚持每天散步。但要注意，准妈妈最好不要在马路上散步。因为马路上的车辆川流不息，所排放的尾气中不乏致癌致畸物质，严重影响着人体的健康。对准妈妈及胎宝宝的影响更甚。此外，马路、大街上空气混浊，汽车马达轰鸣声、刺耳的高音喇叭声等噪音都会对准妈妈及胎宝宝的健康造成极为不利的影响。

因此，准妈妈散步的地点要有所选择，如到空气清新的公园、郊外、林荫绿地、干净的水塘湖泊边等，尽可能不要在污染较大的马路、大街上、人群嘈杂的商场和闹市中散步，以确保准妈妈及胎宝宝的健康。

孕2月

根据准妈妈的性格选择胎教音乐

胚胎学研究证明，在受孕后第8周宝宝的听觉器官已开始发育，胚胎从第8周起神经系统初步形成，听觉神经开始发育，尽管发育得还很不成熟，但宝宝已具有可以接受训练的最基本条件，故从妊娠2个月末起，准妈妈和宝宝可以听一些优美、柔和的曲目。

每天在室内放1～2次，每次10钟左右，乐曲不要选得太多，3支曲子就差不多了。音乐胎教不仅可以激发准妈妈愉快的情绪，同时可以适当刺激宝宝的听觉，使其提前适应，为下一步的音乐胎教与语言胎教、对话胎教开个好头。

选择乐曲时要根据准妈妈的不同性格特点选取不同曲词、节奏、旋律和响度的乐曲。准妈妈情绪不稳、性情急躁、胎动频繁不安，则宜选择一些缓慢柔和、轻盈安详的乐曲，如二胡曲《二泉映月》、古筝曲《渔舟唱晚》、民族管弦乐曲《春江花月夜》等。这些柔和平缓并带有诗情画意的乐曲，可以使准妈妈及宝宝逐渐趋于安定状态，并有益于母胎的身心健康的发展。

如果准妈妈在孕期有些抑郁或不安，则宜选择一些轻松活泼、节奏感强的乐曲，如《春天来了》、《步步高》及奥地利作曲家约翰·斯特劳斯的《春之声圆舞曲》等。这些乐曲旋律轻盈优雅，曲调优美酣畅、起伏跳跃，节奏感强，既可以使孕妈妈振奋精神，解除忧虑，也能给腹中的宝宝增添生命的活力。

孕2月

优美的居室环境能促进胎宝宝发育

优美的环境，能对人的神经起到调节作用，也能对准妈妈的性格、心情起到改善、缓和的作用。一个干净整洁、安静舒适的居室还会使准妈妈从精神上感到愉快。居家环境的布置，是准妈妈的物质、精神生活统一和谐的黏合剂，这不仅能对准妈妈的精神生活起到一定作用，而且也能促进宝宝的良好发育。

居室的色彩布置应该根据准妈妈工作种类、性格等不同而有所变化。一般来说，在纷繁复杂的环境中工作的孕妈妈，居室色彩应该简洁、清雅，如乳白色、淡蓝色、淡绿色等。准妈妈从繁乱的环境中回到宁静优美的房间，内心的烦闷便会趋于平和、安详。如果准妈妈是在紧张、安静、技术要求高、神经经常保持紧张状态的环境工作，家中不妨用粉红色、橘黄色来布置，因为这些颜色都会给人一种赏心悦目、充满希望的感觉。准妈妈从单调的色彩环境、紧张的工作状态中回到生机盎然、轻松活泼的环境中，神经可以得到松弛，体力也可以得到恢复。

居室还要进行绿化装饰，而且应以轻松、温柔的格调为主，无论盆花、插花装饰，均以小型为佳，不宜用大红大紫，花香也不宜太浓，这都有利于消除准妈妈的疲劳，增添情趣。

在居室的墙壁上还可以悬挂一些活泼可爱的小宝宝的画像或照片。他们可爱的形象会使准妈妈产生许多美好的遐想，形成良好的心理暗示。另外，悬挂一些景象壮观的油画也是有益的，它不仅能增加居室的自然色彩，准妈妈也可以在这优美的环境里得到很好的休养。在这优美的环境里，准妈妈还可培养自己更广泛的兴趣，如可以自己种一些花草，喂养一些漂亮的小鱼等。这些都能够陶冶准妈妈的情操，感到那种旺盛的生命力是无处不在的，进而产生美好的联想。

孕2月

教胎宝宝识别图片

胎宝宝在妈妈的子宫内并不是始终处于沉睡状态、没有感知能力的生命体，等到他们再大一点的时候，就可以透过准妈妈“观察”外面的花花世界，感受着妈妈的喜、怒、哀、乐。

有关专家研究发现，胎宝宝是有记忆力的，能记住准妈妈反复重复的动作或语言，所以在孕期不断地激发胎宝宝的记忆潜能是十分重要的。在本月里，准妈妈可以经常教宝宝识别图片，千万不要认为这种做法是毫无意义的，这对激发胎宝宝的记忆潜能非常有益。

准妈妈可以找一本有图画的书，随机地翻阅，记住几张你喜欢的图画，然后再随机地翻阅，看看能不能再找到它们。玩几次后试着感受与胎宝宝一起体会游戏的趣味性，掌握游戏的要领。等宝宝出生后，妈妈就可以拿看过的图画书与宝宝做游戏，看看宝宝对你曾喜欢的图片是否有特殊的表现，这个游戏对婴幼儿早期智力开发十分有益。

孕2月

准爸爸要多与胎宝宝交流

虽然此时胎宝宝还只是一个小胚芽，但准爸爸的爱子之心恐怕再也按捺不住了。胎宝宝在子宫内最适宜听中、低频率的声音。而男性声音正是以中、低频率为主。在这个月，虽然胎宝宝并不能听到什么，但准爸爸可以从现在起就试着对着妻子肚子中的宝宝讲话。如果坚持每天和胎宝宝说话，让胎宝宝熟悉爸爸的声音，就能够唤起胎宝宝最积极的反应，有益于宝宝出生后的智力发展及情绪稳定。

孕3月

大豆食品有助于胎宝宝大脑发育

豆类是重要的健脑食品，如果准妈妈能多吃些豆类食品，对胎宝宝的大脑发育有非常大的帮助。

大豆中含量相当高的氨基酸和钙正好弥补米、面中这些营养的不足。其中重要的营养物质谷氨酸、天冬氨酸、赖氨酸、精氨酸在大豆中的含量分别是米中含量的6、6、12、10倍。大豆中蛋白质约占40%，不仅含量高，而且多为适合人体智力活动需要的植物蛋白，也有利于健脑。大豆脂肪含量也很高，约占20%，其中油酸、亚油酸、亚麻酸等优质不饱和脂肪酸含量较多。

孕3月

过多食用动物肝脏导致胎宝宝畸形

过去，人们都提倡准妈妈的饮食中必须包括动物肝脏，这是因为动物肝脏含有丰富的消化酶以及钙、铁、锌、镁等元素和一些重要的维生素，如维生素D、维生素A、维生素B_1、维生素B_2等，但过多地食用动物肝脏，也会产生副作用。

准妈妈过多食用动物肝脏易导致体内维生素A水平过高，可能产生致畸作用。英国学者通过对一些畸形儿，包括耳朵缺陷、头面形态异常、唇裂、腭裂以及眼睛缺陷、神经系统缺陷和胸腺发育不全的患儿进行调查，发现其患病均与准妈妈过量食用动物肝脏有关。因此，准妈妈最好减少食用动物肝脏的频率和量，以偶尔吃一次为宜，每次控制在30～50克。

孕3月

准妈妈应少去厨房

孕早期，胚胎处于细胞分裂、增殖，组织器官分化、形成阶段，脑组织也是在这一时期形成的。这时胎宝宝非常“脆弱”，极易受周围环境的影响。当准妈妈吸入含有二氧化硫、一氧化碳、浮尘、焦油等有毒有害物质的气体时，这些物质通过血液循环进入宝宝体内，会影响胎宝宝的正常发育，甚至会引起胎宝宝畸形或自发流产。因此，准妈妈不可久留厨房，家庭中厨房是粉尘、有毒气体密度最大的地方。液化气燃烧后，一氧化碳的浓度比室外高出许多倍；煤气燃烧后，释放出大量二氧化硫、二氧化氮、一氧化碳，而且煤烟中还含有强烈致癌物——苯并芘。所以准妈妈应尽量少去厨房。

孕3月

用音乐对宝宝的听觉进行良性刺激

这个时期宝宝的耳朵已经长出，尽管内耳的发育尚需一段时间，但从胎宝宝在宫内的反应已经表明宝宝会对声音产生反应，所以准妈妈播放音乐时，也会给宝宝听觉带来良性的刺激，促使宝宝听觉系统的发育与完善。

此时，大多数准妈妈仍会有妊娠反应，出现呕吐、眩晕等不适，通常将准妈妈折腾得心情忧郁、烦躁。准妈妈情绪的不宁和心理的不平衡会影响宝宝的生长发育，所以这时准妈妈最好听些轻松愉快、优美动听的音乐，使准妈妈早孕反应的不安情绪得到缓解、放松，从而

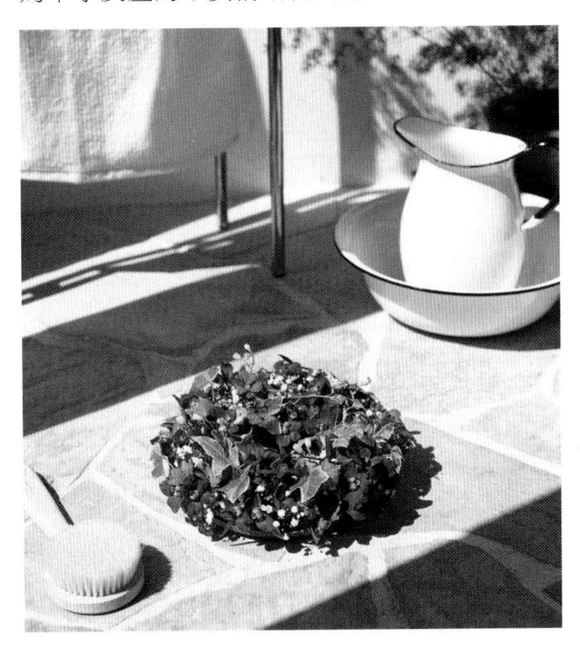

有利于宝宝的健康成长与发育。优美细腻、音律柔和、带有诗情画意的音乐有镇静作用；节奏明快、轻松悠扬的动人乐曲，有舒解心情、使人愉快的作用，所以此时准妈妈宜多听这一类的音乐。准妈妈不宜听过分激烈的音乐，这类音乐通常音量较大、节奏感强、声音刺耳嘈杂，容易引起宝宝躁动不安，而且可促进母体分泌一些有害的物质，危及准妈妈和胎宝宝。

另外，准妈妈还可听一些活泼有趣的儿歌、童谣，也可随着轻轻哼唱，通过母体振动将音乐传递给宝宝。

孕3月

为准妈妈创造优美的环境

环境对宝宝前3个月的生长发育影响很大，是传统胎教和现代胎教的重要论题。那么，怎样才能为准妈妈创造优美的环境呢？一般说来，优境包括以下三个方面。

〔家庭优境〕

家庭优境，一是要有宁静而愉快的家庭气氛。夫妻相亲相爱、关系和睦、彼此谅解，就能形成良好的家庭气氛。准妈妈都希望丈夫能理解自己的处境，多体贴自己，平时多操持家务，对自己温存。丈夫如果能勤快地做好家务，上下班不忘记向妻子和宝宝亲吻问好，必将使母子都感到满足和惬意。二是要有整洁、舒适而雅致的居室，所有的摆设和布置都要使准妈妈赏心悦目。

〔社会优境〕

应尽可能地为准妈妈创设社会优境。如医院、妇幼保健院应专门为准妈妈开辟环境优美的胎教乐园，让准妈妈们有一个学习和交流的

地方；民政部门和街道居委也应创办风景宜人的准妈妈之家；街心花园也应添置有关优生优育优教的雕塑和画廊，让准妈妈有休息和观赏的去处。

〔自然优境〕

准妈妈可以欣赏名山大川的壮美与秀丽，也可以徜徉于街心花园，感受自然美景，也可以漫步于小桥流水、麦田菜畦，欣赏农家风景。

实施优境胎教的要求和意义是：关于家庭优境胎教，首先要进行有利于胎教的审美设计，使家庭环境既适应现代生活节奏，又符合胎教的目的，有助于胎教的实施。其次要有沟通夫妻感情的渠道，要多与宝宝之间进行感情的感应和交流，这样才能使信息在传递中少受干扰，使心理健康成为家庭感情美的源泉，从而使家庭生活的色彩和感情和谐协调，具有审美的移情作用和良好的心理安抚作用。再次就是夫妻共同营造胎教实施时的美的氛围和情调，这样才能让音乐、语言、动作中的审美因素在胎教过程中充分发挥出来，构成父母和宝宝人际关系中的形象美，以利于亲情的形成和维系，保证胎教实施环境的审美效果。

孕3月

准妈妈要全面提高自身修养

中医著作中说："……自妊之后，则顺行坐端严，性情和悦，常处静处，多听美言，令人诵读诗书，陈说礼乐，耳不闻非言，目不观恶事。如此则生男女福寿敦厚，忠孝贤明，不然则生男女多鄙贱，不寿而愚顽……"意思是，女性怀孕以后，要在坐、立、行等方面端庄，性情要温和，要多听优美的语言，不听粗俗之语等，这样生下的后代就会享福寿久，否则就会不长寿而且愚笨顽劣。也就是说，准妈妈在妊娠期间的所作所为可直接对宝宝造成影响。从现代研究结果来看，准妈妈在怀孕期间的所作所为都可以直接影响到宝宝出生后的性格、习惯、智力等各个方面。所以，准妈妈应在学识、礼仪、审美、情操等方面全面发展，提高自身修养，同时也对宝宝进行良好的胎教。

生活中每个人都会被一些优美的语言、引人入胜的文学作品所吸引，其中对人世间一切美好事物的描写使我们体会到世界的温馨，感受到大自然母亲般的胸怀。这不仅可以使准妈妈本身得以充实、丰富，同时也熏陶了腹中的宝宝，让他也感受这诗一般的语言、童话一样美的仙境。这还会刺激宝宝快速地生长，使其大脑的发育优于其他宝宝。由于这种教育使宝宝事先拥有了朦胧美的意识，出生后一般也较其他宝宝聪慧、活泼、可爱。宝宝与母亲的关系也会因此而倍感亲密。

准妈妈还可以看一些使人精神振奋、情绪良好的书，如伟人传记，优美的诗歌、儿歌，令人神往的童话，激励人奋发向上的世界名著，著名的山水和名胜古迹的游记，精美的画册等。一位哲人曾经说过："读本好书，就像是与一位精神高尚的人在谈话，那精辟的见解、分析，丰富的哲理，风趣幽默的谈吐，都会使人精神振奋，耳目一新。"

孕3月

进行亲子对话训练

亲子对话训练，就是父母对自己的胎宝宝进行讲话的训练，它和我们平时面对面的对话不同，一是父母看不见胎宝宝，胎宝宝也看不见父母，二是胎宝宝不会讲话。但是，即便如此，父母也要用亲切的眼光注视着腹部，想象宝宝的样子，想象自己在和胎宝宝进行交流。要把胎宝宝当成一个婴儿看待，当他是一个有血有肉、有思想有感情、机灵可爱的“小淘气”。只有这样，你才能够像对待婴儿那样，轻声呼唤他的名字，谈话时自然、亲昵，充满温情和爱怜。不论是早晨还是晚上，只要有时间，就不要失去这种亲子对话的机会。这种对话既是爱的表现，又是美的传送，能够产生以美导真的效应，从而提高宝宝的素质，在出生后的宝宝身上其积极作用就会显示出来。

孕3月

与胎宝宝聊天要讲究分寸

对话胎教是胎宝宝十分喜欢的一种互动方式，也是与胎宝宝沟通感情的最佳时机。准妈妈可以对胎宝宝说的话很多，既可以聊聊自己的心情及感受，又可以教宝宝一些生活常识。不过，在进行对话胎教时要注意以下两点。

〔用心和胎宝宝说话〕

如果在声波上载满情感，虽然声音的波动相同，但却会产生几倍的能量。对胎宝宝说话时，最好带着“我想给宝宝讲这个故事，送给他特大的喜悦”或“宝宝，我们一起开心开心”的情绪。说话时应张大嘴，准确地发音。从确切知道怀孕的消息开始，就经常将你的思绪用“心灵沟通”的方式传达给胎宝宝，并时常讲故事给他听，与他说话，让他习惯你和准爸爸的声音，等到胎宝宝完全习惯了父母的声音后，每当你们发出声音或在思考时，胎宝宝就能感觉到你的心情，听到你的话语。

〔语速缓慢〕

据研究，语速快的人的声音难以清楚地传达给对方，对胎宝宝说话时，尤其如此，应当慢条斯理，这是对话胎教的要点之一。

孕3月

提前进行运动胎教

宝宝在子宫中的活动方式有握拳、吸吮手指、吞咽羊水、踢腿和翻身等动作。尽管在怀孕3个月时，准妈妈还感觉不到胎动，但实际上宝宝已经开始了以上的动作，所以从此时起就可以提前进行运动胎教了。运动胎教就是准妈妈在宝宝自发运动的基础上，适当、适时地帮助宝宝进行运动刺激和训练，以促进宝宝的身心发育。

运动胎教的具体做法是：准妈妈仰卧在床上，头不要垫得太高，也可将上身垫高，采取半仰姿势，不论采取什么姿势，一定要感到舒适。准妈妈要全身放松，呼吸匀称，心平气和，面部呈微笑状，双手轻放在宝宝的位置上。双手从上至下，从左至右，轻柔缓慢地抚摸宝宝，心里可想象真的在爱抚可爱的小宝宝，怀着一种喜悦和幸福感，深情地默想或轻轻地说：“小宝宝，妈妈真爱你”、“小宝宝真舒畅”、“小宝宝快快长，长成一个聪明可爱的小宝贝”。开始时动作宜轻，时间宜短，每次5分钟左右即可。

孕3月

动出健康胎宝宝

对准妈妈来说，运动前一定要和医生沟通，看自己是否适合做运动，适合做什么运动以及运动时间。要进行有规律的运动，然后循序渐进，逐渐增加运动量。运动前的准备工作即热身活动一定要做足，运动前准妈妈最好做些低强度的有氧运动，如散步或者轻柔的舒展运动，充分热身。

〔练习简单的呼吸法〕

准妈妈躺着和坐着时可以做做简单的呼吸法。先暗示自己全身放松，要一个部位一个部位地放松，然后柔和地开始深吸气，再慢慢地、细细地、自然地呼气。呼吸时，尽可能让内心处于愉悦状态，这对调节体内血液循环、放松肌体、解除疲劳很有作用。准妈妈由于体内的负担越来越大，容易出现腰酸背痛等不适，可将注意力放在腰部，暗示自己放松腰部，再进行上述的吸气呼气，这样可以减轻不适症状。

〔进行有氧运动〕

取坐姿，双膝弯曲，两脚心相对，双手分别握住同侧的脚踝部位。

侧卧，抬起上身，抬高一条腿，并反复做屈膝练习。

准妈妈在练习过程中动作要柔和，切忌做出过激动作。另外，准妈妈还要注意保持身体平衡，腿部切忌突然从空中落下。

〔球上摇摆运动〕

准妈妈坐在健身球上，双腿尽量叉开，以维持身体的稳定性，上身保持坐直。

呼气，左手扶住腰部，身体尽量向左弯曲，头部也随之向左倾斜，右手自然下垂。吸气，身体回到原位。然后根

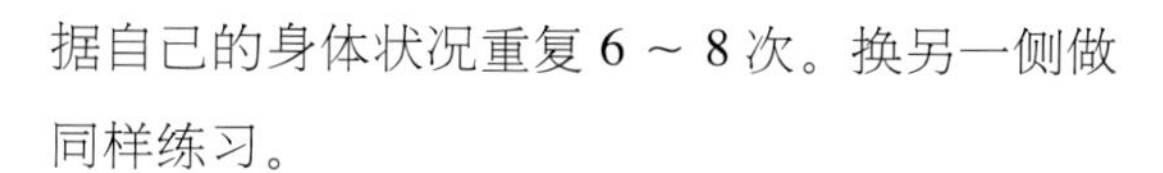

据自己的身体状况重复 6 ~ 8 次。换另一侧做同样练习。

对于平时不喜欢运动的准妈妈来说，买个健身球回家是再好不过的选择了。因为健身球有个好处，即使你坐在上面不运动也会消耗热量，帮助你消除脂肪，所以它适合不同运动水平的准妈妈。

孕3月

夫妻吵架影响胎宝宝

要孕育小生命，除了补充充足的营养之外，准妈妈的爱心对胎宝宝来说也是一种重要的养分，准妈妈的情绪转变或多或少都会对胎宝宝造成影响。例如夫妻吵架使准妈妈情绪波动时，其胃液的分泌会减少，肠胃功能降低，因此影响食欲。因为胃和肠不能充分工作，吃下去的食物就不能够完全消化，腹中的胎宝宝就不能获得足够的养分，将会产生成长障碍。准妈妈在妊娠初期较容易出现情绪不安，为了将来胎宝宝的健康，就算有令人不愉快的事情，也应一笑置之，准爸爸更要克制自己的情绪，尽量不要与妻子吵架。

孕3月

幻想胎宝宝可爱的模样

在这个阶段，准妈妈由于生理功能的变化，很容易心情烦躁，不能很好地休息。而此时期的胎宝宝，是胚胎发育和各器官形成的重要时期，胚胎迅速成长，人体的主要系统和器官逐渐分化出来。经常幻想胎宝宝的模样会使准妈妈的心情平和，也可使胎宝宝向理想的方向发

展。具体的操作方法如下。

〔静坐练习〕

本阶段，准妈妈可在安静状态下采用盘坐的姿势。其做法是以左右两脚的脚背置于左右两腿上，足心朝天。双手掌心向上，置于两脚上。如姿势不熟练，也可采取盘腿坐的姿势。到怀孕中后期，由于腹部已经隆起，很难再采用这种坐姿，此时可以伸直双腿，挺直腰板儿坐下，也可以在床上练习，只要自己觉得舒服就可以了。

〔冥想〕

准妈妈闭上双眼，也可以闭合片刻待感觉到舒服后张开眼睛，凝视 1 米远的前方，盘腿而坐，双手放在膝盖处，手心向上，拇指与食指相接成圆形，其余手指自然放松，调整自己的呼吸，每次吸气和呼气时默默数数。

〔幻想宝宝〕

准妈妈将手放在腹部，借助手向胎宝宝传递健康的气息。在脑海中想象胎宝宝的模样，仿佛对胎宝宝耳语一样传递积极的讯息。将注意力逐一集中到胎宝宝、包裹胎宝宝的羊膜、羊水、脐带、胎盘等，并将这些与胎宝宝紧密联系在一起，心无旁骛地呼气和吸气，继而便会感觉吸气时吸入的是清净的自然之气，呼气时排出的是混浊之气和代谢废物。想象结束后要适当地休息。

孕3月

为胎宝宝读童话故事

如果希望胎宝宝通过与妈妈的情感沟通逐渐成为情感丰富的宝宝，那就应该采取童话胎教。从胎宝宝的听觉还未开始发育的孕早期起着手为童话胎教做准备，怀孕中期积极实施，怀孕后期更深入地推进，使宝宝受到持续的良性刺激，他就会变得一天比一天聪明。

读童话的时间以每天持续 30 分钟左右为宜，要选择安静的环境，确保内心处于平静状态。如果坚持每天在固定的时间阅读童话，会使即将出生的胎宝宝养成有规律的生活习惯。孕早期最好选择绘图较多、能够激发准妈妈想象力的童话书。在内容上，适宜选择充满爱、幸福、勇气和智慧的美丽故事。准妈妈通过阅读童话向胎宝宝传递“这个世界值得去体验”的讯息。此时胎宝宝无法听到妈妈的声音，因此孕妈妈不要刻意认为这是在为胎宝宝念童话，就当是为自己念童话吧！在平静的心态下，或追忆过去有趣的往事，或对未来展开美好的憧憬，不论是对胎宝宝还是对准妈妈，都是获益匪浅的。

孕3月

帮胎宝宝做体操

现在这个时候，胎宝宝的活动是丰富的，眯眼、咂拇指、握拳头、伸展四肢、转身、蹬腿、翻筋斗等。而且，受到刺激后会做出各种反应，只是准妈妈还不能清晰地感觉出来。因此，这个时候准妈妈不仅应在心灵上与其沟通信息、交流感情，还应当抚摸胎宝宝，帮助胎宝宝做体操。

选择恰当的抚摸时间：一般以早晨和晚上抚摸为宜，每次时间不要太长，5 ~ 10 分钟即可。

抚摸方法要得当：准妈妈平躺在床上，全身尽量放松，在腹部松弛的情况下，用一个手指轻轻按一下胎宝宝再抬起。

本阶段与胎宝宝做体操，准妈妈可能感觉

不到胎宝宝的回应，但不要以为胎宝宝对此没有反应而放弃此项胎教，只要坚持进行，待胎宝宝再长大些，准妈妈就能感觉到胎宝宝的回应了。

孕4月

胎动与胎宝宝的安全

怀孕3个月后，宝宝初具人形，他在羊水中像鱼儿一样自由游动。因为此时宝宝较小，羊水较多，虽然宝宝在活动，甚至活动幅度较大，准妈妈也不一定能感觉到。到怀孕16周后，有的准妈妈就可能会感觉到胎动，而初次怀孕的准妈妈由于缺乏经验，往往要到18～20周时才能明显觉察到胎动。

胎动是宝宝正常生理活动之一，它与宝宝肌肉张力、神经系统功能以及母体供氧有关。安静型宝宝胎动比较柔和，次数较少；兴奋型宝宝胎动动作大，次数多。宝宝受到外界刺激如声音、振动时，胎动会增多；宝宝缺氧时胎动会减少；一天中下午2～5时胎动最少，下午6时到晚上11时胎动最活跃，次数最多，早晨和上午介于两者之间。如果胎动消失24～48小时，宝宝即可能死亡、胎心也随之消失。

孕4月

给胎宝宝晒太阳要适度

准妈妈多晒太阳，能使皮肤在日光紫外线的照射下合成维生素D，进而促进胎宝宝对钙的吸收，有利于骨骼生长和钙化。但晒的时间过长，对准妈妈的身体健康有一定的影响，皮肤会受到紫外线的损伤。长时间日光浴，准妈妈脸上的色素斑点会加深或增多，使本来就出现的妊娠蝴蝶斑加重。日光照射过多还可能发生日光性皮炎（又称日晒伤或晒斑），尤其是夏初季节，皮肤尚无足量黑色素起保护作用，更易发生皮炎。此外，由于日光对血管的作用，还会加重准妈妈的静脉曲张。所以，一方面准妈妈适当晒太阳是必要的、有益的，但过多进行日光浴则不利。每天在非直射太阳下，日光浴1小时即可。

孕4月

让胎宝宝在子宫中感受到温馨的气氛

宝宝在4个月时，大脑内控制本能、欲望和心理状态的间脑或旧皮质部分已经形成，当准妈妈情绪不稳定时，血液中的激素就会产生变化，血液经胎盘进入宝宝血液、间脑中，间脑受到刺激，就会使宝宝的行动产生变化。如果宝宝在子宫中感受到温暖、和谐、慈爱的气氛，宝宝将得到同化，意识到生活的美好和欢乐，可逐渐形成热爱生活、活泼外向、果断自信等优良性格基础。反之，宝宝会觉得痛苦，将来性格可能比较孤独寂寞、懦弱、自卑多疑等。家庭成员特别是丈夫要多体贴妻子，为了腹中宝宝的安全和形成良好的性格基础，要避免让准妈妈做较重的家务活动，减少准妈妈的负担，让准妈妈时刻处于心境平静、开朗的状态，让准妈妈的身体维持良好的状态，这样就能让宝宝在舒适的环境下健康、顺利地成长。

孕4月

给胎宝宝良好的声音刺激

音乐是一种表达人类情感的特殊语言，它凭着曲调、旋律、节奏和响度，触及人们的心灵，引起人们情感和认识上的认同感。胎教音乐，一类是准妈妈欣赏的音乐，以宁静为原则，既使人感动，又使人产生美妙的想象，通过准妈妈的神经、体液将感受传递给宝宝；另一类是宝宝听的音乐，以轻松明快为原则，以轻松活泼的音乐来激发宝宝对声波的良好反应。对准妈妈来说，音乐能滋养情绪、爱抚心理和提升心境；对宝宝来说，音乐具有引发刺激的作用，可诱发胎宝宝大脑和学习记忆有关的“突触电位”升高，从而促进大脑特殊物质的合成，达到智力发展的作用。

在怀孕 4 个月时，宝宝耳的功能开始建立和发展，脑的结构也日益完善，各种感觉逐渐发挥作用，宝宝对声音的感觉相当敏感，听觉能力明显提高，已能听到外界的声音了。这时可利用宝宝听觉的重要作用，给予良好的声音刺激，促进宝宝听力发展。这时准妈妈和宝宝听的胎教音乐内容可以丰富一些，种类可以多一些。胎教音乐的节奏宜平缓流畅，乐曲的情调应温柔甜美。父亲的低音歌声、大提琴独奏曲或低音乐曲之类，宝宝最容易接受。另外，准妈妈亲自哼唱歌曲也会得到十分满意的效果。准妈妈每天可以哼唱几首自己喜爱的抒情歌曲，或优美而又富有节奏的小调、摇篮曲等，如约塞兰的《摇篮曲》、舒伯特的《摇篮曲》等。

具体说来，胎教音乐的选择若以西方音乐为欣赏范畴的话，最好以巴洛克音乐为经，以莫扎特音乐为纬。因为巴洛克音乐的音律与宝宝的心律非常接近，而它宗教般的和谐旋律可使宝宝心灵沉静、全身放松，它的乐声的波长正好与宝宝脑部的波长相符，有助于宝宝精神的集中与安定；而莫扎特音乐奇幻般的音符可促使宝宝脑部活动。

孕4月

每天适当增加对话次数

随着孕期的进展，准妈妈和准爸爸应每天适当增加与宝宝的对话次数，可以围绕父母的生活内容和每一种新鲜事物，把美好的感受反复传授给宝宝。需要提醒大家的是：由于宝宝还没有关于这个世界的认识，不知道谈话内容，只知道声音的波长和频率。而且，他并不是完全用耳听，而是用他的大脑来感觉，接受着母体的感情。所以在与宝宝对话时，准妈妈要使自己全身的肌肉放松，精力集中，呼吸顺畅，排除杂念，心中只想着腹中的宝宝，把宝宝当成一个站在面前的活生生的宝宝，娓娓道来，这样才能收到预期的效果。

孕中期是宝宝处于相对安定的时期。当准妈妈外出散步、买东西、郊游、参观时，要善于与周围的人微笑相处。只有这样，才会捕捉到生活中不少充满乐趣的新话题，以便富有情感、绘声绘色、自言自语地对宝宝讲授。诸如人们生活中的友善相处、居住的环境、维持社会机构的机关和设备、自然界不同季节的变化、动物的生态情况等，让宝宝在母体内生活的过程中，逐渐熟悉自然界及人类社会的知识，让宝宝在胎儿时期就对自己将要降临的人间有所感知。

孕4月

经常呼唤胎宝宝的乳名

对话胎教要求父母双方共同参与，父母可以给胎宝宝起一个中性的乳名，经常呼唤他，使胎宝宝牢牢记住。如此，宝宝出生后哭闹时呼其乳名，便会对子宫外的崭新环境不再陌生，而是有一种安全感，会很快安静下来。这时，父母要把胎宝宝当做一个懂事的孩子，经常和他说话、聊天，或唱歌谣给他听。这样，不仅能增进夫妻间的感情，而且还能把父母的爱传递给胎宝宝，对胎宝宝的情感发育具有很大益处。对话的内容不宜太复杂，最好在一段时间内反复重复一两句话，以便使胎宝宝大脑皮层产生深刻的记忆。男性的中低音是比较容易传入子宫内的，而且研究发现，胎宝宝比较喜欢这种低沉的声调，因此，准爸爸要经常给胎宝宝唱歌、讲故事，同他说话。通过这种声音训练的胎宝宝，出生后会很快适应新的生活环境。

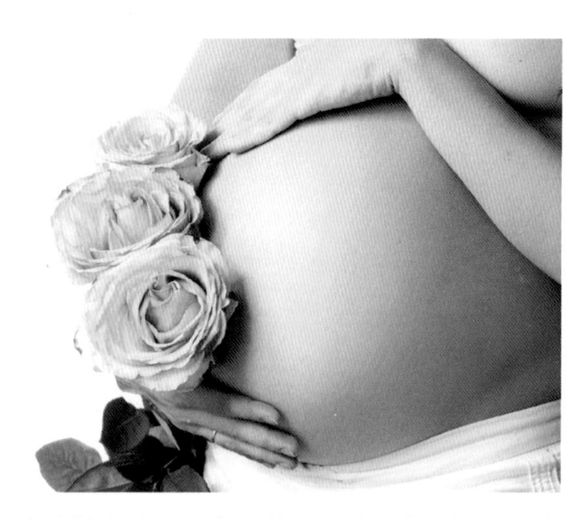

孕4月

对胎宝宝进行宫内运动训练

在怀孕 3 ～ 4 个月后可以适当对宝宝进行宫内运动训练。做法是：准妈妈仰卧，全身放松，先用手在腹部来回抚摸，然后用手指轻按腹部的不同部位，并观察宝宝有何反应。开始时动作宜轻，时间宜短，等过了几周，宝宝逐渐适应后，就会做出一些积极反应。这时可稍加一点运动量。

胎教理论主张对宝宝进行运动训练，这可以激发宝宝运动的积极性，促进宝宝身心发育，但运动量一定要适当。现代医学已证明，胎动的强弱和胎动的频率可以预示宝宝在母体内的健康状况，有人曾对胎动强者和胎动弱者进行观察，发现在宫内活动强者出生后其动作的协调性和反应的灵敏度上均优于出生前胎动弱者。凡是在母体内受过运动训练的宝宝出生后翻身、爬行、坐立、行走及跳跃等动作都明显地早于一般的宝宝。因此宝宝的运动训练确实不失为一种积极有效的胎教手段。

有些准妈妈对宝宝进行运动训练表示担心，认为锻炼会伤害宝宝，其实这种担心是多余的，宝宝在 4 个月时胎盘已经很牢固了，宝宝此时在母体内具有较大的活动空间。而且环绕着宝宝的羊水对于外来的作用力具有缓冲作用，可以保护宝宝。所以准妈妈对宝宝进行运动训练时并不会直接碰到宝宝，这一点准妈妈大可放心，进行适当的宝宝运动训练是不会伤害宝宝的。

孕4月

让胎宝宝在大自然中感受美

宝宝在母体中 4 个月时，已具有了种种感觉，如对母体处于嘈杂的环境会以频频蹬腿来表示“不满”，可见环境对宝宝的健康发育是多么重要。因此，准妈妈要投身于大自然中去欣赏美、感受美，以期让腹中的宝宝早日受到

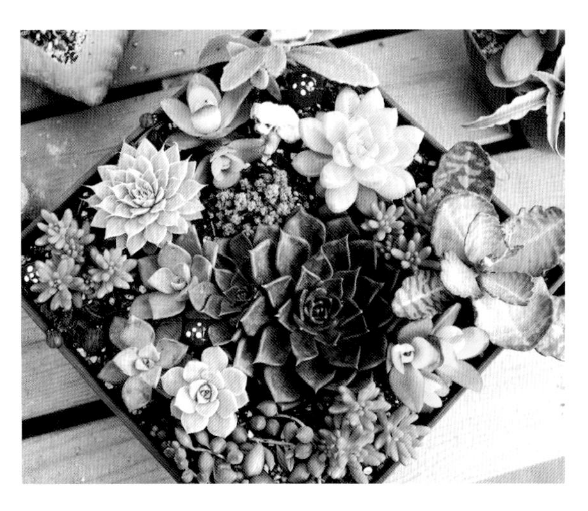

美的熏陶。

大自然的美景多种多样，各具风格。它包括日月星云、山水花鸟、草木鱼虫、森林原野等。它们能陶冶人们的情操，给人们带来欢乐，激发人们思考，使人的精神世界得到极大丰富。大自然不仅可以开阔准妈妈的视野，而且对于宝宝的身体也大有益处。

俗话说："一天之计在于晨。"对于准妈妈来说更是如此。每一位准妈妈都应该克服自己的懒惰情绪，争取每日早些起床，然后去欣赏清晨大自然的美景，也使腹中的小宝宝受到熏陶。准妈妈在早上起床之后，应到有树林或草地的地方去做操或散步，呼吸草木所释放的清新空气。再者，树木多的地方以及有较大面积草坪的地方，尘土和噪声都比较少。除早晨外，准妈妈也可以在上班休息时到有树木、草坪或喷水池的地方走走。晚上最好能开小窗睡眠。若天太冷可关窗，但应在起床后打开所有的窗户通风换气。

多欣赏大自然的美，不仅可以使人得到休息、娱乐，并伴以幽静、清爽、舒畅之感，还可以使人大开眼界、增长知识，增添青春的活力。这些都是极有利于准妈妈和胎宝宝的身心健康的。因此，为了宝宝的健康成长，准妈妈一定要多到大自然中去，在大自然中陶冶母子的性情。

孕4月

通过呼吸法安定烦乱情绪

在进行胎教时，胎儿的接受能力取决于准妈妈的用心程度，胎教的最大障碍是准妈妈心情杂乱、不安。这里介绍一种呼吸法，对稳定情绪和集中注意力非常有效。进行呼吸法时，场所可以任意选择，可以在床上，也可以在沙发上，坐在地板上也可以。准妈妈这时要尽量使腰背舒展，全身放松，微闭双目，手可以放在身体两侧，也可以放在腹部，着装尽可能宽松。准备好以后，用鼻子慢慢地吸气，以 5 秒钟为标准，在心里一边数 1、2、3、4、5，一边吸气，肺活量大的人可以坚持 6 秒钟，感到困难时可以坚持 4 秒钟。吸气时，要让自己感到气体被储存在腹中，然后慢慢地将气呼出来，用嘴或鼻子都可以，总之，要缓慢、平静地呼出来。

呼气的时间是吸气时间的两倍，也就是说，如果吸气时是 5 秒钟，呼气时就是 10 秒钟。就这样反复呼吸 1 ～ 3 分钟，你就会感到心情平静，头脑清醒。准妈妈在实施呼吸法的时候，尽量不去想其他事情，要把注意力集中在吸气和呼气上。慢慢的，注意力自然就会集中。

孕5月

对胎宝宝进行触压拍打

准爸爸此时可为宝宝进行触压拍打动作胎教。在准妈妈的腹部摸到宝宝的肢体，在按压宝宝的肢体后，宝宝马上会缩回肢体或活动肢体。父母可以通过触压和拍打宝宝的肢体同宝宝玩耍，刺激宝宝活动，让宝宝在宫内"散步"，做宫内"体操"，反复训练，可以使宝宝建立起条件反射，增强其肢体肌肉的力量。临床实践证明，经过触压、拍打肢体训练的宝宝，出生后肢体肌肉强健有力，抬头、翻身、坐、爬、走等大动作均早于一般宝宝。经过触压、拍打，增加了宝宝的肢体活动，是一种有效的胎教方法。在进行此类胎教时，当宝宝出现蹬腿或不安时，要立即停止训练，以免发生意外。

孕5月

胎宝宝最适应母亲的心跳声

宝宝第一次听到的节奏声，便是母亲的心跳声，这种有节律的声音（70～80次/分钟）对于准妈妈和宝宝心率是最适宜的。如果用于胎教的音乐节奏超过了人的正常心率（70～80次/分钟），就会使准妈妈产生紧张情绪；倘若低于正常心率，又会引起不安宁的心理反应，对准妈妈和宝宝都不利。因此，给宝宝听的音乐选曲要慎重。首先要保证音乐的声波特性不会损害宝宝的听觉器官，尤其是绝对不能损害宝宝内耳的毛细胞及神经细胞。

孕5月

胎教效果取决于音乐的种类

不同种类的音乐，胎教效果也不同。准妈妈应当了解一些音乐基本知识，对胎教音乐最好能有一个大体的认识，以免选错音乐对宝宝造成伤害，下面我们将一些音乐简单分类.以便准妈妈们方便选择。

轻松活泼的音乐：如二胡曲《二泉映月》、古筝曲《渔舟唱晚》、德国浪漫派作曲家门德尔松的《仲夏夜之梦》等。这类作品具有轻盈灵动的旋律、安详舒缓的情绪以及优美柔和的情调，能将准妈妈带入甜美的梦境中。

柔和平缓的音乐：如民族管弦乐曲《春江花月夜》、琴曲《平沙落雁》等，这类作品旋律优美细致，音乐柔和平缓，带有诗情画意，能抚平准妈妈烦躁的情绪。

舒筋活血的音乐：如民乐《江南好》、《春风得意》等，这类作品甜美轻快、轻松灵秀，能驱散准妈妈郁闷的情绪。

解除忧郁的音乐：如民乐《喜洋洋》、《春天来了》、奥地利作曲家约翰·斯特劳斯的圆舞曲《春之声》等，这类作品曲调优美酣畅、起伏跳跃，旋律轻盈优雅，使人联想到翩翩而至的春天，能激发准妈妈喜悦和振奋的情绪。

消除疲劳的音乐：如《假日的海滩》、《锦上添花》、《矫健的步伐》、《水上音乐》等，这类作品清丽柔美、抒情明朗，能让准妈妈解除疲乏，松弛身心。

振奋精神的音乐：如民乐《娱乐升平》、《步步高》、《狂欢》、《金蛇狂舞》等，这类作品曲调激昂，旋律变化较快，能让准妈妈振奋精神，引人向上。

促进食欲的音乐：如民乐《花好月圆》、《欢乐舞曲》等，这类作品愉快欢乐，能消除准妈妈情绪上的抑郁，增进食欲。

提高智力的音乐：如海顿的《D大调弦乐四重奏》、贝多芬的《E小调弦乐四重奏》（即《拉索莫夫斯基》）和《降B大调钢琴三重奏》、舒伯特的《降B大调第五交响曲》和《A大调钢琴五重奏》，这类作品旋律优美，能将准妈妈带到一种联想和思索的世界中。

孕5月

注意胎教音乐的频率、节奏及力度

优美的音乐并非都适合胎教。如理查德·

克莱德曼的一些钢琴曲虽然好听，但不适宜作为胎教音乐。因为，胎教音乐要求在频率、节奏、力度和频响范围等方面，应尽可能与宫内胎音合拍。专家指出，若频率过高，会损害胎宝宝内耳螺旋器基底膜，使其出生后听不到高频声音；节奏过强、力度过大的音乐，会导致听力下降。因此，胎教音乐应先经医学、声学测度，符合听觉生理学的要求。在选购胎教磁带时，不是单纯听一听音乐是否好听，而是看它是否经过了医学、声学的测试。只有完全符合听觉生理要求的胎教音乐，才能真正起到开发智力、促进健康的作用。

孕5月

每天定时用语言刺激胎宝宝

宝宝 5 个月时感受器官初具功能，在子宫中能接收到外界刺激，能以潜移默化的形式储存于大脑之中。尽管胎宝宝所处的环境与成人不同，他是漂浮于羊水中，外界的声波在到达宝宝时要穿过腹壁、子宫壁和羊水，声波的强度会减弱一些，但声音频率、音调和韵律是不会发生明显改变的，能传递给宝宝，宝宝依旧能感觉得到。

实践证明，准父母经常和宝宝对话，进行语言交流，能促进宝宝出生后的语言和智能发育。专家们提出，准父母与胎宝宝的对话要持续，每天定时刺激宝宝，每天 1 ～ 2 次，准爸爸也要在固定的时间与宝宝说话。随着妊娠进展，每天可适当增加对话次数和延长对话时间，把快乐的感受告诉宝宝。准父母和宝宝的对话内容不必太复杂，内容不限，可以是问候，可以是聊天。为了培养宝宝丰富的想象力、独创性和进取精神，准父母还可以为宝宝选择一些色彩丰富、富有想象内容的宝宝画册，利用画册进行故事讲解。准父母可以将画册中展示的世界，用富有想象力的大脑经饱含感情的声调把故事讲给宝宝听。准父母在给宝宝讲故事时，不仅仅是朗读，而应把画册中的内容通过五官使之形象化，使画册中表达的内容更具体，更形象地传递给宝宝。

孕5月

教胎宝宝说话

医学研究显示，胎宝宝在准妈妈的肚子里会看、会听、会用肌肤感觉很多事物。所以准妈妈要借这个机会教胎宝宝说话，虽然胎宝宝不能开口跟你对话，但这能刺激胎宝宝的大脑发育，直接关系着胎宝宝出生后的语言发育。

从进入孕 5 月开始，准妈妈可以试着将许多不同语言的发音传递给胎宝宝，先用手轻轻地抚摸着腹部，嘴巴发出 a、o、e 等元音，深吸一口气尽量将音拉长。该项练习可重复进行 1 周左右，然后可相应地做些变化，准妈妈用手轻轻地抚摸着腹部，然后发出 m-a-、ma-，b-a-、ba 等音，同样声音拉得越长越好。

孕5月

与胎宝宝玩纸牌配对游戏

本月正是胎宝宝大脑发育较快的时期，准妈妈应该从现在起就培养胎宝宝的联想潜能，这对宝宝未来的学习具有很大帮助。

准妈妈准备一些纸张或卡片，然后找一些图片贴在卡片上，做成索引卡，索引卡的内容要属于同一类，如一个苹果与一根香蕉，一辆轿车与一架飞机，一只鹦鹉与一只巨嘴鸟……其次，将所有的卡片放在一起，洗牌，并让有图的正面朝下，翻开两张卡片，如不属于同一类，则仍然正面朝下放回原处，然后再翻开两张，并判断卡片上的物体是否属于同一类。如果属于同一类，说明配对成功，可以将这两张卡片拿走，另放一边。

随着游戏的进行，卡片被一个一个地翻开。对每一张卡片的位置记得越清楚，成功配对的几率越大。有时你选的一张卡片可以有不同的配对方式。例如，有四样东西：轿车、火车、飞机及云。设计前的原意是用飞机与云配对，因为它们都属于天空，而翻开“飞机”与“火车”时把它们配成一对。

孕5月

与胎宝宝玩踢肚皮的游戏

怀孕第20周，可以在准妈妈的腹部能摸到胎宝宝，当按压胎宝宝的肢体时，胎宝宝马上会缩回。因此，准妈妈可以通过拍打胎宝宝的肢体与胎宝宝建立条件反射，每次3～5分钟。当胎宝宝踢准妈妈的肚子时，准妈妈可以轻轻拍打被踢部位，然后再等胎宝宝第二次踢肚子。一般在1～2分钟后，胎宝宝会再踢，

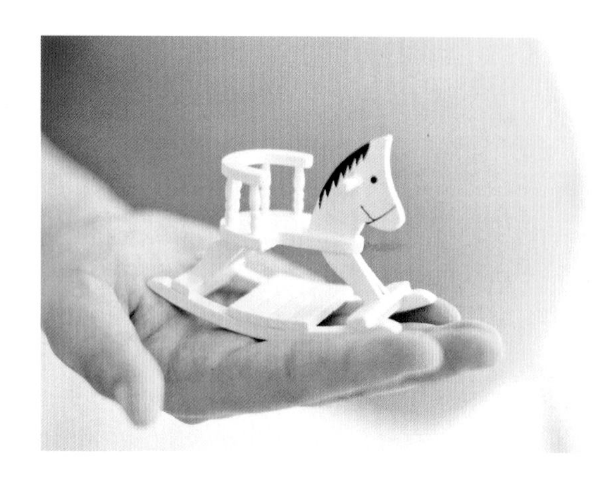

这时再拍几下，停下来。如果你拍的地方改变了，胎宝宝会向你改变的地方再踢，注意改变拍的位置离原来踢的位置不要太远。事实证明，经过拍打肢体训练的胎宝宝，出生后肢体肌肉强健有力，抬头、翻身、坐、爬、走等动作均早于一般婴儿。经过触压、拍打，增加了胎宝宝肢体的活动，是一种有效的胎教方法。

孕5月

带着胎宝宝做运动

现阶段，准妈妈由于全身血液循环增加，同时，增大的子宫压迫血管，会出现头晕及下肢水肿等症状，使准妈妈精神困乏、浑身无力、容易疲劳，这时准妈妈会产生“不想动”的心理状态。然而，人的机体功能是动则盛、惰则衰，准妈妈只有通过运动才能吸入新鲜的氧气，排出身体内的废物，用来增强身体的抗病能力，生一个健康的宝宝。适合本阶段的运动方法包括如下几种。

〔快步走〕

快走的姿势与散步的姿势相似，但手臂摆动幅度更大一些，步伐也更快一些，心率尽量控制在120～140次/分。快走可以根据个人的体质情况循序渐进，最好是每周坚持20～45分钟。

〔半蹲练习〕

两脚自然分开，膝盖对准脚尖方向，手臂自然下垂放在身体两侧，目视前方。吸气时屈膝半蹲，手臂向前平举，呼气时还原，反复练习10次。下蹲时膝盖和脚掌不要向内侧翻。下蹲过程中臀部不要向后翘起。

〔皮带操〕

将橡皮带放在瑜伽垫子上，然后盘腿坐在皮带上，双手握住皮带的两端，自然放于身体两侧。呼气时手臂向身体两侧平举，吸气时还原至初始位置，反复练习 10 次。

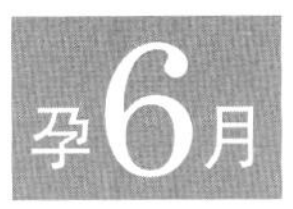

音乐胎教要依照固定的程序

准妈妈进行音乐胎教应该每日定时，让宝宝养成按时“收听”的习惯和生物钟反应，每天早晚各做一次，每次 20 分钟左右。在进行音乐胎教时，最好依照较固定的程序来做。选择适合胎教的音乐，将收录机或 CD 机等放在离准妈妈正前方 1 米以上的距离，这样一是保证准妈妈左右耳收集到的声波相同；二是避免电磁波的辐射。选择舒适的姿势，最好取半坐姿势，或者靠在沙发上，最好不要平躺，以免宝宝活动不方便。轻轻拍拍肚子，说“宝宝，我们听音乐啦”，让宝宝做好准备，也可让熟睡的宝宝醒来，一般养成了习惯，宝宝在这个时间就不会睡着。准妈妈要注意放松全身，让呼吸保持轻松、自然、通畅。

孕6月

进行音乐胎教时要集中注意力

准妈妈必须集中注意力，因为音乐胎教的效果要通过母体才能作用于宝宝，所以准妈妈在听音乐时要摒除杂念，入情入境，将自己完全沉浸于音乐所表达的意境和节奏中，然后随音乐充分发挥想象。想象带着爱意与宝宝一同徜徉在美丽的大自然中。若准妈妈心不在焉，胡思乱想或是做一些与音乐胎教无关的事，都不能收到预期效果。另外，国外专家认为，让胎宝宝在一段时间内反复多次听同一首曲子很有好处，不仅能使宝宝熟悉音乐，对音乐产生兴趣，而且还能使宝宝记住乐曲。因此，准妈妈最好在一段时间里放同一旋律的音乐，以免宝宝因旋律变化太大而出现不适应的情况。

孕6月

根据胎宝宝的性格选曲目

准妈妈在利用音乐进行胎教时，选曲应注意到胎动的类型，因为人的个体差异往往在胎宝宝期就有所显露，胎宝宝有的“淘气”，有的“活泼”，也有一些很“文静”。这些既和胎宝宝的内外环境有关，也和先天的神经类型有关。一般来说，给那些活泼好动的胎宝宝听一些节奏缓慢、旋律柔和的乐曲，如《摇篮曲》等；而给那些文静、不爱活动的胎宝宝听一些轻松活泼、跳跃性强的儿童乐曲、歌曲，如《小天鹅舞曲》等。如果能把音乐的节奏和表达的内容与胎宝宝的性格结合起来，那将对胎宝宝的生长、发育起到更明显的效果。

孕6月

准妈妈每天都要唱几首歌

准妈妈每天可以哼唱几首歌，要轻轻地哼唱，唱时要心情舒畅，富于感情，如同面对亲爱的宝宝，倾诉一腔柔爱。这时准妈妈可想象宝宝正在聆听你的歌声，从而达到母子心音的谐振。胎宝宝虽然具有听力，但毕竟只能听不能唱。准妈妈要充分发挥自己的想象，想象腹中的宝宝神奇地张开蓓蕾般的小嘴，跟着音乐和谐地“唱”起来，具体做法可先将音乐的发音或简单的乐谱反复轻唱几次，如多、来、咪、发、索、拉、西，每唱一个音符后等几秒钟，让宝宝跟着“学唱”，然后再依次进行。

准父母唱歌比录音机、CD 机的效果更佳。准父母亲自给宝宝唱歌，是任何形式的音乐都无法取代的。有些准妈妈认为自己没有音乐细胞，不能给宝宝唱歌。其实，只要是带着深深的爱意去唱，对宝宝来说，都是悦耳动听的，所以我们更多地提倡准父母用唱歌的形式来进行音乐胎教。

孕6月

将衣食住行作为语言胎教的素材

准父母与腹中的宝宝对话，是一种积极有益的胎教手段。虽然宝宝听不懂话的内容，但宝宝能够通过听觉听到父母的声音和语调，感受到来自父母的呼唤。用语言刺激宝宝听觉神经系统及其大脑，对宝宝大脑发育无疑是有益的。

准父母可以将生活中的衣食住行等都用于作为和宝宝对话的素材，如：今天好冷啊，多穿一件衣服吧，这件上衣配红色的领带比较好；呀，今天的饭真香啊，家里的墙壁刷得雪白雪白的，可好看了；啃，公园里真漂亮，青青的草，红红的花，还有鼓眼睛的小金鱼在不停地游来游去……总之，生活中所有的事都可和宝宝交谈。通过和胎宝宝共同生活、共同感受，使母子间的纽带牢固，并且为出生后宝宝的智力发展打下良好的基础。

在开始工作前，准妈妈要对宝宝讲：“乖宝宝，现在妈妈开始工作了，在这段时间，妈妈的精力必须集中在工作上，所以不能和你讲话。但是，妈妈并没有把你忘记，你先香甜地睡上一觉吧。”

在工休时间，准妈妈主动地与周围的人交谈，让宝宝一同参与。同事们可以对准妈妈的腹部说：“你的妈妈很能干，热爱工作，待人和善，我们大家不仅喜欢她，而且非常喜欢她肚子里的你。我们这里有不少好吃的水果及糖果，还有书籍和劳动工具，你出生后就能吃到、看到或用到。”这类语言用于胎教是最理想、最有益的。周围的人还可以从书中挑出一首小诗、一段格言、一首儿歌、一则寓言故事，反复地朗诵或讲解给宝宝听，准妈妈可将这些内容记入胎教日记中。

孕6月

准爸爸要对胎宝宝说些什么

准爸爸和宝宝讲话时，准妈妈仰卧或端坐在椅子上，准爸爸把头俯向妻子的腹部，嘴巴离腹壁不能太近也不能太远，以 3 ～ 5 厘米为宜。

准爸爸同胎宝宝讲话的内容应是以希望、祝福、要求、关心、健康等内容为主，要切合实际，语句要简练，语调要温和。就寝前，可以由准爸爸通过准妈妈的腹部轻轻地抚摸宝宝，同时可与宝宝交谈，如“爸爸来啦，让爸爸摸摸你的小手、小脚，在哪里呢？”“爸爸要走了，再见。”对话时间可以在晚上 9 点左右，每次讲话时间 5 ～ 10 分钟为宜。

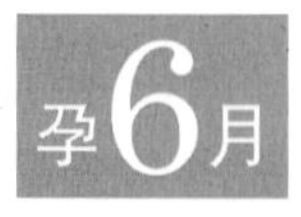

最适合准妈妈阅读的优秀散文

用医学的观点解释，人体必需的 14 种维生素都有促进大脑细胞兴奋、维持人体各组织器官功能正常的作用。而持之以恒地读书，则使大脑充满活力。由此看来，维生素与读书对大脑的作用竟然如此的雷同。

准妈妈通过阅读书籍，可以产生敏捷的思维和丰富的联想。医学研究表明：母亲的思维和联想能够产生一种神经递质，这种神经递质经过血液循环进入胎盘而传递给宝宝，然后分布到宝宝的大脑及全身，并且给宝宝脑神经细胞的发育创造一个与母体相似的神经递质环境，使宝宝的神经向着优化方向发展。因此，准妈妈阅读有益的书刊，就犹如为子宫中的胎宝宝服用了“超级维生素”，使宝宝健康发育。

古今的优秀散文是最适于准妈妈阅读的，这些散文思想境界较高，情景交融，感情细腻，准妈妈易引起共鸣。如朱自清的《荷塘月色》、杨朔的《荔枝蜜》、陶渊明的《桃花源记》、柳宗元的《永州八记》等，都是值得反复阅读体味的。清新婉约的古代诗词也是陶冶性情的好教材，特别是白居易、王维、温庭筠等人的作品，神采飘逸，落落大方。但准妈妈不要读那些悲怆、伤感的诗词，以免情绪低落。

孕6月

经常设想宝宝的形象

中国自古就有“欲子美如，数视璧玉”的说法，现代科学记忆想象力也是一种，既可作用于自身，又可作用于宝宝，所以有些专家认为在孕期设想的宝宝形象在某种程度上相似于将要出生的宝宝形象。准妈妈经常设想自己宝宝的模样是有益处的。中国古代就有人总结过这样的内容：看珠宝玉器，欣赏图画，可使宝宝有美感；音乐可融和人心；观看军人队列，听雄壮的乐曲，可有秩序感等。准妈妈的感受都会影响到胎宝宝。宝宝心智和情商方面的发展，更有赖于准妈妈本身的文化素质、道德情操的提高和升华。

一般来说，准妈妈可以把自己的想象通过语言、动作等方式传达给腹中的宝宝，并且要持之以恒。例如可以告诉胎宝宝：“眼睛要长得像妈妈，鼻子要像爸爸……”可以在临睡前与宝宝交流，亲切而愉快的情感沟通，能培养宝宝与妈妈的感情！

准妈妈对未来的宝宝的猜想，是准妈妈本人美好的愿望。在想象的过程中，准爸爸应加以正确引导，让准妈妈多想一些对宝宝有益的事，消除对宝宝不利的想法。在孕中期，准妈妈可以多想一下宝宝是多么聪明与可爱、活泼与健壮等。

孕6月

给胎宝宝良好的触觉刺激

胎宝宝对触觉刺激具有较为灵敏的反应，在怀孕 6 个月时，准妈妈可在腹部明显地摸到宝宝的头、背及四肢，这时正是进行抚摸胎教的好时机。

抚摸胎教宜在起床后或睡觉前进行，具体的做法是：准妈妈排空小便，仰卧在床上，平静均匀地呼吸，眼睛凝视着上前方，全身肌肉彻底放松，用双手从不同方向抚摸宝宝，左右手轻轻交替、轻轻放压，用双手手心紧贴在腹壁上，轻轻地旋转，可以向左，也可以向右，这时宝宝会有相应的反应，如伸胳膊、蹬腿等。这种胎教运动坚持做一段时间，宝宝就会习惯了，形成条件反射，只要妈妈把手放在腹壁上，宝宝就会进行胎内运动，此时再伴随着轻柔的音乐，效果更理想。

准父母在为宝宝做抚摸胎教时，也别忘了还要轻轻地、充满爱意地和宝宝说话，让宝宝更强烈地感受到父母的爱意。准父母也可以在触摸宝宝的时候谈心，交流感情，憧憬一下宝宝出生后美好的生活，营造出温馨、亲密的气氛，这样有利于加深一家三口之间的感情。

在进行抚摸胎教时，抚摸及按压动作一定要轻柔，以免用力过度引发意外。有的准妈妈在怀孕中、后期经常有一阵阵的腹壁变硬，这可能是不规则的子宫收缩，此时不能进行抚摸胎教，以免引起早产。准妈妈如果有不良分娩史，如流产、早产、产前出血等，则不宜使用抚摸胎教。

另外，准妈妈事先可准备些天然油脂，按摩过程中，将它均匀地涂在腹部。虽然这种抚摸胎教不用油脂也完全有效，但油脂的主要作用是令腹部更加润滑，使抚摸更有节奏感。我们建议准妈妈使用不含添加物或化学成分的水果油或蔬菜油，如杏仁油、椰子油等。另外，为了加强胎教效果，准妈妈还可以播放一些柔和的音乐，再配上手掌轻柔的动作，能让胎宝宝更加贴切地感受到你的爱。

孕6月

胎宝宝的“宫中散步”

准妈妈双手放在腹部，摸清胎宝宝的头部与背部，先抚摸胎头并且告诉宝宝：“我们和爸爸一块儿在音乐下散步。”然后轻轻地反复推动宝宝 6 次，双手协调往复。这就是宝宝的“宫中散步”。这种运动有利于宝宝肌肉发育。医学研究表明：经过以上运动胎教的宝宝．出生后的动作发展要比一般宝宝早，肌肉的发育更好，手更灵巧。手巧心自灵，心灵智力好。

孕6月

给准妈妈一个良好的居室环境

现代医学证明，不良的环境可以导致准妈妈情绪的变化，而准妈妈的不良情绪在整个孕期都会对宝宝产生不良的影响。为了优生优育，有必要为准妈妈和胎宝宝创造一个优美安静的生活环境。准妈妈居室环境的要求是：

● 居室中应该整洁、干净、安静、不拥挤。

● 温度适宜，以 20℃ ~ 26℃最好。温度太高，会使人感到精神不振，头昏脑涨，全身不适；温度太低，又会影响人的正常生活，使人发冷，易感冒。夏天可用风扇、空调降温，但不宜让风直吹准妈妈；冬季可使用暖气升温，也可使用煤炉，但需防止一氧化碳中毒。特别需要提示的是，准妈妈不可直接睡在正在通电工作的电热毯上。

● 适宜的湿度，以 50% 的湿度为最理想。湿度太低，易使人口干舌燥，鼻黏膜充血；湿度太高，又会使人关节酸痛，极为难受。湿度太低可使用加湿器或在室内洒水；湿度太高可开门窗通风。

● 室内设施要便于准妈妈使用，安全方便，不能让准妈妈有爬高、踮脚等危险动作发生，家中设施要摆放整齐，以免孕妈妈磕着碰着，光滑的地板上要注意添上防滑设施。

● 高频率的音响刺激、噪声等不利于准妈妈的健康和胎宝宝的发育，会使准妈妈心烦意乱，听力下降，会使宝宝不安，引起早产，甚至脑功能发育受损。但是，无声也不利于优生。过于寂静会使准妈妈感到孤独、寂寞，使宝宝失去听觉刺激。所以，两者均不可取。

此外，还要注意在室内作适当的装饰，如摆放一两盆花卉，贴几张胖娃娃的图像或风景图等，让准妈妈有个良好的心情。

孕6月

用卡片训练胎宝宝的记忆力

记忆是思维活动的一种形式，目前医学界多数人认为，胎宝宝不仅具有一定的记忆能力，而且这种能力是随着胎龄的增长而逐渐提高的。因此，准妈妈应当设法开发胎宝宝的记忆力潜能，把良好的、积极的、美好的信息传递给胎宝宝。下面我们介绍一种利用卡片训练胎宝宝记忆力的方法。

准妈妈可用彩笔在白纸上写上文字或数字制成卡片，内容包括：数字以及用这些数字进行加法、减法、乘法、除法算式等。在将上述内容制成卡片时，还要考虑它们相互间的色彩搭配。为了使胎宝宝牢记这些鲜艳的文字算式，周围的色调必须是自然色。卡片制作完后，准妈妈一面正确发音，一面用手指临摹字形，并将注意力集中在字的色彩上，以加深印象。如临摹到"海豹、草莓"等字时，准妈妈还要一边发音，一边在头脑中描绘出海豹、草莓的图形。如果能找到带颜色的图画或照片就更好了，它能帮助你对这一事物的颜色和形状建立更明确的视觉映象。除此之外，准妈妈还要一并讲解有关海豹、草莓的知识。例如，准妈妈可以说："海豹住在海里，和我们一样都是哺乳类动物。它的伙伴里有鲸鱼，但它比鲸鱼要小得多……"

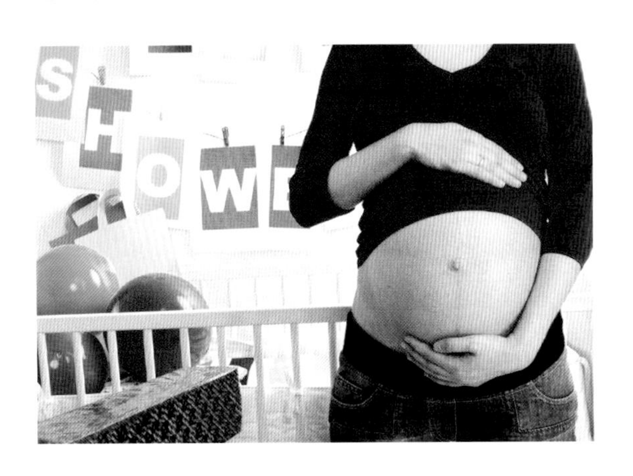

加上这样的解说后，海豹在准妈妈的印象中就会变得更加鲜明，胎宝宝也更容易接受了。

孕7月

胎教中的"音乐形象"

准妈妈要选择合适的时间来播放柔美、轻松活泼、充满诗情画意的乐曲。这样，胎宝宝也会逐渐受到美学的熏陶和感染，在这种优美和闲适的心境和环境下成长的胎宝宝，出生后定然与众不同。而且，准妈妈常常听这些优美经典的乐曲，也会使心情得到平静，同时起到了情绪胎教的作用。准妈妈在欣赏胎教音乐时，还需要加入丰富的感情色彩。诗情画意，浮想联翩，在脑海里形成各种生动感人的具体形象。例如碧空万里的蓝天、悠悠飘浮的白云、彤红美丽的晚霞、连绵起伏的青山翠竹、清澈见底的小河流水，还有那夜色中宁静的月光，摇篮边年轻的母亲，摇篮内健康、聪明、逗人喜爱的小宝宝……胎教中的"音乐形象"，将使你和胎宝宝沉浸在无限美好的艺术享受之中。

孕7月

倾听能激发想象力的音乐

在这个月，准妈妈不妨听些音色优美悦耳、节奏平和柔缓、令人想象无边的乐曲，如巴赫的《B小调弥撒曲》、舒伯特的小提琴曲《小夜曲》；旋律轻盈明快、酣畅安详、可使心绪稳定的乐曲，如勃拉姆斯的《摇篮曲》，贝多芬的钢琴奏鸣曲《月光》第一乐章；旋律柔美活泼、明朗清新、有助于消除疲惫的乐曲，如维瓦尔第的小提琴协奏曲《四季》中的"春"；

旋律轻柔安详、引人进入梦境的乐曲，如门德尔松的管弦乐序曲《仲夏夜之梦》等。

孕7月

用笑来缓解紧张情绪

常言道:“笑一笑,十年少。”这话一点不假。研究表明：笑是一种全身运动，1分钟的笑能使全身放松45分钟。笑能疏肝理气,调节精神,称得上是人体紧张情绪的放松剂。

从医学的角度来看，笑是一种刺激。它可以激活人体的呼吸系统、循环系统、神经系统，兴奋大脑和肌肉，使内分泌系统包括脑垂体的活动增强，分泌儿茶酚、肾上腺素、去甲肾上腺素，这些对调节人体各种功能有益。笑对心脏十分有益，它能够起到强心的作用。因为，笑能使动脉的平滑肌放松，血管内径增大，动脉压力相应减少，对高血压和心脏病有益。笑使胸廓得到全面运动，增加肺活量，有利于残存气体的排出。

微笑可以缩短人与人之间的距离，改变周围的不利气氛，表白自己善意的为人；在获得友谊的同时，既消除了不利因素，又缓和了紧张的情绪状态。妊娠期间夫妻更应该笑口常开，微笑常驻。因为快乐的情绪不仅有益于宝宝的发育，还能消除妊娠反应等不适。

孕7月

准妈妈要始终拥有浓厚的生活情趣

根据研究，胎宝宝能够感知母亲的思想，准妈妈与胎宝宝之间是有信息传递的。如果母亲既不思考也不学习，宝宝也会深受感染，变得懒惰起来，这对于宝宝的大脑发育是极为不利的。

因此，怀孕的母亲要始终拥有浓厚的生活情趣，保持强烈求知欲和好学心，充分调动自己的思维活动。从自己做起，勤于动脑，勇于探索，在工作上积极进取，在生活中注意观察并把自己看到和听到的事物通过视觉和听觉传递给宝宝，使宝宝不断接受刺激，促进其大脑神经和细胞的发育。

孕7月

与胎宝宝一同享受日光浴

准妈妈可以时常带胎宝宝进行日光浴，在沐浴阳光的同时，还可以和胎宝宝好好交流交流，比如一边晒太阳，一边和腹中的宝宝对话：“宝宝，今天阳光真好啊，听到小鸟在唱歌了吗？”，等等。至于什么时候晒太阳，应根据季节、时间以及每个人的具体情况灵活掌握。假如是烈日炎炎的盛夏季节，就用不着专门去晒太阳了，树荫里的散射阳光足以满足准妈妈的需要了。根据中国的地理条件，一般来说，春秋季以每天9～16时，冬季以10～13时阳光中的紫外线最为充足，准妈妈可选择在这段时间适当晒太阳。晒太阳的时间也不能太久，以每天1个小时内为宜。

孕7月

讲故事能促进胎宝宝的语言学习能力

准父母坚持用文明、礼貌和富有哲理的语言，有目的地对宝宝讲话，能为宝宝后天的学习打下基础。准父母可以讲一些小故事以促进宝宝的语言学习能力。给胎宝宝讲故事是一项不可缺少的胎教内容，讲故事时准妈妈应把腹内的宝宝想象成一个大宝宝，娓娓动听地讲，亲切的语言通过语言神经传递给宝宝，使宝宝不断地接受客观环境的影响，在不断变化的文化范围中发育成长。讲故事既要避免尖声尖气地喊叫，又要防止平淡乏味的读书，方式可以根据准妈妈的具体情况而定，内容由准妈妈任意发挥。也可以读故事书，最好是图文并茂的儿童读物。还可以给宝宝朗读一些儿歌、散文等。故事的内容宜短小、轻快、和谐，最好选择那些色彩丰富、富于幻想的故事。内容可以选择提倡勇敢、理想、幸福、友爱、聪明、智慧等的故事。那些容易引起恐惧、伤感以及使人感到压抑的故事，则不适宜讲给宝宝听。

孕7月

教胎宝宝学习语言文字

在这个月，宝宝越来越大，几乎要碰到子宫壁了。由于胎宝宝变大，母体腹壁变得较薄，所以宝宝可以听到外界的各种声音，此时对话胎教的内容可以变得广一些，不仅是和胎宝宝说话，还可以教宝宝学习语言和文字等。

准父母可以利用彩色卡片教宝宝学习语言和文字。首先从汉语拼音 a、o、e、i、u 开始，每天教 4 ～ 5 个。如果准父母想发掘宝宝的外语天赋，也可教宝宝 26 个英语字母，先教单个字母，然后教简单的单词。怎么教呢？如教“a”这个汉语拼音时，一边反复地发好这个音，一边用手指写它的笔画。这时最重要的是能通过视觉将“a”的形状和颜色深深地印在脑海里。因为这样一来你发出的“a”这一字母信息，就会以最佳状态传递给宝宝，从而有利于宝宝用脑去理解并记住它。汉语拼音韵母教完后，可以接着教声母和简单的汉字，如“大”、“小”、“天”、“儿”等，在教宝宝学习时，母亲要用真挚的感情，要有耐心，切忌急躁，敷衍了事。

孕7月

培养胎宝宝听语言的能力

有些准妈妈会产生这样的疑问：“孩子那么小，我该给他说点什么呢？”实际上，对话胎教并不是要胎宝宝对你说话，而是要培养胎宝宝“听”的意识和能力，让胎宝宝对语言有所感觉。如在孕中期和孕后期，准妈妈一般都会感觉到明显的胎动，这时可通过描述胎宝宝的形象和动作训练胎宝宝的听力，比如说：“这是宝宝的小拳头吗？昨天往左边伸，今天向右边伸，左三拳，右三拳，看来比你爸爸喜欢锻炼。”

准爸爸也可以选一首浅显的古诗、一首明快的儿歌，一段动人的童话讲述给胎宝宝听。一般来说，胎动在晚上进行的比较多，这时，准妈妈可以对胎宝宝说：“宝宝，你看，满天的星斗多美啊！”准妈妈丰富、生动的语言，承载着浓浓的爱意，容易唤起胎宝宝对外界的好奇心，对胎宝宝的智力发展起到积极的促进作用。

孕7月

教胎宝宝识别图形

专家指出，胎宝宝具有敏锐的感受力和学习力。不仅外界的人、事、物可能在胎宝宝脑中留下潜在印象，准妈妈的行为与心理对胎宝宝更有深远的影响。所以说，此时教胎宝宝认识图形并不是一件毫无意义的事。

首先，准妈妈可以教胎宝宝认识正方形，要找出身边呈正方形的实物来进行讲解。“和卡片上的图形一样的东西在哪儿呀？”先提出问题，然后和胎宝宝一起寻找，“有了，坐垫、桌子。”这时可以拿起一个正方形物体，一边讲“这是正方形”，一边用手描摹图形的轮廓，通过这种“三度学习法”进行胎教。学完正方形、长方形、正三角形、圆形、半圆形、扇形、梯形、菱形等平面图以后，再告诉胎宝宝什么是立方体、长方体、球体等。在学习这类图形时，最系统的教具可以说是积木，准妈妈可以把积木和日常生活用品联系在一起，穿插着讲给宝宝听。

孕7月

为胎宝宝树立生活榜样

在这个月，胎宝宝基本上是个完整的小人了，准妈妈的一些生活习惯会潜移默化地影响胎宝宝。因此，准妈妈日常习惯的好与坏对胎宝宝来说是至关重要的。孩子的习惯容易受妈妈行为的影响。有位妈妈自女儿呱呱坠地时起，就发现宝宝的生活非常有规律，白天也很少哭闹，饮食、睡眠都非常按时，上幼儿园后，对新环境适应很快，说话、走路都比别的孩子早。当别人向她打听其中的奥秘时，这位妈妈就讲到自己在怀孕时非常注重胎教，并养成了规律的生活方式。

瑞士儿科医生舒蒂尔曼博士调查发现，早起型准妈妈所生的孩子，孩子一生下来就有早起的习惯，而晚睡型的准妈妈所生的孩子也有晚睡的习惯。这说明新生儿的睡眠类型是怀胎数月后由准妈妈决定的，即胎宝宝在出生前就与准妈妈之间存在着“感应”。

因此，要想培养自己的宝宝从小就形成良好的生活习惯和性格，就应从胎宝宝抓起。在怀孕期间，准妈妈饮食、起居必须规律，保持身心健康，心情乐观，做好孩子的楷模。

孕7月

与胎宝宝玩匍匐爬行游戏

这时期胎宝宝活动较频繁，会在你肚子里又踢又打，有时还会翻身。你可以利用每一次的胎动，与胎宝宝玩匍匐爬行游戏。把冬天盖的棉被拿出来，折成豆腐状放在地板上或床上，趴下以棉被支撑胸部，但要注意棉被高度必须以腹部不被挤压为限，爬行时，准妈妈要告诉胎宝宝：“宝宝做好准备，我们要出发了。”

孕7月

边做家务边胎教

适当地干些家务活能使准妈妈气血顺畅、经络疏通、精神愉快，同时也是胎教的很好内容，对胎宝宝未来的成长有着很深远的意义。实践证明，喜欢运动的准妈妈生出的宝宝远比不活动或少活动的准妈妈生的宝宝有活力、健康。有些准妈妈显得很娇气，一怀孕就什么活都不敢干、不愿干了，动不动就嚷着不舒服，觉得累，要去坐着或躺着休息，希望别人来伺候自己。对此，专家的建议是：最好适当做一些家务劳动，适当承担一些生活中的家务事，这对你的健康是有好处的。需要特别注意的是，由于准妈妈大腹便便，所以在做家务时要确定姿势是否平稳、正确，尤其不能滑倒，否则后果不堪设想。

另外，准妈妈制订做家务事的计划，也是一种语言胎教的好方法。合理地安排家务，既能融语言胎教于家务活中，又能使夫妻的生活规律舒适。如：安排星期一和星期四外出采购，在路上可以花一定的时间观察，并向胎儿讲解观察到的各种现象，有意识地去幼儿园或学校观察学生上课以及在操场上玩耍的情景。星期二打扫起居室、卧室、家具，给胎儿描述他即将诞生到这个温馨的家。星期三擦拭家具，冲洗厕所和浴室，教胎儿爱劳动、讲卫生的科学知识。星期五打扫和整理厨房，安排星期六和星期日的食谱，给胎儿讲述各种营养素的作用，告诉胎儿自己怎样安排每天的膳食，以保证孕期的营养需要。星期六和星期日这两天主要是在家里休息或者去植物园、动物园、花园、田野、沙滩等地，除了享受日光浴外，还要向胎儿传授自然界的知识。

孕8月

胎宝宝最喜欢哼歌谐振胎教法

准父母在进行音乐胎教时，可以选择多种方法。其中对宝宝最为有利、影响最深的就是哼歌谐振法，准妈妈在唱歌时产生的物理振动，能使宝宝从中得到情感上的满足，还能让胎宝宝记住父母的声音和音乐的节奏，前者可以加强准父母与宝宝的感情，会更融洽、和谐，后者可使胎宝宝对音乐产生兴趣，陶冶感情，培养其完善的性格。

有的准妈妈认为，自己五音不全，没有音乐细胞，哪能给宝宝唱歌呢。其实，完全没有必要把唱歌这种事看得过难，要知道给宝宝唱歌并不是登台表演，不需要过多的技巧和天赋，只要你带着对宝宝深深的母爱去唱，你的歌声对于宝宝来说，就是悦耳动听的。唱的时候，尽量使声音往上腭部集中，这样可以使声音变得更甜美。此法每天可进行几次，每次不超过20分钟。准妈妈唱歌时心情要舒畅，富于感情，如同面对着你可爱的小宝宝倾诉一腔柔肠和母爱，这时准妈妈可想象宝宝正在聆听你的歌声，从而达到母子心音的谐振。

孕8月

系统性地对胎宝宝进行语言胎教

胎宝宝长到8个月时，已经是一个能听、能看、能“听懂”话、能理解准父母的有生命、有感情、有思想的“小人”了，准父母和宝宝谈话绝不是什么“对牛弹琴”。准父母和腹中的胎宝宝讲话，是一种非常积极的胎教手段。

宝宝通过听觉、感觉来感受父母的声音和语调，感受来自父母深深的爱，用语言来刺激胎宝宝的听觉神经系统及其大脑，丰富宝宝的精神世界，对宝宝大脑的发育是十分有益的。

准父母最好是将针对日常生活的内容和表达感情的话语加以简化，如“宝宝，爸爸妈妈都爱你”“宝宝，今天的饭好香哟”等。经常重复说给宝宝听，以加深宝宝对这些话的印象，促进其记忆力和理解力。准父母也可系统性地给胎宝宝进行语言胎教，选择一个固定的时间（如晚上睡觉前）和宝宝说话，时间长短大体相对不变，每次10分钟左右，对话内容要在一段时间内重复，以加深宝宝对一些简单句子的理解。

在进行语言胎教时，准妈妈不要对语言胎教理解得太狭隘，以为语言胎教就是“让宝宝学会一样东西”，然后就像在学校里给宝宝们上课那样，对宝宝进行僵化死板的“授课”，这样会把宝宝当成被动的学习工具，要知道宝宝也会不喜欢的。首先，要把胎宝宝当成一个有生命活力的、有选择能力的宝宝来对待，所以实行语言胎教的内容和方法都要活泼生动、简明。准妈妈进行语言胎教还应该采用一种能与宝宝互动的形式，即准妈妈说话时必须是兴致勃勃的，选的文学阅读材料也是鲜活的、能引起自己兴趣的。

孕8月

胎宝宝需要适当的运动刺激

胎宝宝的正常发育需要适当的运动刺激。运动可以促进血液循环，增加氧的吸入，加速羊水循环，并能刺激宝宝的大脑和感觉器官，平衡器官以及循环和呼吸功能的发育。

准妈妈可根据自己的身体情况，做以下的12种胎教运动：早晨散步、足尖运动、踝关节运动、搓脚心运动、膝胸卧位、骨盆韧带运动、盘腿坐、盆底肌肉运动、站立、行走、手指健脑操及腹式呼吸。其中早晨散步是最适宜准妈妈的运动。准妈妈可在绿树成荫、环境幽静的公园，田野、树林以及河畔等处散步，这些地方空气清新，空气中负离子较多，准妈妈在散步时可吸进较多的氧气，既可改善和调节大脑皮层和中枢神经系统的功能，又能增强对疾病的抵抗力；既有防病功效，又有利于宝宝发育。不过怀孕8个月时，准妈妈的腹部膨大，行动缓慢，故运动量要适宜。

孕8月

对胎宝宝进行抽象立体的美育胎教

怀孕8个月时，宝宝已具有了初步的意识萌动，所以此时可以为宝宝进行较抽象、较立体的美育胎教。美育胎教要求准妈妈通过听、看，体会生活中一切的美，将自己对美的感受通过神经传导输送给宝宝。

〔听〕

主要是指听音乐，这时准妈妈在欣赏音乐时，可选择一些富含主题、意境饱满的作品，比如贝多芬的《月光奏鸣曲》、肖邦的《英雄》、维瓦尔迪的《四季》等，这些乐曲都有较鲜明的主题和性格，能促使人们美好情怀的涌动，也有利于宝宝的心智成长。

〔看〕

主要是指准妈妈要阅读一些优秀的作品和欣赏优美的图画。准妈妈要选择那些立意高、风格雅、个性鲜明的作品阅读，尤其可以多选择一些中外名著。比如，中国现代作家朱自清和俄国作家屠格涅夫的散文；中国古代诗词及外国诗人普希金、雪莱等人的诗歌；西方著名作家雨果、托尔斯泰和中国现当代的著名小说等。准妈妈在阅读这些文学作品时，一定要边看、边思、边体会，强化自己对美的感受，这样宝宝才能受益。有条件的话，准妈妈还可以看一些著名的美术作品，比如中国的山水画、西方的油画等。在欣赏美术作品时，调动自己的理解力和鉴赏力，因此而产生的美的体验一定会传导给胎宝宝。

〔体会〕

指贯穿听、看活动中的一切感受和领悟，也指准妈妈在大自然中对自然美的体会。准妈妈在这个阶段也要适度活动，到环境优美、空气质量较好的大自然中去欣赏大自然的美，这个欣赏的过程也就是准妈妈对自然美的体会过程。准妈妈通过饱览美丽的景色而产生出的美好情怀，可以促使宝宝脑细胞和神经的发育。

孕8月

种植花草培养情操

到了怀孕第 8 个月时，胎动更加强烈，这时胎儿已能完全体会到妈妈的感情和思想。妈妈看到周围的事物感到兴奋和愉快，这种情绪的变化也会传递给腹中胎儿，胎儿会感到安定，思维也会变得丰富。

因此，妈妈平时可以侍弄一些外形美观、气味芳香的花草。给花草浇水、晒太阳，在这些活动过程中，妈妈温暖愉快的心情也会传递给胎儿，胎儿就会变得情感细腻。

孕8月

适当丰富自己的精神活动

准妈妈要想保持身心健康和胎宝宝的聪明健康，就要适当丰富自己的精神活动。例如听音乐、看书、读诗、旅游或欣赏美术作品等，这些美好的情趣有利于调节情绪、增进健康、陶冶情操。我们知道胎儿和母亲之间有着微妙的心灵感应，母亲的一言一行都将对胎儿产生潜移默化的影响。相传在中国古代有一位神童能将从未见过的几篇文章和诗句倒背如流。这个孩子怎么会有如此先知先觉的本领呢？原来这些作品都是他的母亲在怀孕时候喜欢读的，并通常朗诵的。

科学家们还发现，广泛的情趣对改善大脑的功能有着极为重要的作用。有人认为乐队指挥、画家、书法家等生活情趣较丰富的人，他们之所以具有创造力，与他们经常交替动用左右脑，促进左右大脑的平衡，提高大脑的功能有关。因此，母亲的生活情趣无疑对胎儿大脑左、右半球的均衡发育起着很关键的作用。

孕8月

在家里享受“自然浴”

外界的色彩、音响和声乐，乃至无限美好的大自然景色等，不仅使准妈妈置身于舒适优美的环境中，而且准妈妈也得到了美与欢快的感受，自觉心情轻松愉快，进而影响腹中的胎宝宝，从而真正达到“气美潜通，造化密移”。不过，到了本月，准妈妈的腹部更大了，行动有些不便，如果不方便到大自然去呼吸自然的芳香，也可以在家呼吸自然的味道。具体做法为：

- 拖地时，在最后的漂洗水中滴入 8 滴安全的精油，比如茶树油或柚子油；在房间的喷雾器中滴入 4 滴。
- 在屋里喷洒适宜的有花香味的水，让室内充满优雅的气味，并清除令人不快的气味，如香烟味和宠物味。
- 选择有机蜡烛，即原材料为大豆油或蜂蜡、由工匠手工制作的蜡烛。它们的香味很自然，来源于真正的植物精油，比如柑橘类植

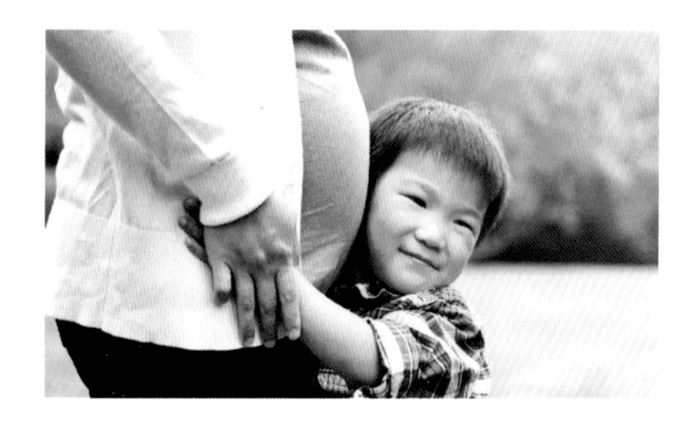

物。尽量购买使用棉线做灯芯或有“无铅”标志的蜡烛。

● 在海绵上倒一点香子兰精油，放入冰箱、厨房或汽车中。

● 在少量水中加入一小把丁香和碎肉桂，然后煮开，让香味充满厨房。

● 在厨房里放一碗小苏打、白醋或半个柠檬，用来吸收厨房里难闻的气味。

孕9月

放下不必要的担心

怀孕9个月，距离预产期越来越近，准妈妈一方面会为宝宝即将出世感到兴奋与激动；另一方面又会为分娩而紧张。在怀孕9个月时，准妈妈怎样以一种平和、欢快的心情度过呢?

准妈妈在此期，不必多思多虑，对于可能出现的问题和状况，要相信医生自会处理，对于能否顺利分娩，更用不着去多虑，让还没有发生的事徒增烦恼和压力。准妈妈应放下这种不必要的担心，想到孕期是一个正常的生理过程，从怀孕时的“合二为一”到分娩时的“一分为二”，就像瓜熟蒂落一样自然，没必要过于紧张不安。作为生命延续的分娩，只是一个自然的生理过程，难免会有些疼痛，疼痛程度应是大多数人都能够承受的，而且疼痛也是宝宝脱离母体降临世界时第一次“按摩”，对宝宝也是有好处的。准妈妈在这个期间，应吃好、睡好，养足精神，以平稳的情绪、冷静的头脑度过此期。要是准妈妈产前检查的指标都较为正常，就更应该去做自己感兴趣的事，既对自身有利，对宝宝也是有好处的。

孕9月

缓解紧张情绪的方法

距离分娩的日子越来越近了，准妈妈一定要想办法使自己的情绪稳定下来。

●当准妈妈感到紧张的时候，可用快速放松法锻炼。深深吸气，使肺部完全被气体充满，然后慢慢从口中呼出，让气流带着紧张情绪从头顶流向脚趾。当气流完全排出时再吸气，将肺充满。然后轻轻呼气，同时依次放松前额、肩、手、腹部和腿。呼气能释出身体的紧张情绪。无论任何时候，只要感到紧张就做深呼吸。

●戴上耳机，调暗灯光，坐在舒适的椅子上或躺下。注意，孕晚期时不能平躺，用垫子支撑着腹部侧卧。

●伸展脚趾，感到牵拉力，然后慢慢放松，再摇动数下。

●用力绷紧两膝和大腿肌，保持几秒钟，感到用劲后保持几秒钟，然后放松，让大腿向两侧摆动。

●绷紧腹肌，给胎宝宝一个大的紧缩力，然后尽量放松，使胎宝宝的活动空间加大。

●握拳，保持一段时间，然后松开手指。

●尽量向上提肩，保持一段时间后再放松，反复进行，使双肩感到放松和舒适。

●口微微张开，皱紧面部肌肉，然后放松，反复进行。

●放松一会儿，体会身体的感觉。在深呼

吸和静息时，胎宝宝会得到更多的氧气。

孕9月

准妈妈要多欣赏古典音乐

在怀孕9个月时，准妈妈很快就要分娩了，心理上难免有些紧张，况且这时宝宝发育逐渐成熟，体重已达3～4千克，会使准妈妈感到笨重。这时应选择既柔和又充满希望的乐曲。如《梦幻曲》，它是舒曼的钢琴套曲《童年情景》13首曲子当中最脍炙人口的一支乐曲。柔美如歌的旋律，各声部完美的交融以及充满表现力的和声语言，刻画了一个童年的梦幻世界，表现了儿童天真、纯洁的幻想。准妈妈随着柔美平缓的主旋律，进入沉思的梦境，在梦幻中出现美丽的世界，这种美丽在那梦幻中升腾，一层比一层美丽、奇异。仿佛看见了一个圣洁的小天使，那是期盼了好久好久的可爱的小宝宝在向你走来。

孕9月

与宝宝一起进行“音乐浴”

在准妈妈感觉情绪烦躁、心情紧张的时候，可以进行一次“音乐浴”式的音乐胎教，这对解除疲乏、胸闷、头昏、头痛有立竿见影的效果，同时也让胎儿得到一次音乐的洗礼。

准妈妈可以坐在带靠背的沙发、椅子或躺椅上，双腿放在前面比坐椅稍高的凳子上，手放在双腿两边，闭上眼睛，全身放松。音响放置在离准妈妈有一定距离的地方，音量开到适中，音乐可根据自己的喜好加以选择，节奏较明快为好，太快太慢都会影响效果。音乐要连续播放10分钟左右。随着音乐的奏起，全身自然放松，首先感受到音乐如波浪般一次一次有节奏地向你冲来，冲走了疲乏，冲醒了头脑，血液在全身正随着音乐节奏流动（时间控制在3分钟以内）。然后，想象音乐如温热的水流自头顶向下流动，血液也在从头到脚来回有节奏地流动(时间控制在5分钟以内)。最后睁开眼，随着音乐的节奏，手、脚有节奏地晃动，时间约2分钟或一首乐曲为限。

孕9月

充满感情地给胎宝宝讲故事

准妈妈对胎宝宝讲话或讲故事时必须充满情感，声音要欢快、明朗、柔和，最好带着笑声，这样容易感染宝宝，而且要声情并茂、绘声绘色地讲述，注意追求形象性和形象美。

准妈妈在讲故事时，不能对宝宝只念画册上的文字，而要把每一页的画面进行描绘，仔细地讲给宝宝听。例如画册上画着金鱼，就可以对宝宝说：“这叫金鱼，多有趣啊！你看，它有红红的头，红红的尾，身上的鱼鳞闪耀着金色的光芒。它在水中游起来慢悠悠的……”

这样，就是把画面的内容视觉化、形象化了。胎宝宝虽然不能看到画册上画的形象或外界事物的形象，但他可以用脑感受到。准妈妈看东西时受到视觉刺激，这种刺激通过生动的语言描述视觉化，这种视觉化的语言让宝宝对外界事物会有一种感性认识。

另外，准妈妈要将形象与声音同时传给胎宝宝。先在脑中把所讲的内容形象化，像看到影视的画面一样，然后用动听的声音将头脑中的画面讲给宝宝听，这就是“画的语言”。例如讲“小猫钓鱼”的故事时，要声情并茂地描绘小猫兴冲冲地去钓鱼，以及在河边三心二意的样子，有声有色地讲述河边美丽的花草和翩翩飞舞的蝴蝶，栩栩如生地表现小猫又想抓蝴蝶又想钓鱼的不专心的心情，惟妙惟肖地表露小猫最后连一条小鱼也没有钓到的懊丧感觉。这样，胎宝宝就会和你一起进入小猫活动的世界。

在进行对话胎教时，准妈妈要争取将形象、声音和情感结合起来。例如你到公园里去散步，一边走一边看，感到轻松愉快，有一种安详、宁静的情绪荡漾在心头。这时，你就要把这种感觉通过形象化的语言讲给胎宝宝听："儿童乐园里的小朋友们玩得多么高兴呀，小宝宝，你看见了吗？你听到了吗？等你长大了，你也会与他们一样，妈妈带你到这里来和他们一起笑，一起跳。"在和宝宝对话时，只有将形象、声音、情感三者统一在一起，才能将这种趣味和快乐传递给胎宝宝，这样胎宝宝的听觉才会感受到美好的信息，心灵才会留下美好的痕迹。

孕9月

教胎宝宝背儿歌

如果准父母经常给胎宝宝背诵儿歌，胎宝宝出生后会背诵儿歌的时间也会相应提前，有的宝宝在16个月时就会背儿歌了。而未受过语言潜能激发的宝宝，大部分要到18～20个月时才会说押韵的字，到24～28个月才会背诵整首儿歌，几乎慢4～6个月。孩子会背诵儿歌，说明他能连续按顺序记忆四句12～14个字的短话。

到了孕9月，准父母就可以开始教胎宝宝背诵简单的儿歌。儿歌背诵要押韵，多次重复才能有印象。先背一首，重复7～10天，然后背第二首，背诵第二首时也要经常重复第一首。只要有1～2首经常重复背诵就足够了，不要过多，也不要背得过快。要一字一字地说清楚，特别要把押韵的字重读。

孕9月

把大自然的声音录下来

自然界的声音即使重复听，胎宝宝也不会厌烦，而且这种天籁之音能够使准妈妈保持愉快的心情。最好将大自然中各类天籁之音录下来放给胎宝宝听：鸟儿的啁啾声、草丛里昆虫的唧唧声、萧萧的风声、淅沥的雨声等。

另外，宝宝出生以后应该继续坚持给他听胎教音乐，这也是最简单的胎教方法。给宝宝听胎儿时期经常聆听的音乐或者类似妈妈心脏搏动的音乐，可以稳定胎宝宝的情绪。

孕9月

给胎宝宝上常识课

对于母亲来说，喃喃自语般地将一天中看到的、听到的和经历的事情讲述给腹中的胎宝宝，既是语言胎教中很有意义的常识课内容，又是牢固母子之间感情、培养孩子感知能力和思维能力的基础。比如：当准妈妈正在散步时，就可以一边走，一边给腹中的胎宝宝上课："宝宝，看，树上的两只小鸟。鸟儿是有翅膀的，它们可以在天空中飞翔，它们有的还特别会唱歌，歌声可好听啦！"虽然只是一些平时的小常识，但是，在你娓娓道来的同时，腹中的宝宝却在感受着你对他的那份关爱，可以明显提高胎宝宝的感受能力。

孕9月

和胎宝宝玩“藏猫猫”

准爸爸可以和胎宝宝进行有趣的游戏胎教训练，这种通过动作刺激来达到胎教目的的方式是值得采用的。为了提高趣味性，准父母可以从简单的抚摸与拍打提升为有内容的游戏，比如藏猫猫游戏：让准爸爸轻轻拍打胎宝宝，然后对胎宝宝说：“爸爸要藏起来了，小宝宝找找看。”然后把脸贴在另一边的腹壁上，让宝宝寻找。如果胎宝宝正好踢到爸爸的脸颊，一定要对宝宝给予表扬，如果宝宝没有找到，也要耐心轻抚宝宝，鼓励他继续。相信通过这样的游戏，胎宝宝肯定会对爸爸妈妈记忆深刻的。这种游戏胎教训练，不但增进了胎儿活动的积极性，而且有利于胎儿智力的发育。

孕9月

让胎宝宝感受光线

到了怀孕第9个月，胎宝宝逐渐增大，几乎要碰到子宫壁，准妈妈的腹壁也变薄了，这时胎宝宝对光线有所反应。如果准妈妈进行日光浴，胎宝宝就能感受到光线的强弱。

怀孕第36周后，当胎宝宝处于觉醒状态时，通过腹壁用光照射胎宝宝的脸，在B超显像仪上即可见到胎宝宝的眼睑、眼球活动及头部会回转做躲避样的运动。这样对准妈妈腹部直接进行光线照射，有时会使胎宝宝感到不快。此时，如果胎宝宝不背过脸去，用电光一闪一闪地来照射准妈妈的腹部，胎宝宝的心搏数就会出现明显的变化。在准妈妈腹内，胎宝宝的视神经和视网膜都尚未发育成熟，强光对胎宝宝而言有点刺眼，胎宝宝会将脸转到一旁或闭上眼睑。而弱光则会使胎宝宝十分感兴趣地将头转向光源的位置。怀孕第37周以后，这种反应逐渐明显。实验证明，光照胎教不仅可以促进胎宝宝对光线的灵敏反应及视觉功能的健康发育，还有益于孩子出生后动作行为的发育成长。

胎宝宝第36周，各项生理功能都齐全了，还可以将光照胎教与数胎动及对话胎教结合起来进行。当胎宝宝睡醒时，用手电筒的微光照射准妈妈的腹部，以训练胎宝宝昼夜规律，即夜间睡眠，白天睡醒，从而促进胎宝宝视觉功能的健康发育。准妈妈可定时训练，如每日照射腹部3次，同时告诉小宝宝，现在是早晨或中午为你数胎动的时间。应该注意的是，光照时，切忌用强光照射，且时间不宜过长。

孕9月

练习呼吸，放松心情

在孕晚期，随着腹部的日渐隆起，准妈妈的身心会变得更辛苦。这时不妨试着在空气清新的环境中散步。边走边和胎儿说话，累了就坐在长椅上练习冥想，这样能使心情尽快平复。另外，平时休息的时候，坐姿保持端正，并且进行腹式呼吸。所谓腹式呼吸法，是指吸气时让腹部凸起，吐气时压缩腹部使之凹入的呼吸法。采用腹式呼吸有以下好处：第一，扩大肺活量，改善心肺功能，能使胸廓得到最大限度的扩张，使肺下部的肺泡得以伸缩，让更多的氧气进入肺部。第二，可以改善腹部脏器的功能。它能改善脾胃功能，有利于疏肝利胆，促进胆汁分泌。腹式呼吸可以通过降腹压而降血压，对高血压准妈妈很有好处。第三，对安神益智有好处。

正确的腹式呼吸法为：开始吸气时全身用力，此时肺部及腹部会充满空气而鼓起，但还不能停止，仍然要使尽力气来持续吸气，不管有没有吸进空气，只管吸气再吸气。然后屏住气息 4 秒钟，此时身体会感到紧张，接着利用 8 秒的时间缓缓地将气吐出。吐气时宜慢且长而且不要中断。做完会有一种舒畅的快感。腹式呼吸能给胎儿提供充分的氧气，对胎儿脑部发育也很有帮助。

孕10月

准妈妈不要太着急

随着怀孕天数的一天天增加，尤其到了第 10 个月，准妈妈身体越来越沉重，开始盼望宝宝早日降生。准妈妈的这种心理越接近分娩越是强烈，临到预产期，有的准妈妈会变得急不可待。是的，熬过了漫长的孕期，着急看看宝宝是什么样的，这种心情可以理解，但不可取。要知道，新生儿所具有的一切功能，产前的宝宝已完全具备。一条脐带，连接了母子两颗心，无论是在情感上，还是在品性上，母亲都会影响着宝宝心智的发育。母亲着急，心境不好，也会影响到宝宝，使其在最后一段时间里生活不宁，这实在要不得。

十月怀胎，一朝分娩。分娩自会降临，所以，根本不必为最后的几天急。10 个月都熬过来了，最后这几天，准妈妈要安下心。要知道，孕期马上就要终止，准妈妈所能享受的孕育生涯也只有几日之遥，要好好珍惜才对。在孕期的最后一段日子里，教一教宝宝出生后该做的事，给宝宝讲一讲他所能看到的这个大千世界。然后告诉宝宝，父母会爱他、保护他，会给他以安全和保障，父母在热切地等待他的安全降生。这同时也在增强孕妈妈自身的分娩信心，增加分娩的愉快心理。

孕10月

让胎宝宝感受父母的双重快乐

胎儿是一个活泼敏感的小生命，他的发育与母亲紧密相关，受母亲情绪影响更为明显。因此，准妈妈若疼爱“腹中人”，在临产前就要为宝宝创设良好的宫内环境和精神世界。母亲豁达乐观的情绪有助于小生命的健康发育，也有助于宝宝出生后活泼开朗性格的形成。

准爸爸也要情绪乐观积极地配合准妈妈的情绪调整，让胎宝宝同时感受父母的双重欢乐。父母乐观的性格会影响胎儿的性格形成趋向。如果是性格比较内敛和消极的母亲，在怀孕阶段就更要注意，试着把自己的情绪调整到最佳状态，多想想开心和幸福的事，多看到世间美好的一面，把真善美的一面讲述给胎宝宝听，一方面是培养宝宝的性格取向；另一方面也会无形中对自己性格中消极的一面进行洗礼和转变。

孕10月

给胎宝宝倾听各种各样的声音

怀孕 10 个月时，宝宝的听觉功能发育已基本完成，此时，准妈妈宜给宝宝倾听各种各样的声音，以促进听觉进一步完善。准妈妈可根据不同的情况选取不同的声音：做家务事时可听轻快的《米努哀小步舞曲》；独自一个人冥想时最好听《弥撒曲》或《米赛亚》等宗教歌曲；忧郁时，最好先听一会儿单调、悲伤的音乐，形成一种过渡，然后再听高兴的音乐；稍微有点不安时，听一些弦乐器演奏的音乐能稳定情绪。

孕10月

帮助胎宝宝寻找平衡的感觉

准妈妈应定期给胎儿进行宫内训练，抚摸胎儿，轻轻推着胎儿转动。人为地使胎儿在宫内移动，有利于胎儿寻找平衡的感觉，能很好地促进胎儿脑部的发育，使胎儿更聪明，长大以后对旋转的适应能力更强。这是因为人的前庭系统位于脑干中央，并与内耳紧密相连。胎儿期最早发育的脑神经系统就是听觉系统，而前庭系统早在母体妊娠第16周就开始活动了。胎教时有规律地缓慢转动胎儿，使其耳朵半规管里的液体保持流动。转动刺激了前庭系统的平衡与协调功能，同时也刺激了大脑的发育，使大脑产生更多的树突和联结。经过这种刺激胎教训练的胎儿，出生后学站、学走都会快些，身体健壮、手脚灵敏。这些婴儿在出生时大多灵敏，啼哭不多。与未经训练的同龄婴儿比，显得天真活泼可爱。

孕10月

运用胎教呼吸法集中注意力

进行呼吸法时，准妈妈要尽量使腰背舒展，全身放松，微闭双目，手可以放在身体两侧，只要没有不适感，也可以放在腹部。衣服尽可能穿宽松点。准备好以后，用鼻子慢慢地吸气，以5秒钟为标准，在心里一边数1、2、3、4、5……一边吸气。肺活量大的人可以持续6秒钟，感到困难时可以减至4秒钟。吸气时，要让自己感到气体被储存在腹中，然后慢慢地将气呼出来，以嘴或鼻子都可以。总之，要缓慢、平静地呼出来。呼气的时间是吸气时间的两倍。也就是说，如果吸时是5秒的话，呼时就是10秒。就这样，反复呼吸1～3分钟，你就会感到心情平静，头脑清醒。这样，分娩前夕动辄焦躁的精神状态也可以得到改善，也有利于胎教前集中注意力，能进一步提高胎教效果。

孕10月

给宝宝当勇敢者的榜样

分娩的过程尽管相对于孩子的一生来说是极为短暂的，但这一过程将影响一个人未来的性格、脾气和气质。母亲分娩的过程中，子宫是一阵阵收缩，产道才能一点点地被攻开，孩子才能由此生下来。在这一过程中，母体产道产生的阻力和子宫收缩帮助胎儿前进的动力相互作用，给产妇带来不适，这是十分自然的现象，不用紧张和害怕。这时母亲的承受能力、勇敢的心理，也会传递给胎儿，是胎儿性格形成的早期教育。科学实践已证明，孩子的生活习惯在母亲腹中就受到母亲本身习惯的影响，而潜移默化地继承下来，也就是说，早在胎儿期，一个人的某些习惯就已经基本形成。

专题1 胎宝宝各月发育与胎教大图例

Taibaobao Geyue Fayu Yu Taijiao Datuli

<孕1个月>

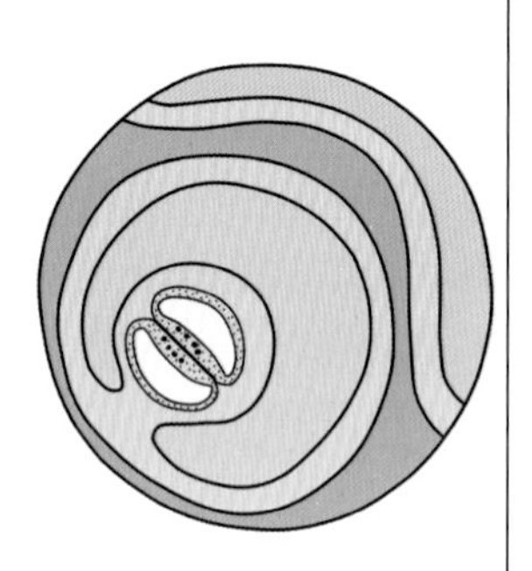

第1个月发育特点：一个月的胚胎为白色、透明小体，外形大致分为头、尾两部，全长不足1厘米，重约1克，心脏、神经管及血液循环的原形已开始发生。受精后3周末开始出现心跳及血液循环，4周末呼吸系统开始发育。此时的受精卵叫作“胚芽”或“胚胎”，外形像一颗小小的松子。

第1个月的胎教重点：学习胎教知识，避免繁重劳动

第一个月，母亲的血液已在小生命的血管中缓缓地流动。准妈妈应当经常散步，听舒心乐曲，调节早孕反应，避免繁重劳动和不良环境。丈夫应主动承担家务，为妻子创造一个干净、无噪音的居室环境，做到不过量饮酒，不在妻子面前抽烟，节制性生活。

<孕2个月>

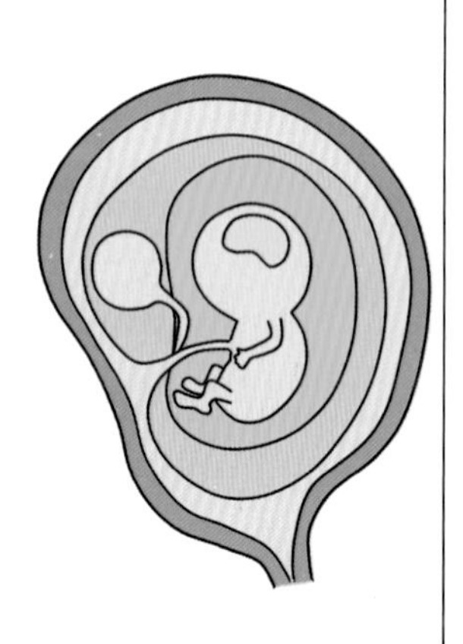

第2个月发育特点：此月末胚胎长约3厘米，体重4克，外形已初步具人的雏形，头及躯干已可分辨，四肢开始出现，神经管鼓起，大脑发育迅速，头大约占胎体的一半，心、肝、胃、肠已初具规模。手指和脚趾间看上去有少量的蹼状物。他（她）像跳动的豆子一样开始有运动，他会踢和伸直双腿，还能把手臂上下移动。

第2个月胎教重点：听觉、情绪

听觉胎教：孕后6周，胎儿的听觉就开始发育，但还听不到声音。听觉胎教的重点是准妈妈通过听音乐来舒缓自己紧张的情绪。情绪胎教：此时是胚胎腭部发育关键时期，准妈妈长期情绪过度不安或焦虑易导致胚胎的发育异常和新生儿腭裂或唇裂。因此，准妈妈应保持豁达和轻松的心情，最好选择空气清新、氧气浓度高、尘土和噪声都比较少的公园里散步。

<孕3个月>

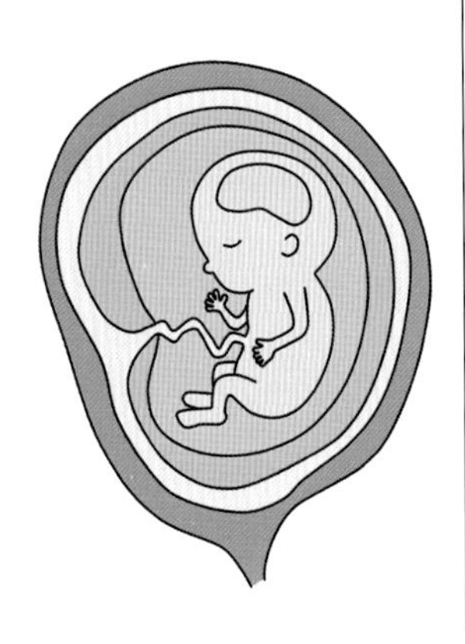

第3个月发育特点：胎儿身长约9厘米，体重18～20克，已初具人形，五官开始发育，四肢开始有微弱的活动，手及脚趾已分化清楚。肾脏开始排泌，内心泌腺可分泌少量激素，小肠出现蠕动，皮肤极薄而且透明。四肢在羊水中已能自由活动，左右腿还可交替做屈伸动作，双手能伸向脸部。肋骨、皮下血管、心脏、肝脏、胃肠更加发达。自身形成了血液循环，已有输尿管，胎儿可排出一点点尿。骨骼和关节尚在发育中。外生殖器已分化完毕，可辨认出胎儿的性别。

第3个月的胎教重点：味觉、触觉、视觉

味觉胎教：胎儿的味觉发育完成，可以感受甜、酸等多种味道。准妈妈应该吃各种味道的食物，以利于胎儿味觉的发育。触觉胎教：此时，准妈妈可以进行轻柔的运动和舞蹈，使羊水轻轻晃动从而达到刺激胎儿触觉的目的。如果胎儿受到母亲双手轻轻地抚摸之后，会激发胎儿活动的积极性，形成良好的触觉刺激。视觉胎教：准妈妈可以观赏展览会、画展，也可以到大自然中去观赏美丽风景，这些都可以加强对胎儿的视觉刺激，利于视网膜的形成。

<孕4个月>

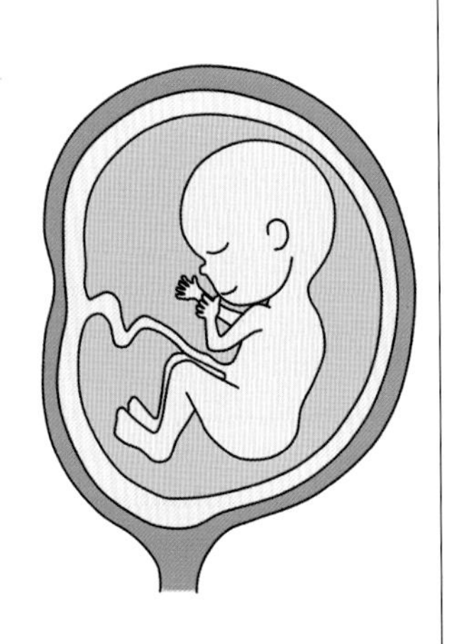

第4个月发育特点：胎儿身长已达16～18厘米，体重约120克。骨骼差不多已成为类似橡胶的软骨，并开始逐步硬化。在肝、胃、肠的功能作用下，已形成绿色的胎便。皮肤出现胎毛。心率是成人的两倍。生殖器已经清晰可见。大脑开始划分专门的区域进行嗅觉、味觉、听觉、视觉以及触觉的发育。视网膜也开始形成了。射线检查偶见脊柱阴影。

第4个月胎教重点：听觉、味觉

听觉胎教：这个时期胎儿对声音已相当敏感，能听到和分辨各种不同的声音，并能进行“学习”，形成“记忆”，可影响到出生后的发音和行为。如果坚持跟胎儿对话，不但胎儿会认识准妈妈的声音，还能成为培养他语言能力的捷径。味觉胎教：胎儿能够通过血液感受到味道。此时准妈妈应摄入品种繁多、营养丰富的食物，不应偏食。

<孕 5 个月>

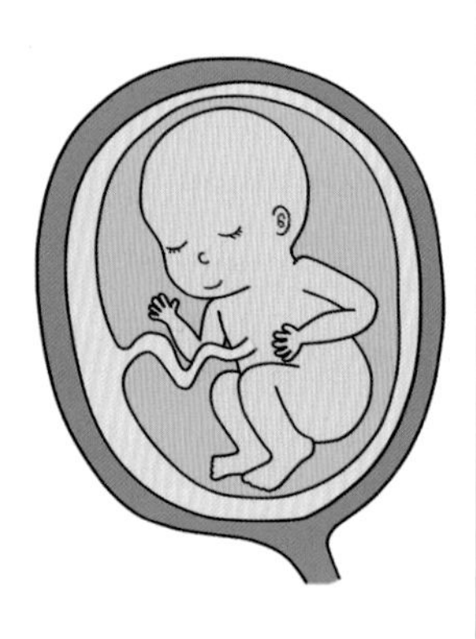

第 5 个月发育特点：此时胎儿体长约 25 厘米，重 500 克。头已占全身长的 1/3，耳朵的入口张开，牙床开始形成，头发、眉毛发育齐备，全身附着一层白色的胎脂。手指和脚趾长出指甲，并呈现出隆起状态，胎儿还会用口舔尝、吸吮拇指。此时可以听到胎心音，一般为 120 ~ 160 次 / 分。

第 5 个月胎教重点：嗅觉、听觉、触觉

嗅觉胎教：胎儿喜欢新鲜的空气，因为其能促进多种神经传达物质的合成，有利于大脑的发育。这时期，胎盘相对稳固，准妈妈可以就近旅游一次。听觉胎教：这一时期，胎儿听觉更加发达，能区分出爸爸和妈妈的声音，还能听到妈妈的心跳声。爸爸和妈妈可以选择宝宝醒着的时候，给他讲故事或者朗诵。触觉胎教：当准妈妈感觉到胎动时，用手轻轻地抚摸一下腹部，胎儿会作出收缩的反应。这时候，进行触觉胎教能使胎儿的感性认识更丰富。

<孕 6 个月>

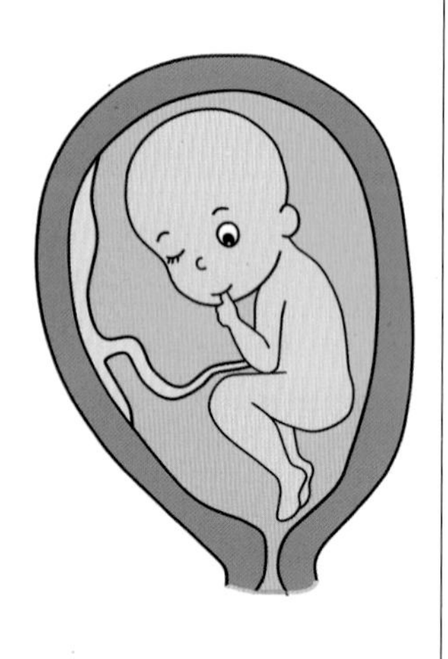

第 6 个月发育特点：身长约 31 厘米，体重 600 ~ 700 克，头围约 22 厘米，五官已发育成熟，头发、眉毛、睫毛也越发的清晰了，牙基开始萌发。皮肤表层附着一层白色的雪花膏状的物质，皮肤皱皱的，皮下脂肪增加。此时胎儿骨骼健全，肌肉发育，体力增强，因此有较频繁的胎动。

第 6 个月胎教重点：听觉、视觉、嗅觉

听觉胎教：如果准妈妈经常愉快地和胎儿谈话、打招呼，并且时常听听有助于心情平静的音乐，胎儿的心情也会愉悦的。视觉胎教：准妈妈可以简洁地向胎儿描述所看到的一切美好事物。腹中的胎儿虽然看不到外面的景色，但能通过妈妈感受到相关信息。嗅觉胎教：胎儿形成了向大脑传达味觉的器官。如果准妈妈闻到令自己心情舒畅的气味，身体就会流动着健康的激素，这些激素能通过胎盘传达到胎儿的大脑，让胎儿感受到妈妈的好心情。

<孕7个月>

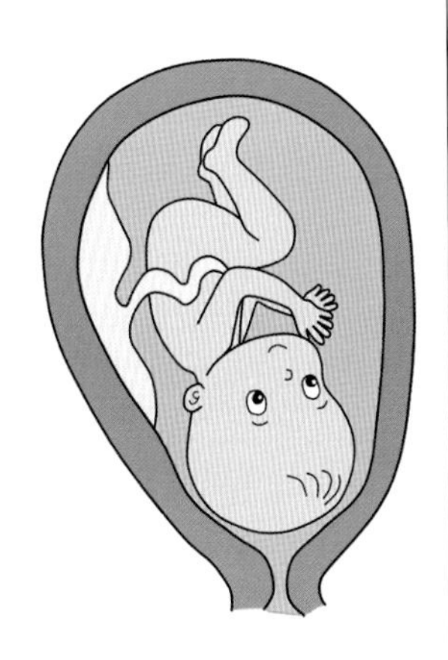

第7个月发育特点：身长约34厘米，体重约1000～1200克，头围约26厘米，皮肤较薄，略带红色，满面皱纹。四肢已经相当灵活，可在羊水里自如地“游泳”。男孩的阴囊明显，女孩的小阴唇、阴核已清楚地突起。大脑皮层已很发达，骨骼、肌肉更发达，内脏功能逐渐完善，眼睑已能分开，神经系统已参与生理调节，但肺发育不健全。若此时出生，常会出现呼吸困难的情况，生命力弱，不易存活，需精心护理及喂养。

第7个月胎教重点：听觉、嗅觉

听觉胎教：胎儿能够认知节奏和旋律了，有时还会以胎动对声音作出回应。准妈妈可以带着愉悦的心情朗读一些优美的散文、诗歌，选择些好听的故事讲给胎儿听。每天早上起床时，准妈妈可以问候、赞美胎儿。嗅觉胎教：闻到不好的气味时，胎儿也会皱眉头。但好闻的香味，如花香和肉香，胎儿都感受得到。准妈妈吃美味食物时，胎儿也能感知。

<孕8个月>

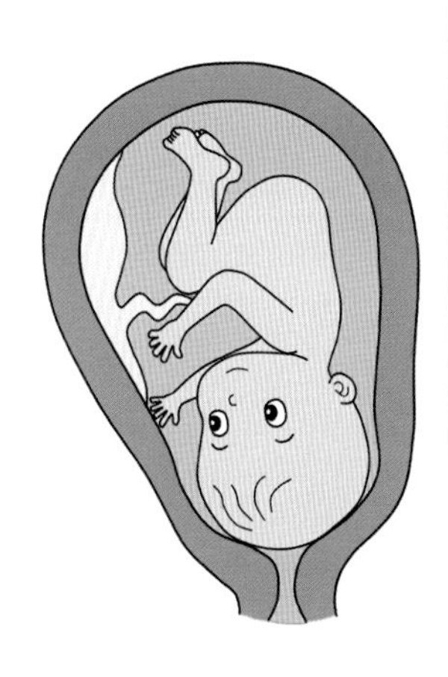

第8个月发育特点：身长约42厘米，体重1700克，头围约30厘米，外形和内脏都大致完善。胎毛减少，皮肤为淡红色、胎脂较多，皱纹亦多，胎儿的脑、胃、肠、肺、肾发育接近成熟。胎位此时已固定，正常位置是头朝下臀向上的屈曲姿势。全身的皮下脂肪也逐渐增多，将在他出生后起到调节体温的作用。此时胎儿的听力已经发育完成了。绝大多数的胎儿如果在此时出生都能够成活，因为现在他的肺部发育也已基本完成。

第8个月胎教重点：听觉、性格

味觉胎教：胎儿能分辨出羊水的味道了。准妈妈在进食时应尽量保持喜悦的心情。妈妈吃得香，胎儿才会心情愉快。性格胎教：胎儿在子宫内如果感到温暖、和谐、慈爱的气氛，其幼小的心灵将感到生活的美好和欢乐，可逐渐形成热爱生活、活泼外向等优良性格的基础；如果家庭人际关系紧张，甚至充满敌意和怨恨，胎儿也会有紧张情绪。所以，准妈妈保持良好的心态和情绪很重要。

<孕 9 个月>

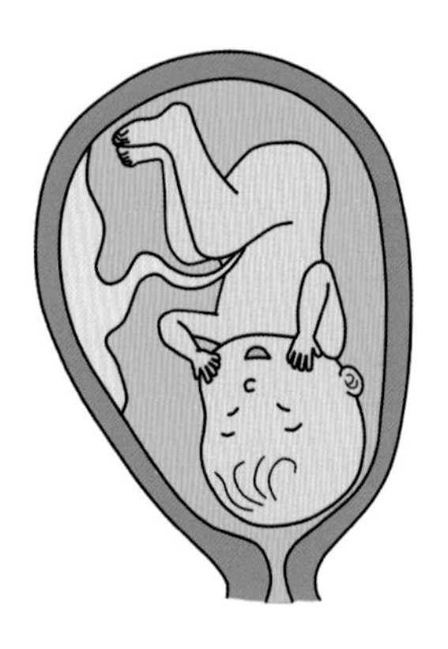

第 9 个月发育特点：身长约 47 厘米，体重约 2400 克，头围约 33 厘米。皮下脂肪较为丰富，皮肤呈淡红色，皱纹相对减少。生殖器已发育完善，内脏各器官功能已较成熟。本月，胎儿为分娩做好了准备，将身体转为头位，即头朝下的姿势，头部已经进入骨盆。若此时出生，能啼哭和吮吸，生活力良好，存活率较高。

第 9 个月胎教重点：视觉、音乐

视觉胎教：孕 37 周，胎儿几乎能感知任何光线，那些通过妈妈腹壁的光线，可以作为大脑的视觉信息而被胎儿接受。准妈妈每天可定时在胎儿觉醒时用手电筒（弱光）作为光源，照在自己腹部胎头的方向，每次 5 分钟左右，以利胎儿的视觉健康发育。音乐胎教：无论是休息还是做家务时，准妈妈都可以打开音乐，每天多次欣赏音乐名曲，使自己处于优雅的音乐环境中。经常聆听父母的歌声，会使胎儿精神安定，也更聪明。

<孕 10 个月>

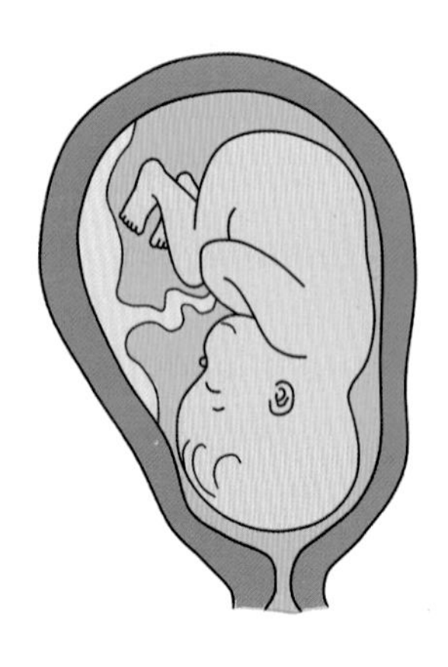

第 10 个月发育特点：身长约 51 厘米，头围约 35 厘米，胎重 3000 ~ 3500 克。皮肤呈白色微带粉红色，体表有一层白色的脂肪，胸部发育良好，双乳凸出，会打嗝、会吮吸自己的拇指。头发长 3 ~ 4 厘米，头颅较硬，耳轮清楚，足底布满纹理，指甲也长达指尖，内脏、肌肉、神经均发育成熟。胎儿的头部已固定在骨盆中，可脱离母体独立生存。

第 10 个月胎教重点：意想

日渐临近的分娩使准妈妈感到忐忑不安，这时可以开始意想胎教。意想能够提高自己的自信心，并能最大限度地激发宝宝的潜能，对克服怀孕抑郁症也很有效果。意想预产法：在心里祈求平安和顺产时，坐下来，放松呼吸，腰部挺直伸展，将深深吸入的空气聚集在肚脐下面，然后慢慢呼出去，如此反复。听着舒缓的音乐或者沉浸在美好的回忆里进行冥想，效果会加倍。

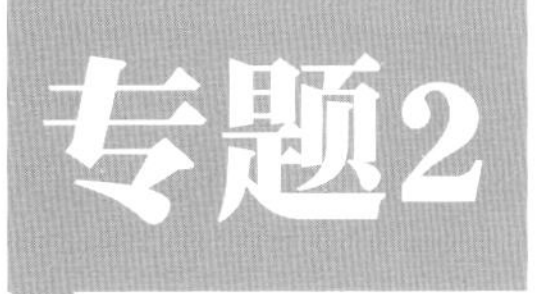

最有益胎儿发育的运动胎教操

Zuiyouyi Taier Fayu De Yundong Taijiaocao

孕早期的运动胎教操

· 足尖运动 ·

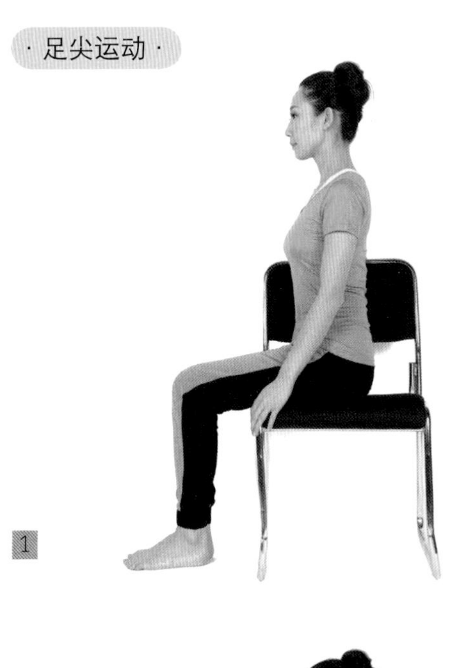

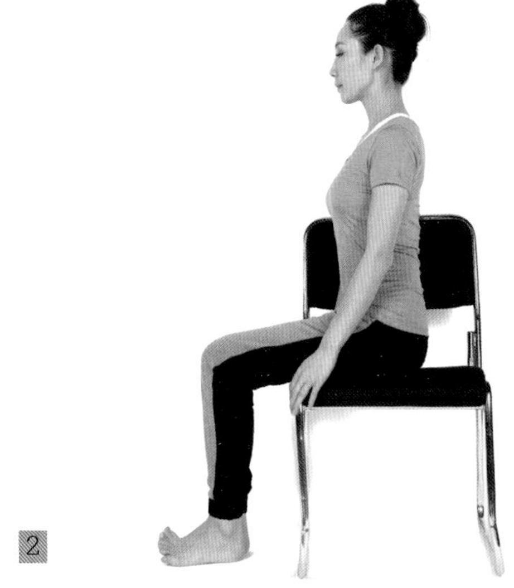

做法：1. 准妈妈坐在椅子上，两脚在地面上踏平；2. 脚尖尽力上翘，翘起后再放下，反复多次，注意脚尖上翘时，脚跟与脚掌不要离地。

功效：通过脚尖运动，促进血液循环，为胎儿输送更多氧气。

· 舒展背部 ·

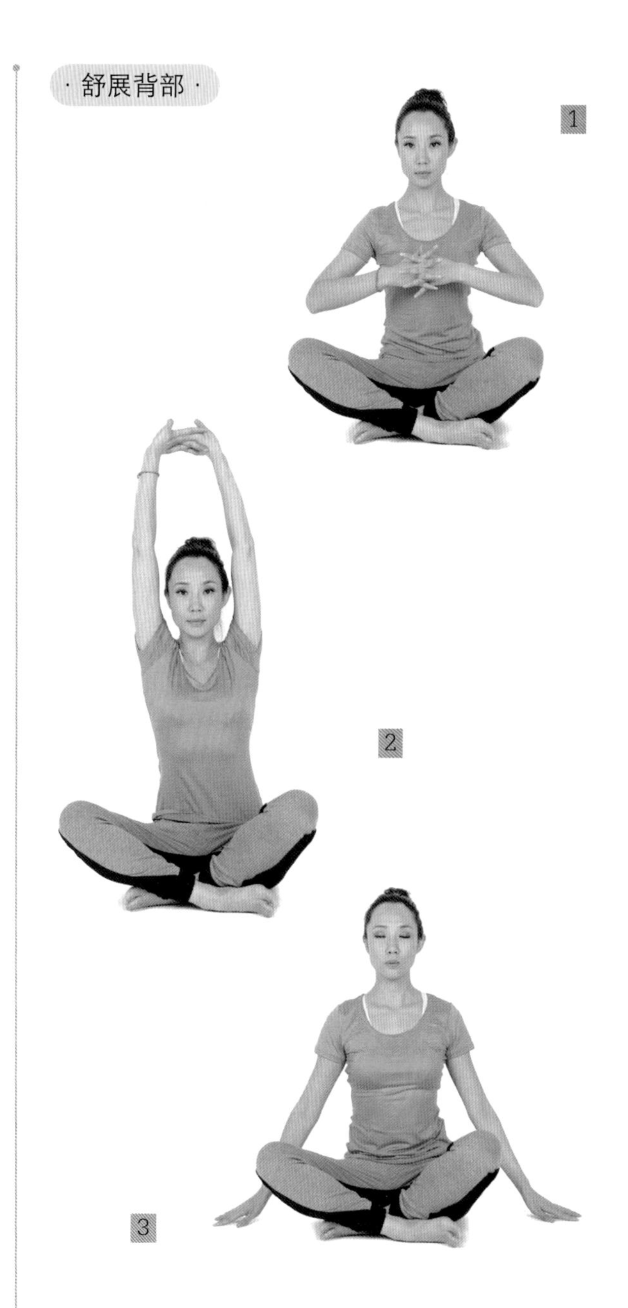

做法：1. 准妈妈盘腿而坐，两手手指在胸前交叉；2. 再一起向上推过头顶，将背部伸直，借用两臂的力量尽力向上推，上推的同时吸气；3. 随着两臂的放下再缓缓吐气。

功效：可以强化筋骨力量，解除双肩紧张、僵硬状态，并可按摩腹腔。

· 转动颈部 ·

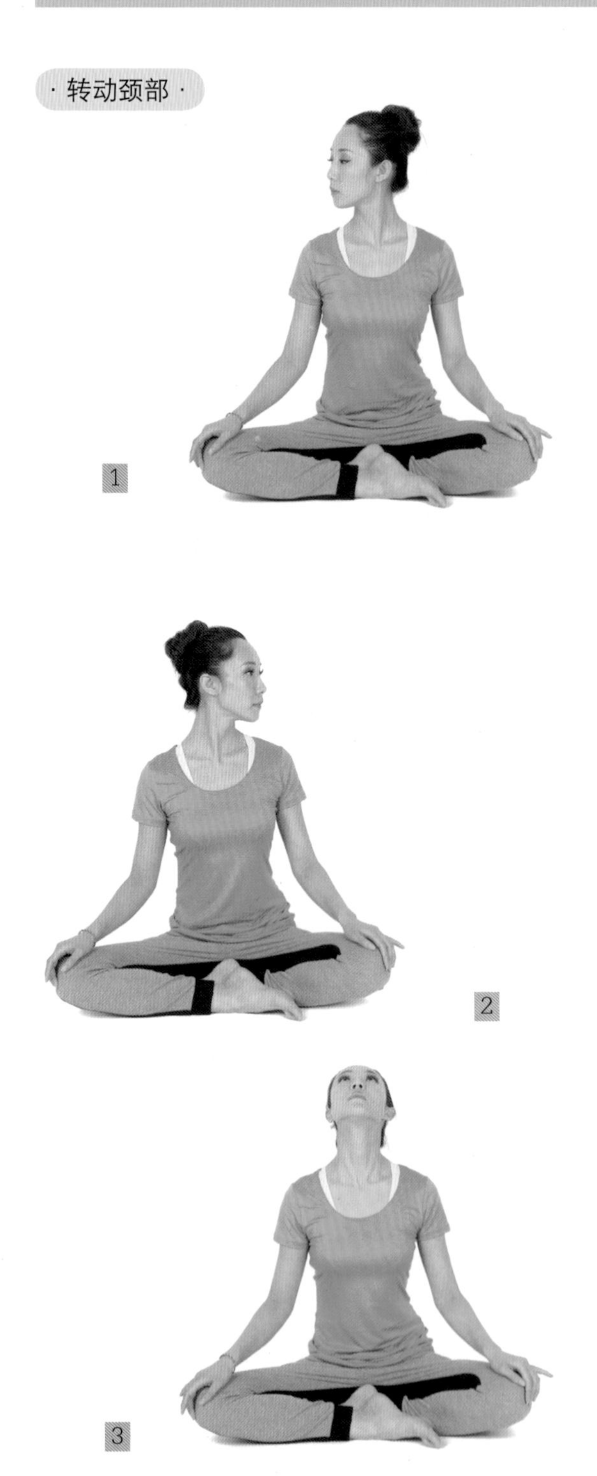

做法：1. 准妈妈盘腿正坐，脖子向右边缓缓转动，侧视右方；2. 然后变为向左转动并侧视左方；3. 最后向上仰视，再转而向下。

功效：通过从左到右，再从右到左的旋转，可以缓解颈部的僵硬，并可增强身体供氧能力，为胎儿输送更多氧气。

· 踝关节运动 ·

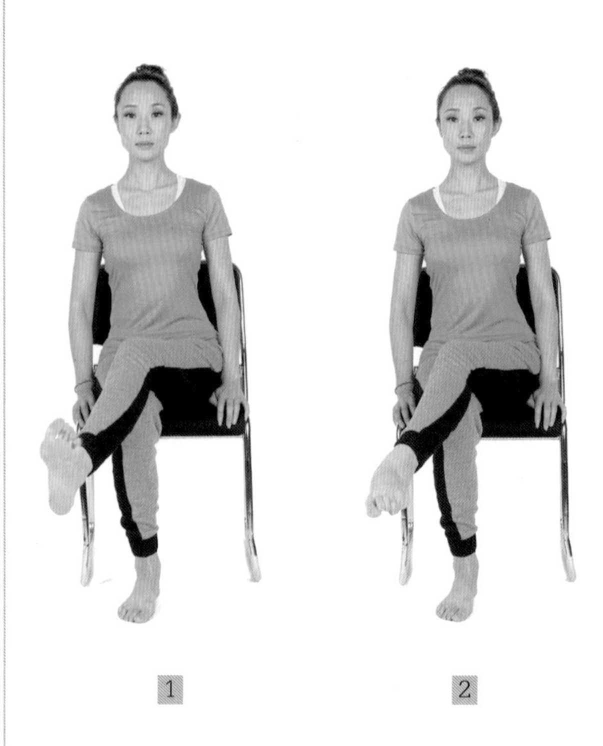

做法：1. 准妈妈坐在椅子上，一条腿放在另一条腿上面，下面一条腿的脚踏平地面，上面的腿缓缓活动踝关节数次；2. 然后将足背向下伸直，使膝关节、踝关节和足背连成一条直线。两条腿交替练习上述动作。

功效：通过活动踝关节，促进血液循环，舒缓准妈妈肌肉紧张，促进胎儿发育。

· 拉伸腿部肌肉 ·

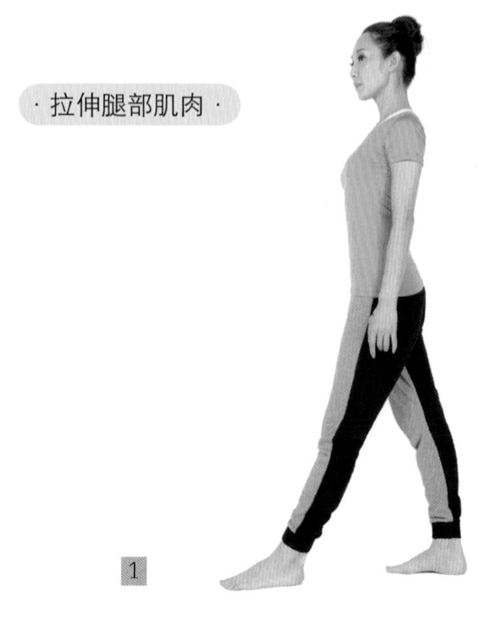

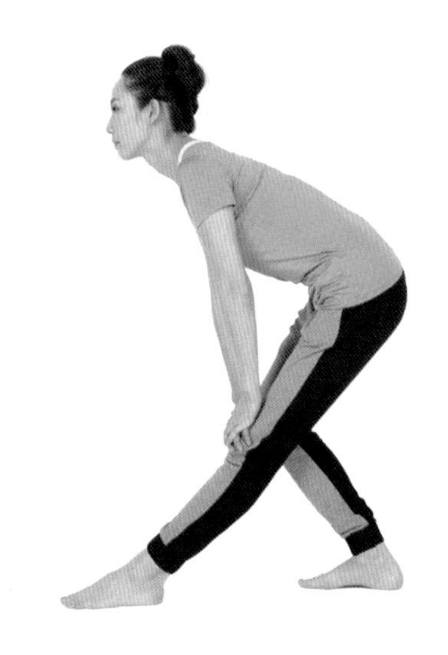

2

做法：1. 站立，一条腿向前迈出伸直，脚后跟紧贴地面；2. 后腿弯曲的同时尽量使上半身的头部和腰部保持一条直线。保持 15 ～ 30 秒，注意呼吸均匀。必要时用手轻轻按住前腿的膝盖，这样就不会发生弯曲。

功效：增加小腿部肌肉韧带的柔韧程度，并可按摩腹部胎儿。

· 到处走走 ·

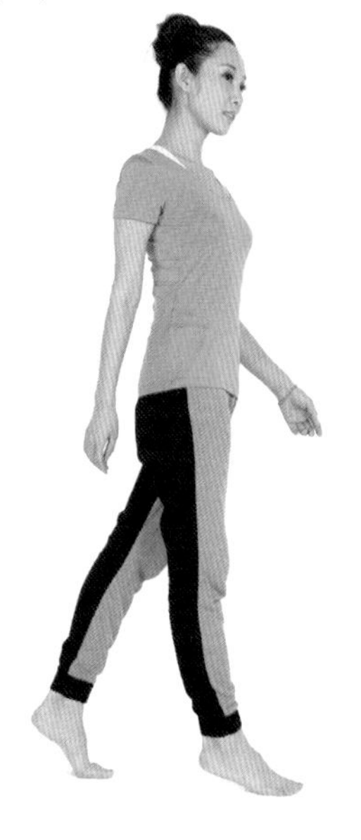

做法：散步是适宜准妈妈的运动锻炼形式中最好的一种。它不受条件限制，可以自由进行。

功效：准妈妈在散步时，可以边呼吸新鲜空气，边欣赏大自然美景，这样可以变换心情，消除烦躁和郁闷；散步过后，会产生轻微适度疲倦，对睡眠有帮助，可促进胎儿发育。

孕中期的运动胎教操

· 宫内运动训练 ·

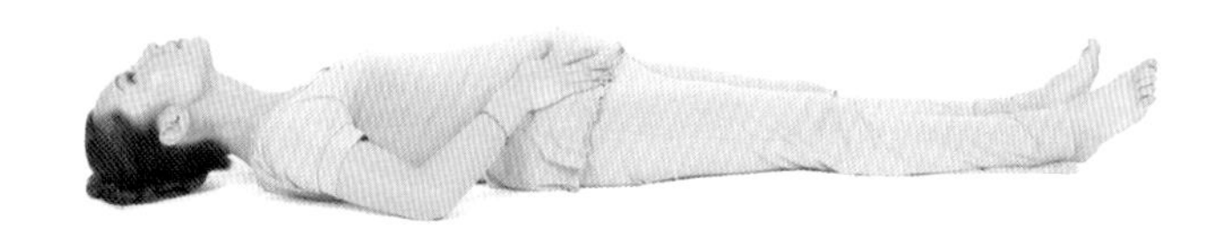

做法：1. 准妈妈仰卧放松，用手在腹部来回抚摸；2. 用手指轻按腹部的不同部位，观察胎儿有何反应。开始时动作宜轻，时间宜短，每次时间以 5 分钟为宜。

功效：抚摸腹部，也可以促成羊水晃动，刺激胎儿运动。

· 挤压胎教 ·

1

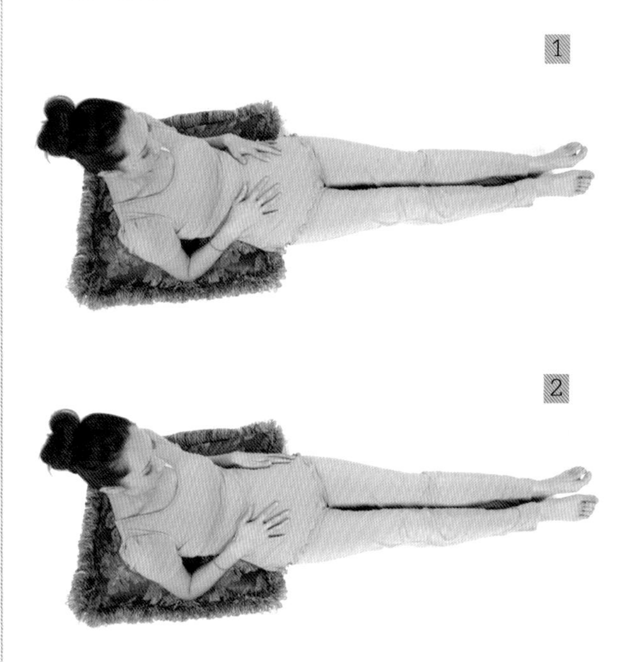

2

做法：1. 准妈妈在饭后 1 ～ 2 小时，躺着或坐下；2. 用一只手压住腹部的一边，再用另一只手压住腹部的另一边，轻轻挤压，感觉胎儿的反应。反复几次，胎儿可能就感觉到有人触摸他，就会踢脚，此时可轻轻拍打被踢的部位几下，手法须轻柔。每次可进行 5 分钟左右，每天 1 ～ 2 次。

功效：对胎儿提供适当的刺激，促使胎儿对刺激作出相应的反应，刺激胎儿大脑的功能发育。

· 拍打胎教 ·

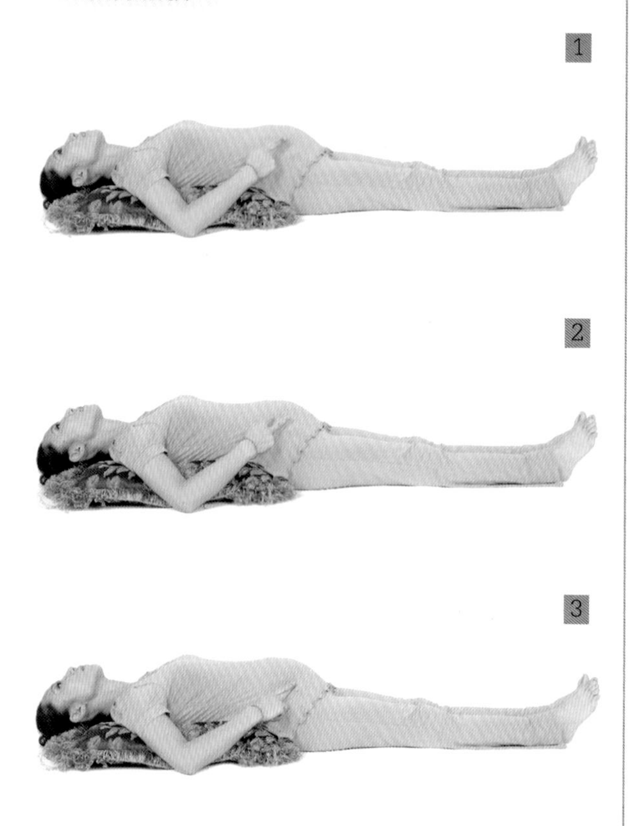

拍打胎教在孕 6 个月以后进行。

做法：1. 准妈妈全身放松，呼吸匀称，仰卧在床上，头不要垫得太高，双手轻放在胎儿位上；2. 将手掌平贴于腹壁，食指放中指上，然后食指迅速滑下，轻轻拍打腹壁，刺激胎儿活动，如同与胎儿玩耍一般。拍打胎教要在胎动较频繁时进行。每次持续 3 ～ 5 分钟，每日 1 次。

功效：准妈妈通过深情款款的拍打腹壁，给予胎儿良好刺激，可增进胎儿的智力发育。拍打胎教也可以归为运动胎教中的一种。

· 抚摸刺激胎教 ·

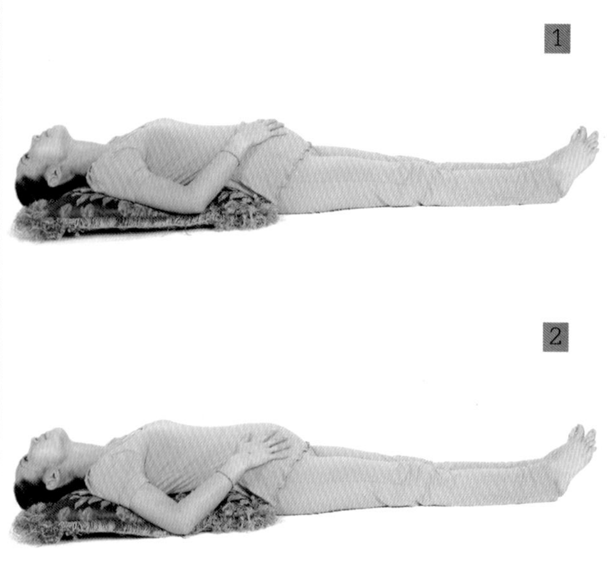

做法：1. 每天临睡前，准妈妈平躺，全身放松，用双手从上向下，由中间向两侧反复抚摸胎体；2. 然后轻轻拍摸胎体，每天坚持 5 ～ 10 分钟。

功效：抚摸胎体能增进准妈妈血液循环，也有利于胎儿的智力发育。通过抚摸把刺激传递给胎儿的大脑，加强感受器与大脑的联系，从而产生更为牢固的记忆力。如果准妈妈能坚持到预产期前 2 ～ 3 周，效果会更好。

孕晚期的运动胎教操

· 慢推法胎教 ·

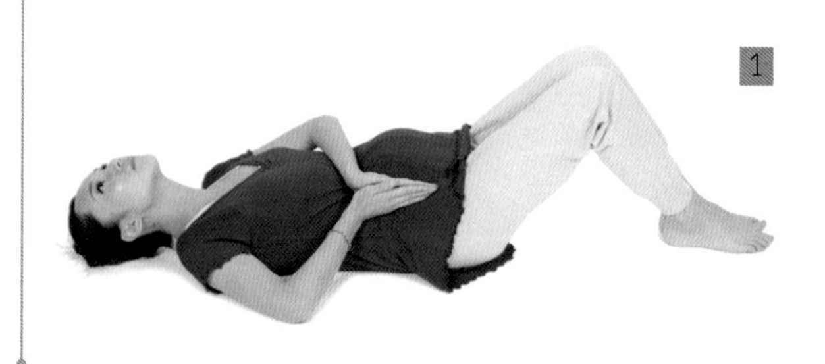

2

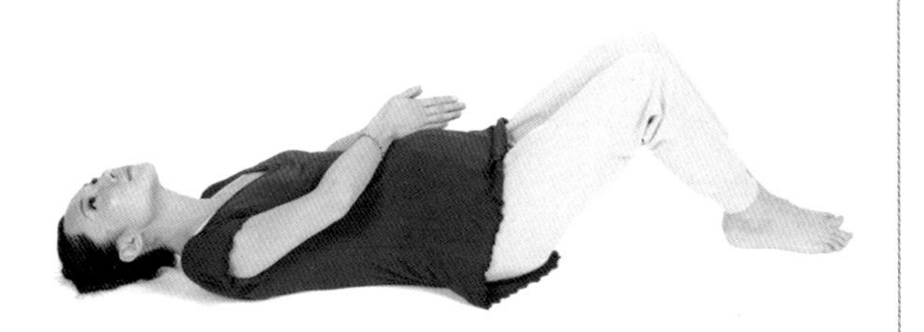

做法：1. 准妈妈选择合适的姿势，以舒适为宜；2. 准妈妈把双手合并，置于腹部的一端，从右至左或相反方向缓慢地、来回推动宝宝在体内进行移动。再伴以轻柔的说话声（动作要轻缓适度，一般不超过 10 分钟）。

功效：一开始或许胎儿因受压、受推不太习惯，一旦胎儿熟悉了母亲的手法后，也就会接受这种爱抚，主动地配合，从而进行全身运动。

· 按压胎教法 ·

1

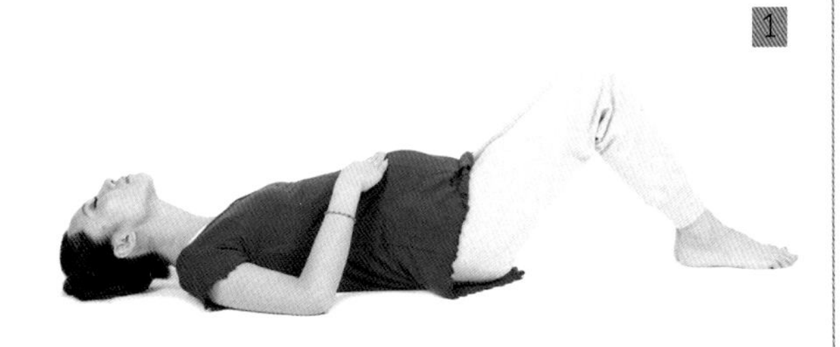

2

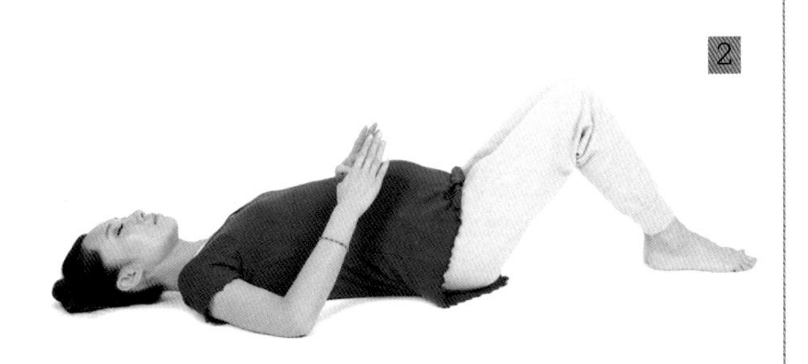

做法：准妈妈选择自己舒适的姿势，放一首自己喜欢的音乐；2. 除拇指外四指合在一起，轻轻按压肚皮后，很快弹起，只要保持稍有按压感即可，触点可以从左到右，从右到左，从上到下，从下到上。

功效：促进与宝宝的深度交流。

· 胎儿全身触摸胎教 ·

1

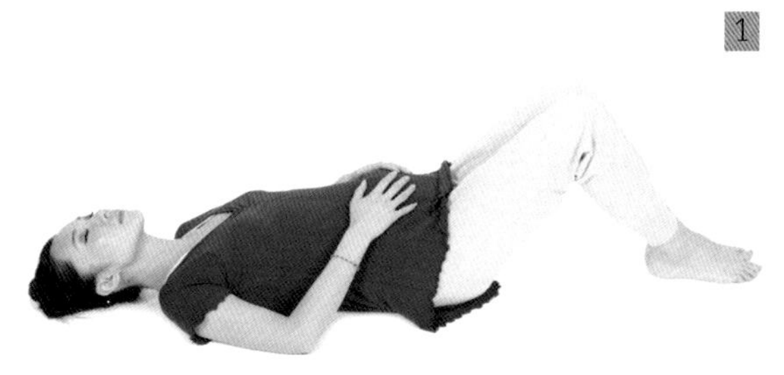

2

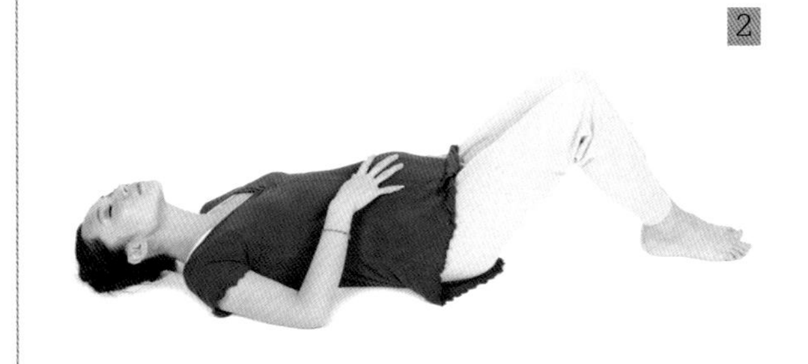

做法：1. 准妈妈选择合适的体位，用手触摸胎体；2. 有顺序地触摸胎儿，从头部开始，沿背部到臀部至四肢，动作要轻柔。每次 5 ~ 10 分钟左右。

功效：有利于胎儿感觉系统、神经系统及大脑的发育。在触摸时要注意胎儿的反应，如果胎儿是轻轻的蠕动，说明可以继续进行；如胎儿用力蹬腿，说明胎儿不舒服，就要停下来。

· 弹钢琴式全身抚摸胎教 ·

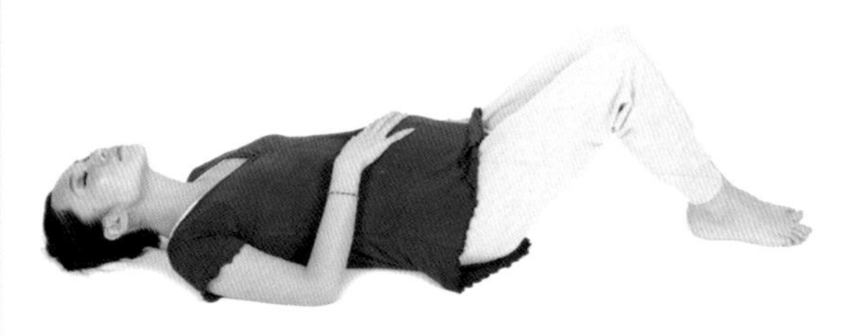

1

2

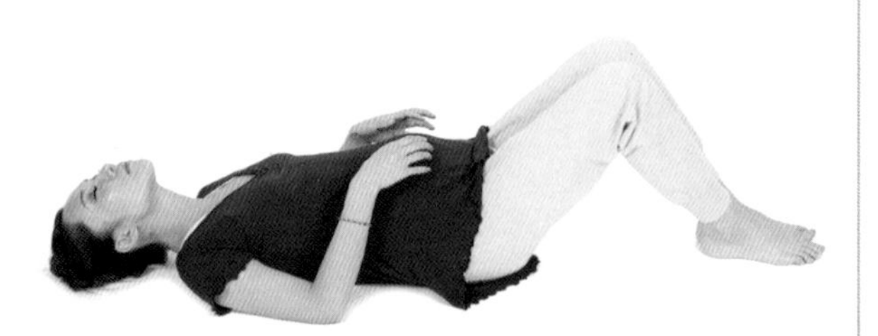

做法：1. 放一首利于胎儿胎动反应的音乐，准妈妈选择适合的姿势躺好；2. 准妈妈伴随音乐，把自己的肚皮当作一架钢琴，手指可以像弹钢琴似的，相互交错，灵巧地在肚皮上有节奏的弹动，感受宝宝给出的反应。

功效：此胎教法伴随音乐，且手指有规律的弹动，可使出生后的宝宝更有韵律感。

· 散步按摩胎儿胎教 ·

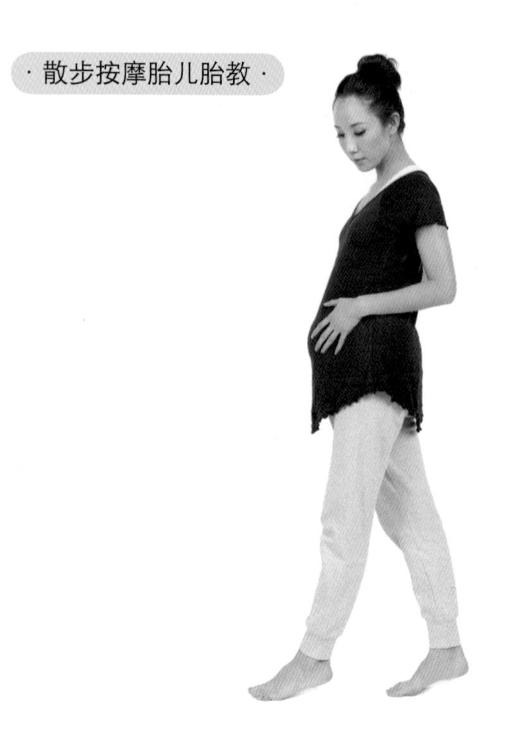

当准妈妈在自然走动的过程中，会带动子宫内羊水的晃动与胎儿的皮肤产生压力与摩擦，这种“摩擦”对胎儿的皮肤就是一种特别的“抚摸”。所以，准妈妈在孕期进行有规律的运动，除了能帮助自己控制孕期体重，对胎宝宝也是一种胎教。

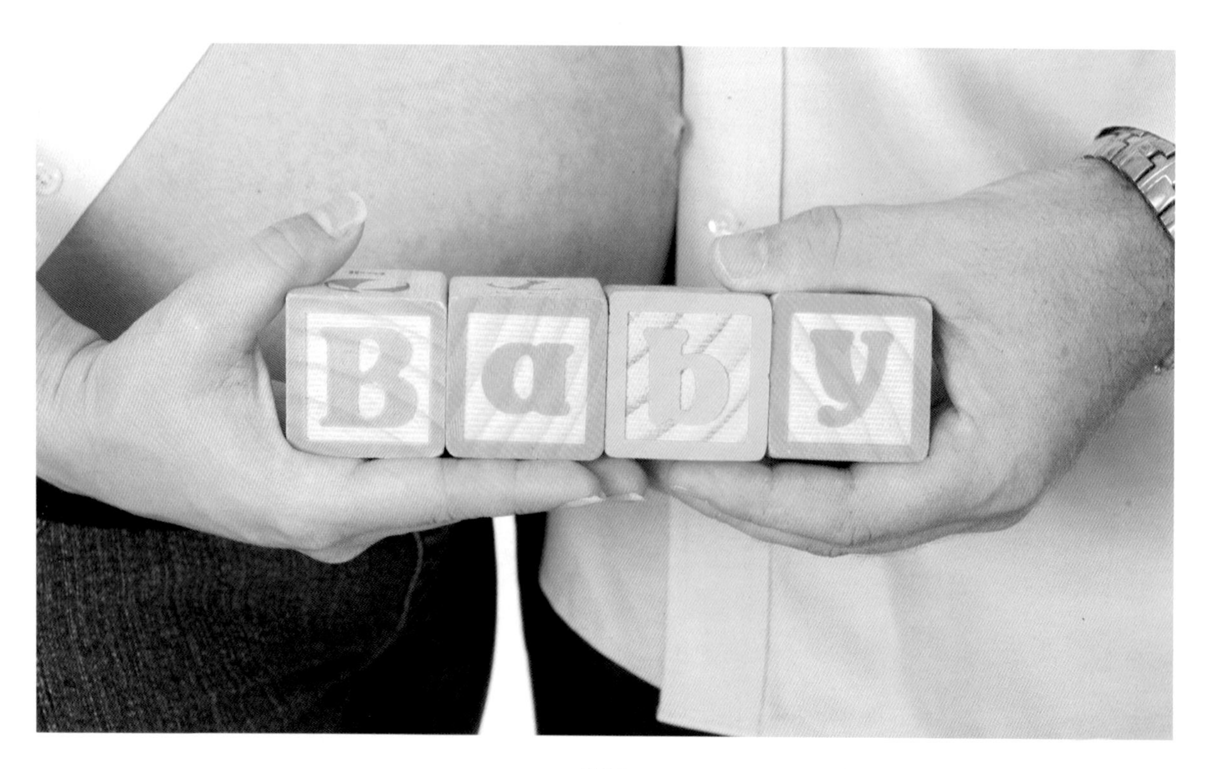

·第三篇·

产后

POSTPARTUM

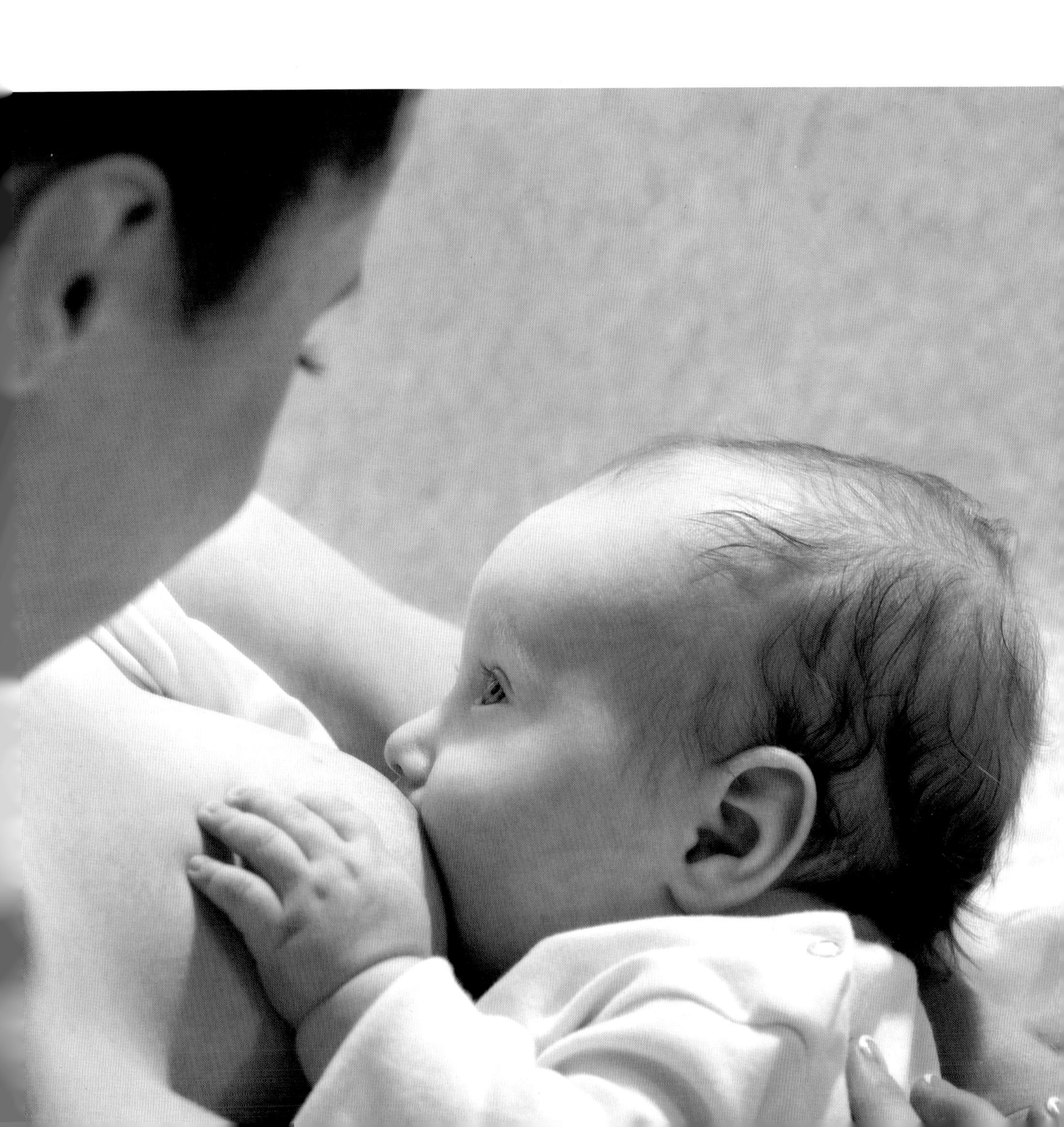

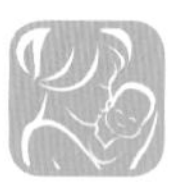

产后身体发生的各种变化

女性产后，激素水平与孕期不同，因此身体会出现一系列的变化，以适应哺乳的需要。具体来说，主要的变化有以下几点：

1. 子宫逐渐恢复。女性产后，子宫逐渐恢复，主要表现为子宫的纤维恢复和子宫内膜再生。随着子宫的收缩和恢复，局部血液供应减少，子宫体逐渐缩小。分娩后，女性的子宫底在脐下 1 ～ 2 横指，重 1000 克；以后，子宫每日下降 1 ～ 2 厘米；到了产后 10 ～ 14 天，子宫缩入盆底；直至产后 6 周，子宫应恢复到正常大小，重约 50 克。在分娩后，子宫颈呈现松弛、充血、水肿状态；至产后 1 周左右，宫颈外形及内口恢复原状；2 周左右内口关闭；4 周恢复正常大小。由于分娩挫伤，子宫颈会由未产时的圆形变成横裂口。

2. 外阴及阴道恢复。产后，女性的阴道腔逐渐缩小，阴道壁肌张力逐渐恢复。到了产后 3 周，黏膜皱襞重新出现，但达不到原先的紧张度。顺产女性的外阴，因分娩压迫、撕裂而产生水肿、疼痛，这些症状在产后数日即会消失。

3. 乳房开始泌乳。女性分娩后，乳房的主要变化就是开始泌乳。乳房通常于产后即开始充盈，变硬，触之有硬结，随之有乳汁分泌。乳汁分泌后，女性最好随时让新生儿吸吮乳房，这样可以引起反射性刺激作用，以维持乳房的泌乳功能。女性乳汁分泌的多少，与乳腺的发育、健康营养状况、精神情绪等有关。另外，女性的乳房可能有下垂现象。应该注意的是，乳房的变化是怀孕造成的，并不是哺乳的缘故，只要用合适乳罩支撑，并注意锻炼胸大肌是可以逐渐改善的。

4. 皮肤、腹部的变化。孕期女性的皮肤上或多或少都会出现不同程度的色素沉淀，下腹部出现妊娠纹。在产后，下腹正中线的色素沉着会逐渐消失；然而，腹部出现的紫红色妊娠纹会变成永久性的银白色旧妊娠纹。腹部皮肤由于受妊娠期子宫膨胀的影响，弹力纤维断裂，腹肌呈不同程度分离，在产后表现为腹壁明显松弛，但在 6 ～ 8 周后会开始恢复。

5. 产后脱发。女性在怀孕时，由于体内激素的变化，头发的寿命不但增长，而且会显得比以往更为细密柔软。而在产后，由于体内激素骤然发生变化，刺激头发脱落，造成产后容易掉头发的现象。

6. 多尿。孕期女性的体内滞留了大量水分，所以分娩初期尿量会明显增多，在产后 4 ～ 6 周会逐渐恢复。

7. 体形变化。绝大多数女性的体形在生过孩子后会发生明显变化，腹部隆起，腰部粗圆，臀部宽大。分娩后，子宫逐渐复旧，但腹肌仍旧松弛、下垂，而且这些变化需要慢慢恢复。

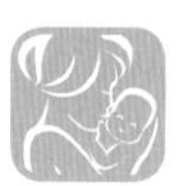

产褥期卫生的重要性

产褥期，是指女性从胎盘娩出到生殖器官恢复原状的一段时期，一般为 6 周。女性在产褥期内，各系统的生理功能改变很大，子宫内尚有创面，乳房分泌功能旺盛，机体抵抗力低，易发生感染。因此，女性在产褥期内应该好好休息，遵从医务人员的指导，及时发现和处理异常情况。

女性分娩十分耗费体力，因此产后 24 小时内应卧床休息，之后也应保持睡眠充足，每天在室内适当活动。早期活动可促进恶露畅流，有利于子宫复原和大小便畅通，并可防止盆腔或下腔静脉血栓形成。产妇可逐渐做一做健身体操，包括抬腿运动、仰卧起坐等运动以增强腹肌力量，缩肛运动以锻炼盆底肌肉。不能进行体力劳动，避免发生子宫脱垂。产后 1 小时可让产妇进流质或半流质清谈饮食，以后饮食宜富于营养，保证足够热量和水分，若哺乳，更应多进食富含蛋白质的食物，多吃汤汁食物，并遵医嘱适当补充维生素和铁剂。女性产后尿量增多，应鼓励产妇尽早自解小便，以免胀大的膀胱妨碍子宫收缩。产后的卧床休息会导致肠蠕动减弱，再加上会阴部伤口疼痛，故女性在产后常有便秘现象出现，此时应多吃蔬菜，及早起床活动有助于缓解便秘。

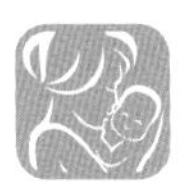

产后要早下床活动

一个健康的产妇，在消除产时疲劳后，可于产后 6 ～ 8 小时坐起来，12 小时后自己走或月嫂帮助走到厕所排便，次日便可在室内随意活动及行走。剖宫产的产妇术后平卧 8 小时后，可以翻身、侧卧，术后 24 小时可以坐起，48 小时后开始在床边活动，并开始哺乳。剖宫产术后早期的下床活动可以减少术后肠粘连，但开始活动时每次时间不宜过长，活动量可逐步增加，以免疲劳。

产妇早期下床活动可以促进身心的恢复，并有利于子宫的复原和恶露的排出，从而减少感染的机会，促使身体早日复原，减少产褥期各种疾病的发生，例如早期下床活动可减少下肢静脉血栓形成的发生率，使膀胱和排尿功能迅速恢复，减少泌尿系统的感染；促进肠道蠕动，加强胃肠道的功能以增进食欲，减少便秘的发生；还可促进盆底肌肉、筋膜紧张度的恢复等。

提倡早期下床活动，指的是轻微的床边活动，或在家人的帮助下在室内活动，并不是过早地进行大量的活动，更不是过早地从事体力劳动。

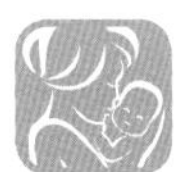

产妇要及时排尿

在正常情况下，产后 4 ～ 6 小时就会自行排尿，但有些产妇，尤其是初产产妇分娩后不能自解小便，这是由于产程较长，胎头挤压膀胱引起尿道充血、水肿，使尿道闭塞而引起的；还有的分娩时造成的会阴部伤口疼痛，使产妇不能及时把小便排出来，会引起泌尿系统感染，影响子宫复原。所以，产后及时排尿应引起产妇的高度重视。

产妇一定于产后 2 小时或 4 ～ 6 小时主动或在月嫂引导下排尿，无论有无尿意，都应主动排尿。也可在短时间内多吃些带汤的饮食，多喝红糖水，使膀胱迅速充盈，强化尿意，促进排尿。

产妇要精神放松，选择自己习惯的排尿体位，或家人用热水清洗外阴，或让产妇听流水声，诱发鼓励产妇排尿。

家人可在产妇脐下、耻骨联合上方放置热水袋，轻轻按摩膀胱部，以促进血流循环，消除膀胱壁和尿道水肿，鼓励产妇排尿。

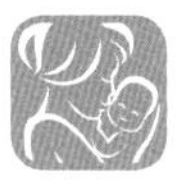

给产妇创造良好的居室环境

产妇分娩后，大量的时间在室内调养，居室内环境很重要。

（1）要清洁卫生。室内一定要打扫得非常干净。在产妇出院之前，家里最好用 3% 来苏尔水湿擦或喷洒地板、家具和 2 米以上的墙壁。要经常保持产妇房间的整洁卫生。产妇及新生儿的物品应分类整齐放置，不要随意乱放。避免过多亲友入室探望，以免影响母婴休息，且人多可造成空气污浊，尤其是患病的亲友，如感冒等疾病，易引起交叉感染。不要在产妇室内吸烟，以免污染室内空气。要随时清除便池的污垢，排出臭气，以免污染室内空气。

（2）要温度适宜。冬天室内温度保持18℃～25℃，湿度30%～80%，夏天温度23～28℃，湿度30%～60%。产妇不宜住在敞、漏、湿的寝室里，因为产妇的体质和抵抗力都较低，所以居室更需要保温、舒适；卧室通风，要根据四季气候和产妇的体质而定，即使是冬季，房间也要开窗换气。使用空调时，温度不宜过低。如果使用电风扇不宜直吹产妇。

（3）保持适度阳光。产妇居室采光要明暗适中，要用窗帘随时调节，要选择阳光辐射和朝向好的房间作为寝室，这样，夏天可以避免过热，冬天又能得到最大限度的阳光照射，使居室温暖。阳光还可杀死一些细菌，有利于卫生。

（4）要保持室内空气清新。空气的清新有益于产妇精神愉快，有利于休息。不要紧闭门窗，不要“捂月子”。每天开窗换气1～2次，保持空气新鲜。产妇要避风寒和潮湿，但避风寒和潮湿，不等于紧闭门窗，特别是在盛夏季节，紧闭门窗往往会导致产妇中暑。其实，无论什么季节，产妇居住的房间都应适时开窗保持空气流通和干燥，只是产妇不能直接受风吹而已。

（5）保持室内安静减少噪声，不要大声喧哗。避免过多亲友入室探望或过多的人来回走动，以免造成空气污染和影响产妇休息。

（6）适当美化环境。室内用具要摆放整齐，可摆些有益的鲜花、盆景。注意不要在室内放置味儿过浓的鲜花和过多的绿色植物，以免影响产妇和宝宝的健康。

坐月子是产妇恢复期

胎儿出生后，胎盘自母体娩出，从这时产妇就进入了产后恢复期。这一阶段产妇生理变化是很大的，是重要的转折时期。因为在妊娠期间和分娩时，母体的生殖器官和全身所发生的一系列变化，都需要在产后6～8周内逐步调整，除乳房外身体全恢复到孕前状况。所以，这一时期对产妇的意义很大。医学上称这段时间为“产褥期”，民间称为“坐月子”。有的健康产妇分娩当天可以出院，有的在医院住几天。不管怎样，已经进入坐月子的恢复期，这段时间产妇身体比较虚弱，需要家人的照顾。

十月怀胎会对许多器官形成长期的影响，如受压迫的膀胱、横膈上升使胸腔空间缩小，还有骨骼、肌肉、脊柱、韧带等需长时间负载胎儿及羊水的重量。产妇需利用坐月子的时候好好静养，减少活动量，让这些器官能轻松复原。

产妇在分娩时不仅需要消耗许多体力，也会造成一些损伤，如胎盘剥离时，在子宫壁留下的创面，会阴部的撕裂伤，或剖宫产手术的伤口，都需要休养，以便恢复体力，并让伤口得以复原。而坐月子期间，正好让产妇得到充分休息。

对于第一胎的产妇而言，坐月子期间更可视为心理调适的缓冲期，让产妇慢慢适应并习惯“母亲”这个新的角色。如果有长辈照顾产妇坐月子或到坐月子中心坐月子，更是产妇学习育儿技巧与经验的好时机，家人要多与产妇说话聊天，谈抚育新生儿的知识和新生儿未来的生长发育，以减轻产妇的心理压力。

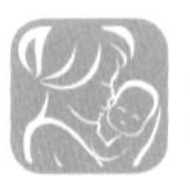

产妇坐月子期间休养的重点

产后休养内容很多，大体上包括以下方面。

（1）产妇要注意休息，以保养和恢复元气。

（2）因产后脾胃虚弱，必须注意饮食调理，恢复身体，促进下乳。要进食富于营养的高蛋白食物，更需多食新鲜蔬菜、水果；身体素弱者，还宜搭配一些药膳，并忌食过咸、过酸、生冷及辛辣刺激性食物。

（3）产后应保持精神愉快，避免各种不良的精神刺激。家人和月嫂要做到无微不至的关怀。

（4）要注意调适冷暖，随时预防寒、湿、热的侵袭。

（5）产后必须注意清洁卫生，勤换衣被。

（6）适当锻炼，有利于恢复身体。

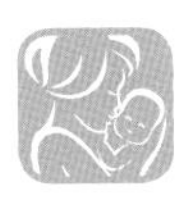

产妇在产后会出现的正常现象

（1）疲劳：由于分娩劳累，产妇十分疲乏，在产后不久即睡眠，需要几天后才能消除疲劳。

（2）体温略升：产后 24 小时内体温略有上升，但一般不超过 38℃。

（3）呼吸深而慢：每分钟仅 14 ～ 16 次，产后腹压降低，膈肌下降，由妊娠期的胸式呼吸变为胸腹式呼吸，使呼吸深慢。

（4）汗多：产后几天内，由于产妇皮肤排泄功能旺盛，排出大量汗液，尤其在夜间睡眠和初醒时更明显，不属病态，于产后 1 周内自行好转。

（5）产后宫缩痛：产后 3 天内因子宫收缩而引起下腹部阵发性疼痛，于产后 1 ～ 2 天出现，持续 2 ～ 3 天后自然消失，多见于经产妇。

（6）尿多、便秘：妊娠后期体内潴留的水分经肾排泄。产后几天，特别是 24 小时内尿多。由于活动少，进食少，肠蠕动弱，而且汗多、尿多，故常发生便秘。

（7）出现恶露：产后阴道有排出物，医学上称为恶露，一般在 3 周左右干净。

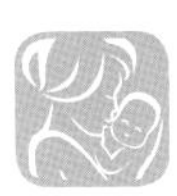

产妇坐月子第 1 周这样度过

分娩以后要在产房观察 2 个小时，无异常才可以回到病房去，回到病房后，最重要的任务是休息静养，稍休息后可好好睡上一觉，以解除因分娩带来的疲劳。为了避免空腹和口渴，可给产妇吃些简单食品和饮红糖水等，并注意排尿，要尽快给新生儿喂奶。正常顺产产妇第 1 周应这样度过：

产后第 1 天：产妇产生出汗多，这是产后汗腺异常活跃的缘故。会阴切开或撕伤进行缝合的产妇，由于伤口发紧感到疼痛，行走不便，但会慢慢习惯。血性恶露大约持续 3 天，量也很多，因此，除要在月嫂帮助下去厕所进行处理、及时消毒外，每隔 3 ～ 4 小时应进行 1 次清理、消毒。伤口缝合的产妇在小便及处理恶露时月嫂应注意不要碰着伤口，要保持清洁。

如果没有其他异常的产妇，产后睡上一觉疼痛缓解了，就能够坐在床上。分娩后 8 小时可在月嫂帮助下下地轻轻活动。会阴切开者应在分娩后 12 小时后下地活动，自己来处理大小便及恶露。虽然乳汁很少，也要让新生儿含着乳头试试，当作母婴哺乳的练习。得到医生的许可后，可在床上做产褥操，每天都要坚持。

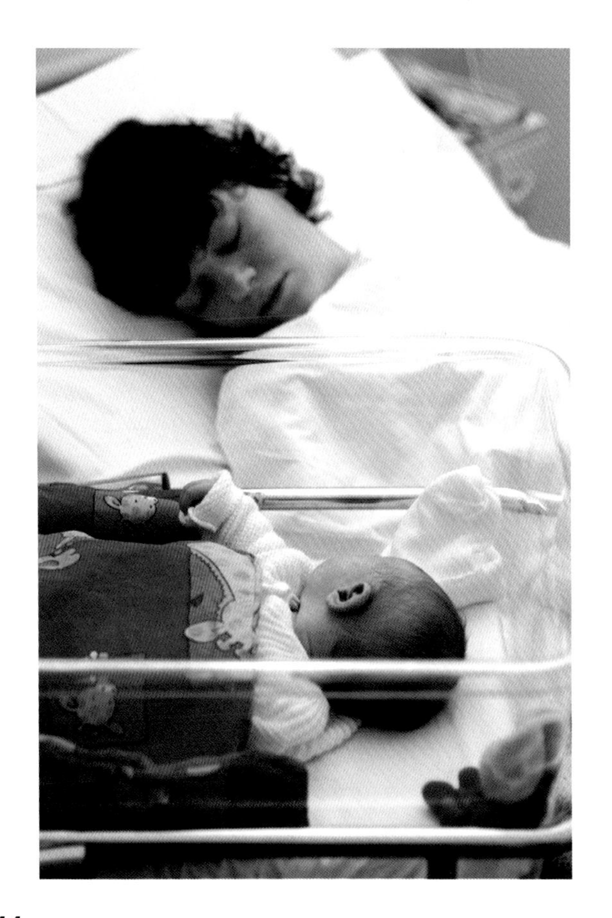

产后第2天：疲劳已基本消除，精神开始焕发。乳汁开始分泌，乳房膨胀起来。产妇可在室内步行。另外，会阴部缝合处伤口感到疼痛，特别是坐着的时候，这要过4～5天拆线后才能好转，这期间要忍耐些。继续有血性恶露，也许量比以往月经还多，如果血液中有血块要告诉医生。要继续给新生儿喂奶，注意哺乳前按摩乳房。恢复顺利、有条件的产妇可由月嫂协助进行淋浴，但还不能洗外阴部。

产后第3天：剖宫产的产妇可以下床活动。早下床活动有利于身体恢复，使乳汁分泌趋于正常，让新生儿不断吮吸。哺乳后一旦乳汁没有吸净，要用吸奶器吸出剩余奶汁，使乳房不存留乳汁，有利于下乳。

产后第4天：缝合会阴的产妇进行检查，情况顺利可拆线，也有第5天拆线的情况。拆线后的伤口刚刚愈合，大便时不要用劲儿太猛，要坚持活动，但不要太累。恶露变为褐色，量减少，黏糊糊的感觉消失。

产后第5天：缝合会阴的产妇要拆线，疼痛逐渐减轻，但仍要坚持适量运动。进行尿检、血液化验、体重测量，以便了解产后几天内身体的情况，并对新生儿进行检查。

产后第6天：恶露量减少，如果是剖宫产，一般7天后拆线，拆线后2～3天出院。

产后第7天：母婴出院。出院对于新生儿来说是第1次外出，对产妇来说也是产后第1次出门，让母婴穿好合适衣服，出院时间最好在上午9：00～10：00和下午3：00～4：00。酷暑时要避开太阳直射，隆冬要避开寒气袭人的傍晚。对乘坐的车辆和其他方面也应格外注意，要有亲人陪伴照料。

产妇第1周的饮食

（1）分娩当天的营养补充：分娩使产妇体力耗尽，筋疲力尽的产妇需要充分的休息、调养。应进食具有补养和恢复体力的食物，如红糖桂圆汤，可补气暖胃；红糖姜汤水，可益气、暖胃、化食；米酒冲鸡蛋，可祛寒、补蛋白质、去恶露；红糖大枣汤，可补气血。还可食小米红糖粥、蒸鸡蛋羹等流质食物。一般2～3小时吃饭1次，饿了即吃。流食有利于促进下乳。

（2）产后第2天可在前1天的基础上加稠加量和增加品种。如粥类之外可加小薄面片，增加易咀嚼的绿叶菜、瓜果类菜，嫩的肉类如鱼、虾肉。补充蛋白质及膳食纤维素，防止便秘。

（3）产后第3天的食物选择：在巩固前几天饮食的基础上，饮食量可逐渐增加，还可多选用下乳的食物，如鲤鱼1条，去肠杂，不去鳞，加赤小豆100克和姜醋少许，炖汤食之。黑芝麻15克，炒焦研末，每服10克，以猪蹄汤冲服。花生仁适量煮汤服。猪肝500克，黄芪100克，煮汤，肝熟后去黄芪，食肝饮汤。猪蹄1～2只，加花生米150克，同煮至烂，饮汤食花生及猪蹄等。

（4）产后4～5天的饮食调节：由于产妇体质的恢复，再加上要哺喂新生儿，产妇感到饥饿又不胀气，可服牛奶。根据个人情况，提前或错后几天均可，以减少胀气为准。恢复原来食量的产妇可加食半流质食物，如面片、小馄饨、小水饺、小豆包、花卷、包子及较软烂的菜如熘鱼片、熘肝尖等。

（5）产后第6天或第7天开始普通饮食：可在前几天的基础上加食软饭、肉末菜粥、小面疙瘩、炒菜等。向一般饮食过渡，少吃多餐，不可吃得太饱。

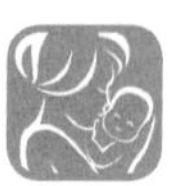

产妇产后2～4周活动及注意事项

第2周：此时产妇虽然还需躺着休息，但起来活动的时间比上一周多了，可以开始进行部分轻微的家务劳动，这 1 周的奋斗“目标”是产妇能从床上起来多走动走动。由于夜间多次喂奶与更换尿布，经常有嗜睡现象。产后容易造成睡眠不足，一旦感到疲劳，必须立即躺下休息。家人夜间要多照顾新生儿，以减轻产妇的活动。此时乳房的大小约为怀孕前的 2 倍，可能有些发胀，应热敷和按摩。第 2 周恶露即将结束，可以更换使用较小的护垫。不要提重物。

第 3 周：不论是产妇还是新生儿都要逐步走向“正轨”，产妇体力逐渐恢复；恶露趋于干净；新生儿吃睡逐渐有规律了。产妇做家务以及日常生活也都正规化了。当然不必十分勉强，每位产妇体力恢复也各不相同。本周末就接近“满月”了，这时乳母和婴儿都可以出屋了，但最好避免长时间待在室外。

第 4 周以后的生活，则是比较随意了。产后 6 ～ 8 周，产妇基本上康复，新生儿也长大些了。按规定，42 天（6 周）应该去医院做产后检查，或上公园转转，放松一下心情。有的产妇坐完月子后过于肥胖，那就要注意减肥，不要错过成功减肥的最佳时机。

产后几天卧床休息要求

产妇产后身体虚弱，气血不足，妊娠时子宫、脏器、膈肌发生位移，而产后这些器官要回复到原来位置，子宫要排除恶露，必须保证充分休息和正确的卧床养息才有利于气血恢复，有利于排除恶露，有利于膈肌、心脏、胃下降回位。

分娩完毕，不能立即上床睡卧，应先闭目养神，稍坐片刻，再上床背靠被褥，竖足曲膝，呈半坐卧状态，不可骤然睡倒平卧。如此半卧 3 日（指白天）后才能平卧或侧卧、仰卧。闭目养神的目的在于消除分娩时的紧张情绪，安定神志，解除疲劳；半卧坐的目的在于气血下行，气机下达，有利于排除恶露，使膈肌下降，子宫及脏器恢复到原来位置。在半坐卧的同时，家人用手轻轻揉按产妇腹部，方法是以两手掌从心下推至脐部，在脐部停留做旋转时应比在脐部稍长。如此反复下推，推按 10 余次，每日 2 ～ 3 遍，可使恶露、瘀血不停滞在腹中，还可避免产后腹痛，产后子宫出血，帮助子宫复原。

历代医家都主张：刚生产不可立即上床熟睡，应先闭目养神，如果产妇熟睡，家属应随时唤醒。

另外需注意的是，产妇睡觉时，要注意不可左侧卧，这样心脏易受压，影响心脏的血液循环，应右侧卧，肢体自然屈曲，使全身肌肉筋骨放松，有利于消除疲劳和保持气道、血络通畅。

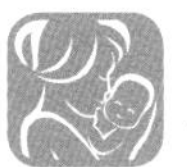

产妇护理会阴部

产妇产后会阴部常会发生充血和水肿，有的可能还有程度不同的会阴明显裂伤等。另外，尿道口、阴道口、肛门均交会在这一特殊部位，所以这一部位很容易被尿便污染，加之产后阴道内不断有恶露排出，若不注意加强会阴部的护理，常易引起会阴部以至生殖系统的感染。产妇护理会阴部很重要。

（1）注意会阴部的清洁、干燥。产后每天至少要在家人帮助下用专用的清洁盆清洗会阴部两次。冲洗一般用温开水即可，不需要加其他药物。若有会阴部撕裂伤等，则可用温开水或 1∶5000 高锰酸钾溶液冲洗，并在每次大便后洗 1 次。在每次冲洗后都要更换消毒的卫生巾。为保持干燥，要经常更换内裤，内裤洗后要晾在阳光下充分曝晒，以利于杀菌，预防感染。最好使用一次性消毒卫生巾。

（2）在产后24小时内，在会阴、阴唇、肛门等处放置冰袋，可以减少水肿，24小时后可以试着热水坐浴或热敷。

（3）产后应使会阴撕裂伤口部位在上方，保持卧位或坐位。一方面，可使产后恶露尽量不侵入伤口；另一方面，可以改善局部伤口的血液循环，促进伤口愈合。

（4）会阴部肿胀明显的产妇，疼痛持续不断，家人可帮助产妇用温热毛巾热敷以助消肿，每天3次；严重者可用95%酒精纱布或50%硫酸镁溶液进行局部热敷、湿敷，每天2次。卧位时，要尽量将臀部抬高一些，利于体液回流，减轻伤口水肿和疼痛。

（5）若发现会阴部撕裂伤有红肿、灼热、渗出物、剧痛或突然发热、分泌物有恶臭等异常现象，必须尽快到医院就诊。

会阴部切开产妇的护理

会阴部切开是产妇在分娩时医生为了避免分娩造成会阴部严重撕裂和胎儿头部受到太大压力而采取的医疗措施。由于会阴部多了手术伤口，所以，在月子里要比一般产妇更要注意会阴部的护理，以防止感染，减轻疼痛，安全康复。要注意观察会阴部和帮助护理。

（1）伤口血肿：一般表现在缝合后1～2小时刀口部位即出现严重疼痛，而且疼得越来越厉害，甚至肛门部有坠胀感，如果伤口出血，血肿形成，应找医生进行妥善处理，必要时及时拆开缝线，消除血肿，缝扎出血点，重新缝合，使疼痛明显减轻直至消失，伤口可以正常愈合。

（2）伤口感染：一般在产后2～3天，伤口局部有红、肿、热、痛等炎症表现，并可有硬结，挤压时有脓性分泌物。遇到这种情况，应在医生的指导下服用合适的抗生素，并拆除缝线，以便脓液流出。同时可采用理疗来帮助消炎，或由用1∶5000的高锰酸钾温水溶液坐浴。这样一般1～2周后会痊愈。

（3）家人要帮助产妇处理会阴切开的伤口：如用消毒液帮助冲洗伤口，每次大便后冲洗1次，并注意避免大便等脏物污染伤口。拆线后，多数产妇已出院回家调养，如果恶露还没有干净，仍要坚持每天用温开水洗外阴部2次。另外，要多喝水，多吃蔬菜、水果，保持大便通畅，防止伤口裂开。如果大便干结，可服些缓泻药。大便时以坐式为好，应尽量避免蹲式。

（4）拆线后保健：虽然伤口外部都已完全长好，但伤口内部还需一段时间的巩固，所以拆线后产妇不要过多走动，运动量也不能太大，只能做些轻微的活动。

在一般情况下，经过2～3周后，会阴部伤口的疼痛和不适感才会完全消失。

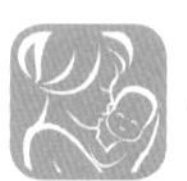

剖宫产伤口的护理要求

剖宫产的伤口较大，发生感染的概率也相对较高。另外，皮下脂肪越厚，伤口感染的概率越大，所以较胖的产妇更应注意产后伤口的护理。

（1）剖宫产的产妇原则上不要淋浴，若伤口碰到水，要立刻用碘酒消毒，同时盖上消毒纱布。清洁皮肤选择擦浴较安全，直到拆线后再淋浴。

（2）伤口结痂时，最好让其自然脱落，切勿用手去抓。因为过早地揭痂会把尚停留在修复阶段的表皮细胞带走，甚至撕脱真皮组织，影响伤口的愈合，易留下瘢痕。如果伤口出现刺痒，可由月嫂帮助涂抹一些外用药[如氟轻松（肤轻松）、曲安西龙（去炎松）、地塞米松等]止痒。

（3）注意饮食保健。产妇应多吃水果，可

做一些鸡蛋、瘦肉、肉皮等富含维生素C、维生素E以及人体必需氨基酸的菜肴。这些食物能够促进血液循环，改善表皮代谢功能。

（4）保护瘢痕处的清洁卫生。月嫂帮助及时擦拭汗液。当出现痒感时，不要用手搔抓，可用水烫洗的方法止痒。

（5）当腹部伤口有红肿、灼热、剧痛、渗出物等情形时，应入院就医。

（6）避免拉扯伤口。剖宫产的产妇在月子里的运动方式和运动量可视情况而定。

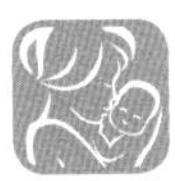

剖宫产后要注意异常变化

剖宫产后可能出现某些异常现象，对此不可大意，应查其原因，进行处理。

（1）体温：剖宫产术后，产妇一般都有低热（38℃左右），这是由于手术损伤的刺激和术后机体对伤口处出血的吸收所致，均属于正常现象。产妇每天2～3次测体温，若术后出现持续高热不退（38.5℃以上）则属异常，应立即找医生查明原因(多见于感染)并及时处理。

（2）脉搏、血压：术后产妇的脉搏、血压均应较术前低。每天给产妇测脉搏和血压，若出现脉搏加快而血压却明显偏低，应考虑是否还有原发或继发的出血存在,要立即检查和处理。

（3）局部异常现象：局部异常现象可分为近期和远期两种情况。近期的异常现象主要是：切口感染、切口深层及浅层出血等；远期异常现象主要是：线头存留、缝合处反复红肿、疼痛，切口处腹壁薄弱形成切口疝，腹腔器官粘连，子宫恢复不良等。

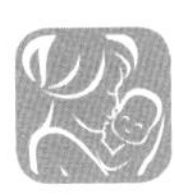

产妇要保护乳房

哺乳期产妇要保护乳房，可避免乳头损伤及乳腺炎的发生。

（1）哺乳前轻柔地按摩乳房，有利于刺激泌乳反射。

（2）擦洗乳头。月嫂要注意如因清洁需要，可用温水擦洗，不要用肥皂、酒精等擦洗，以免引起局部皮肤干燥、皲裂。

（3）喂奶姿势要正确，让婴儿含住乳头和大部分乳晕。家人可在开始喂奶时帮助产妇学会喂奶的正常姿势。

（4）产妇感到乳胀时，月嫂可用手轻揉乳房或用热毛巾热敷。

（5）新生儿每次吃完奶，乳房里仍有余乳，家人可帮助挤出，有利于下乳和防止乳胀。

（6）戴大小合适的乳罩，以托起乳房，改善血液循环，可根据乳母乳房的变化到商店给产妇选适宜的乳罩。

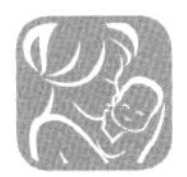

产妇要控制看电视、看书报的时间

彩色电视使普通家庭均受到低剂量的放射性污染。假如产妇长期受到来自彩电产生的放射性辐射，对身体是不利的。产妇在身体尚未康复时长时间看电视，容易产生双眼疲劳，视觉模糊。产后妇女身体虚弱，供血不足，很容易发生屈光不正等眼病。眼部肌肉如果长期处于紧张状态，调节过度就会出现头痛、胸闷、恶心，眼睛胀痛、畏光等眼病。所以说，产妇应减少看电视的时间，一般每天最好不超过1个小时。另外，与电视机保持正常距离，不要太近，以使眼睛得到充分休息。尤其是身体虚弱的产妇更要少看电视，以免引起不适，影响身体康复。

产后最初几天最好半坐起来，在很舒适的位置看书或读报，不要躺着或侧卧阅读，以免影响视力。阅读时间不应太长，以免造成视力疲劳。光线不要太强，以免刺眼，也不应太暗，要亮度适中。产妇不要看惊险或带有刺激性的

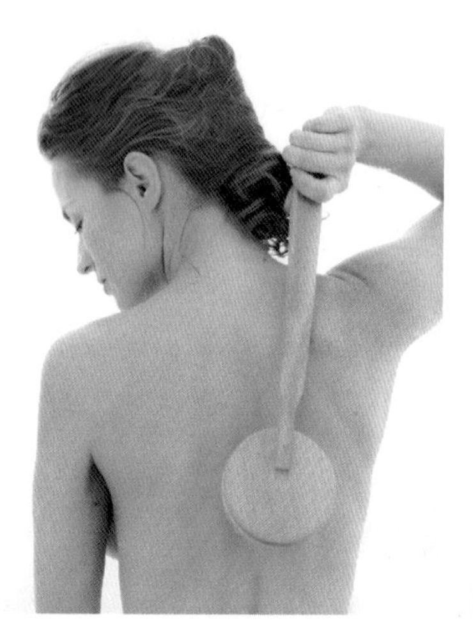
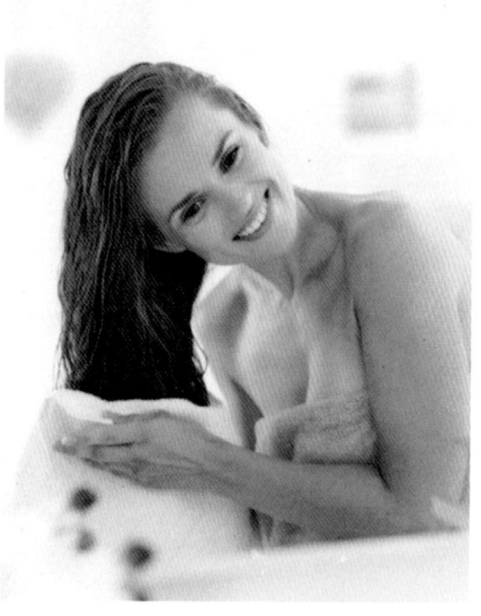
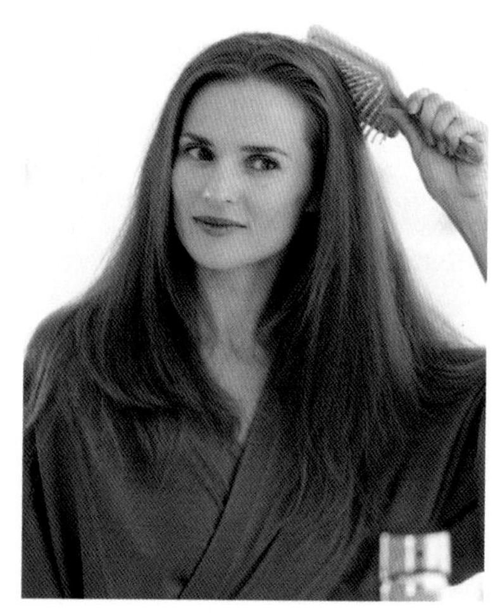

书籍，以免造成精神紧张。看书也不能看到很晚，以免影响睡眠，睡眠不足会使乳汁分泌量减少，应加以注意。产妇无事，要看电视、看书、看报打发时间，家人要对产妇看电视、看书报的时间加以控制。

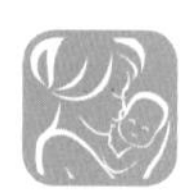

产妇用电风扇、空调的要求

现在许多家庭都安装了空调或电风扇，在炎热的夏天时室内仍可保持适中的温度，给人以舒适的感觉。产妇的居室也可以使用空调、电风扇，但室内温度应以 26 ~ 28℃为宜，不要调得过低。产妇、新生儿要远离空调和电风扇。每当开一段时间空调和电风扇后，就应开窗通风，以保持室内空气新鲜。

产妇在分娩后汗腺分泌旺盛，产后体质下降，应该避免风直吹到身上。特别是不要用电风扇直接给产妇降温。但这并不是说产后一定不能使用电风扇。居室中使用电风扇，可以让电风扇吹出的风刮向墙壁或其他的地方，利用空气对流或者返回的对流风来给产妇降温。同时保持室内宽敞、整洁，打开门窗，降温防暑，可保证产妇和婴儿不发生中暑，顺利度过炎热的夏天。

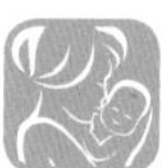

产妇要梳头、洗头

（1）月子里产妇宜常梳头。因为产妇分娩后汗腺分泌旺盛，如果不梳头，时间长了蓬头垢面，臭气难闻，很不卫生。经常梳头既能保持头发清洁，又能加速血液循环，供应营养，达到防止脱发的目的。若头发过长，黏结难理，宜在家人帮助下缓慢梳理，以下扯痛头皮为宜，最好于产前将头发剪短，便于产后梳理。产妇要经常用木梳梳头，也可用 10 个手指像梳子一样梳理头发，以改善头皮血液循环，增加毛囊的营养供给，防止脱发和促进新发生长。木梳梳头可避免发生静电刺激头皮。

（2）月子里产妇要定期洗头。产妇长时间不洗头，头皮不清洁，会影响毛囊细胞呼吸，引起脱发或加重脱发。相反，产妇新陈代谢旺盛，汗多，适时洗头对于促进头皮局部血液循环、保持乌黑亮丽的头发是非常重要的。产妇要在月嫂帮助下每周洗头 2 ~ 3 次。洗头时，可用指腹按摩头皮。

洗头后及时把头发擦干，再用干毛巾包一下，避免湿头发水分挥发时带走大量的热量，使头皮血管在受到冷刺激后骤然收缩，引起头痛。洗完头后，在头发未干时不要结辫，也不可马上睡觉，避免湿邪侵入体内，引起头痛和颈痛。

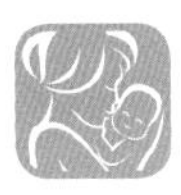

产妇坐月子期间要坚持洗澡

产妇在分娩时大量出汗，产后代谢旺盛，许多代谢的废物要排出体外。产妇出汗很多，还有恶露不断排出，再加上产后泌乳，乳房胀满还会滴乳汁，如不及时清洗，便会使汗液、乳渍及污垢在皮肤上堆积，很容易出现皮疹。而且产妇分娩后体力消耗大，抵抗力降低，很容易引起皮肤感染。因此产妇必须洗澡。洗澡才可使身上清洁和促进全身血液循环，加速新陈代谢，促进汗腺孔通畅，有利于体内代谢产物由汗液排出，还可以调节自主神经，恢复体力，解除肌肉和神经疲劳。

产后产妇洗澡应特别注意寒温得当，严防风、寒、暑、热乘虚侵入，做到“冬防寒，夏防暑，春秋防风”。冬天洗澡时，必须入室避风，遮围四壁。洗澡时室温以 28 ～ 30℃、水温 37℃左右为宜。洗澡时不宜大汗淋漓，汗出太多易伤阴耗力，容易导致头晕、晕闷、恶心欲吐等。夏天浴室里的空气要流通，浴水的温度最好与体温接近，约 37℃，不可贪凉用冷水，图一时之欢而后患无穷。产后接触冷水，将来会患月经不调、身痛等病。产妇洗澡前，家人调好室温和水温，洗澡时适当帮忙。洗澡必须淋浴，不宜坐浴（盆浴），以免发生生殖道及其创面感染。

洗澡时间：夏天产后 3 天便可由月嫂帮助擦浴，冬天宜在 1 周后再擦洗。洗澡的次数以比正常人少为宜。如果产后会阴部无伤口，疲劳已基本恢复，在产后 1 周可淋浴。如果会阴切口大，或裂伤严重，腹部有刀口，则须待伤口愈合约 10 天以后才能淋浴，在此期间可以在月嫂帮助下进行擦浴。洗浴时间不要过长，5 ～ 10 分钟即可，浴后尽快擦干身体，穿好衣服，以防感冒。夏季每日淋浴 1 次，春秋冬应 3 ～ 5 天淋浴 1 次。

站立有困难的产妇，不能淋浴，可由家人帮助擦澡。擦澡的方法：用烧开的水及米酒水各半，加入 10 毫升的药用酒精及 10 克的盐，掺和成擦澡水，用毛巾沾湿、扭干，替产妇擦拭多汗的地方，早上、中午、晚上各擦 1 次，若冬天非常寒冷时，则擦一次即可。擦拭干净后还要敷上不带凉性的痱子粉，腹部如果绑有腹带，腹带也要适时地更换。

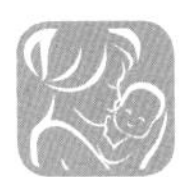

产妇的衣着注意事项

产妇的衣着应注意以下几点。

（1）衣着应宽大舒适。有些产妇怕产后发胖，体形改变，便穿紧身衣服、牛仔裤来束胸、束腹。这样的装束不利于血液流通，特别是乳房受压易患乳腺炎。正确的做法应该是衣着宽大，以活动自如为好。贴身衣服以布衣为好。腹部可适当用松紧合适的布腹带束紧，以防腹壁松弛下垂，也有利于子宫的复原。

（2）衣着要做到厚薄适中。产后因抵抗力有所下降，衣着应根据季节变化注意增减。天热不一定要穿长袖衣、长裤和头包毛巾，不要怕暴露肢体。如觉肢体怕风，可穿长袖衣裤。夏季应注意防止长痱子或中暑。即使在冬天，只要屋子不漏风，不需要包头和戴帽子。

（3）佩戴合适胸罩。产妇在哺乳期应佩戴合适的窗式结构的棉制吸水胸罩，以起到支托乳房、方便哺乳的作用，否则会使双侧乳房下垂，胸部皮肤失去原有的弹性。这样不仅影响乳房的血液循环，影响乳汁的分泌，而且难以恢复乳房原来的形态，从而失去优美的体态。佩戴的胸罩一定要大小合适，松紧适度，应选择柔软的棉织物或真丝织品，且吸水性好。白天戴上胸罩，晚上睡觉时要脱下。胸罩应经常换，保持清洁卫生。

（4）鞋子要软。月子里以选择柔软的布鞋

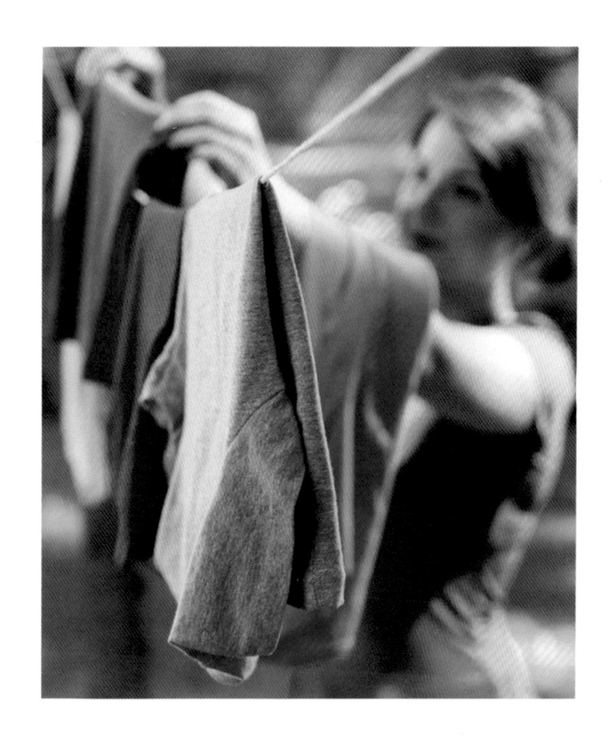

为佳，不要穿硬底鞋，更不要穿高跟鞋，以防日后足底、足跟痛或下腹酸痛。此外，产后不要赤足，要穿好袜子。赤足会受凉，危害健康。

（5）要保证产妇衣服勤换、勤洗、勤晒。产妇新陈代谢旺盛，产褥汗多，乳汁经常溢出沾染衣服，干燥后衣服变硬易擦伤乳头，加上恶露不断从阴道排出沾染衣服，易引起细菌滋生，引发多种感染，危害母婴健康，所以衣服要勤换、勤洗、勤晒，特别是贴身内衣更应经常洗换，短裤在产后 10 天内最好 1 天 1 换，内衣也要 1 天 1 换，以保持卫生清洁，防止疾病。

产妇在月子里宜常吃的食物

（1）小米粥。同等重量的小米含的铁比大米高 1 倍，维生素 B_1 比大米高 1.5 ～ 3.5 倍，维生素 B_2 比大米高 1 倍，纤维素含量比大米高 2 ～ 7 倍。粥含水量大，有利于下乳。小米粥易于消化吸收，这对产妇尽快补充营养有益。

（2）面汤。面汤最适宜产妇食用，既可下挂面，又可做薄面片、细面条汤，营养较为全面。在汤中加上 1 ～ 2 个鸡蛋和适量西红柿，既富有营养且易消化，又利于产妇补养。

（3）牛奶。牛奶含有丰富的蛋白质和钙、磷及维生素 D 等，是补充体内钙质的好食品，且容易被人体吸收利用，对产妇健康的恢复及乳汁分泌很有好处。产妇可根据自己的饮食习惯，每日饮用牛奶 250 ～ 500 毫升。

（4）鸡蛋。鸡蛋中蛋白质及铁含量较高，并含有许多其他营养素，且容易被人体吸收利用，还无明显的“滞胃”作用，对于产妇身体康复及乳汁的分泌很有好处。鸡蛋的吃法可采用多种形式，如蒸蛋、水煮蛋等，每日以 2 ～ 3 个为宜，一次吃得太多胃肠吸收不了，不但浪费，对身体也无益，而且易引起消化不良。

（5）营养汤。味道鲜美，能促进食欲及乳汁分泌以及产妇身体的康复，如炖猪蹄汤、牛肉汤、鸡汤、排骨汤等轮流食用。喝汤时，要除去上面的油脂。

（6）鸡肉。鸡肉营养丰富，哺乳的产妇如果乳汁不足，为了增加乳汁可食用公鸡。公鸡的睾丸中含有雄激素，雄激素有抗雌激素的作用，产妇食后可减少血液中雌激素的含量，从而有利于发挥催乳素的泌乳作用，使产妇的乳汁增加，达到催乳的目的。

（7）蔬菜。新鲜蔬菜含有大量维生素、纤维素和微量元素，能防止产妇便秘。产妇还可以吃些海带，海带含钙、碘、铁较多，这些元素对产妇都有益。此外，胡萝卜、菠菜、白菜、西红柿、柿子椒等宜配炒瘦肉、鱼虾、肝等一起吃，会使营养成分更丰富，对身体恢复和下乳有益。

（8）水果。水果含有维生素和矿物质较多，它能帮助消化，促进排泄，增加乳汁分泌，产妇每日应吃各种水果 200 ～ 250 克。水果不同冷饮，不伤脾胃，也不影响子宫收缩，产后吃水果对身体恢复和增强抗病能力以及分泌乳汁都有益。

(9) 鲤鱼。产妇吃鱼有益，吃鲤鱼更为有益。鲤鱼富含蛋白质、钙、磷、镁及B族维生素等。研究表明，鲤鱼能促进子宫收缩，去除恶露，还有滋补、健胃、利水、利尿、消肿、通乳、消热解毒等功效，是产妇康复和催乳的理想食物。

(10) 芝麻。芝麻营养极其丰富，补血、补肝、补钙、益肾、润肠、通乳，有利于新生儿健脑。

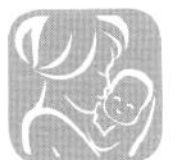

适宜月子里吃的蔬菜

(1) 莲藕。莲藕里含有大量的淀粉、维生素和矿物质，营养丰富，清淡爽口，是祛瘀生新的良药。能够健脾益胃，润燥养阴，行血化瘀，清热生乳。产妇多吃莲藕能及早清除腹内积存的瘀血，增进食欲，帮助消化，促进乳汁分泌，有助于新生儿的喂养。

(2) 黄花菜。黄花菜中含有蛋白质及磷、铁、维生素A、维生素C等，营养丰富，味道鲜美，尤其适合做汤用。中医学认为，黄花菜有消肿、利尿、解热、镇痛、补血、健脑的作用。产褥期容易出现腹部疼痛、小便不畅、面色苍白、睡眠不安等症状，多吃黄花菜可消除以上症状。

(3) 黄豆芽。黄豆芽中含有大量蛋白质、维生素C、纤维素等。蛋白质是生长组织细胞的主要原料，能修复生新生儿时损伤的组织；维生素C能增加血管壁的弹性和韧性，防止产后出血；纤维素能通肠润便，防止产妇发生便秘。

(4) 海带。海带中含碘和铁较多。碘是制造甲状腺素的主要原料，铁是制造血细胞的主要原料，产妇多吃这种蔬菜，能增加乳汁中的能量，新生儿吃了这种乳汁，有利于身体的生长发育，防止发生呆小症。铁能制造血细胞，有预防贫血的作用。

(5) 莴笋。莴笋含有多种营养成分，尤其含矿物质钙、磷、铁、钾较多，有助长骨骼、坚固牙齿、利小便等作用。中医学认为，莴笋有清热、利尿、活血、通乳的作用。尤其适合产后少尿、无乳的产妇食用。

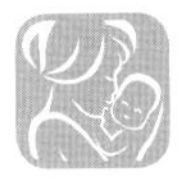

产妇坐月子宜吃的水果

(1) 苹果。可防治坏血病，能使皮肤滑润光泽。其黏胶和细纤维能吸附并能消除细胞中的毒素，能涩肠、健胃、生津、解暑，还能降低血压和胆固醇，有利于患妊娠高血压综合征的产妇的康复。苹果中含有大量钾盐，能与体内过多的钾盐结合并排出体外，调节血压。

(2) 香蕉。香蕉含钠少，预防高血压热量较低。中医学认为，香蕉性寒，味甘，有止烦渴、润肺肠、通血脉、利胆降压的功效，是防治便秘、调节不良情绪的首选水果。

(3) 荔枝。中医学认为，荔枝味甘、酸、性温，有补脾益肝、止咳养神和生津止渴、健

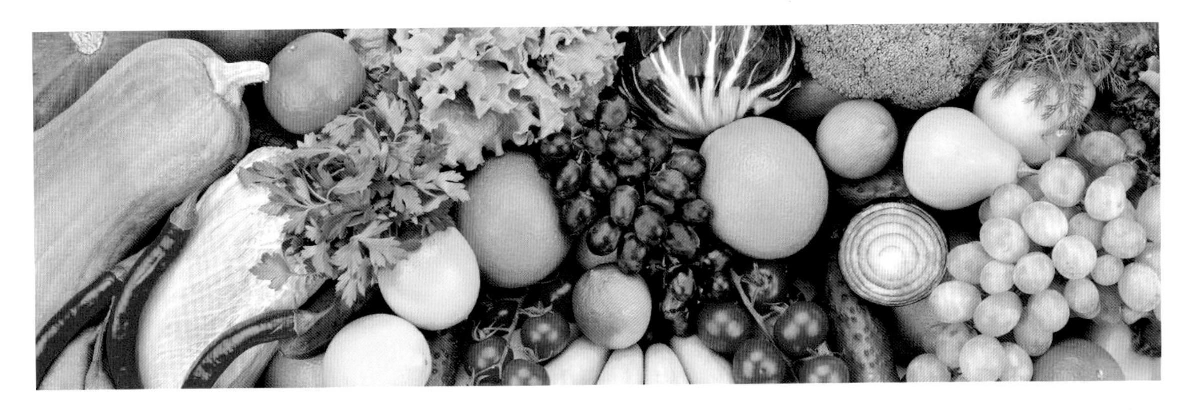

气的作用。可减少产后恶露，尤其对产后肝脾虚弱者有保健作用。但注意不要过食。

（4）山楂。产妇生新生儿后过度疲劳，往往食欲不振、口干舌燥、饭量减少，如果适当吃些山楂，能够增进食欲，帮助消化，加大饭量，有利于身体康复和哺喂婴儿。另外，山楂有散瘀活血的作用，能排出子宫内的瘀血，减轻腹痛。

（5）红枣。红枣是水果中最好的补药，具有补脾和胃、益气生津、调整血脉和解百毒的作用，尤其适合产后脾胃虚弱、气血不足的人食用。其味道香甜，吃法多样，可口嚼生吃，也可熬粥蒸饭熟吃。

（6）桂圆。产后体质虚弱的人适当吃些新鲜的桂圆或干桂圆肉，既能补脾胃之气，又能补心血不足。

（7）橘子。橘子含大量维生素C和钙。产妇生新生儿后，子宫内膜有较大的创伤，出血较多，如果吃些橘子，便可防止产后继续出血。钙是构成婴儿骨骼、牙齿的重要成分。产妇适当吃些橘子能够通过乳汁把钙质提供给新生儿，这样不仅能促进婴儿牙齿、骨骼的生长，而且能预防婴儿发生佝偻病。另外，橘核、橘络有通乳作用，产妇乳腺管不通畅时，除可引起乳汁减少外，还可发生急性乳腺炎，影响对婴儿的喂养。吃橘子能够避免以上现象的发生。

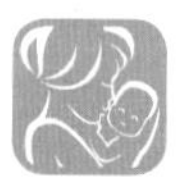

哺乳期女性饮食对婴儿的影响

哺乳期女性的饮食合理与否，与乳汁的质量好坏关系密切，乳汁的质量又关系到婴儿的身体健康和生长发育，因此，哺乳期女性要特别注意饮食的科学合理，营养的充足均衡，以保证自身和婴儿的健康。

合成母乳的原材料全部都是从母体中摄取的，如果女性在哺乳期营养不良，或膳食结构不合理，都会影响到乳汁的质量，也会导致乳汁分泌减少，不能满足婴儿的需要。有报道指出，女性在哺乳期若自身营养状况良好，在前6个月，泌乳量每天可达600～700毫升；若营养不良，泌乳量每天约为400毫升；而严重营养不良者，则下降至100～200毫升。哺乳期女性严重营养不良时，除泌乳量减少外，乳汁中的脂肪、维生素、矿物质等都会受到影响。

母乳中钙的含量比较恒定，如果女性在哺乳期摄入的钙不足，身体会动用自身的钙，释放到乳汁之中。如果哺乳期女性长期缺钙，那么，乳汁中的钙含量也会下降，从而影响到婴儿的生长发育和身体健康。不仅如此，哺乳期女性不断动用自身的钙来满足婴儿的需求，就会导致自身缺钙，出现一系列因缺钙导致的疾患。母乳中的铁含量很低，哺乳期女性膳食中铁含量的多少对乳汁中铁含量的影响甚微；而母乳中锌含量与膳食中锌的摄入量有一定的关系；母乳中铜的含量也与乳母动物性蛋白质的摄入量有关；哺乳期女性硒和碘的摄入量与乳汁中这两种元素的浓度更是密切相关。一旦哺乳期女性营养不良影响到乳汁的质和量，就不能满足婴儿生长发育的需要了，还可能导致婴儿出现营养缺乏病。

总之，哺乳期女性营养状况的好坏直接影响到乳汁中营养素的含量，进一步影响婴幼儿的生长发育与身体健康。因此，哺乳期女性合理安排膳食，保证充足的营养供给，对于母婴健康都是非常重要的。

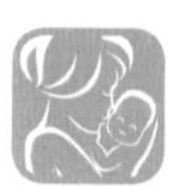

产妇尿潴留应采取的办法

产妇于分娩后3～4小时应当排1次小便，大多数产妇都能顺利地排出尿来，但有些宫缩乏力，产程延长或助产分娩的产妇，往往发生排尿困难，医学上称为尿潴留，此种情况要积极采取如下措施。

（1）让产妇多饮水。

（2）督促产妇起床排小便，小便时可采取半蹲半立的姿势。

（3）月嫂用温水冲洗尿道周围，或让产妇听流水声，以诱导其排尿。

（4）月嫂在产妇下腹部放置热水袋，以刺激膀胱收缩。

（5）针刺疗法也有一定效果，可采用关元、气海、三阴交等穴位，使针感向尿道处传导。

（6）给产妇肌内注射新斯的明 0.5 毫克。

（7）上述疗法均无效时，应请医生在严密消毒下导尿，并留置导尿管，开始持续开放，24 小时后可每隔 3 ～ 4 小时家人帮助开放 1 次，2 ～ 3 日后拔除导尿管，产妇多能自行排尿。

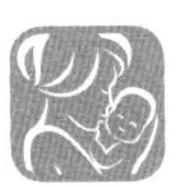

产后尿失禁的调理

产妇产后尿失禁的现象常有发生。其主要原因是在分娩过程中，胎儿经过软产道时导致阴道裂伤或支配提肛肌的神经血管断裂，使支撑膀胱、子宫、直肠的骨盆肌肉萎缩、松弛、无力。除此之外由于胎头挤压膀胱，造成膀胱过度膨胀也会导致尿失禁的发生。

产妇出现尿失禁的情况表现为在大笑、咳嗽、打喷嚏、弯腰、提重物时出现不自主的排尿，甚至总有排尿不尽的感觉。另外还有夜尿频繁、忍尿困难等。

要想避免产后尿失禁的发生，主要在于预防。首先做好产前保健，在分娩过程中，与医务人员密切配合，不要在宫口开全之前过早用力，进入第二产程后，尽量排空膀胱，防止损伤膀胱。产褥期应很好地休息，加强营养，尽早下床活动，适当体育锻炼，恢复盆底肌肉和韧性以及尿道括约肌的收缩力。不要过早负重劳动，防止咳嗽和便秘。

如果已发生了尿失禁，应及时治疗，不可久拖。首先要做改善尿失禁保健操。

【盆底肌肉的锻炼操】

（1）仰卧在床上，双腿屈膝微开 7 ～ 8 厘米，收紧肛门、会阴及尿道 5 秒钟，然后放松，心里默数 5 下再重做。每次运动做 10 次左右。初练者收紧 2 ～ 3 秒即可，逐渐增至 5 秒钟。

（2）屈膝，脚踏在床上，有规律地抬高臀部离开床面，然后放下，每次运动做 10 次左右。

【腹肌的锻炼操】

（1）仰卧屈膝，双手放在大腿上，深深吸一口气，呼出时收缩腹部肌肉，将头及肩提起，维持 5 秒钟后放松。

（2）仰卧，双臂放在身体两侧，举起一腿与躯干垂直，然后慢慢放下，再举另一条腿做同样动作，再放下，如此轮流交换举腿 5 次。每天锻炼 1 ～ 2 次。

（3）仰卧，双腿放平，双手托枕部，利用腹肌收缩的力量使身体慢慢坐起来，如此反复多次。

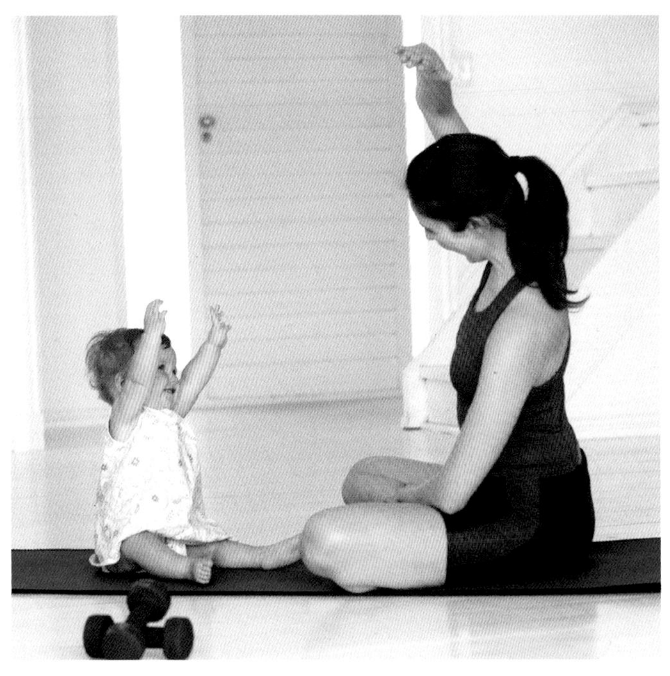

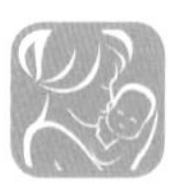

产后恶露不下的护理措施

胎儿娩出后，恶露停留于子宫之内不能排出，或排出甚少，并兼有其他症状者，称为“恶露不下”。产后恶露当下不下，或下之甚少，而全身情况良好，无腰腹疼痛、发热等症状时，可不以病论。

现代医学认为，产后恶露不下主要是由生产后宫缩乏力所致。中医学认为，恶露不下是由于气滞和血瘀导致气血运行不畅所致。气滞者，临床可见恶露不下，或下亦甚少，小腹胀甚而郁，胸胁胀满，舌质正常，苔薄白、脉弦，血瘀者可见恶露不下，或下之甚少，色紫黯，小腹疼痛拒按，痛处有块，舌质青紫，脉涩。若为气滞所致恶露不行或少行，治宜调气活血，方香艾芎归饮，药用：香附、焦艾、延胡索、当归、川芎。若为寒凝血瘀所致恶露不下或少下，治宜温经散寒逐瘀，方用小腹逐瘀汤，药用：当归、川芎、赤药、蒲黄、五灵脂、延胡索、没药、小茴香、干姜、肉桂。

另外，若分娩后产妇情志不好，或因操劳过度，或因忧思悲伤过度而致恶露不下，月嫂可采用热熨。选用陈皮、生姜、花椒、乳香、小茴香等 1 ～ 2 味，炒热包熨下腹；也可用薄荷 6 克，生姜 2 片泡开水当茶饮。

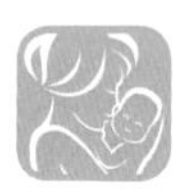

预防和护理产后外阴发炎

外阴部常因局部皮肤损伤和产后调养失宜引起细菌感染而发炎。急性外阴发炎时，临床可表现为发热、腹股沟淋巴结肿大、压痛等。如果急性期发作较轻，未能引起重视，可能发展为慢性，造成局部皮肤粗糙、外阴瘙痒等。

预防产后外阴部感染发炎主要有以下几个方面。

（1）保持外阴部皮肤清洁。每次大小便后用消毒的卫生纸擦干净。擦的时候一定要注意由前往后擦，最后擦肛门处。每次大便后用温开水冲洗外阴，每天可用 1：5000 的高锰酸钾溶液冲洗阴部 1 次。

（2）月子里要勤换内裤，分娩后开始几天里最好每天换 1 次。内裤要穿舒服透气的棉织品。

（3）产妇在月子里一定要早期下床活动，这样不但可以增强子宫收缩，促进恶露排出，还可以预防和减少产后感染发炎，使产妇早日康复。

（4）如果发现外阴部有红色小点凸起，可在局部涂 2% 碘酒。注意只能涂在凸起的部位，不要涂在旁边的皮肤上。少数人对碘酒过敏，不能涂搽。假如有脓点，月嫂可用消毒针头挑破，用消毒棉擦去脓液，再涂上抗生素油膏。

（5）如果外阴部出现红、肿、痛、热的症状，局部可热敷。月嫂用蒲公英 50 克，野菊花 50 克，黄柏 30 克，大黄 10 克，煎水，洗外阴。

（6）如果局部化脓，除上述处理外，可用蒲公英 30 克、大黄 15 克、煅石膏 30 克，熬水，坐浴。

（7）如果患慢性外阴炎、局部瘙痒时，可用 1：5000 的高锰酸钾溶液坐浴。最好不用热水烫洗，因反复烫洗会使局部皮肤受到损伤，过后愈来愈痒。

（8）患外阴炎后应忌食辛辣厚味等刺激性食物，宜吃清淡食物，月嫂要注意饮食护理。

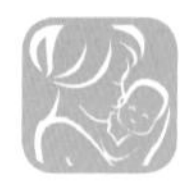

伤口感染的护理

产后妇女的生殖道伤口感染称为产褥感染，感染时常伴有高热，故又称之为产褥热。多在产后 10 日之内发病。产褥感染是产妇死亡的重要原因之一。

产褥感染多由细菌引起。临产前，许多妇女的生殖道内就存在细菌，还有外界带入产道的细菌，是指产前、产时或产后，细菌自外界进入伤口。

细菌侵入伤口后，依其毒力的强弱和机体抵抗力的不同，病情的轻重和发展亦各有不同。轻者，只是会阴部伤口的局部感染；若细菌上行入子宫腔，则可引起子宫内膜炎和子宫肌炎；感染继续扩散，可引起盆腔结缔组织炎、急性输卵管炎、腹膜炎、血栓性静脉炎，甚至发生败血症及感染性休克等，重者可以致命。

自然分娩、剖宫产或侧切都会有伤口，要注意保护好伤口，保持伤口和会阴的干爽清洁。

(1) 家人可以协助产妇用 1：5000 高锰酸钾溶液擦洗会阴，擦洗时应由内向外，由上至下，每天两次，直至缝线拆掉。

(2) 家人应每日检查产妇会阴部伤口是否有红肿、压缩、分泌物等感染现象。有会阴水肿者，可用 50% 硫酸镁溶液或 95% 酒精纱布外敷。如果伤口有红肿、裂开、流血水、流脓，或产妇有发热现象，最好尽快就医。

(3) 要求产妇勤换内裤，洗浴时采用淋浴方式，不可盆浴，以免上行感染。应督促产妇及时换内裤和帮助淋浴或擦身，特别是患者若感觉伤口疼痛难忍，逐日加重或感到伤口内跳痛，伴或不伴发热时，都需要及时就医。若伤口明显红肿，挤压时有脓汁自切口或针孔流出，则表明有切口感染，医生将会酌情进行处理。医生处理后，家人应按医嘱进行护理，进行热敷消炎，并适当清洗，逐步消炎。

无论是会阴侧切的伤口，还是剖宫产的腹部切口，术后局部发生轻度的肿胀与疼痛都是组织受到创伤的生理性反应，属于正常现象，数日后便可以消退。表皮用丝线缝合者，拆线前针眼处发红为缝线反应，拆线后可逐渐消退。

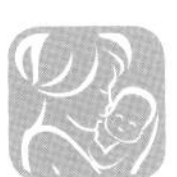

产妇便秘的调理

由于妊娠晚期子宫长大，腹直肌和盆底肌被膨胀的子宫胀松，甚至部分肌纤维断裂，产后腹肌和盆底肌肉松弛，收缩无力，腹压减弱，加之产妇体质虚弱，不能依靠腹压来协助排便，解大便自然变得困难，出现便秘，月嫂可这样帮助调理。

产妇在产后几天内的饮食单调，往往缺乏纤维素食物，尤其缺少粗纤维的摄入，这就减少了对消化道的刺激作用，也使肠蠕动减弱，影响排便。

产妇在分娩后，应适当地活动，不能长时间卧床。产后前两天应勤翻身，吃饭时应坐起来。

加强饮食调理。在饮食上，要多喝汤、多饮水。多吃纤维多的食品，如山芋、粗粮、芹菜等。多吃水分多的食品，如雪梨等富含水分的水果。多吃能够促进肠蠕动的食品，如蜂蜜、香蕉、芋头、苹果等。多吃富含脂肪的食品，如花生米、松仁、黑芝麻、瓜子等。

产妇平时应保持精神愉快，心情舒畅，避免不良的精神刺激，因为不良情绪可使胃酸分泌量下降，肠胃蠕动减慢。

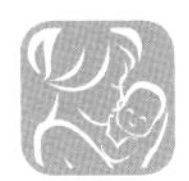

乳头皲裂的护理

发生“乳头皲裂”是由于乳头破损，每次哺乳后产妇都会感到乳头疼痛，不敢哺乳而引起乳汁淤积，细菌由裂口进入乳房又可导致乳腺炎。乳头皲裂的护理：

(1) 开始哺乳时应注意乳头的清洁卫生。哺乳前，用温开水擦洗乳房，每次哺乳时间不要太长，每次 10 ～ 12 分钟。要用正确的哺乳姿势，婴儿应将其大部分乳晕含入口中，每次喂完奶后，将乳汁涂于乳头上，湿润乳头。

（2）如乳头轻微皲裂，仍可哺乳，但每次哺乳后应在局部涂10%复方安息香酸酊或10%鱼肝油剂，下次哺乳前洗净。皲裂严重者应暂停乳头破裂侧乳房的喂奶，家人用吸乳器吸出乳汁来喂婴儿。如有红肿、发热等继发感染，应及时诊治。

（3）防治皲裂最好的办法是用正确的喂养姿势喂奶。

（4）可采取以下方法治疗：①珠黄散适量，敷破裂处。②锡类散适量敷患处。③地锦草15克，鸡蛋清适量，将地锦草晒干，研细末，鸡蛋清调敷患处。④莲房（莲蓬外皮）适量，洗净，炒研为细末，外敷乳头上。⑤鲜荸荠适量，洗净捣汁频涂患处。⑥橄榄核仁适量，烧炭存性，研成细末用香油调匀，涂敷患处。⑦南瓜蒂适量，晒干，烧火存性，研成细末，用香油调敷患处。⑧红萝卜叶、红萝卜子各适量，焙黄研成细末，用香油调敷患处。⑨可在皲裂处涂以10%复方安息香酊，促进愈合。

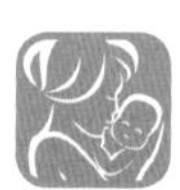

急性乳腺炎的预防与护理

急性乳腺炎是指乳腺组织的急性化脓性感染，多发生于初产妇，由于乳腺皲裂，乳腺导管开口阻塞，引起乳汁淤积所致。产后6周内发病为多见。本病起病急，初乳房肿胀、疼痛，皮肤不红或微红，继之局部硬结逐渐增大，疼痛加剧，伴发热，如不及时治疗，常转化或脓肿，病后可影响乳腺分泌而造成无乳。预防乳腺炎应注意以下几点。

（1）产妇要定时哺乳、婴儿不含乳头睡觉等良好的哺乳习惯。

（2）每次哺乳时尽量让婴儿吸净，防止乳汁在乳内淤积。

（3）如有淤积，要及时用吸乳器吸出乳汁，或用手指顺乳头方向轻轻按摩，加压揉推，使乳汁流向开口，并用吸乳器吸乳，以吸通阻塞的乳腺管口，吸通后应尽量排空乳汁。

（4）保持乳头清洁，哺乳前后应清洗乳头，防止细菌侵入。

（5）定期排空乳汁，局部涂抗生素软膏，待伤口愈合后再哺乳。

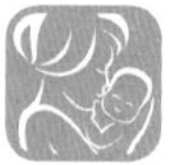

产后锻炼要点

产妇产后一般体形变化都较大，而要想尽快恢复，并保持健美体态，就必须配合一些产后体操、按摩运动。

分娩24小时以后，每日清晨起床前和晚上临睡前各做1次健美运动，每次15分钟，日后逐渐增加活动范围、次数和运动时间，要根据个人的具体情况，选择不同的运动项目。健美锻炼方法：

（1）腹肌运动。仰卧起坐。产妇平卧，以双手托枕部，利用腹肌收缩的力量使身体慢慢坐起，坐起后再躺下。如此反复起坐躺下连续10次。

（2）抬腿运动。产妇仰卧，两臂平放身侧，先举起一腿与上身垂直，然后慢慢放下。如此反复交换举腿10次。

（3）提肛运动。产妇仰卧屈腿，两臂着床用力，有节律地抬高臀部，尽力使臀部离开床面高些，然后放下。每日两次，每次连续10～15下。

（4）产褥期体操。包括抬头、仰望、扭转、四肢屈伸、反复蹲立、收腹肌和提肛等综合运动，以锻炼四肢、腹壁及盆底肌功能，达到健美效果。

（5）产后应适当下床，酌量参与一些轻微的家务劳动，避免久坐久卧。

（6）产后使用腹带，帮助器官、组织、腹肌紧缩。腹带以不影响呼吸为准，但须禁用化

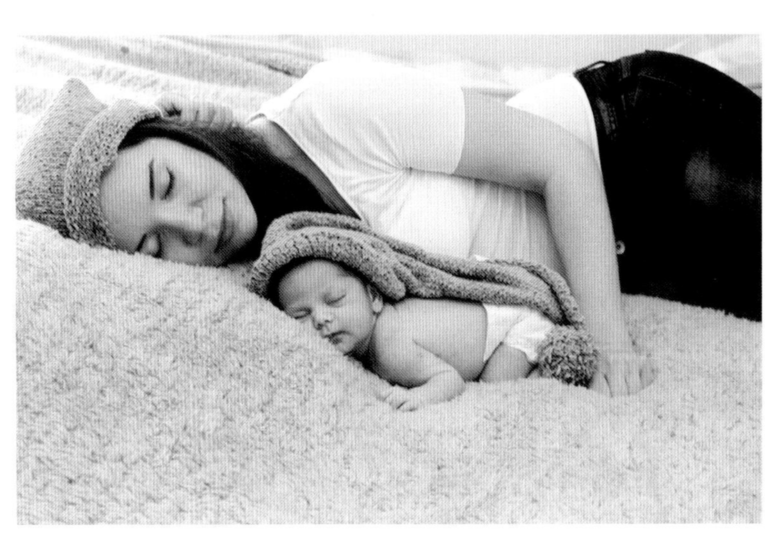

纤等制品。

(7) 按摩。产妇仰卧，用两手掌在下腹部做圆圈形揉按，由左向右，再向下，再向上为1次，连做5～6次后再从相反的方向做5～6次。每日早、晚各1遍。自产妇停止哺乳后即可按摩乳房，左右手掌各按摩一侧乳房，同时做圆圈形揉按，方法同下腹部按摩，每日按摩3～4次，可使乳房肌肉逐渐紧缩。

以上锻炼项目，有的可产妇自己做，有的需要家人帮助做，有利安全和提高锻炼效果。

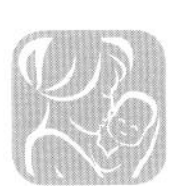

防止生育性肥胖

有些女性经过妊娠、分娩和坐月子，在产假期满后，身体会变得肥胖，过去的苗条身材不见了。这种由于生育而引起的肥胖称为生育性肥胖。分析其原因，主要是没有过好产褥期，坐月子吃得太多，滋补过量，并且没有重视早期适当活动等造成的。其实，产妇生育性肥胖是可以预防的。

(1) 饮食要平衡、少摄取脂肪食物、少吃多餐。多吃鱼、牛奶、鸡蛋、杂粮、蔬菜、海藻、蘑菇、豆制品等食物。产后不需要大补。不要过量食甜食，也就是少吃高糖食品。应采用少食多餐的方式。

(2) 坚持母乳喂养（自己哺乳）。母乳喂养促进了母体新陈代谢和营养循环，还可将多余营养成分运送出来，减少皮下脂肪蓄积，预防生育性肥胖的发生。

(3) 要尽早起床活动。在24小时后就可以下床活动，从产后第2天开始，就可以做一些轻微的运动和产后健身操，15天以后可做些力所能及的一般家务劳动。行会阴侧切或行剖宫产的产妇，可推迟到产后第3天，起床后稍事活动，待拆线后伤口不感疼痛时，应做产褥操，可逐渐做些轻微的家务活。活动和锻炼是防止肥胖的关键。

(4) 科学合理睡眠。产褥期产妇睡眠要讲究科学，遵循按时睡眠的原则，并讲究睡眠的环境、姿势等要素，以提高睡眠的质量。据研究，产褥期夜晚睡8小时，白天午餐1小时，1天的睡眠就够了。睡眠过多则可导致发胖，过少也会影响健康。

(5) 心情舒畅愉快。产妇保持情志舒畅，避免烦躁、生气、忧愁等情志因素的影响，在产后肥胖的预防中也不可忽视。

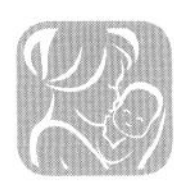

产后42天检查的重要性

女性于妊娠期间体内所发生的解剖和生理上的变化，在产后都要逐渐恢复到原来的状态。为了了解恢复的情况，当产褥期结束时，应给产妇进行一次全面的体格检查。发现问题可以及时进行卫生指导及处理，从而保障产妇的身体健康和劳动能力。这项检查通常安排在产后6～8周施行，以便了解产妇恢复情况。

医生通过询问，可以了解其产后生活、婴

儿喂养等情况。检查的内容包括：测量血压、体重，检查子宫复原及两侧附件的情况，腹部及会阴伤口愈合情况，盆底托力，乳房及泌乳量等。1年内未检查过宫颈涂片者，应进行此项检查。

对于有妊娠期并发症或合并症者，除上述一般检查外，医生还会根据各自的具体情况进行必要的检查。如重度子痫的患者，应酌情安排肝、肾功能检查：贫血者，要复查血红蛋白及红细胞计数；有泌尿系统感染者，要做尿常规检查，必要时做尿培养；妊娠期糖尿病患者，则要复查尿糖及血糖，并安排做糖耐量试验等。对合并糖尿病、甲状腺疾病及多囊卵巢综合征等的产妇及其婴儿，会进行相关的监测与管理，并制订出长期的监管计划。

同时，医生还会给予生活、育儿指导及计划生育知识的宣传，推荐适当的避孕方法。

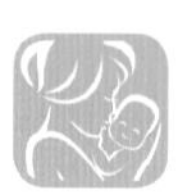

合理安排产后性生活

产后合理安排性生活，可以促进夫妻感情融洽，使夫妻双方精神愉悦。产后性生活正常的女性，性器官得到良性刺激，有助于维持良好的生理状态，保持身体功能的正常，促进身体健康。而且，产后合理的性生活，还可以帮助缓解产后焦虑症状，有助于身心健康。

产后何时开始性生活比较合适，这是很多年轻夫妻关心的问题。一般来说，产后6～8周恶露完全排干净后再开始性生活比较适宜。性生活不宜过早，因为，一般情况下，生产4周之后，自然分娩的会阴伤口和剖宫产的腹部伤口才会愈合；而在产后6周之后，子宫才逐渐恢复正常。倘若过早开始性生活，会影响伤口的愈合，还容易造成感染，引发炎症。

产后第一次性生活，需要注意以下几个问题：产后刚恢复性生活时，动作要轻柔、缓慢，不能过于激烈，以免给产后女性造成不适；女性产后第一次性生活，若有阴道干涩的情况发生，可适量使用润滑剂；丈夫要充分利用视觉、听觉、触觉等感觉，调动妻子的兴奋性，让妻子重新回到二人世界的甜蜜佳境。

产后第一次性生活，有可能发生这样的情况：夫妻一方希望过性生活，而另一方还没有做好准备。这时候，就需要夫妻双方用爱和理解来共同面对这个问题。双方应该交流一下彼此的感受，以免让想亲近的一方有被拒绝的不良心理感受。不想亲近的一方要坦诚表示自己的真实想法，是身体感到不舒服，还是心理上感到紧张，还是因为近日劳累，力不从心，等等。婴儿出生后的最初几个星期到几个月，很多夫妻没有亲密接触的时间和精力，这也是很正常的现象。言语和拥抱都可以表达爱意，性交不是性生活的全部内容。

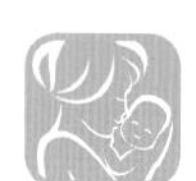

正确看待产后性欲淡漠

女性产后出现性欲淡漠，是女子性功能障碍的病态之一，它的发生与生理和心理两方面因素有关。从生理方面说，女性产后，卵巢功能尚未完全恢复，激素水平与孕前不同，因此，造成有些女性产后性欲谈漠。此外，婴儿出生后，女性承担起哺乳和养育婴儿的任务，劳动量势必增大，身体上的劳累感也会减弱性欲。从心理上说，女性产后，会把大量的爱倾注在婴儿身上，对丈夫就不像以前那么关注了。另外，有些女性在生产过程中出现了会阴部撕裂，或者进行了会阴侧切，尽管伤口已经痊愈，但她们还是过分担心，害怕伤疤影响性生活。其实，这些担心完全是没有必要的。会阴侧切对阴道的损伤很小，伤口缝合后，7天左右就可愈合，黏膜上的瘢痕十分柔软，性生活时不会有异物感。随着阴道皱襞的出现和弹性的恢复，大部分女性可以恢复到未孕的状态，阴道仍然保持良好的弹性，性生活不会受到影响。

对于女性产后性欲淡漠，一般说来，不必使用药物治疗。随着女性生理功能的恢复，通过精神与心理的自我调适，性欲谈漠有望逐渐得到解决，性欲可以恢复到孕前的状态。在妻子恢复性欲的过程中，作为丈夫，应尽量克制性冲动，切忌急躁。要温柔体贴，让妻子得到更多的温暖和情爱。对于妻子来说，首先应注意合理的膳食营养，充分的睡眠休息，保持良好的情绪和必要的身体锻炼。其次应提倡母乳喂养，这可使女性的性反应能力保持一定水平。再就是进行盆腔肌肉的锻炼，即连续做提肛缩阴的动作 15 ～ 30 下，然后放松，每天 3 ～ 5 遍，性欲可以逐渐恢复。

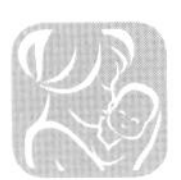

适合产后避孕的措施

女性产后，身体各个器官还处于逐渐恢复的状态，再加上负担起哺育婴儿的任务，如果此时再度怀孕，不但会遭受人工流产的痛苦，而且会对身体造成很大的伤害。因此，女性产后选择合适的避孕方法非常重要。

产后什么时候开始避孕比较合适呢？有人存在这样的误区，认为只有在产后月经来潮之后才需要避孕，月经来潮之前过性生活是安全的，没有必要采取避孕措施。其实，这种想法是错误的。产后只要进行性生活，都需要避孕。

常见的避孕方法有以下几种。

1. 避孕套。通过避免精子与卵子相遇而避孕，避孕成功率为 80% ～ 90%。避孕套使用非常方便，在一定程度上能起到预防性病的作用，并且，避孕套避孕法不会影响正常的月经周期，是很多产后女性的选择。但是避孕套避孕法也有一定的缺点，比如，部分男性会有异物感，一旦破裂则容易导致怀孕，有些人对避孕套的材质（乳胶）过敏等。

2. 避孕环（宫内节育器）。通过防止受精卵在子宫内着床而避孕，避孕成功率高达 95% 以上。一般情况下，顺产女性过了 42 天产褥期就可以放置宫内节育器，剖宫产女性则需要在产后 3 ～ 6 个月左右放置宫内节育器。部分女性放置宫内节育器后可能会有异物感，月经量过多，经期延长等现象出现，一般不会影响身体健康。

3. 避孕药。通过改变女性激素分泌情况来抑制排卵，从而防止怀孕，避孕成功率高达 99.9%。这种避孕方法成功率高，且性生活前不必采取任何措施。但是，有些女性服药后会出现副作用，如头晕、恶心、体重增加、嗜睡、乏力等。

4. 安全期避孕法。通过避开排卵受孕的时间而避免怀孕，避孕成功率为 70% 左右。这种方法只适用于月经周期非常规则的女性，这类女性一般在下次月经来潮前的 14 ～ 16 天排卵，此日期前后 4 天为危险期，其他日期则是安全期。但是，即使是月经周期规则的女性也不宜常用这种方法避孕，因为即使月经周期规律，也有可能发生排卵不规律的现象，因此容易导致避孕失败而怀孕。

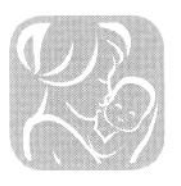

产后心理变化的特点

女性产后，由于生理、心理以及社会因素的作用，会有一些心理上的变化，变化的轻重因人而异。一般说来，会有如下表现：

1. 产后抑郁。其发生概率约 50% ～ 70%，通常在产后 3 ～ 6 天发生，其主要症状包括：情绪低落、情绪不稳、失眠、暗自哭泣、感觉郁闷、注意力不集中、焦虑等，持续时间约为一周左右。此时，只要丈夫和家人多加关心，

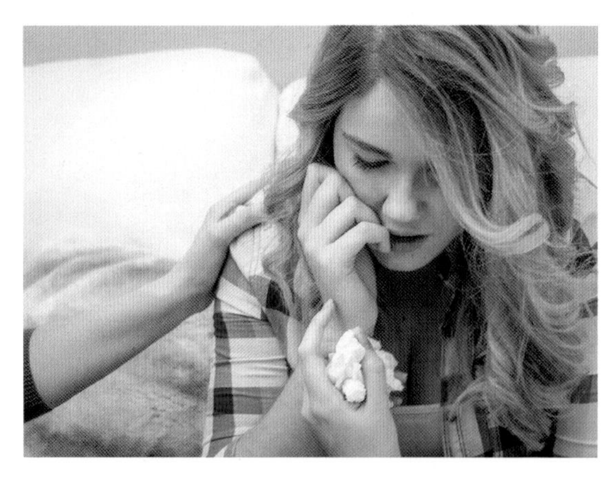

大约一周左右就可以恢复正常。有些产妇会出现较为严重的症状：如郁郁寡欢、食欲不振、无精打采，甚至常常会无缘无故地流泪或对前途感觉毫无希望，更有甚者会有罪恶感产生、失去生存欲望，这就是比较严重的产后抑郁症了。

2. 产后精神病。约有 0.14% ～ 0.26% 的产妇会出现沮丧的心情、幻觉、妄想、自杀或杀婴的精神病症状，这属于产后精神病。其中有些产妇在怀孕前，本身早已有精神病的征兆，只是没注意到而已，出现这种病症应立即到专科医院进行治疗。

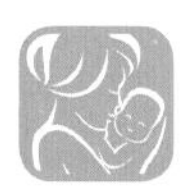

认识产后抑郁症

产后抑郁症是女性在生产之后由于生理和心理因素造成的抑郁症，症状有紧张、疑虑、内疚、恐惧等，极少数严重的会有绝望、离家出走、伤害孩子或自杀的想法和行动。产后抑郁症很常见，约有两到三成的产妇会出现产后不良情绪，约 5% ～ 8% 的产妇患有产后抑郁症，它对家庭的危害很大。

产后抑郁症的临床表现主要有：情绪低落，常感到心情压抑、沮丧，行为表现为孤独、不愿见人或伤心、流泪，甚至焦虑、恐惧、易怒，每到夜间加重；自我评价降低，自暴自弃、自责、有罪恶感，或表现对身边的人充满敌意、戒心，与家人、丈夫关系不协调；创造性思维受损，行为上反应迟钝，注意力难以集中；对生活缺乏信心，觉得生活无意义；出现厌食、睡眠障碍、易疲倦、性欲减退；还可能伴有一些躯体症状，如头昏头痛、恶心、便秘、泌乳减少等，病情严重者甚至绝望。

当产后抑郁症症状很轻微，不曾影响到产妇和家属的日常生活的时候，可以通过谈心、发泄、疏导等方式进行缓解，直到痊愈。当产后抑郁症症状严重，产妇神思恍惚、出现幻觉，甚至有自杀的想法的时候，需要寻求专业心理医生的治疗。此时，患者家属要及时联系专业医生并对患者予以适当安抚，不可忽视患者的病情，也不可急躁粗暴对待患者，以免导致不良后果。

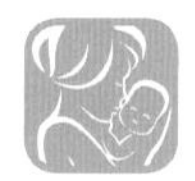

发生产后抑郁症的原因

造成产后抑郁症的原因很复杂，可分为生理、体质及心理社会三方面因素来讨论。

1. 从生理上讲，产妇从怀孕到生产的过程当中，体内激素变化十分剧烈，如雌激素与黄体酮会在怀孕末期增加，而在生产后急速下降。激素变化所产生的极大落差是造成女性产后抑郁症的重要原因。此外，研究人员认为女性产后肾上腺素、甲状腺素降低也是导致产后抑郁症的原因之一。

2. 从体质上讲，曾有抑郁症病史的女性发生产后抑郁症的概率是一般人的 3 ～ 5 倍，有经前紧张综合征病史的产妇也比较容易发生产后抑郁症。

3. 从心理社会因素方面讲，女性十月怀胎本是十分耗费精力体力的事情，再加上产后哺乳，养育婴儿，时常造成较大的体力消耗和精力耗费，睡眠不足、与家人沟通时间减少、缺乏自我空间等等因素随之出现，在长时间体力与精神的耗损下，紧张、焦虑、抑郁常常伴随而来，这也是造成产后抑郁症的重要因素。

此外，女性产后生活状态发生改变，由原来的时时处处被照顾的角色，演变为勤勤恳恳照顾婴儿的角色，会给女性带来很大的压力，尤其是第一次当妈妈，面对婴儿的种种问题更常显得不知所措，此时若无适时的外来支持，往往让产妇的心理遭到严重的孤立与挫折。此外，婴儿出生给家庭带来的变化、女性产后体形的变化、女性产后如何适应社会角色和工作等等社会因素，也是导致女性产后抑郁症的原因之一。

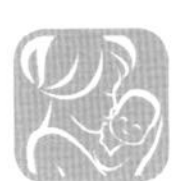

如何预防产后抑郁症

预防产后抑郁症，要从产前、产后两方面入手。

女性在产前就要做好充分的准备，其中包括身体、心理、物质三方面的准备。

1. 身体准备。女性在孕期也要选择合适的体育锻炼项目，以提高身体素质，特别是许多常坐办公室的女性，要每天参加一些适宜的有氧运动，使心肺功能得到锻炼，使机体能够在产后尽早恢复如初。

2. 心理准备。女性在生产前对育儿知识要有一定的了解，以免在婴儿出生后手忙脚乱，不知所措。如可以在产前通过上准妈妈学校、读书、听讲座、观摩等途径，学习喂奶、为婴儿洗澡、抱孩子等。

3. 物质准备。要为婴儿的降生准备好所需的费用和衣服、被褥、纸尿裤等。

女性产后要善于进行自我调适，敞开心怀与家人、朋友沟通，遇到困难要敢于面对，善于求助，不能凡事都憋在心里。照顾婴儿要科学合理，讲究方法。多晒太阳，多到户外活动。留给自己一定的时间和空间，不能失去自我意识。照顾婴儿之余，尽可能多休息。不对自己提太高的要求。多与丈夫沟通，经常外出参与社会活动，与朋友小聚。婴儿稍大些后，尽早回到工作岗位上，回归社会。锻炼身体，增强体质。多读一些心理学书籍，学会给自己减压，必要的时候，可以寻求心理咨询师的帮助。

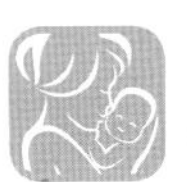

应对产后抑郁症的方法

女性产后抑郁症很常见，大部分患者症状轻微，不需要治疗，经过一段时间之后就能自行恢复。只有一小部分患者症状比较严重，影响到日常生活，需要寻求医生的帮助。

首先，在遇到困难的时候，要善于接受别人的帮助，或主动寻求他人帮助。

其次，要有充足的睡眠和足够的休息。女性产后要学会“忙里偷闲”，在婴儿睡觉的时候，尽量休息或小睡一会儿。

第三，要有放松和娱乐，和丈夫一起外出吃晚餐或看电影，和好朋友一起吃饭，聊天。

第四，随遇而安，凡事尽力即可，不必强求，更不要给自己提过高的要求，要降低对自己的期望值。

第五，不要总把自我感受埋藏于心底，要把自己的感受向丈夫、家人、朋友倾诉。他们会是好的倾听者。

第六，遇到育儿问题难以得到解决，自己又缺乏经验时，不妨与其他新妈妈聊天，谈各自的感受。

第七，积极锻炼身体，做一些力所能及的体力活动。

第八，多做自己感兴趣的事情，读书、养花、写博客等。

最重要的一点是，当抑郁症影响到日常生活，使人心情极度低落，甚至怀疑生活的意义，试图结束生命的时候，一定要及时寻求治疗。

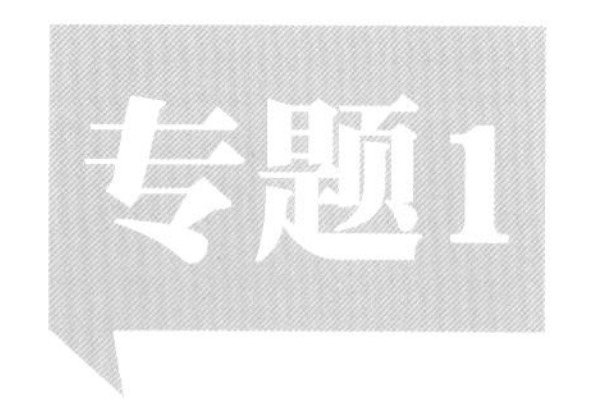

健康营养月子餐、下奶餐

产后不能一味的进补，而要分阶段调理和进补，主要分为八个阶段。

第一阶段（产后1～4天）

排净各种代谢废物及淤血等，促进分娩过程中造成的各种撕裂、损伤和术后刀口的愈合。

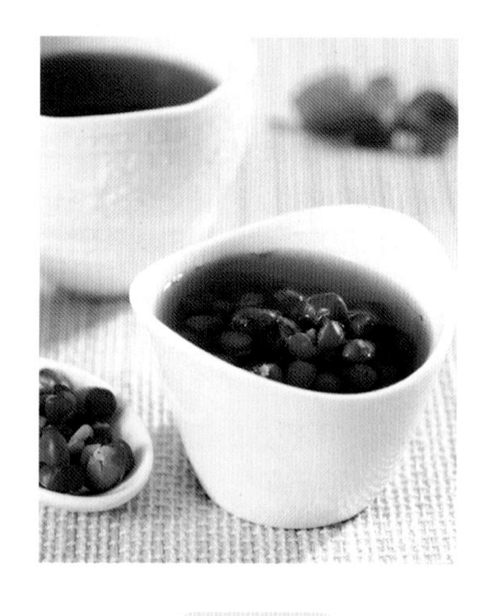

·红豆汤·

材料：红豆70克，带皮老姜10克，月子米酒水1220毫升，红糖30克。

做法：1.将红豆泡放入月子米酒水中，加盖泡8小时。2.老姜切成丝，放入已泡好的红豆中。3.放入高压锅，大火煮沸后转小火25～35分钟即可。4.熟的标志是红豆开花，约剩600毫升，加入红糖即可食用。

用法：1.红豆汤要分两次来喝，一次于早上10点，一次为下午3点。2.可配以麻油猪肝（腰）来吃。3.产妇可根据自己对甜度的口味来增减红糖，若能适应的话可再加些红糖。

功效：红豆有强心利尿的功效，有水肿、脚气或代谢较差的孕妇，产后应多吃红豆以利尿强心。

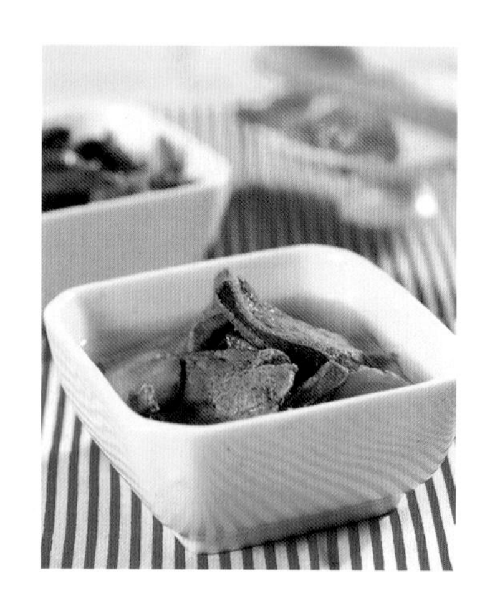

·麻油猪肝·

材料：猪肝（体重每10千克取60克），老姜（体重每10千克取6克），黑麻油（体重每10千克取6毫升），月子米酒水200毫升。

做法：1.将猪肝用米酒洗干净，切成1厘米厚度。2.老姜洗干净，连皮切成薄片。3.将麻油倒入锅内，用中火烧热，放入老姜转小火，爆到姜片的两面“皱”起，呈褐色，但不焦黑。4.转大火放入猪肝炒至猪肝变色。5.加入月子米酒水煮开，转小火煮5分钟，关火出锅。

用法：配以红豆汤或甜糯米粥来吃。

功效：产后第一天至第七天要吃麻油猪肝，有助于子宫的污血排出体外。

第二阶段
（产后4～8天）

化淤消肿、催生乳汁。消除身体损伤和刀口部位组织肿胀现象，促进乳道通畅和乳汁分泌。

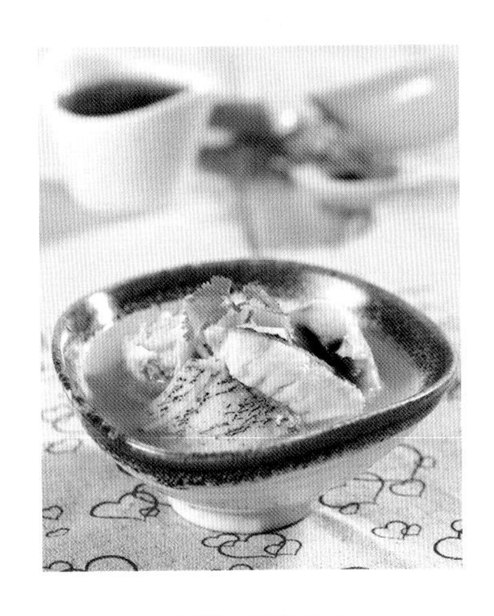

·姜丝鱼汤·

材料：鲈鱼或鲫鱼1条，老姜数克切丝，米酒水、胡麻油适量。

做法：1. 鱼处理好，洗净，切块备用。2. 锅内放少许胡麻油，烧热后放入鱼块，煎至鱼肉发白后放入米酒水，淹没鱼身即可。3. 放入姜丝，大火加热，烧至鱼汤变浓变白，约 15 分钟出锅。

用法：佐餐食。

功效：味美、营养丰富，利于产后身体的恢复和催乳下奶。

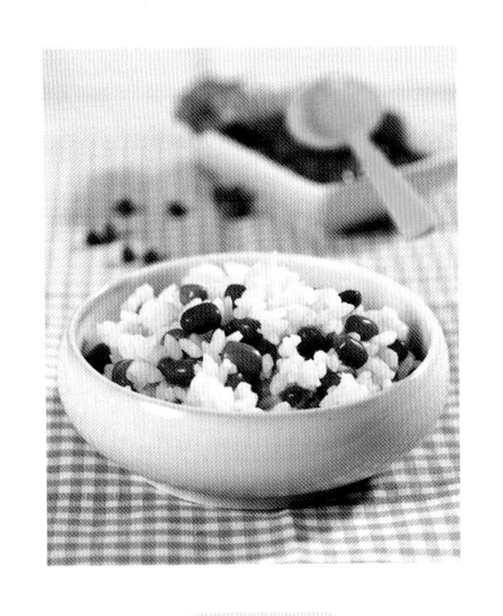

·红豆饭·

材料：糯米1杯，红豆150克，米酒3杯，老姜5片，麻油1大匙，黑糖半碗。

做法：1.糯米、红豆洗净沥干后，分别用1杯半的米酒浸泡1晚。2.老姜切片后，用麻油煎成浅褐色备用。3.将泡酒的糯米移到电锅内，加煎过的姜和1杯水，煮15分钟到开关跳起。4.将泡酒的红豆移到电锅内，加1杯水，煮到15分钟开关跳起后再加1杯水，搅拌红豆，煮到10分钟开关跳起后，加黑糖拌匀。5.将煮过的糯米和红豆拌匀。

用法：可一次煮好几天份，放进冰箱保存，每天取用当日量加热食用。

功效：红豆可强心利尿，糯米能帮助肠胃蠕动，改善肠胃下垂，并预防便秘。

第三阶段
（产后8～12天）

修复怀孕期间承受巨大压力的各个组织器官，促进子宫收缩，恢复子宫的正常机能。

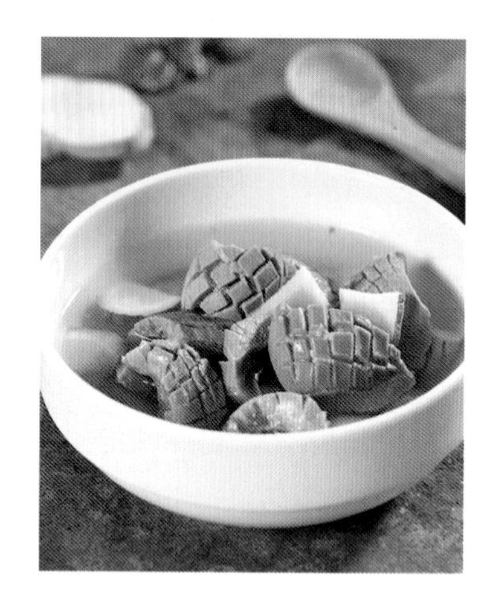

·红豆汤·

材料：猪腰（体重每10千克取60克），老姜（体重每10千克取6克），黑麻油（体重每10千克取6毫升），米酒（体重每10千克取60毫升）。

做法：1.猪腰对切去筋，浸泡在水中，不时换水，到水没有异味为止。2.在猪腰表面划斜纹，再切块。3.老姜连皮切片。4.锅加热后，倒入麻油烧热，加入姜片，煎到呈浅褐色，捞出待用。5.下猪腰以大火快炒，再倒入米酒煮开，取出猪腰，用小火煮至完全没有酒味，再将猪腰回锅即可。

用法：佐餐食。

功效：促进身体新陈代谢，加强骨盆腔和子宫收缩；调节体内水分，改善小腹胀气。

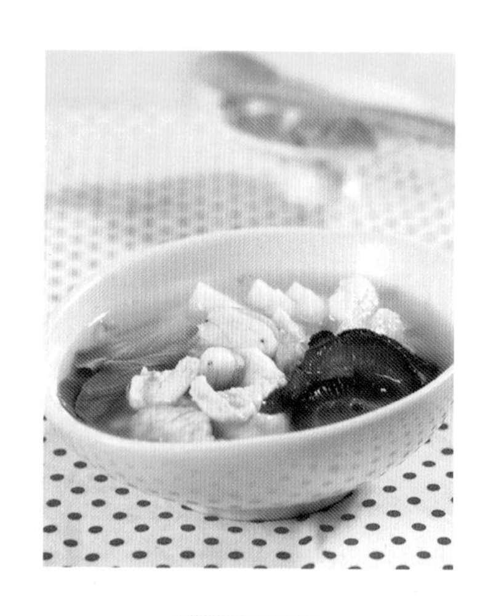

·三鲜汤·

材料：水发海参50克，鸡脯肉50克，大虾1个，冬笋10克，油菜心10克，酱油、盐、味精、香油、鸡汤各适量。

做法：1.将冬笋切成小片。2.油菜心洗净，用沸水烫一下。3.海参、鸡脯肉切成小薄片。4.大虾去掉头、皮、沙线，片成薄片。5.锅中放鸡汤烧开，加入海参、鸡肉、虾片、冬笋片、油菜心，再加入盐、酱油烧开，撇去浮沫，淋入香油，加上味精即可出锅。

用法：佐餐食。

功效：此汤含有丰富的优质蛋白质、多种矿物质及多种维生素，具有滋补、催乳作用。

第四阶段
（产后12～16天）

通过膳食调整、增加产妇乳汁的数量和质量，促进产妇的脏器、体能恢复。

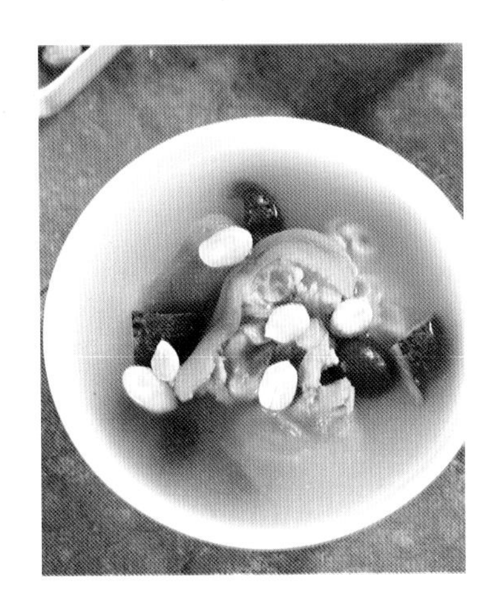

· 香菇花生炖肘子 ·

材料：猪蹄（体重每10千克取60克），无皮花生（体重每10千克取60克），老姜（体重每10千克取6克），香菇（体重每10千克取3克），米酒（体重每10千克取20毫升），麻油（体重每10千克取20毫升），红枣（体重每10千克取6毫升）。

做法：1.将花生放水煮熟。2.香菇用适量米酒浸泡，取出切块，米酒过滤后备用。3.麻油加热后，爆香姜片，煎到浅褐色取出。4.放入花生略炒，再加猪蹄、姜片，香菇、红枣和所有米酒，加盖煮开后用小火煮3小时。

用法：佐餐食。

功效：花生富含不饱和脂肪酸及卵磷脂，有益气补虚作用；猪脚可补血通乳，和花生一起食用效果更佳。

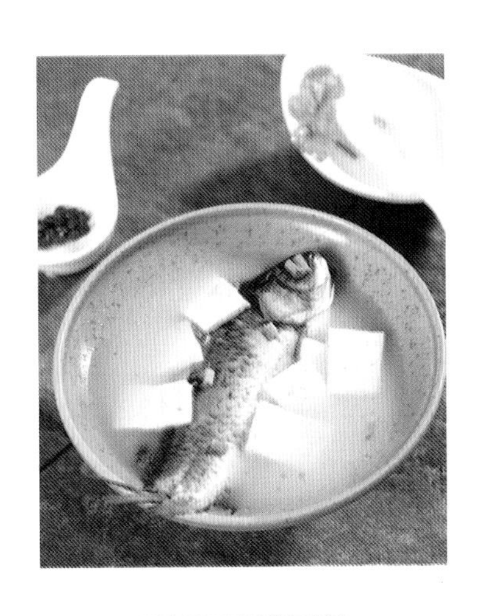

· 鲫鱼豆腐汤 ·

材料：鲫鱼1条，豆腐350克，黄酒、葱花、姜片、盐、水淀粉、食用油各适量。

做法：1. 豆腐切 4 ～ 6 厘米厚的薄片，用煮熟的盐水烫 4 ～ 6 分钟后沥干。2. 鲫鱼收拾好，抹上黄酒，用盐腌 10 分钟。3. 锅中放入食用油，烧至 5 分热，爆香姜片，将鱼两面煎黄，加水适量，用小火煮沸 30 分钟。4. 放入豆腐片，调味后勾薄芡，并撒上葱花即可。

用法：佐餐食。

功效：鲫鱼有健脾利湿、和中开胃、活血通络、温中下气之功效，对脾胃虚弱、水肿、溃疡、气管炎、哮喘、糖尿病有很好的滋补食疗作用。

第五阶段
（产后16～20天）

增强体质、养血补气。调整人体内微环境，增强体质，促进脏器尽快恢复到健康状态。

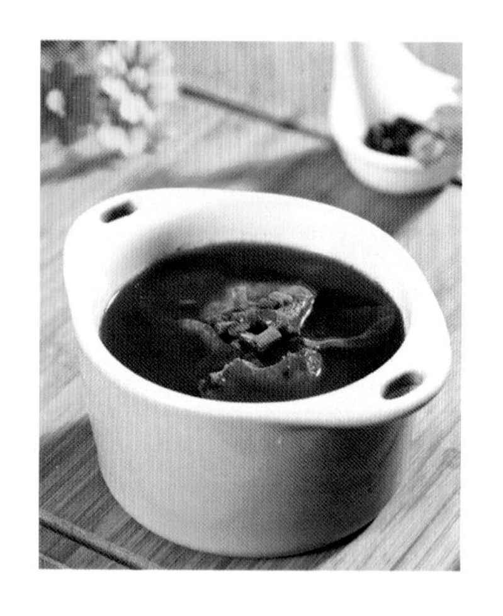

· 猪肝西红柿浓汤 ·

材料：西红柿2个、猪肝1小块，食用油、葱段、姜丝、料酒、 淀粉、盐、白糖各适量。

做法：1.西红柿洗净，开水中泡两分钟，去皮。2.猪肝冲洗干净，放清水里浸泡半个小时，取出切薄片，放水下冲洗至无血水，沥干，放料酒、姜丝，葱段、一点淀粉拌匀静置。3.起油锅，爆香葱段、姜丝后，捞出扔掉，往锅中倒入西红柿翻炒，放半汤匙白糖，反复煸炒出沙起糊，倒一大碗水，煮开后转小火炖20～30分钟成番茄浓汤。4.开盖放盐调好味，火开大，放入猪肝煮至颜色发白，关火，撒葱花出锅。

用法：佐餐食。

功效：猪肝西红柿浓汤味道鲜美，帮助新妈妈补肝养血，去浮肿，提高新妈妈免疫力。

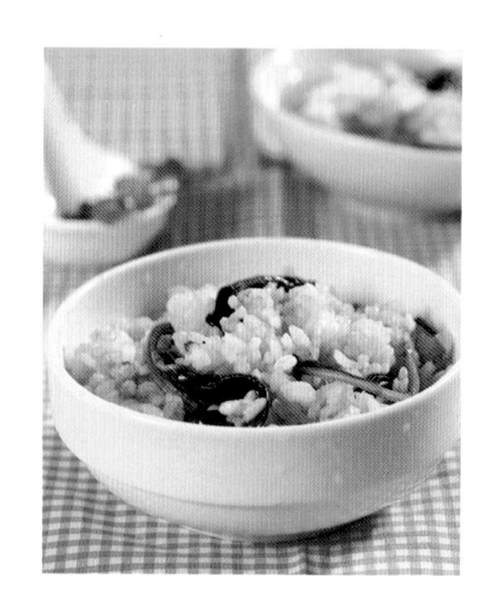

· 菠菜饭 ·

材料：温饭1碗，菠菜150克，麻油1大匙，老姜3片。

做法：1.菠菜洗净，沥干水分后，切段备用。2.锅热后倒入麻油，油热后放入姜片，煎到姜片呈浅褐色，扒拉到锅边备用。3.锅中放入菠菜段，大火快炒到菠菜变软，与姜片拌匀，再加入米饭拌炒匀。

用法：佐餐食。

功效：菠菜富含维生素A、维生素C及矿物质，具有通便利肠、补血的功效，可改善肠胃不适、痛风、便秘及贫血症状。

第六阶段
（产后20～24天）

滋补元气、补精补血。调整体内环境，增强抵抗力，使机体恢复健康体能，增加细胞活性；

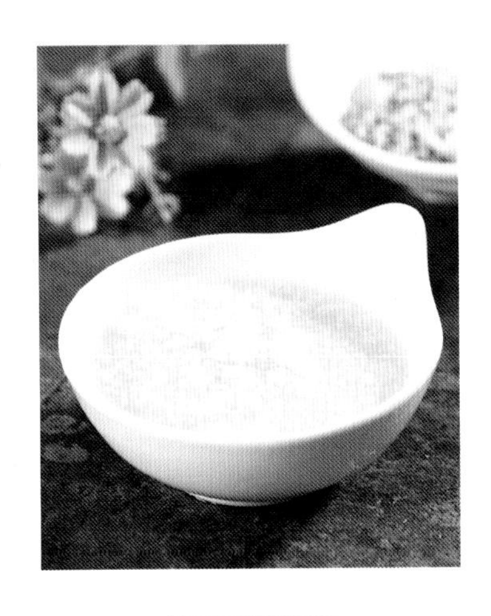

·小米蛋粥·

材料：小米100克，鸡蛋2个，红糖适量。

做法：1.将小米洗净，鸡蛋磕入碗中，打匀。2.锅中放适量清水和小米，用大火煮开，然后改小火熬煮至小米粥浓，放入蛋液略煮，最后用红糖调味即可。

用法：佐餐食。

功效：此粥有补脾胃、益气血、活血脉的功效，可促进恶露排出。

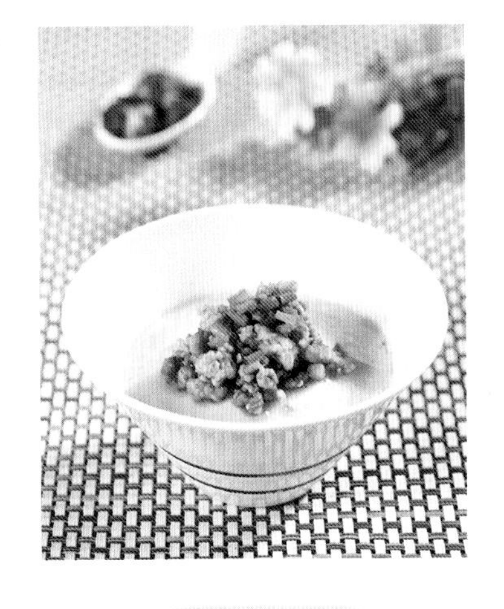

·肉末蒸蛋·

材料：鸡蛋2～3个，猪肉适量，盐、葱末、酱油、食用油、水淀粉各适量。

做法：1.将鸡蛋打入碗内搅散，放入盐、适量清水搅匀，上笼蒸熟。2.选用三成肥、七成瘦的猪肉剁成末。3.锅烧热，放入食用油烧热，放入猪肉末，炒至松散出油时，放入葱末、酱油及水，然后用水淀粉调匀勾芡，浇在蒸好的鸡蛋上面即可。

用法：佐餐食。

功效：鸡蛋及猪肉均有良好的养血生精、长肌壮体、补益脏腑之效，尤其是维生素A含量高，除对产妇有良好的滋补功效外，对维生素A缺乏症也有很好的治疗作用。

第七阶段
（产后24～28天）

理气补血、健体修身。进一步调整产后的健康状况，净化机体，
增强免疫力。

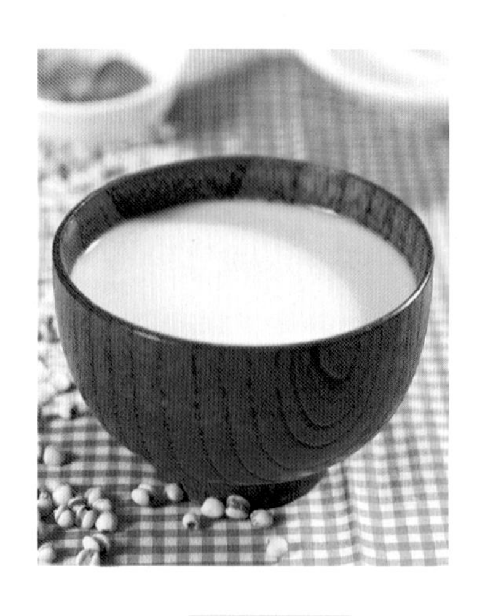

· 薏香豆浆 ·

材料：薏仁30克，豆浆600毫升。

做法：将薏仁洗净蒸熟，然后倒入豆浆中打成汁，即可饮用。

用法：佐餐食。

功效：薏仁可以消肿、行血，能促进新妈妈体内的血液循环，缓解水肿、发胀；豆浆含有丰富的蛋白质，能增强产后妈妈抵抗力和抗过敏能力。

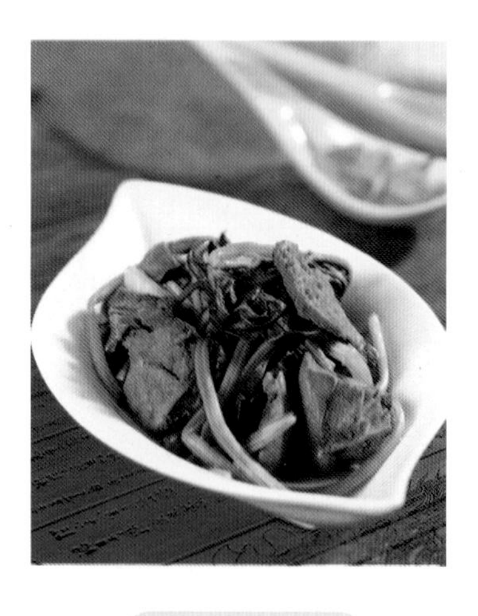

· 菠菜炒猪肝 ·

材料：猪肝100克，菠菜100克，老姜片、麻油、淀粉、米酒、盐各适量。

做法：1.猪肝洗净擦干，切成薄片，加淀粉拌匀备用。2.菠菜洗净沥干，切段。3.锅中倒入麻油烧热，加入姜片，煎到呈浅褐色，放到锅边备用。4.放入菠菜和猪肝快炒，淋入少许米酒，加入少许盐即可。

用法：佐餐食。

功效：菠菜具通便利肠，补血效果，与猪肝同食可防治产后便秘及贫血。

第八阶段（产后28～32天）

通过膳食调理使产后的身体状态、面部光泽恢复，增加机体自我修复能力，恢复肌肉弹性。

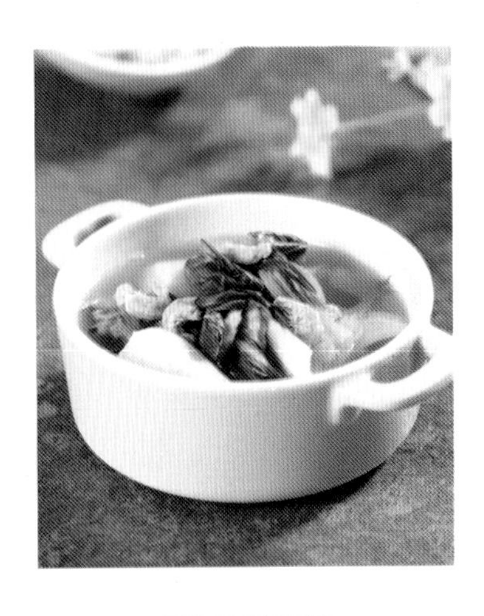

· 海米油菜 ·

材料：油菜200克、海米50克，盐、糖、味精、淀粉、鸡汤各适量。

做法：1.将油菜洗净切成长段，以素油煸炒。2.加入海米，再加适量盐、糖、味精和鸡汤，至熟后加入淀粉汁，使汤汁透明即可。

用法：佐餐食。

功效：油菜利尿除湿气，海米温补肾阳，鸡汤补虚益气，三原料相配，共成补虚弱、消虚胖之佳品，经常食用可改善面部浮肿。

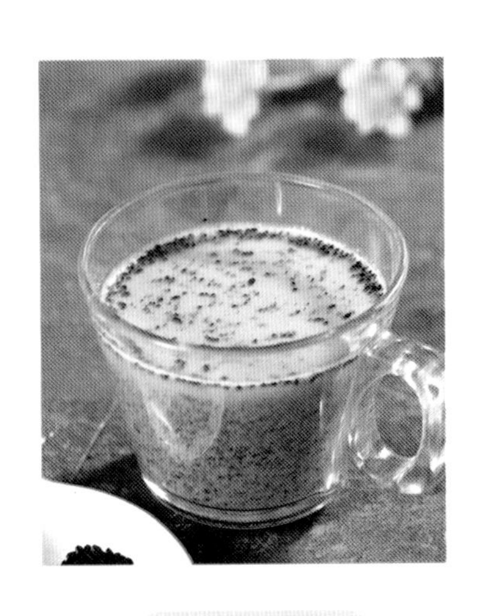

· 山药芝麻茶 ·

材料：山药粉10克，黑芝麻粉15克，白糖适量。

做法：将山药粉、黑芝麻粉和白糖混合，冲入400毫升热开水，即可饮用。

用法：佐餐食。

功效：黑芝麻含丰富的维生素E，可抑制体内自由基的活跃，是效果极佳的美容佳品，还能预防产后脱发。

专题2 新妈妈产后恢复形体操

Xinmama Chanhou Huifu Xingticao

产后运动应遵循三原则

- 避免剧烈运动——产后立即进行剧烈运动减肥，很可能影响子宫的康复并引起出血，严重时还会使生产时的手术创面或外阴切口再次遭受损伤。
- 选择轻、中等强度的有氧运动——有氧运动有极佳的燃脂效果，包括慢跑、快走、游泳、有氧舞蹈等，进行的时间至少要持续12～15分钟以上才有效果。
- 心态平和——产后健身的信念一旦树立，一方面不能半途而废，另一方面也不要急于成功，要心态平和地面对。

产后迅速恢复 7 日操

1

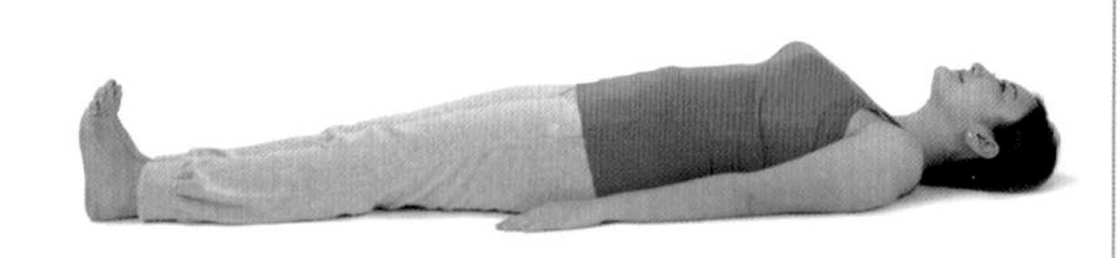

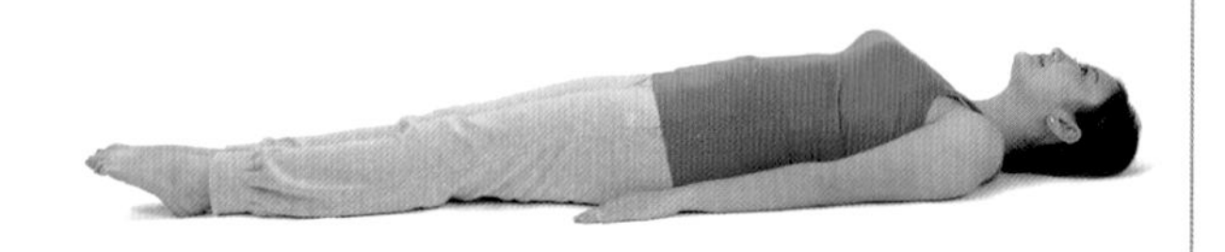

双腿伸直，双臂放在身体两侧，做勾绷脚状，还原。

2

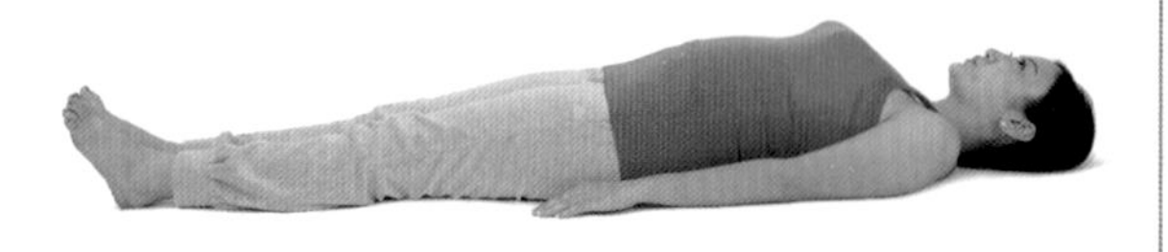

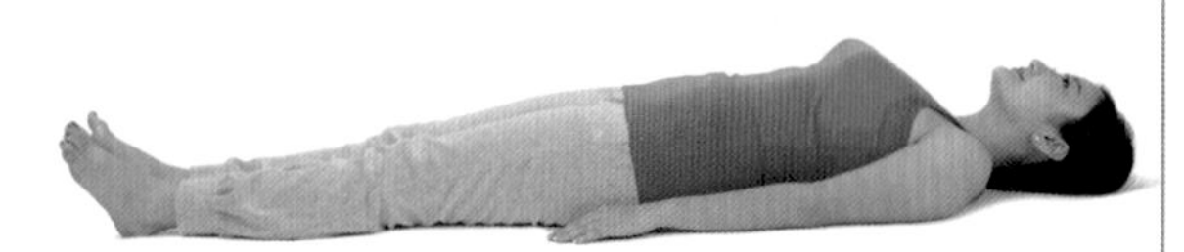

配合呼气、吸气动作，吸气时会阴向内收缩，维持 6 ～ 8 秒，呼气时放松。

3

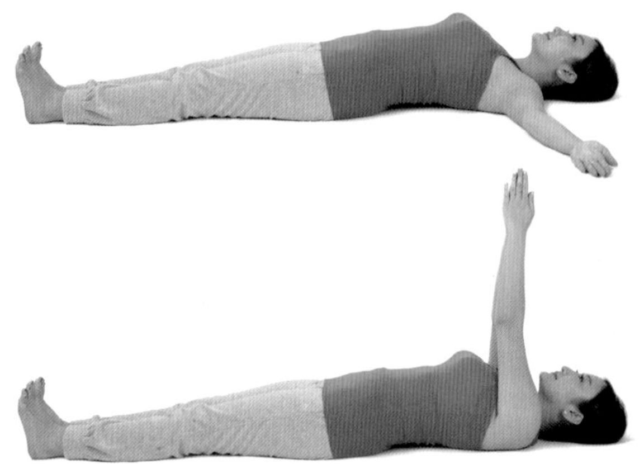

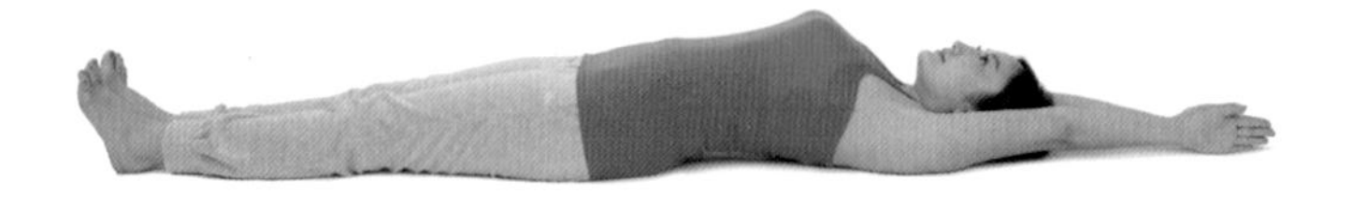

双臂向两侧打开，双手向上方高举合掌，再向上延伸双臂，保持 5 秒钟，放松还原。

4

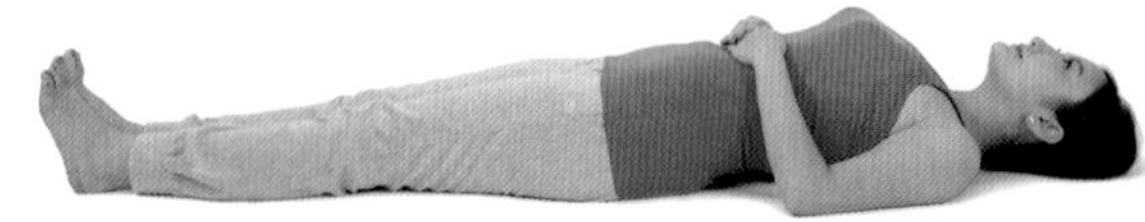

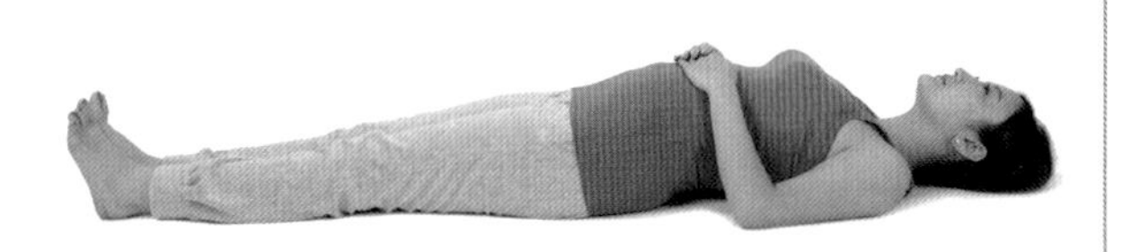

双手置于腹部，身体完全放松，做深呼吸，吸气时腹部向内收缩，保持 5 ～ 10 秒钟，吐气放松。

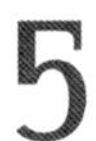

5

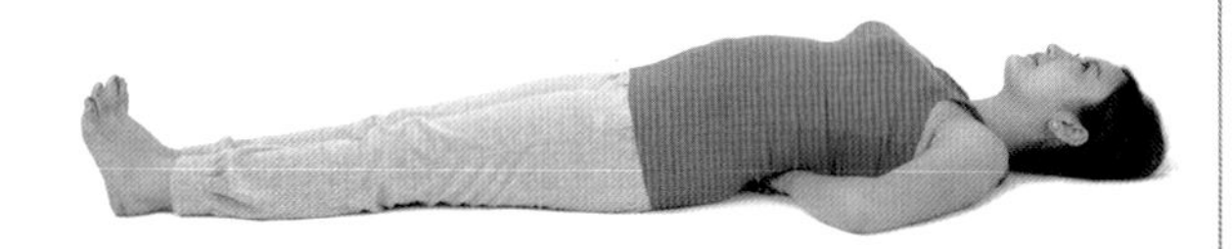

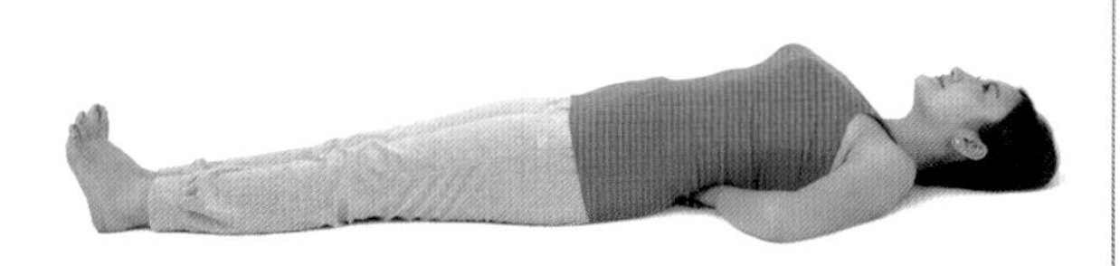

双手掌心向下，垫在腰部，吸气时收紧腰背部肌肉，将腰部上提，悬空保持 5 秒钟，呼气时将腰部慢慢放松还原。

6

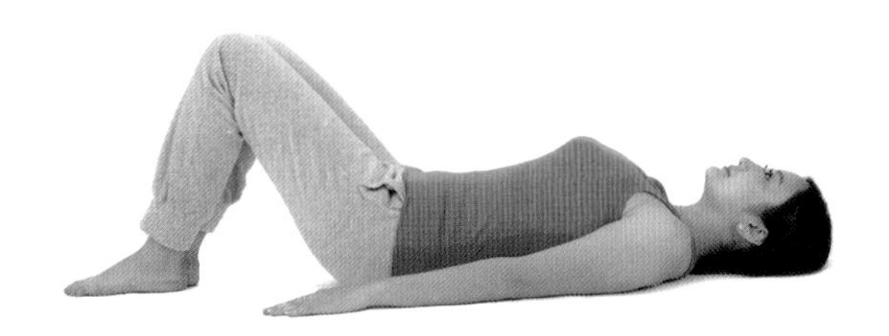

双腿弯曲并拢，将两侧大腿相互挤压，臀部收紧，然后放松还原。

7

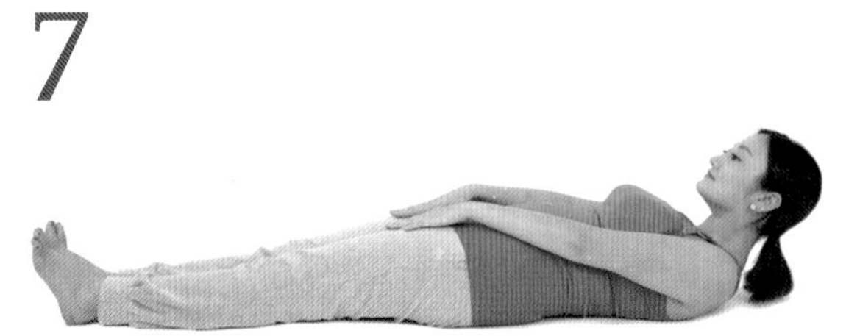

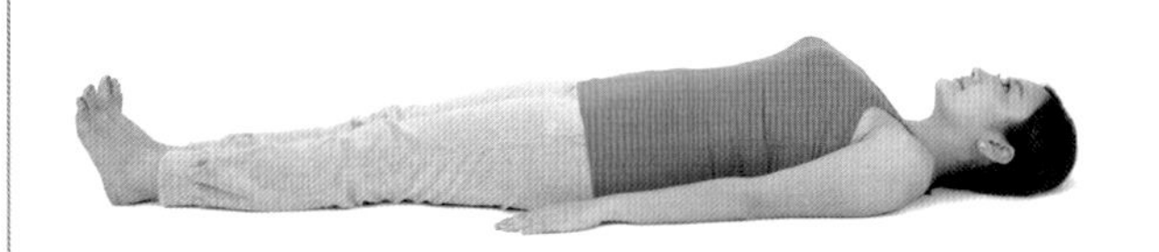

双腿伸直，双臂向前伸展，下巴贴近前胸，呈点头状，保持 8 ～ 10 秒钟，还原放松。

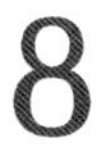

8

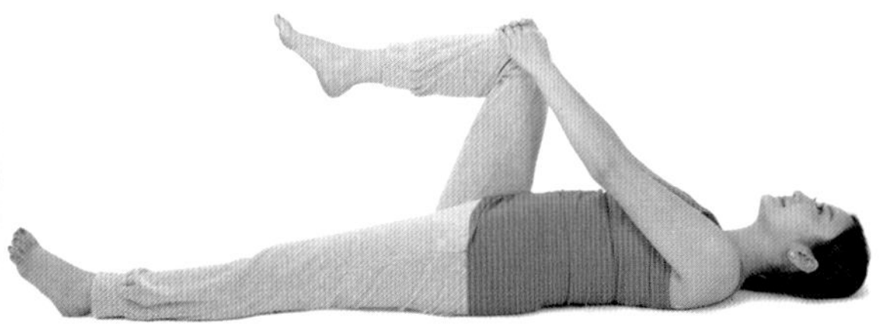

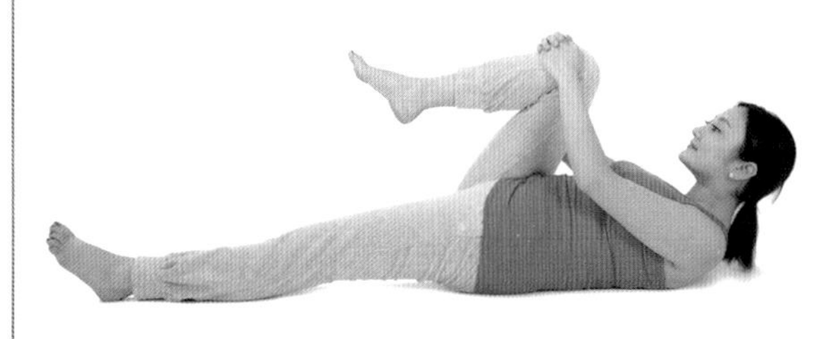

两腿伸直，右腿弯曲，收向腹部，双手抱膝，保持 10 秒钟，还原放松，换左腿做。

9

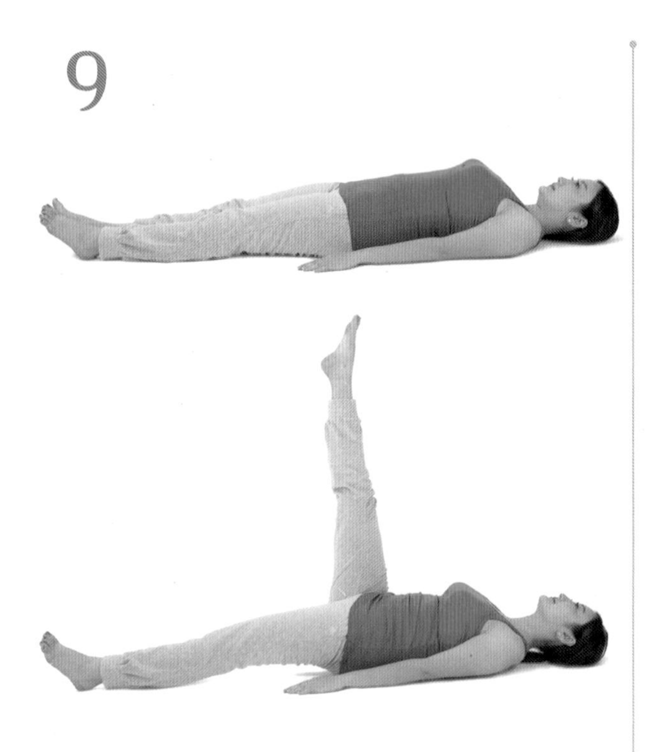

平躺，左腿放平，右腿伸直向上抬起，保持 10 秒钟，慢慢还原。

10

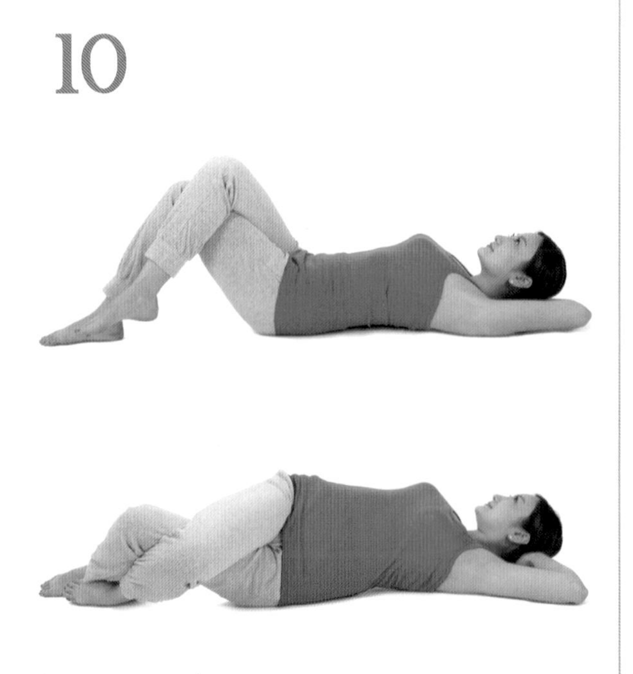

双手抱头，左腿弯曲，右腿骑跨在左腿上，双腿向左侧倾倒，保持 10 秒钟，慢慢还原，再倒向右侧，保持 10 秒钟，慢慢还原。

11

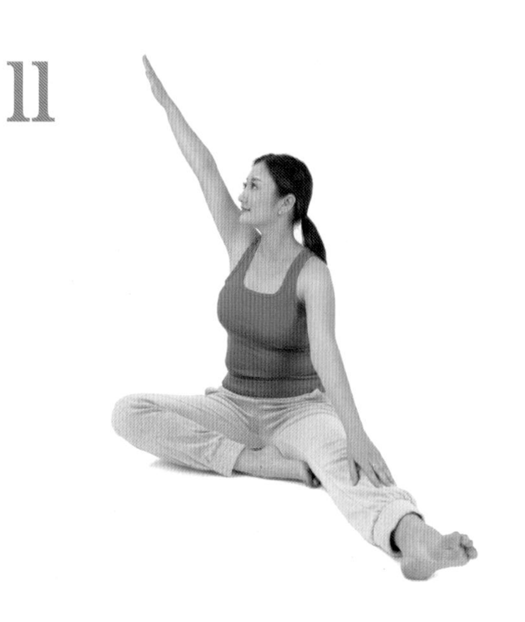

坐在地上，左腿向前伸直，右腿弯曲，右脚踩在左腿根部，左手握住左腿膝盖，右手向身体侧后方伸展，眼睛看指尖，保持片刻后还原放松。

12

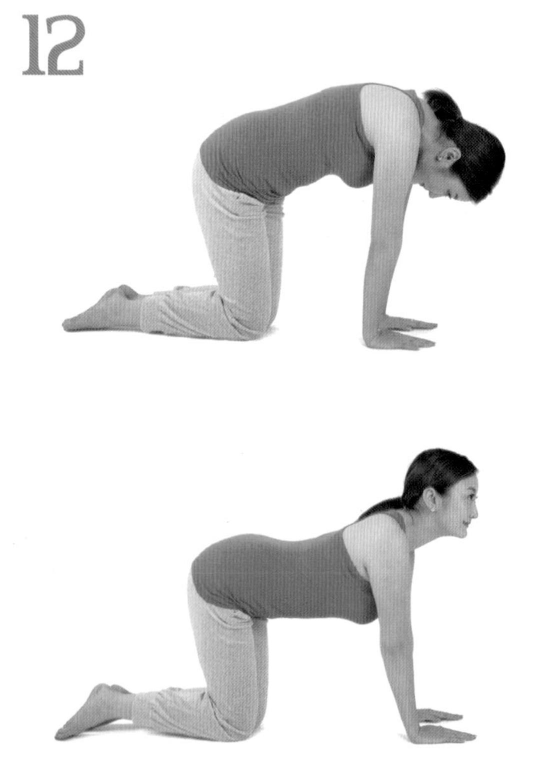

跪撑在地面上，四肢与身体垂直，呼气低头看肚子，腹肌收紧，背部尽量向上弓起。吸气，腹部还原放平，抬头看前方。

13

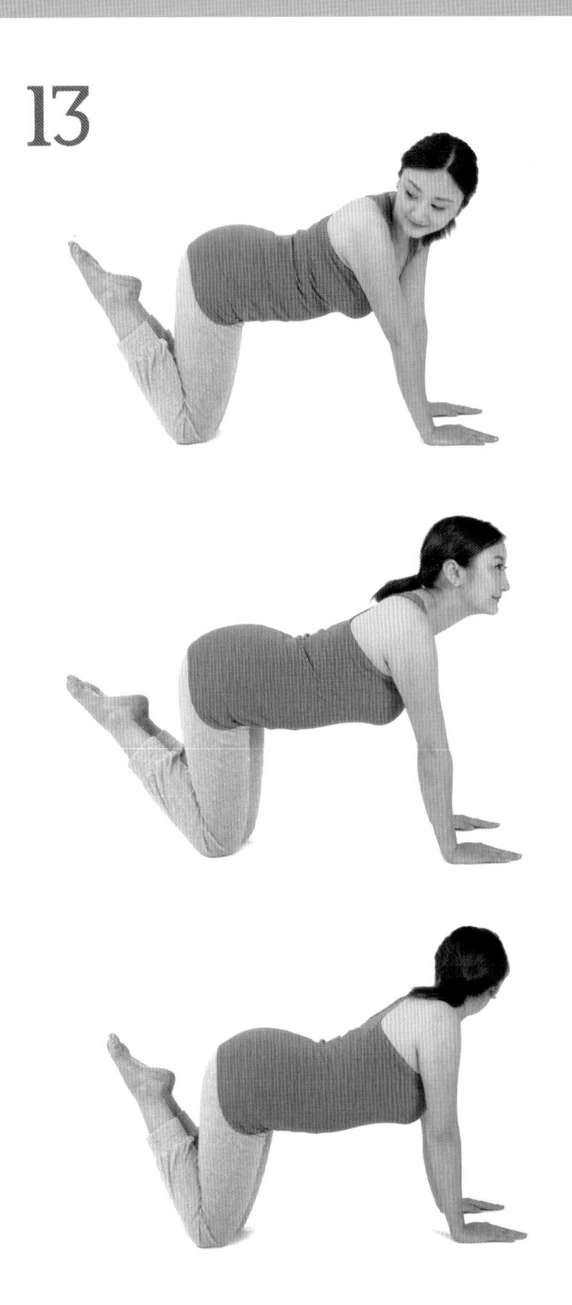

跪稳，将两腿并拢，小腿上举，向左右两侧摇摆；头部随着摇摆，眼睛看脚尖，分别向左右摇摆。

14

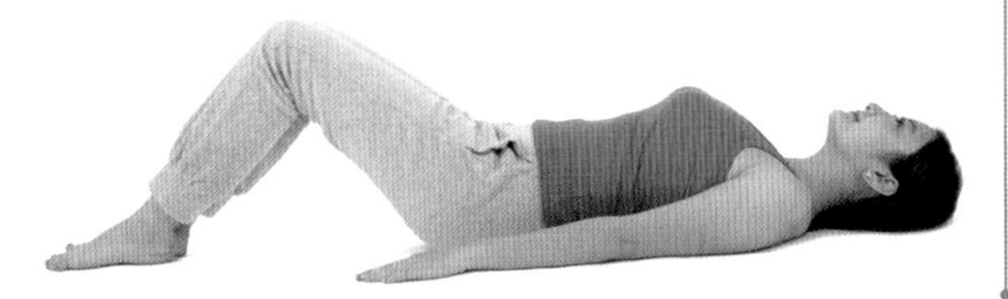

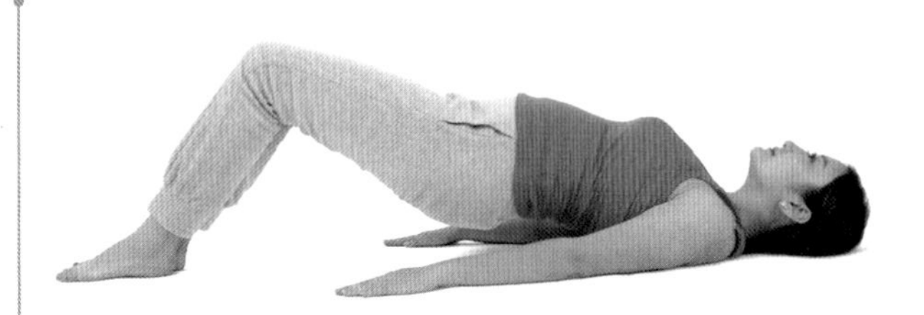

双腿弯曲稍分开，将臀部及背部紧贴地面，双手放在身体两侧，吸气时收紧腹部肌肉，将臀部抬起悬空，保持片刻，吐气后放松还原。

产后骨盆恢复体操

这套体操可以帮助产妇进行骨盆韧带排列恢复、腹部和骨盆肌肉群的功能恢复，使产妇及早恢复体形，树立信心。需要提醒的是，产妇中如有剖宫产者，在练习仰卧起坐这个动作时，需注意腹部伤口，量力而行，锻炼中以不累及伤口为准。产妇（顺产者一天后，剖宫产者三天后）可在床上进行产后恢复体操锻炼，每天 2 次，每节做 8 个 8 拍。

· 第1节 ·

呼吸运动。平躺，双手放在腹部，吸气时腹部肌肉尽量收缩，呼气时尽量放松。

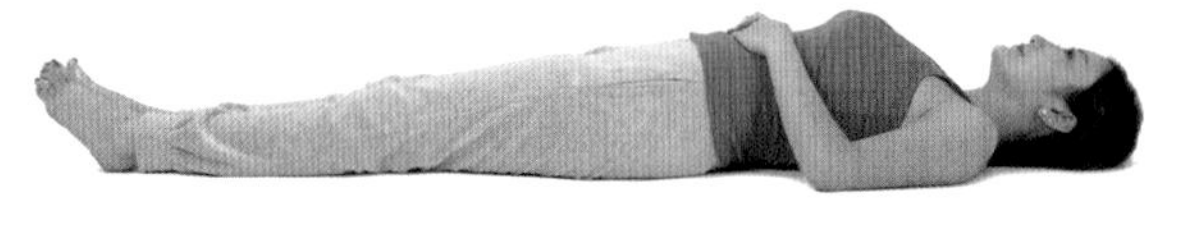

· 第2节 ·

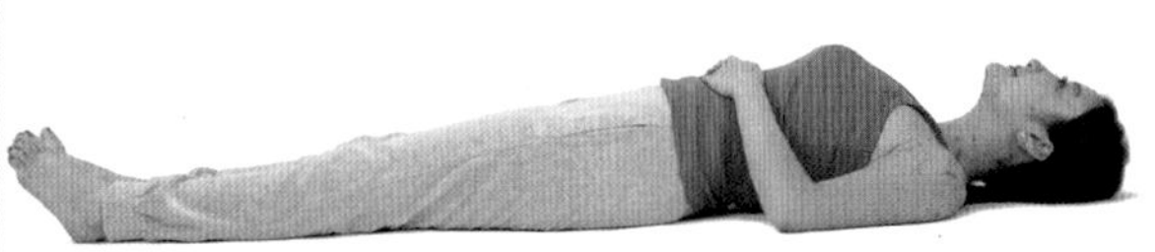

提肛运动。吸气时收缩肛门括约肌，呼气时尽量放松。

·第3节·

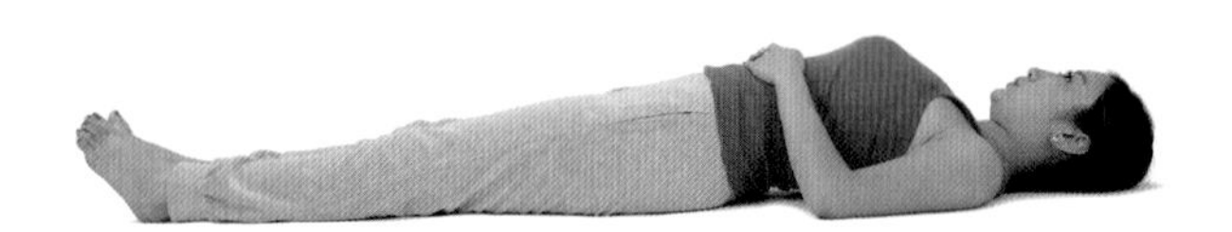

臀部运动。吸气时臀部及骨盆底肌肉收缩，呼气时放松。

·第4节·

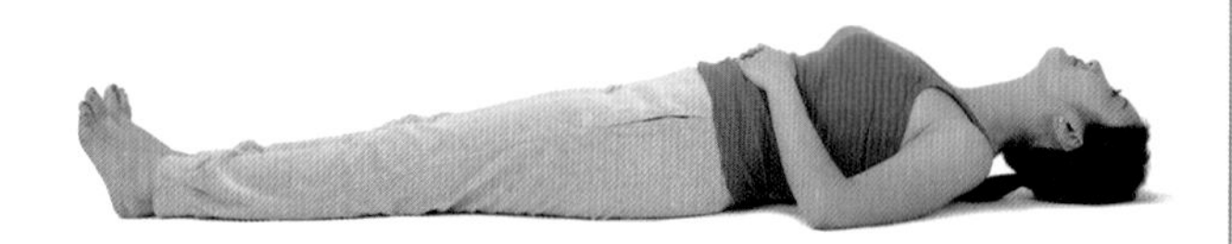

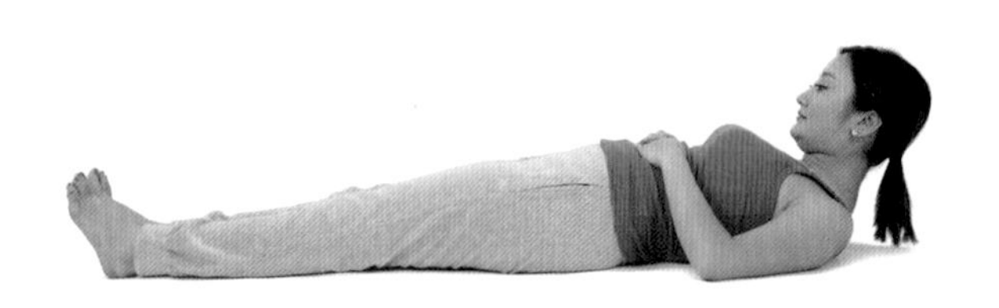

抬头运动。吸气时下巴尽量上抬，呼气时下巴尽量向胸部靠拢。

·第5节·

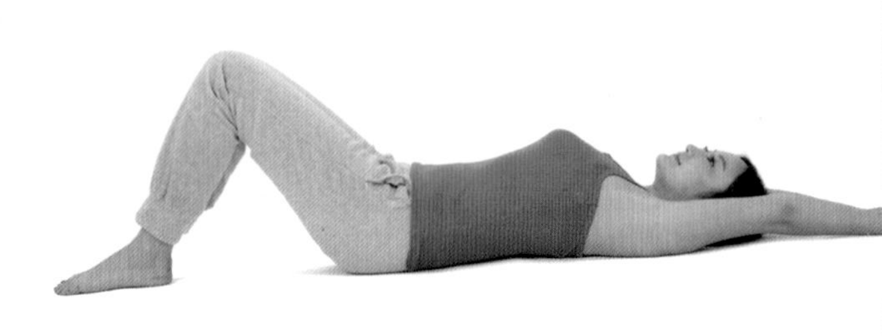

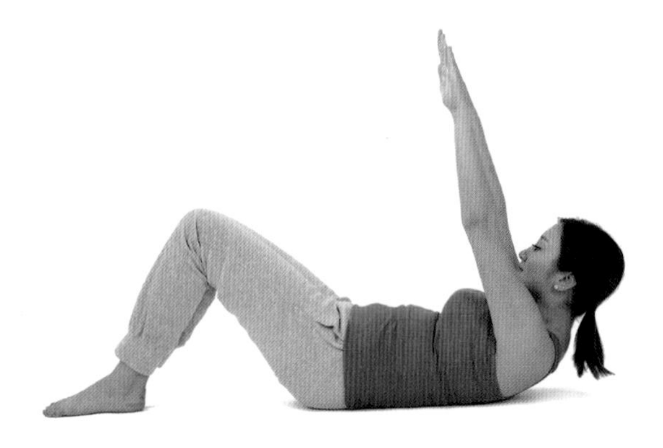

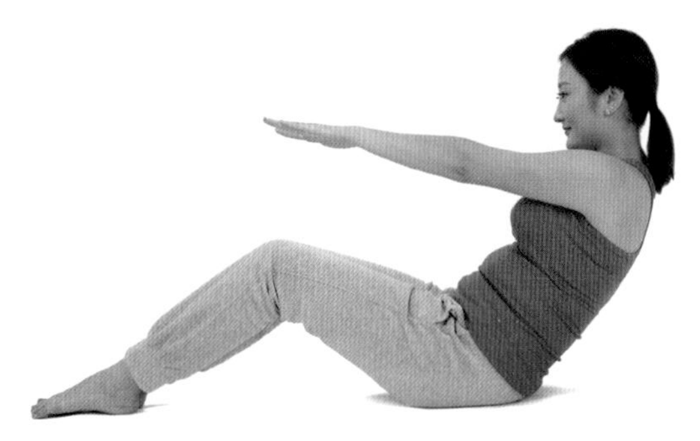

仰卧起坐。平躺，两腿弯曲，双手平伸，吸气时尽量使头和上半身抬离床面，并尽量靠向双腿，呼气时身体缓缓平躺。

·第6节·

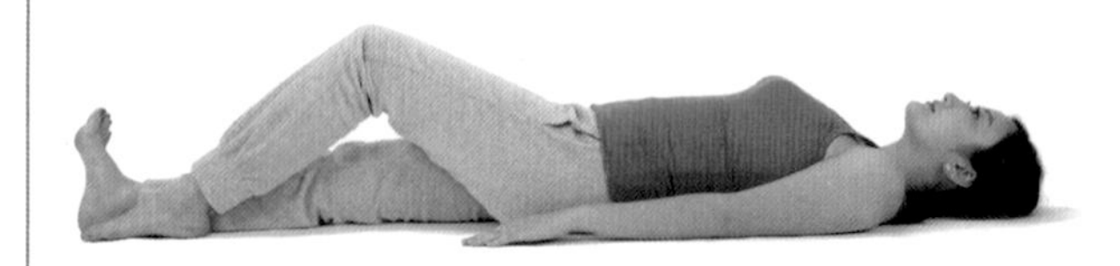

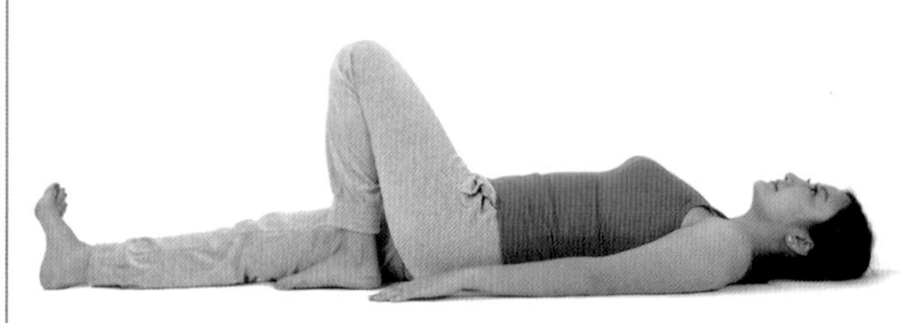

腿部运动。吸气时一脚底平贴床面曲腿，脚后跟尽量靠近臀部，呼气时缓缓将腿伸直。然后换腿，重复动作。

· 第四篇 ·

育儿

PARENTING

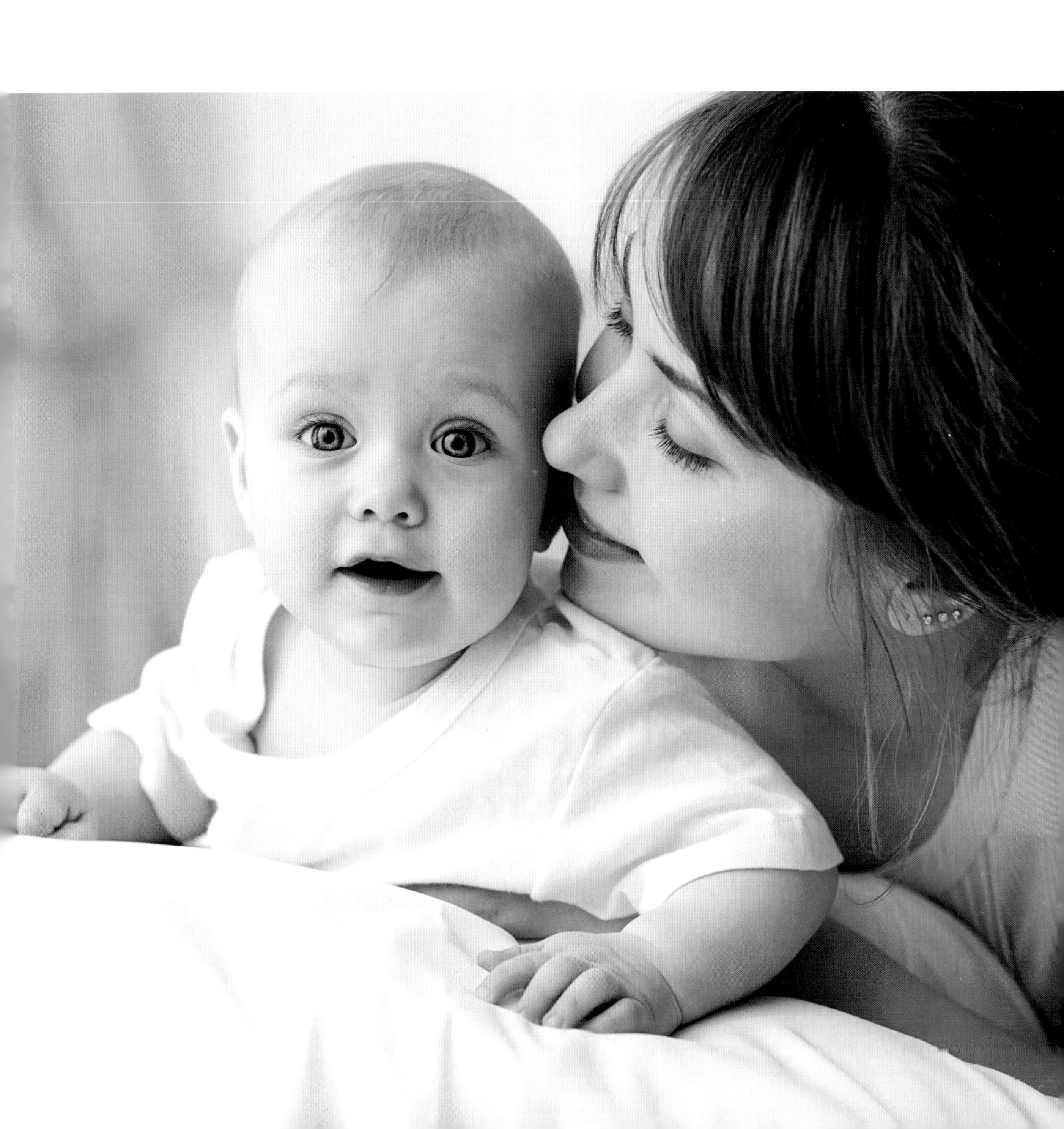

第一章

新生儿期健康养育指导

part 1

在家人的期盼下，新生命终于平安地来到了这个世上。对于新生宝宝来说，与母体内完全不同的外界世界是异常陌生的，这时的小宝宝除了呼吸、睡觉和吃饭外，基本上什么也不能做，生命异常脆弱，这就需要爸爸妈妈的悉心呵护，让宝宝成为健康快乐的小天使。

全程跟踪：宝宝成长发育状况

宝宝的成长是父母们最关心的问题，特别是初为人父母，可爱的宝宝是否健康，身体发育是否正常，都是爸爸妈妈们非常关注的。

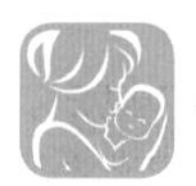

体格发育水平

平时说的新生儿一般是指正常足月产的宝宝。新爸爸妈妈们如果想呵护好自己刚刚诞生的新生儿宝宝，就必须全面了解新生儿的身体状况和生理特点。

〔体重〕

足月出生的宝宝平均体重为3000克，正常范围为新生儿期健康养育指南健康快乐的小天使：2500～4000克。出生后一周常会有体重减轻的现象，这是暂时的，10天内即可恢复，称之为生理性体重下降。

〔身长〕

身长是反映新生儿骨骼发育的重要指标，出生时平均身长为50厘米，头长占身长的1/4。

〔头围和胸围〕

一般头围在31～35厘米，胸围比头围少1厘米左右。如果头围比胸围少得太多，可能为小头畸形；头围比胸围大的太多，可能为脑积水。

〔头部〕

新生宝宝的头部较大，身长是头部长度的4倍。头部很软，观察宝宝的额头上部，会有一个凹陷的地方，用手触摸时感觉很软，还会动，此处称为“天门”。而在宝宝头部后侧有一处凹陷的地方，称为“小天门”，小天门在出生后会自动关闭。

新生宝宝的头顶前中央的囟门呈长菱形，开放而平坦，有时可见搏动。父母应注意保护宝宝的囟门，不要让它受到碰撞。大约1岁以后它会慢慢闭合。

〔四肢〕

双手握拳，四肢短小，并向体内弯曲。

〔呼吸〕

新生宝宝的肺活量小，吸入氧气少，远远不能满足其新陈代谢的需要，只能通过加快呼吸次数来弥补。由于呼吸中枢的不健全，刚出生的婴儿表现为呼吸浅快、不匀。

［体温］

新生宝宝的正常体温在36℃～37℃，但新生宝宝的体温调节中枢功能尚不完善，体温不易稳定，受外界环境的影响体温变化较大。新生宝宝的皮下脂肪较薄，体表面积相对较大，容易散热。所以，新生宝宝要注意保暖。

正常新生儿的胎龄大于或等于37周，体重在2500克以上。胎龄不足37周而出生的宝宝，被称为早产儿，也称为未成熟儿。若胎龄满37周，但体重却不足2500克，一般称为足月小样儿，又称低体重儿。平时说的新生儿一般是指正常足月产的宝宝。

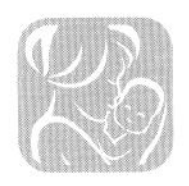

大运动发育水平

宝宝仰卧时，头大多转向一侧，同侧的上下肢伸直，对侧的上下肢屈曲。安静时可见到不对称的颈紧张等无条件反射。

俯卧位时，宝宝臂部高耸，两膝关节屈曲，两腿蜷缩在下方，头转向一侧，脸贴在床面上。如将宝宝侧转的头移至中线位置，逗引宝宝举头，有时其面部刚好离开床面少许距离。如果将宝宝手臂放在胸下不动，宝宝的两腿有时会做交替蠕动。

坐位时，拉腕坐起，宝宝的头会向前倾，下颌靠近胸部，背部弯曲呈“C”形。如握住宝宝双手，边逗引边轻拉坐起时，宝宝的头明显滞后。

俯卧悬空位时，如果大人用手托起宝宝的胸腹部，宝宝的头及下肢经常下垂至躯干水平以下，呈倒“U”形。

扶住宝宝腋下将其直立让其踩在桌面上，宝宝的下肢屈曲然后伸直，做出类似迈步的动作（即步行反射），当宝宝向前迈步时，由于内收肌的作用，他的一只脚常常绊住另一只脚。

［家庭测试方法］

让宝宝仰卧在床，大人站在其脚前，面对宝宝先弯下腰，对着他微笑、说话，直到宝宝注视大人的脸。然后，大人轻轻握住宝宝的两只小手腕，将他拉起，观察宝宝头部是否能竖直。

如果宝宝的头能竖直2秒钟，即为通过。

［促进发育方法］

增强颈背肌肉力量：将宝宝置于仰卧位，握住宝宝的手腕，轻而缓慢地将宝宝拉起，宝宝的头一般会前倾和下垂，特别是快满月时，可以尝试做些这样的活动，每天练习2～3次，以此锻炼宝宝的颈部和背部肌力。

促进俯卧抬头：从半个月以后在两次喂奶的间隙，每天让宝宝俯卧一会儿，并用玩具逗引他抬头，但时间不要太长，以免宝宝太累。

促进竖抱抬头：喂奶后竖抱宝宝，使其头部靠在大人肩上，轻拍几下背部让其打嗝以防溢奶，之后不扶宝宝的头，让其头部自然直立片刻，每天4～5次，以促进宝宝颈部肌肉的发育。

促进俯腹抬头：宝宝空腹时让其自然俯卧在大人腹部，大人用双手按摩宝宝背部并逗引其抬头，锻炼宝宝的颈部、背部肌肉，促使宝宝尽早抬头并扩大其视野。

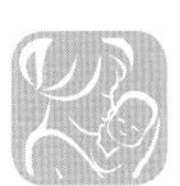

精细动作发育水平

宝宝的手经常呈握拳状，当用拨浪鼓等玩

具触碰宝宝手掌时会紧握住拳。清醒时，宝宝的双手以握拳为主(拇指放在其他手指的外面)。

〔家庭测试方法〕

让宝宝仰卧在床上，大人把食指或拨浪鼓的手柄放在宝宝手心时，观察宝宝的反应。如果宝宝把拳头攥紧，即为通过。

〔促进发育方法〕

促进四肢活动：出生半个月后帮助宝宝活动四肢的各部分肌肉，大人应该创造条件训练宝宝在不同的发展阶段充分地做抓、握、拍、打、敲、捏、挖、画等动作，切记不要因为怕宝宝抓破自己的脸而给他戴上手套。

训练手的抓握能力：用拨浪鼓或其他带柄的玩具或用大人的手指触碰宝宝的手掌，让宝宝紧紧握住，在他手中停留片刻后放开。宝宝松开后，大人再将玩具放入宝宝手心，让宝宝多次练习抓握。

增进手指触觉能力：将宝宝的双手平放在床上，让他自由挥动拳头，看自己的手，把手放到嘴里吸吮（一定要把宝宝的手洗干净），增进宝宝手指的触觉和活动能力，扩展手的活动范围。

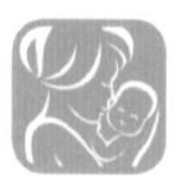

适应能力发育水平

让宝宝俯卧，当物体（如悬挂的彩色气球、玩具等）从距离宝宝脚上方 10 ～ 15 厘米处向头部移动，至脸上 25 ～ 30 厘米时，宝宝会对进入视野的物体跟踪注视。将物体从宝宝头的一侧，慢慢移动到另一侧（移动 180 度），当物体移到中央时，宝宝会两眼跟随着看，眼的追视范围小于 90 度。

当听到平缓的声音时，宝宝会睁大眼睛，皱眉，微笑，活动减少，表现安静；当听到突然出现的较大的声音时，宝宝会出现颤抖等受到惊吓的动作。

当眼受到光的作用时，宝宝的瞳孔缩小，光线触及眼睛时，宝宝会眨眼或眯眼，眼睛出现不协调的运动等。

如果把宝宝的手指撬开，将大小合适的物体放在他手中时，他会短时间握住手中的物体。

〔家庭测试方法〕

让宝宝仰卧在床上，在一侧耳朵上方 9 厘米处轻轻摇动铃铛，观察宝宝的反应。如果宝宝有皱眉、动作减少或增多或停止等反应，即为通过，不过宝宝的反应时间会很短。

〔促进发育方法〕

促进听觉发育：大人可通过摇铃或制造其他响声来训练宝宝对声音的反应；也可用和蔼可亲的声音面带微笑地和宝宝说话，发出“哦”“啊”等声音来吸引宝宝的注意，通过训练宝宝的听觉，提高他的适应能力。

促进视、听觉识别能力：将色彩鲜艳带响声的玩具放在距离宝宝眼睛 25 厘米处，边摇边缓慢地移动，吸引宝宝的视线随着玩具和响声移动；或者坐在宝宝对面，一边喊他的小名，一边移动大人的脸，让宝宝注视大人的脸并随之移动。通过训练宝宝的视、听觉，提高其视听识别能力和适应能力。

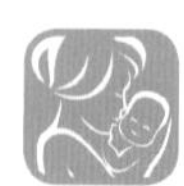

语言能力发育水平

能自动发出各种细小的喉音。

当大人与宝宝说话时，他会注视大人的面孔，哭泣的时候停止啼哭，甚至有时还能上下点头。

从表情看，尚没有直接的注意能力，面部没有表情。

〔家庭测试方法〕

让宝宝仰卧，如果宝宝清醒时，嗓子里能

发出细小柔和的声音，即为通过。

〔促进发育方法〕

刺激宝宝语言发音：出生后就要为宝宝提供优雅的音乐环境，多给宝宝听优美的音乐，可让宝宝保持心情愉快，培养宝宝注意力和愉快的情绪，刺激语言能力的发展。

逗引宝宝发音：大人平时要利用一切机会多和宝宝谈话，在喂奶、换尿布时，看着宝宝并和他说话，也可唱歌、念儿歌。根据当时情景随意和宝宝说点什么，逗引宝宝自由发声、发笑。

模仿宝宝的哭声：宝宝啼哭时，父母可以模仿宝宝的哭声。这时宝宝会试着再发声，几个来回后，宝宝就会喜欢上这种游戏似的叫声，渐渐的，宝宝学会了叫而不是哭。这时父母可以把口张大一点，用“啊”来代替哭声诱导宝宝对答，循序渐进地教宝宝发音。如果宝宝无意中发出另一个元音，应以肯定、赞扬的语气用回声给以巩固强化，并且记录下来。

社交行为发育水平

宝宝双眼能追视在身边走动的人。平常清醒时，喜欢毫无目的地注视四周。有时能明确地注视某个目标，但是不能持久，大部分时间都在不明确地凝视四周。

〔家庭测试方法〕

宝宝仰卧时，大人在宝宝的视线内走来走去，观察宝宝的反应。如果宝宝的眼睛能随着走动的人移动，即为通过。

〔促进发育方法〕

启发宝宝探索和交往能力

新生儿视力有限，对红色比较偏爱。在宝宝仰卧位时，大人可用红绒球、红色气球等放在宝宝眼睛正前方，向左右缓慢移动，逗引宝宝追视红绒球或红气球等，通过视觉训练，启发宝宝的探索和交往能力。

让宝宝多了解环境：宝宝出生后的半个月，大人可以每天抱起宝宝片刻，沿着房间环视室内四周景象，边看边向宝宝讲述室内的摆设，让宝宝了解周围环境。

提高宝宝对周围环境的兴趣：为使宝宝感到愉快、舒适，具有安全感，提高其对周围环境的兴趣和对刺激的接受能力，在宝宝吃饱喝足后，可将宝宝抱在怀里，用温柔舒缓的语调微笑着和他说说话。听到大人的声音，宝宝通常会安详地注视着大人的面孔，仿佛在认真地听大人诉说，过不了多久，他就会高兴地“啊啊哦哦”地做出回应。

和宝宝进行情感交流：交流是自然真情的流露，对父母和宝宝都是一种心灵的需要。宝宝出生后随着大脑的迅速发育以及与外界的广泛接触，不仅身体在长大，精神活动也开始萌芽。宝宝的行为和感情的发育发展需要父母共同来关怀和诱导，所以父母要学会用心养育自己的宝宝，用自己的爱心与耐心与宝宝进行情感交流。面对幼小的宝宝，父母应该经常拥抱他、抚摸他，尽量使宝宝的肌肤和成人贴得近些，也可以有意抚摸宝宝的四肢。最重要的是，当大人在进行这些活动时，应当把自己的爱和情感投入其中，与宝宝的目光对视，给他说悄悄话，让宝宝感受到大人的关爱，感受愉快的情绪。

系统保健：为宝宝撑起健康伞

新生宝宝非常娇嫩，他的健康也是父母关心的头等大事，体检、接种、健康判断……爸爸妈妈们要做的事还真不少。

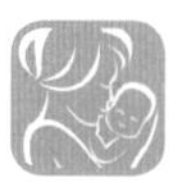

新生宝宝的应急处理

新生儿刚出生的时候可不像后来看到的那样可爱，瘦瘦小小的不说，身上还有羊水和各种异物，脐带也没有剪断，真是邋遢得很。所以，宝宝一出生就要立刻进行各项应急处理，包括异物的清理、剪断脐带以及消毒和洗澡。

［异物的清理］

胎儿生活在母体内通过脐带吸收氧气和营养物质。在母体内，即使羊水、胎粪等异物进入胎儿肺部也没什么大碍，但胎儿娩出母体后，嘴、气管、食道等处的羊水或异物会妨碍婴儿呼吸，必须立刻清除干净。具体做法是，用细长的管子将其肺部的异物吸出，这个过程不是一步就能完成的，在婴儿能自己呼吸后这个步骤仍然要继续进行。宝宝送往新生儿室后，放低其头部，持续观察几个小时，以确保异物全部清除干净。

［剪断脐带］

胎儿娩出母体后，首先要将脐带留长剪断。分别将母体一侧的脐带和胎儿的脐带结扎，并在中间处剪断，留长的脐带可在以后的处理中剪短。剪断后用塑料夹夹起，并进行消毒，然后用脱脂棉包好。刚剪下的脐带富有弹性，呈白色，几天后会变干、变黑，一周后会自行脱落。脐带剪断后要涂上消毒药。

［为新生儿洗澡］

应急处理措施完成以后，新生儿会发出第一声啼哭并开始自主呼吸，这时应将他在母体中沾上的胎脂或在产道沾的血迹擦干净。洗澡后再次给脐带消毒，用襄被包好后，新生儿就可以与妈妈见面了。

［进行眼部消毒］

大部分的婴儿都闭着眼睛来到这个世界。只要将他们眼皮上的异物清除干净，小婴儿就能睁开眼睛看这个世界了。新生儿出生经过产道时，细菌有可能污染眼睛，所以要及时点眼药水。进行眼部清洁时，应用消毒棉球、洁净水，从眼内向外轻轻地擦拭。

对宝宝进行阿普达评分

采用阿普达评分来衡量新生儿的健康状况是最理想的方法。阿普达评分应该在孩子出生后立即做出，测试在三个特殊的时间段进行：出生后 1 分钟、5 分钟、10 分钟。阿普达评分主要参考以下 5 个要素：

- 婴儿的外表或者颜色。
- 脉搏或者心率。
- 呼吸作用或者呼吸的效果。
- 灵活性或者肌肉的力量（肌张力）。
- 对在脚心的刺激会做鬼脸或者产生应激反应，或者有抓握反射。

医生会根据每个要素给宝宝打分，分数从 0 分到 2 分不等。0 分意味着不太符合标准，而 2 分是最高分。第一次测量的结果也许不会很理想，医生会对情况的变化进行评估，指数最好能够在第一次测量到最后一次测量间有增长。指数低并不一定就是有问题，但会提醒医护人员和父母，他们要对这个孩子进行特别严密地观察。在日后的治疗中，医生也会参考这个评分对孩子进行治疗。

●阿普达评分表

体征	0分	1分	2分
心率（每分钟）	无	＜100次	＞100次
呼吸	无	浅慢且不规则	哭声响亮
肌张力	松弛	四肢稍屈曲	四肢活动
喉反射	无	面部有些动作	咳嗽

皮肤颜色	唇青紫，全身苍白	躯干红，四肢紫	全身红润
总评			

新生儿一开始看起来有点奇怪，但是很多刚出生时的特征都是短期的。比如说孩子的脸看上去有些浮肿，鼻子扁扁的，而耳朵紧贴着脑袋，头看上去很大，甚至一开始还被挤成了圆锥形。

头皮下面可能还有软软的包（也可以说是产瘤），这种颅骨的重叠和肿胀，是由分娩过程中的压力造成的，不必太担心。

在出生后尽快仔细地检查一下孩子。对你认为异常的情况进行询问。你需要知道孩子外貌的参考值，以便能发现孩子的异常情况。例如：

〔颜色〕

孩子的皮肤颜色应该是柔软光滑的粉色或者桃色，在最初的适应期过后，肤色浅的孩子因为新陈代谢缓慢，手足可能有些轻微的发白并且持续几天。肤色较深的孩子，手足可能会有些苍白，但是这和新陈代谢没有关系，而是和色素有关。

〔皮肤〕

有些宝宝生下来浑身都有乳白色的覆盖物，这种覆盖物叫做胎脂或胎垢，其作用是在子宫中保护宝宝的皮肤。出生后数小时内这种覆盖物就会消失。有些宝宝出生时肩膀和后背还会有茂密的毛发，这些毛发叫做胎毛，通常在孩子 3 个月大时就会消失。

〔头部〕

孩子的头部大约要占出生时身长的 1/4。孩子的颅骨被相连的柔软组织连接，这样颅骨轻轻地交搭，以便头部可以通过产道。因此有些孩子的头部在出生后很短的时间内有一点呈圆锥形。不要担心，几天之后，孩子的头部就会恢复为正常的圆形。头部有两个“柔软的点”，或者说是囟门，说明孩子的头部骨骼还没有连接到一起。前囟为菱形且位于头顶处，这个地方通常到孩子 1 岁的时候才闭合，还有的孩子在 15 ～ 18 个月大时该处仍旧保持开放状态。后囟为三角形而且要小很多，它位于后脑突起部分的上方。这个地方通常在宝宝 2 个月大时闭合。你可能会发现这些柔软的地方在跳动。不要担心，这些部位都有结实的隔膜，而且一般的触摸不会造成危险。

〔眼睛〕

孩子长到 3 ～ 6 个月或者更长时间以后，他们的眼睛才会显现出真正的颜色。孩子可以马上看见东西，视物的最佳距离约 30 厘米。研究证实新生儿喜欢看人类的面部，尤其是父母的脸。有时在孩子刚出生后不久，你会发现他的白眼球上有一点点出血。这可能是由于分娩造成的，所以不要过于担心。

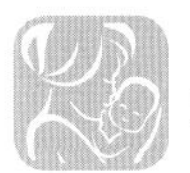

新生儿的健康指数

宝宝出生之后，在短暂的时间内，可以通过以下几个方面来检查孩子健康与否。

〔视觉〕

新生儿的视力发育好得让人吃惊。一出生，宝宝就可以看见大约 30 厘米范围内的东西。他可以看见你的轮廓，他的视线会跟随着你。因为新生儿的眼部肌肉工作得并不好，你会看见宝宝经常闭眼睛。这一现象会随着成长而改善。如果没有改善，在为宝宝进行体检的时候，应该告诉医生这个情况，以获得专业的检查和指导。

〔听觉〕

宝宝的听觉在出生时就发育得非常好了，

能马上辨别出父母的声音。很多新生儿护理中心会为宝宝进行听力测试。经常对宝宝说话，在家中播放轻音乐，当宝宝哭的时候说“我来了”会使宝宝平静下来。

〔排便〕

在刚刚出生一天或差不多的时间内，孩子会排出颜色很深、焦油颜色的黏稠粪便，这种粪便叫做胎粪。在子宫内，这种物质充斥着胎儿的肠子，并且可以很快被排出体外。在这之后，如果选择用奶粉喂养孩子，他的粪便会变成绿色而后是黄色。在孩子开始喝 30 ~ 60 毫升配方奶粉时，他可能在每次喂完奶之后都要排便，每天大约有 6 次之多。通常，奶粉喂养的孩子，吃完奶就排便的现象会慢慢好转。

母乳喂养的孩子和吃奶粉的孩子一样，刚开始的时候会排出深焦油色的胎粪，之后的粪便会变成芥末色，看起来有点松散。起初 6 周，孩子排便会相当频繁，和吃奶粉的孩子一样，在喂奶之后每天排便 6 次。在 6 个星期后，他的排便次数会开始减少。每 3 天才排出一次正常的大便，只要大便不是十分硬就没有关系。如果孩子只吃母乳，那么他不太可能便秘。

很多孩子在大便的时候会啼哭或者看上去十分用力，如果大便相对柔软就不用担心。起初的一两周，孩子的大便是柔软的，有些时候还是稀的。在这之后，会开始形成更为紧实的粪便。配方奶中的铁元素会使大便变硬，但是不能因此停止铁元素的供应。有一些简易的方法可以软化大便，比如说在配方奶中加入一勺糖。如果发生了相关的情况，请咨询医生这些方法是否可行。有的孩子即使大便柔软、正常也会啼哭。但是如果你认为孩子便秘，则要向医生询问是否有这种可能。

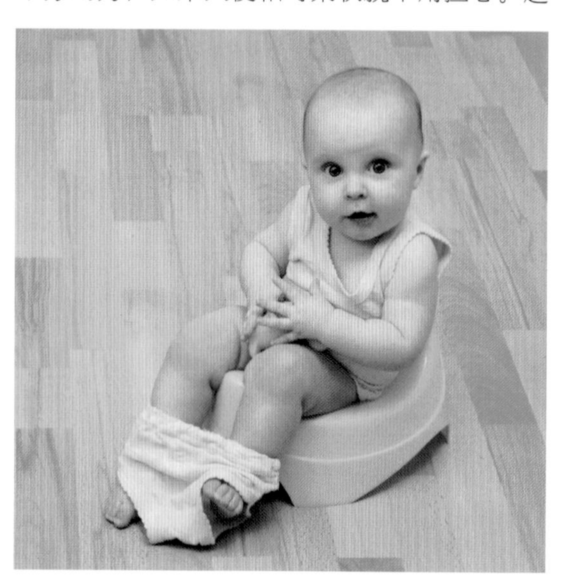

〔反射〕

当孩子出生时，他的神经系统就开始帮助他适应子宫外的环境。这种反射是孩子身体的保护机制。你时常会发现孩子在颤动，特别是胳膊、腿和嘴。孩子的下巴抖动和嘴唇颤动都是非常正常的现象。这是他的神经系统正在努力适应子宫外的环境。不时地抖动也是正常的。

新生儿还会经常打嗝和打喷嚏，把孩子紧紧地裹在浴巾里面，让他的胳膊和腿紧贴身体，这样可以很好地安抚他。

生理反射：婴儿本能地会转向触碰其上嘴唇和脸颊的一侧。这对你给孩子喂奶非常有帮助，用乳头触碰靠近他嘴的那侧脸颊，他会转向乳头，并且同时张开嘴。

抓握反射：当你把手指放进孩子的手中，他会握住它。如果想让他松开手指，可以敲打他的手背。

惊吓反射：当有大的噪声时，你会发现孩子猛地伸出手脚，迅速摆出排便的姿势。

吮吸—吞咽—呕吐反射：这个反射可以让孩子获得液体，并且可以防止液体进入肺部。当他继续长大一些时，这个反射会趋向更加有规律的节奏，使喂奶的过程变得更加容易。

〔体重增长〕

很多孩子在出生后的几天内体重会减轻 200 ~ 350 克，或者是出生一周后体重比出生时体重减轻 6% ～ 10%。这些减少的体重大多是水分，没有必要为此担心。在这之后体重会稳定地增长，医生会在检测其身长增长的同时观察到这一点。

孩子的体重通常会在 5 ～ 6 个月大的时候增长为原来的 2 倍。而在 1 岁的时候，体重会达到出生时体重的 3 倍。医生会在每次例行健康检查时把孩子的身长、体重和头围数据在特别的成长图表中标示出来。我们期待的是孩子能够稳步地成长，而不是必须达到某一年龄需要达到的标准。

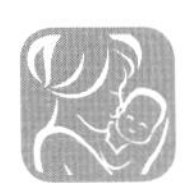

新生儿的全面检查

新生儿出生时要做全面、系统的体格检查及有关出生缺陷的筛查，在出院前还要做全面的体格检查。

〔身体异常检查〕

应急处理结束后，婴儿就可以自己呼吸了。这时要检查并确定他的身体有无任何异常。检查的内容包括：肛门是否通畅，耳朵是否正常，头部是否有肿块，颈部是否因生有肿块而歪斜，生殖器官是否发育完全，腿长是否有异常等。

〔健康状况检查〕

通过基本诊查来确定新生儿的心脏跳动是否正常，呼吸和体温是否正常。特别是通过血液检查来判断是否有导致精神衰弱或身心障碍的异常因素以及确定新生儿的血型等。如果新生儿除了啼哭外没有任何表达意思的手段，医生就应该用手或通过血液检查来确定婴儿是否有异常症状。

〔斜颈检查〕

仔细观察新生儿躺着时的样子，可能会发现他的头部向一侧歪斜。这种症状称为“斜颈”，它是因为新生儿颈部生有肿块导致的。在医院里，斜颈儿经过简单的物理治疗就可以恢复正常。检查斜颈时可以用手轻轻抚摸颈部，看是否存在硬块。

〔口腔内检查〕

用手指掰开婴儿的口，查看其舌头、牙龈、上颌是否形成，口内是否有损伤等。例如，有的婴儿舌根部位与下颚相连。若出现这种情况，可以通过手术使之恢复正常。

〔头部检查〕

由头顶向四周轻轻抚摸，检查婴儿头部是否生有肿块或其他异常症状以及胎儿头部娩出产道时是否因会阴切开手术而受伤。头部是身体的重要部位，及早发现异常是非常重要的。

〔耳朵检查〕

用眼睛观察，用手抚摸新生儿两侧的耳朵是否有异常，耳朵眼是否通畅，耳郭形状有无异常等。用手仔细抚摸一遍就可以了。

〔腹部检查〕

由于 10% 的新生儿可有腹部畸形，需要在出生后头几天内仔细观察，包括肾脏和其他器官的形状、大小或位置有无异常。正常情况下，肝脏在肋缘下 1 ～ 2 厘米处可触及，脾尖易被触及。一般两侧肾脏均可被触及，左侧比右侧更容易触及，若不能触及肾脏，可能存在肾缺失或发育不全。巨大肾可能由梗阻、肿瘤或囊性病变引起。男婴不能排尿，提示有后尿道瓣。由于脐周围肌肉系统薄弱，脐疝很常见，但很少引起症状或需要治疗。

〔肌肉骨骼系统检查〕

肢体应该对称且能自主活动。新生儿仰卧，髋关节和膝关节屈曲时，股部能完全外展到检查桌平面。外展受限，且当股骨头滑入髋臼时可摸及弹响声，是先天性髋关节脱位的主要体征。女婴和臀位产婴儿特别容易发生髋关节脱位。若髋关节活动受限，应做 B 超检查并请矫形外科专家会诊。极轻微的先天性髋关节发育不良，可用两块或三块尿布兜起来，这种方法很实用。比较严重的病例，可以由矫形外科医生在超声观察检查下应用外展夹板治疗。若不能马上请矫形专家治疗，可每天 24 小时应用三块尿布兜起，一直到能使用夹板时为止。假如用任意形状的尿布，第一块尿布应紧贴皮肤包紧，另两块作为外层，一起形成较大的体积。如果有畸形足或任何其他明显的需矫形的畸形存在，应立即开始治疗。

［生殖器检查］

足月男婴的睾丸应在阴囊内，新生儿常发生鞘膜积液和腹股沟疝。一个硬的、变色的阴囊肿块可能是睾丸扭转，尤其是臀位产时。虽然睾丸扭转很少见且在新生儿期疼痛不明显，但属外科急诊。如扭转存在，通过斑痕的分布和睾丸的硬度可鉴别是睾丸扭转还是单纯性挫伤。若是鞘膜积液，肿块是透光的。

女婴阴唇突出，可出现暂时性和非刺激性的黏液，偶尔呈血性的分泌物，然而如有血块时应加以检查。阴唇系带后可见一小肿物，认为是母亲激素刺激所致，几周后即消失。

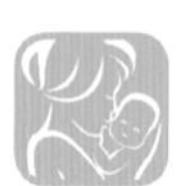

新生儿健康的家庭判断

在新生儿期，宝宝的身体异常情况或疾病大多在医院体检时就能发现，不过家长在平时的生活中也要注意观察，尤其是对宝宝早期耳聋和身体异味要有足够的警惕。

［早期耳聋］

新生儿一出生就应有听觉，只是反应没那么灵敏，很多人都不太相信这一点。不过，只要你仔细观察就会发现这是事实：一个正在睡眠中的新生儿，当突然有大的声响出现时，孩子随之会有皱眉、两眼睁开、全身轻微抖动或全身惊跳；孩子清醒时，听到突然声响会眨眼、闭眼，或者眼睛和头轻轻转向声响方向。

如果遇到新生儿过分安静，睡觉不怕大声吵闹，对大人的招呼、逗引声音毫无反应，只是眼睛炯炯有神，注视大人的面部表现和举止动作，对周围环境突然发出的大声响没有寻找声源的反应，那就说明孩子的听力可能有问题，应去医院仔细检查一下，及时发现孩子听力障碍，给予听力和语言的康复训练。

［身上异味］

宝宝以乳汁为主食，所以孩子身上多是奶香味。有的孩子排出的尿略带呛人的氨气味，这都是正常的。然而有些孩子身上却有特殊的气味，如烂苹果味、臭鱼烂虾味、糖果味等。如果孩子身上出现这类异味，作为家长应密切注意，因为这些怪味可能是某些先天性、遗传性、代谢性疾病的表现。例如，常见的苯丙酮尿症就是由于肝脏内先天缺少苯丙氨酸羟化酶，导致苯丙氨酸不能氧化为酪氨酸，只能变成苯丙酮酸。这些代谢产物大量积累在血和脑脊液内，并随尿排出，发出特殊的味道。其他像三甲胺尿症可散发出臭鱼烂虾味，高蛋氨酸血症可散发烂白菜味，这些都是由于遗传基因的变化而导致的小儿体内代谢异常，代谢产物通过尿、便、汗液、呼吸等排出体外，散发出不同的气味。

这类先天性、遗传性、代谢性疾病如不及时治疗，将直接影响到孩子的正常生长发育，尤其是智力发育，造成终生遗憾。比如苯丙酮尿症，如果早期发现，在脑组织未受到严重损害之前就开始治疗，用特殊的含少量苯丙氨酸的蛋白质水解产物来代替普通食物的蛋白质维持正常营养，孩子可以长得与正常孩子一样聪明健康。

新生儿的免疫接种

预防接种注射是避免宝宝患传染病的最好方法。新生儿应注射卡介苗和乙型肝炎疫苗，以避免结核病和乙型肝炎对他的威胁。如果在产院未能接种这两种疫苗，可于出生后3个月内到各区县防疫站补种卡介苗，出生后1个月内到所住地区的保健科补种乙肝疫苗。

〔卡介苗〕

卡介苗是一种经过人工培养的无毒牛型结核杆菌悬液制成的减毒活疫苗，它不引起发病，而有免疫原作用，接种后可以代替结核杆菌的初次感染而获得特异性的免疫，产生特殊的抗体，因此可以用来预防结核病。供皮内注射的卡介苗分液体和冻干两种剂型。液体卡介苗有效期短，不稳定，现很少应用，目前国内主要应用的是冻干卡介苗。

卡介苗自问世以来，已应用七十余年，国内外大量的观察资料证实其免疫效果是肯定的，可以预防结核病。由于胎儿时期不能通过胎盘获得免疫，新生儿出生后即是易感者，所以现行免疫程序规定，新生儿出生后24小时即应初种。城市儿童应于7周岁加强免疫1次，农村儿童于7周岁和12周岁各加强免疫1次。

卡介苗的免疫效果可受疫苗质量、接种技术、当地非典型分支杆菌感染情况等多种因素的影响。世界卫生组织把卡介苗接种作为预防结核病的重要措施之一来推广应用，对降低结核病的发病率、患病率和病死率都发挥了重要作用。

〔乙肝疫苗〕

新生儿免疫接种乙肝疫苗程序，按“0、1、6月三针间隔接种法”接种。“0”指新生儿出生后24小时内注射第1针（对其他儿童或成人为第1针起始时间）；“1”为间隔1个月打第2针；“6”为小儿满6个月，即第1针后的6个月打第3针。

接种剂量则根据母亲血清检测结果而异。在老少边穷地区，无化验能力的，可每次注射乙肝疫苗10微克，共3针。

能筛查的地区，对乙肝表面抗原阳性母亲娩出的新生儿第1针使用30微克，第2、第3针用10微克。对表面抗原及e抗原双阳性母亲的新生儿，可用高效价乙型肝炎免疫球蛋白（每毫升含200～400μ）注射1针（在出生24小时内），第2～4周后按0、1、6间隔，每次注射乙肝疫苗30微克。注射部位为上臂三角肌下缘，肌肉注射，注射前将药摇匀。

〔乙型肝炎免疫〕

乙型肝炎病毒存在于患者的各种体液中，宝宝可通过患病母亲“垂直传播”而获得。为阻断这一重要的传播途径，对“乙肝”孕妇所生的孩子应做如下处理：

- 出生后即刻吸净咽入消化道的羊水、血液和黏液，并即刻洗澡，清除污染皮肤的羊水和血液。
- 出生后24小时内肌肉注射乙肝疫苗20～30微克。
- 出生后3个月、6个月各注射乙肝疫苗20微克。以上为主动免疫法，使孩子体内产生抗体。
- 如母血e抗原阳性，则可加被动免疫，即生后即刻注射人乙型肝炎免疫球蛋白（HBIG）1毫升，出生后3个月、6个月分别注射HBIG 0.5毫升。
- 乙肝免疫球蛋白与乙肝疫苗的联合方法。出生后即刻及第3个月各肌肉注射HBIG 0.5毫升；生后4～7天内、第1个月、第3个月各肌肉注射乙肝疫苗20微克。
- 主动、被动联合免疫。国内外绝大多数

学者认为，母子间传播主要发生在分娩期，产后如果母子密切接触，即使不以母乳喂养，同样可以传播乙肝病毒，因此母乳喂养与婴儿的感染率关系不大。如果母体已产生抗体，或新生儿已经免疫，则可以母乳喂养。最理想的是，凡乙肝抗原阳性母亲的新生儿出生后进行主动与被动两种免疫，则可进行母乳喂养。

饮食方案：均衡营养是宝宝的健

康保障新生儿的健康发育离不开合理的饮食与营养，对于新生儿来说，母乳是最好的饮食，能为宝宝提供充足的营养与能量。但有些新妈妈由于各种各样的原因，无法为宝宝哺乳，就只能选择配方奶粉等代乳品了。不管是母乳喂养还是人工喂养，这其中都有很多需要新妈妈注意的事项。

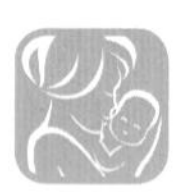

母乳喂养的益处

母乳是宝宝重要的食品，保护宝宝不受疾病的侵袭。母乳喂养有着其他任何喂养方法所无法比拟的优点。

〔母乳喂养的宝宝不容易得病〕

母乳喂养的宝宝很少患有肠胃炎、胸部感染和麻疹，这是由于宝宝直接接受了母体和母乳中抗体的缘故。在宝宝出生的头几天里，抗体可对肠道产生一种保护作用，并且由于抗体为血液所吸收，形成了身体保护作用的一部分，以抵御各种传染病。

〔母乳营养丰富〕

母乳中钙磷比例适宜（2 ∶ 1），有利于孩子对钙的吸收。母乳中含有较多的脂肪酸、乳糖、微量元素等，磷脂中所含的卵磷脂和鞘磷脂较多，在初乳中微量元素锌含量较高，这些都有利于促进小儿生长发育，并为预防佝偻病打下了物质基础。

〔母乳有助于营养吸收〕

母乳中的脂肪球小，且含多种消化酶，小儿在吸吮过程中，舌咽分泌的一种舌脂酶，有利于对脂肪的消化。另外，母乳的缓冲力小，对胃酸中和作用弱，有助于营养物质的消化吸收。

〔母乳方便卫生〕

母乳直接喂哺不易污染，温度合适，吸吮速度及食量可随小儿需要增减，既方便又经济。

〔母乳喂哺可增进感情〕

母亲哺喂婴儿时对婴儿的抚摸、拥抱、逗引以及母亲胸部、乳房、手臂等身体的接触，都是对婴儿的良好刺激，这样婴儿会感到心情愉快，有利于婴儿身心健康，对婴儿的成长有好处。

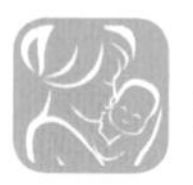

母乳喂养的正确方法

母乳喂养不是一件简单的事，并不是让婴儿把乳头含在嘴里就可以了，母亲要掌握新生儿对母乳的需要量，喂多喂少对宝宝的健康都不利。还要掌握喂奶的时间，尽量早开奶等。

〔掌握宝宝需要的乳量〕

新生儿需要的乳量为：每 450 克体重每日需要 50 ～ 80 毫升。一个 3 千克的宝宝每日需乳 400 ～ 625 毫升。母亲的乳房可在每次哺乳 3 小时后产生乳汁 40 ～ 50 毫升，因此，每日产乳 720 ~ 950 毫升是足够的。

〔做好母乳喂养的准备〕

在分娩前就应该决定是否采用母乳喂养宝宝，这样就可为母乳喂养做准备和计划。如果孕妇在医院分娩，入院时就应告诉看护人员，自己打算用母乳喂养宝宝，要求医护人员给予指导和帮助。

〔做好排乳反射准备〕

宝宝吸吮乳房时，母亲的脑垂体受刺激而激发“排乳反射”，母亲能够感到这种反射。事实上，每当母亲看见宝宝或听到宝宝声音的时候都可能促使泌乳，乳汁可从乳头射出，为喂奶做好准备。

〔正确进行初乳喂养〕

初乳是一种稀薄的、黄色的液体，由水、蛋白质和矿物质组成。当宝宝出生后头几天母亲还没有大量分泌乳汁之前，初乳可满足宝宝所有的营养需求。

头几天应经常地把宝宝抱在胸前，一是喂哺初乳，二是使宝宝习惯伏在胸上。如果在一间设有“母婴房”（即把宝宝交给母亲照看）的医院里，并且医务人员鼓励按要求用母乳喂养宝宝，这样就更好了。每当宝宝啼哭时，可把他抱起靠近乳房，开始时每侧乳房仅吸几分钟，这样乳头不会酸痛。

如果宝宝是放在医院宝宝室的，应该请医务人员把宝宝抱来喂养，不要用奶粉喂养，一定要喂宝宝初乳。

〔掌握宝宝觅食反射〕

母亲头几次抱着宝宝靠近乳房的时候，应该帮助和鼓励宝宝寻找乳头。用双手怀抱宝宝，并在靠近乳房处轻轻抚摩他的脸颊。这样做会诱发宝宝的“觅食反射 ”。宝宝将会立刻转向乳头，张开口准备觅食。此时如把乳头放入宝宝嘴里，宝宝便会用双唇含住乳晕并安静地吸吮。许多宝宝都先用嘴唇舐乳头，然后再把乳头含入口中。有时，这种舐乳头的动作是一种刺激，往往有助于挤出一些初乳。

母亲不要用手指扶宝宝的双颊，把他的头引向乳头。宝宝会因双颊被触摸受到不一致的引导而弄得晕头转向，并拼命地把头从这一侧转到另一侧去寻找乳头，不利于宝宝喂哺。

〔正确抱持宝宝哺乳〕

每次把宝宝抱起哺乳时，应力图将乳头正确地放入他的口内，这样做有如下好处：第一，只有宝宝将大部分乳晕含在口内，才能顺利地从乳房吸吮出乳汁。宝宝以吸和啜两种活动方式从乳晕周围形成一个密封环，当吸食时，宝宝的舌将乳头推向口腔顶部（上颚），乳汁是在有节奏的一吸一挤的情况下被吸出来。只有当宝宝对乳晕后方的输乳管施加压力，乳汁才能顺利地流出来。第二，如果乳头能正确地放入宝宝的口腔内，那么，乳头酸痛或皲裂就可以减少至最低限度。

宝宝有很强的吸吮能力，如果他没有含着乳晕而只有乳头在宝宝的口内，他能有效地切断输乳管的通道，这时就几乎没有乳汁流出了。这样乳头就会变得酸痛异常，结果乳汁的供应就由于乳汁没有被吸出而减少。宝宝将会很自然地吸不到乳汁，并由于饥饿而哭闹。

〔做好母婴哺乳配合〕

一旦宝宝在高兴地吸乳时，母亲就应安静下来看着他。如果他的眼睛张开，母亲应和他相对而视，对他微笑和轻语闲谈，这样，他就会把看到母亲的脸、听到母亲的声音和闻到母亲皮肤的气味联系起来，欢欢喜喜地吃奶。

〔两侧乳房轮流哺乳〕

宝宝吸啜在最初 5 分钟内是最强烈的，此时，他已吸食了80%的乳汁。一般来说，每一侧乳房哺乳时间的长短视宝宝的吸啜而定。但是，通常不超过10分钟。大概到达上述时间后，乳房已被吸空，虽然有的宝宝可能还对吸啜感到津津有味，但你会发现，宝宝对继续吃乳已不感兴趣，他也许开始玩弄你的乳房，将乳头在口内一会儿含入、一会吐出；他也许转过脸去，也许入睡。当宝宝显露出在一侧乳房已吃饱时，应把他轻轻地从乳头移开，把他放在另一侧乳房上，如果他吸啜两侧乳房之后睡着的话，他可能已经吃饱了。

母亲要想知道宝宝睡着是否由于吃饱的缘故，只要看他是否在约10分钟后醒来又再次吃奶就知道了。同样，如果宝宝看来只从一侧乳房中吸食已能满足他的需要量的话，那么，下次喂奶时，一开始应换用另一侧乳房哺乳。

〔哺乳时不可拉动乳房〕

切勿将吸食中的宝宝从乳房拉扯开——这样做只会弄伤乳头。为了把吃奶中的宝宝移开，可稳定地轻压他的颌部使他松开口。另一办法是用手指滑入乳晕和宝宝颊部之间，将小手指放入宝宝的口角内。上述这两种方法都会使他的口张开，并且使乳房容易滑脱，而不必使用拉扯的方法把乳头弄出来。

〔母乳喂养的姿势〕

哺乳不一定强求某种姿势，只要母婴都感到舒适就行。一般坐姿、睡姿都可，有许多妈妈哺乳时选择坐在低背椅上，或者背靠在家具上。在宝宝初生时，哺乳时变换不同的姿势可使他不会只坚持接受一侧乳房。同时，这也是防止一侧乳房出现过度疼痛的好办法。一般来说，妈妈给新生儿喂奶可采取坐势（坐在椅子上，将新生儿所吸乳房一侧的脚垫高，抱着新生儿喂奶）、半躺势（妈妈后背垫一枕头，将新生儿垫高紧靠乳房喂奶）等正确姿势。

新妈妈如做了外阴切开手术或发现坐起来很痛，不妨采用斜倚这个姿势。它也适合夜间哺乳，用枕头充分地支撑起身体。让宝宝躺在臂弯里，使他的嘴与乳头齐平，把宝宝带向身边，用另一只手托起乳房哺乳。

〔把握母乳喂养次数〕

新生儿出生后1～2周内，吃奶次数比较多，有的一天可达十几次，即使是后半夜，吃得也比较频繁。到了三四周，吃奶次数明显下降，每天也就七八次，后半夜往往能一觉睡到天亮，五六个小时不吃奶。

〔夜间哺乳的注意事项〕

新生儿越小，就越需要夜间哺乳。新生儿长大一点后，晚上就可以不哺乳。因为新生儿越小，新陈代谢越旺盛，需要的热能也就越多。新生儿越小，胃的容量也越小，每次哺乳量也少，所以哺乳次数也应随之增多，少量多餐。故新生儿越小，夜间哺乳次数应该越多。新生儿期夜间哺乳要求达到3～4次。随着时间的推移，夜间哺乳次数可逐渐减少，到3个月时，夜间可减少为1次哺乳。到5个月时，夜间可以不哺乳了。总的原则是根据新生儿饥饿情况，以新生儿吃饱为度。

至于夜里哺乳的姿势，最好采用坐着哺乳。因为乳母晚上有睡意，如果躺着哺乳，充满着乳汁的乳房很容易会堵住新生儿的鼻孔，或者由于乳汁过急流出，令新生儿来不及吞咽而发生呛乳窒息，这样的意外事故，生活中屡见不鲜。而乳母坐着喂哺不易睡着，比较安全。

〔哺乳后不宜马上睡觉〕

许多妈妈给新生儿哺饱后立即让其躺下，不注意新生儿睡觉的姿势，致使出现溢奶现象，甚至发生窒息，所以睡觉的姿势很重要。给新生儿哺乳后，应先将小儿抱起趴在母亲肩部，轻轻拍打小儿背部，促使吃奶时吸进胃里的空气排出来。然后再慢慢地让他睡下，睡的姿势以右侧卧位为好。右侧卧位时，胃的贲门口位置较高，幽门口的位置在下方，乳汁较容易通过胃的幽门后进入小肠。持续右侧卧位约半小时，注意不要晃动小儿，这样可以防止溢奶。

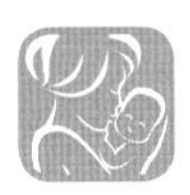

母乳喂养与维生素

母亲一时营养供给不足，不会影响乳汁成分。但是如果母亲长期营养摄入不足，可影响到乳汁营养素的含量，尤其是维生素 B_6、维生素 B_{12}、维生素 A，宝宝就会出现相应的维生素缺乏症及营养不良现象。

在怀孕期间，如果母亲没有充分地服用综合维生素，新生儿的维生素储存或许较少，为了不引起维生素不足，从预防的角度出发，应及早给新生儿补充维生素。另外，未成熟儿由于身体小，储存的维生素少，也要尽早补充维生素。可以从生后 15 天起每天加 0.25 毫升的综合维生素。

［维生素 D］

缺乏维生素 D 易患佝偻病，引起宝宝骨质发育不良。如果照射紫外线，人体的皮肤就能产生维生素 D。可是，新生儿在生后 1 个月里，一般不宜晒太阳，所以从出生后 3 周开始，要每天给宝宝加 400 国际单位的维生素 D。特别是未成熟儿，体重在 2000 克时，体内维生素 D 的储存很少，更需要从生后 2 周开始加维生素 D。

［维生素 C］

缺乏维生素 C 易患坏血病，症状是身体各处易发生出血，当触摸一下脚部时，宝宝常常由于疼得厉害而大哭起来。母乳喂养的新生儿，如果母亲不是完全不吃水果和蔬菜，就不会得这种病。在用鲜牛奶和奶粉喂新生儿时，由于调配时加开水，就使部分维生素 C 受到破坏。为此，从生后 2 ～ 3 周开始，每天要给不用母乳喂养的宝宝补充维生素 C25 毫克（或者加橘子汁 50 毫升）。

［维生素 A］

维生素 A 不足时，眼角膜会发干，严重时会导致失明。维生素 A 耐热，即使牛奶进行消毒后也能剩下大量的维生素 A，母乳中也含有大量的维生素 A（每 100 毫升乳汁中有 200 ～ 500 国际单位），所以不补充也可以。为了预防起见，每天可加维生素 A500 ～ 2000 国际单位。

［维生素 B_1］

缺乏维生素 B_1 会引起脚气病，牛奶中维生素 B_1 的含量比母乳中多（每 100 克牛奶中含 0.04 毫克，而 100 克母乳中则含 0.02 毫克）。新生儿每天需要 0.5 毫克的维生素 B_1。如果母亲不喜欢吃面粉、面条、面包等，而只吃精白大米，又不吃较多的副食品，母乳中的维生素 B_1 就会缺少，使新生儿患上脚气病。由于不清楚母亲的食物中所含维生素的量，为了预防，每天可加 0.5 毫克左右的维生素 B_1。

为了预防各种维生素的不足，需要注意上述各方面。若担心鱼肝油对婴幼儿的刺激太大，或担心果汁引起宝宝腹泻，可喂综合维生素。市售的综合维生素，除含有维生素 A、维生素 D、

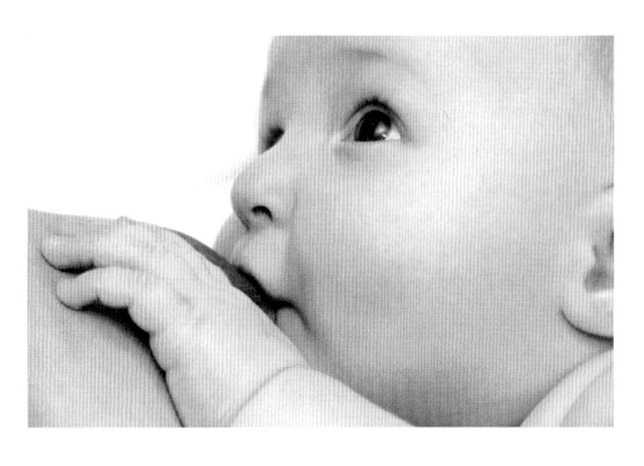

维生素 B_1 外，还混有其他各种新生儿每天所需的维生素，从预防的意义上说可以让新生儿食用。只是维生素 D 和维生素 A 的服用量若超过了需要量反倒有害，所以不能随心所欲地加综合性维生素。当新生儿长大时就可以常晒太阳，能喝果汁后也就不必食用综合维生素了。

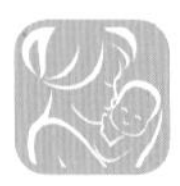

哺乳期母亲的营养保证

为保证哺乳期妈妈的营养，建议从调整妈妈的饮食结构开始：

●蛋白质的来源：牛肉、瘦肉、鱼，禽蛋、虾、牛奶、动物内脏、大豆及豆制品等。

●钙的来源：牛奶、虾皮、豆浆等。

●铁的来源：动物内脏、蛋黄、牛肉、鲤鱼、虾、菠菜、黑豆、香菇、黑木耳等。

●维生素的来源：糙米、小米、玉米、黑糯米、燕麦、豆类、新鲜蔬菜及瓜果等。

●哺乳期母亲一日饮食安排举例

时间	安排
早餐	鸡蛋，肉末菠菜面条
午餐	米饭，木瓜炖排骨汤，牛肉炒西红柿，时令蔬菜
下午餐	橘子，牛奶，燕麦饼或饼干等
晚餐	米饭，花生猪脚汤，清炖鸡块，炒三丝（木耳、香菇、胡萝卜）
睡前	牛奶

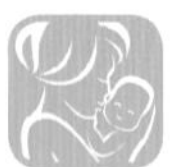

母乳是否充足的判断方法

宝宝的生长发育需要充足的乳汁，判断母乳是否充足的方法可通过以下两个方面：

［宝宝方面］

观察宝宝体重：这是判断母乳是否充足的最简单的办法。宝宝出生后 1 周到 10 天，宝宝的体重会减少，这属于正常的生理现象。10 天以后，在母乳充足的前提下，宝宝的体重会逐步增加。因此，在宝宝出生 10 天后每周称体重一次。如果宝宝的体重平均每天增长 10 ～ 30 克或每周增加 125 ～ 300 克，表明母乳充足。如果宝宝过了 1 个月，体重增长情况依然不佳，妈妈应考虑采用混合喂养的措施。

可以用哺乳时间的长短来判断：正常的哺乳时间约为 20 分钟，如果超过 30 分钟，宝宝吃奶时总是吃吃停停，而且吃到最后还不肯放奶头，那么就可以判断母乳不足。

如果出生 2 周后，哺乳间隔很短，宝宝隔 2 小时或不到 1 小时就哭泣要吃奶：这种情况可在喂完奶后马上喂牛奶试一试。如果宝宝大口喝，而且喝完后安静满足，精神很好；或者每天大便少于 2 次，有时为绿色泡沫便，小便次数不足 6 次，就可以判断是母乳不足。

奶水充足，当宝宝吃奶时，可以听到“咕嘟、咕嘟”的咽奶声音：吃完奶后很少哭闹，睡觉踏实、安稳，大便形状是黄色的软便，较少发生消化不良，宝宝体重逐日增长，就可证实妈妈的乳汁充足。

［妈妈方面］

乳房经常感觉到发胀，一般在产后 2 周左右就可知道：如果乳房总显得干瘪，那么说明缺乏奶水。如果奶水充足，妈妈在喂奶时另一侧乳房的乳汁会不自觉地外溢。

当奶水不足时，宝宝吃奶时听不到连续的咽奶声音：如果宝宝在吃奶时没有发出连续的咽奶声，或者咽奶的声音很小，吮奶时总是吃吃停停，或吃奶中突然放掉奶头哭啼，或刚喂奶不久宝宝就哭闹起来，喂奶前母亲也没有奶胀的表现，在宝宝吸吮时也没有喷奶的感觉，那么就可能说明母乳不足。

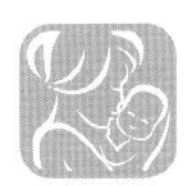

妈妈不宜哺乳的情况

乳汁的质量与妈妈的身体情况密切相关。当妈妈生病或不适时，母乳的量及成分都会明显受影响，可能导致孩子抵抗力下降甚至把疾病传染给孩子。当妈妈出现以下情况时，不宜哺乳：

●患有严重心脏病、慢性肾炎、糖尿病的母亲，为避免病情加重，都不宜喂奶。

●患有肝炎、结核病的母亲不宜喂奶，以免传染婴儿。

●患精神病和癫痫病的母亲，若在喂奶时发作，会对婴儿造成伤害，而且患病母亲因为长期服用鲁米那、安定片等药物，药物可随乳汁进入婴儿体内，引起婴儿嗜睡、虚脱、全身淤斑等，因此不宜喂婴儿。

●甲状腺功能亢进的母亲，在服药期间也不要喂奶，以免引起婴儿甲状腺病变。

●患急性感染的母亲，在服用红霉素、氯霉素、磺胺等药物期间，应停止给婴儿喂奶数天。为了避免回奶，应将乳汁吸出来倒掉，待病好后再继续哺乳。

●生下患乳糖血症或苯丙酮尿症患儿的母亲，要立即停止用母乳及其他乳类制品喂养患儿，以免患儿智力受到损害。

●母亲乳房患病，如乳头凹陷、乳头糜烂、乳腺炎等都不宜给婴儿喂奶。

●注射链霉素时，也不宜让婴儿吃母乳。

综上所述，能不能哺乳完全看母亲的情况，母亲患有活动性肺结核，别说喂奶，就是同住一起也不合适。要给婴儿接种卡介苗 6 ～ 8 周后，母亲的结核经治疗后有所好转，咳嗽止住了，才可以考虑给孩子喂奶。患乙型肝炎的母亲，因为产前使胎儿发生感染的可能性很大，有的医生也就认为没有必要禁忌哺乳，但慎重

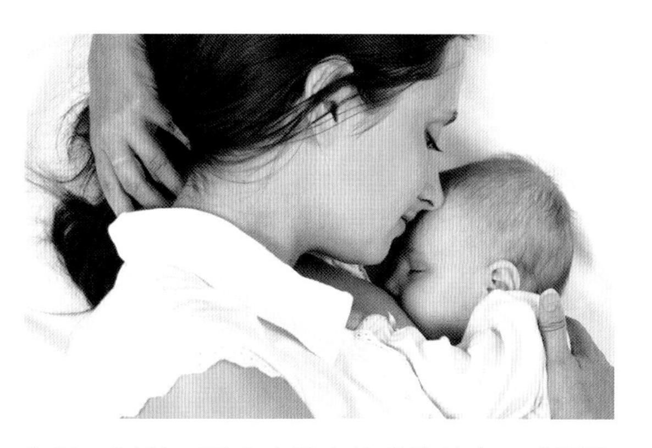

起见，还是不喂患病母亲的乳汁为宜。感冒发烧是防不胜防的，最好等病好了再喂奶，同时应让母亲注意戴口罩以免将疾病传染给孩子。

患乳腺炎时，乳腺管的脓液会随着奶汁流出，此时的奶不能喂给孩子，病情恢复后可继续喂奶。

不宜母乳喂养的母亲，应该努力想办法医治自己的病患，尽快尽可能地满足孩子的需要。

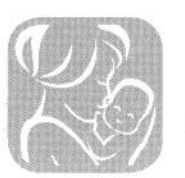

人工喂养的方法

人工喂养指因各种困难不能坚持用母乳喂养婴儿，完全改用代乳品（代替母乳的食品如牛奶等）喂养者。人工喂养比母乳喂养在操作上会多一些环节，父母需要注意喂养的方法。

〔养成定时定量的喂养〕

定时定量喂养能使宝宝养成良好的饮食生活习惯，有利于生长发育，也有利于父母的工作和休息。但定时和定量是相对的，定时并不是差一分钟也不行。虽然在奶粉包装的说明中详细地列出了宝宝的月龄和用量的对比，但仅供参考，虽适合多数宝宝，但总有个体的差异，用量的大小不可能完全一致，少数宝宝生长过快或过慢就不能按此而行，应视具体情况而定。

〔注意奶嘴孔的大小〕

新生宝宝吸吮的孔不宜过大，一般在 15 ～ 20 分钟吸完为合适，因一个月以内的宝宝常常吃吃睡睡，食量较小。以后随月龄的增

加，可以适当地加大奶孔。保持合适的速度，可以使每分钟进入宝宝胃内的奶量比较适当，奶与胃液充分调和起来，容易消化。如果奶孔过小，吸起来会很费力，宝宝就不愿意吸奶瓶了；而奶孔过大，容易吃呛。

〔正确的人工喂奶姿势〕

适时调整奶瓶的角度，始终保证奶液充满奶嘴，这样可以避免宝宝吸入太多的空气。若拿奶瓶的姿势不正确，奶嘴中一半是牛奶、一半是空气，宝宝吸奶时会连同空气一起吸入，引起胃部膨胀，易导致溢奶。在宝宝吃完之后，要轻拍他的后背，让他嗝出吸入的空气。

〔适量补充水〕

人工喂养的宝宝必须在两顿奶之间补充适量的水，一方面有利于宝宝对高脂蛋白的消化和吸收，另一方面保持宝宝大便的通畅，防止消化功能紊乱。有时宝宝的啼哭不是因为饿，而是因为渴，尤其是在炎热的夏天。

〔宝宝的大便和牛奶调配的关系〕

宝宝的大便正常与否和牛奶的调配有着密切关系。如果奶中的脂肪过多，宝宝不仅大便增多，而且易出现不消化的奶瓣；如果奶中蛋白质过多，糖分过少，大便易干燥，或有奶块；如果糖分过多，大便就会发酸而稀，且有泡沫和气体。

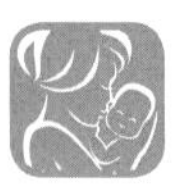

混合喂养的最佳方案

混合喂养指母亲乳汁分泌不足，或因别的原因不能按时哺乳的情况下，用代乳品来补充人乳的不足或授乳的空缺。由于将人乳和代乳品同时喂给婴儿，故称混合喂养。有些混合喂养的宝宝会出现乳头错觉，有拒奶、烦躁等现象，造成母乳喂养困难，所以在混合喂养时，需要注意以下问题。

〔一顿只吃一种奶〕

不要一顿既吃母乳又吃牛奶或配方奶粉，这样不利于宝宝消化，容易使宝宝对乳头产生错觉，可能引发厌食奶粉，拒绝用奶瓶吃奶。吃母乳就吃母乳，吃配方奶粉就吃奶粉。即使母乳没吃饱，也不要马上喂牛奶，下一次喂奶时间可以提前。

〔充分利用有限的母乳〕

当添加牛奶后，有些宝宝就喜欢上了牛奶，因为橡皮奶嘴孔大，吸吮很省力，吃得痛快。而母乳流出来比较慢，吃起来比较费力，宝宝就开始对母乳不感兴趣了，而对牛奶表现出了极大的兴趣。但妈妈要尽量多喂宝宝母乳，如果不断增加牛奶量，母乳分泌就会减少，对继续母乳喂养很不利。母乳是越吸越多，如果妈妈认为母乳不足，而减少喂母乳的次数，会使母乳越来越少。母乳喂养次数要均匀分开，不要很长一段时间都不喂母乳。

〔夜间最好是母乳喂养〕

夜间妈妈休息，乳汁分泌量相对增多，宝宝的需要量相对减少，单纯的母乳已足够宝宝的需要。但如果母乳量确实太少，宝宝吃不饱，就会缩短吃奶时间，势必会影响母子休息，这时就要以奶粉为主了。总之，具体情况要具体对待。

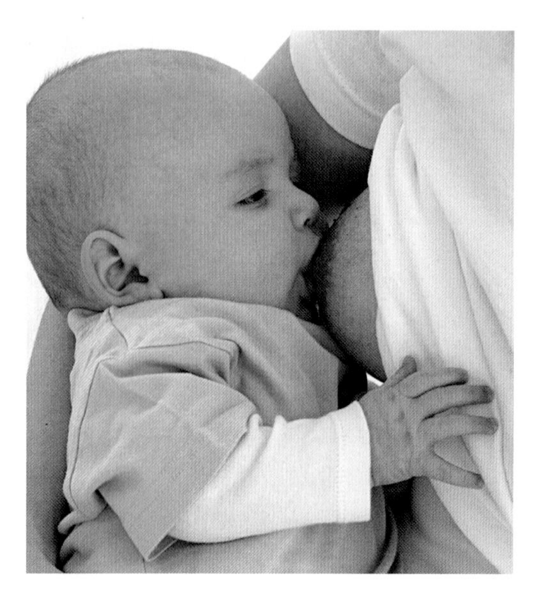

让宝宝逐步接受奶瓶

喂奶时，不要将奶嘴直接放入宝宝的口里，而是放在嘴边，让宝宝自己找寻，主动含入嘴里；喂奶前抱抱、摇摇、亲亲宝宝，抱着宝宝走一走，使宝宝很愉悦；可以用不同的姿势给宝宝喂食；还可以用妈妈的衣服裹着宝宝，让宝宝闻到妈妈的气味，降低对奶瓶的陌生感。

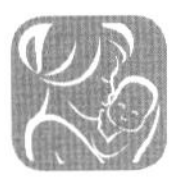

母乳替代品的选择

母乳喂养的妈妈有时难免出现乳汁不足的情况，这时候应开始考虑添加母乳代用品。挑选母乳代用品的原则，首先应从营养成分和营养价值两方面着手。

“配方奶”是首选的母乳替代品。常用的配方奶大多是用牛奶为基础原料，并对牛奶营养成分中不适宜的部分，如过高的酪蛋白、脂肪、钠盐等成分进行改良、加工处理，同时强化某些营养素以补充牛奶的不足，使其成分更接近于母乳，更利于宝宝的消化吸收。可以说，“配方奶”是优于普通牛奶的人乳替代食品，切忌过早地用普通牛奶喂哺婴儿。

现在市面上出售的合格的配方奶，价格较贵，如果经济条件不允许，则可选全脂奶粉作为母乳替代品。牛奶适于较大宝宝（10个月以上）选用。由牛奶制成的脱脂奶或脱脂奶粉的脂肪含量较低，仅适合腹泻病儿短期食用，不可长期作为宝宝主食。

羊奶也是适宜宝宝的人乳代用品，但其叶酸含量低，长期作为婴儿的主要食品，会引起宝宝维生素 B_{12} 缺乏，导致大细胞性贫血。因此，若长期以羊奶哺喂宝宝，需注意维生素 B_{12} 和叶酸的及时补充，以预防贫血的发生和维生素缺乏。

目前，市面上的母乳替代食品除了乳制品以外，婴儿米粉、麦粉也是一种较好的婴儿食品，但这些食品只适合4个月以上婴儿食用。

婴儿米粉和麦粉是根据婴儿生长发育的需要而研制的以谷类（大米、面粉）为主的婴儿断奶期的过渡食品。妈妈在选用米粉时要仔细阅读其成分表，看清都强化了什么，强化量又是多少。如果宝宝本身就喝着强化铁的奶粉，就不必再吃强化铁的米粉了。

〔选择奶粉时的注意事项〕

●注意年龄段：很多奶粉都分年龄段，比如6个月以下、6个月至1岁等。不同年龄段的奶粉营养成分是不同的，所以要选择适合宝宝年龄段的奶粉。

●注意生产日期和保质期：选购时要查看产品包装上的标志，查看厂名、厂址、生产日期、保质期及营养配方等内容。

●按健康需要购买：早产儿消化系统的发育比顺产儿差，可选早产儿奶粉，待体重增至2500克以上再更换成婴儿配方奶粉；对缺乏乳糖酶、有慢性腹泻导致肠黏膜表层乳糖酶流失、哮喘或皮肤疾病的宝宝，可选择脱敏奶粉（黄豆配方奶粉）；急性或长期慢性腹泻或短肠症的宝宝，由于肠道黏膜受损，多种消化酶缺乏，可用水解蛋白配方奶粉；缺铁的孩子，可补充高铁奶粉。

●根据国家标准选择：0～6个月婴幼儿奶粉的蛋白质含量必须达到每100克奶粉中含蛋白质12～18克。6个月至3岁婴幼儿奶粉的蛋白质含量必须达到每100克奶粉中含蛋白质15～25克。

婴幼儿奶粉中最优质的蛋白质比例应接近母乳水平（乳清蛋白比酪蛋白的比例为60：40）。

●奶粉选购应以适合宝宝阶段性成长和营养需求为考虑原则：可请教专科医师进行指导。由于国内双职工家庭普遍，在时间、空间无法配合的情况下，很多妈妈纷纷以奶粉取代传统母乳，鉴于奶粉层出不穷的食品安全问题，建议家中有婴幼儿的妈妈，不要轻易放弃母乳喂养这个能提供宝宝营养、免疫力及提升亲子关系的机会。若情况真的不允许，也应在专业医生的指导下慎重选择。

［奶粉质量的辨别方法］

●捏、听：袋装奶粉，若手捏发出轻微的“吱吱”声并感觉松散柔软，则是正常的奶粉；若手感发黏、发硬或不易捏碎为变质的奶粉，不宜购买。若是桶装奶粉，可轻轻摇动，发出“沙沙”声的是正常的奶粉；有块状物碰壁声的，说明有结块，不宜购买。

●看：奶粉呈天然淡黄色的为上等，色深或带有焦黄色和灰白色的为次等。假奶粉有结晶及光泽，呈不自然的颜色。

●闻：正常的奶粉有清淡香气，如带酸味、霉味、腥味，表明奶粉已变质。

●冲：奶粉用开水冲泡后，静放数分钟，如无沉淀物，证明质量正常；如水奶分离，则证明奶粉已完全变质，不能食用。

奶瓶使用的注意事项

用奶瓶喂宝宝也要讲究方法，否则会因宝宝吸进的空气太多导致吐奶，或因保洁不当而导致宝宝腹泻。

［如何正确使用奶瓶］

用奶瓶给宝宝喂奶之前，须先洗净双手，用奶瓶夹取出消毒好的奶瓶、奶嘴，注意一定不要弄脏奶嘴。

将调好的奶倒入奶瓶，或直接用奶瓶冲调奶粉，后者更安全卫生，然后拧紧瓶盖。滴几滴奶液在手背上，试试温度，感觉不烫即可。

选择舒适的坐姿，一只手把宝宝抱在怀中，让宝宝上身靠在你肘弯里，手臂托住宝宝的臀部，宝宝整个身体约呈30～45度倾斜；另一只手拿奶瓶，用奶嘴轻触宝宝口唇，宝宝即会张嘴含住，开始吸吮。

宝宝开始吃奶后要注意，奶瓶的倾斜角度要适当，让奶液充满整个奶嘴，避免宝宝吸入过多空气。如果奶嘴被宝宝吸瘪，可以慢慢将奶嘴拿出来，让空气进入奶瓶，或把奶嘴罩拧开，放进空气再盖紧奶嘴即可恢复原样。

注意宝宝吸吮的情况，如果吞咽过急，可能是奶嘴孔过大；如果宝宝吸奶时很费力，吸了半天奶量也未见减少，可能是奶嘴孔过小。注意不要让宝宝独自躺着用奶瓶吃奶。因为当大人长时间离开时，宝宝可能发生呛奶或吸入过多空气而发生溢奶。

［奶具的消毒］

宝宝吃过奶之后，奶瓶的底部、奶嘴等部位，都会残留一些奶汁。残留的奶汁极容易生长细菌，尤其在温度比较高的季节，如不及时消毒，会导致宝宝腹泻。有些人工喂养宝宝的父母不懂得消毒奶具，常用未消毒的奶瓶给宝宝喂奶，结果造成宝宝腹泻、肠道菌群失调等问题。反复腹泻会影响宝宝的生长发育，使宝宝的抗病能力降低。因此，人工喂养所使用的奶具一定要重视消毒。消毒方法有开水煮、药品消毒、熏蒸等形式，常见的是用开水煮消毒。具体消毒步骤：喂奶后立即清洗奶瓶和奶嘴；将奶瓶等用具放在盛有适量水的消毒锅里煮5～6分钟。用蒸煮器消毒需10分钟。奶嘴的消毒有 3 分钟就行。器具消毒后用专用器具夹将奶嘴等器具放在专用的奶瓶干燥架子上备用。

日常护理：宝宝健康需要全方位的呵护

新生儿的日常护理工作关系到宝宝生活的方方面面，不可马虎，更要讲究方式方法及科学性。

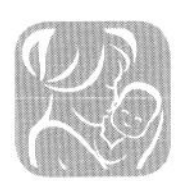

如何给新生儿穿脱衣服

新生儿全身软软的，又不会配合穿衣的动作，往往弄得父母手忙脚乱。其实，父母给宝宝穿衣、脱衣时抚摸他柔软的皮肤，是让宝宝认识自己身体的极好机会。

〔穿衣服〕

套头衫的穿法：先将衣领和衣角尽量收在一起捏住，把宝宝的头稍微抬起，轻轻地套进去，尽量不要碰到他的脸，使他产生不快；接着开始穿袖子，把你的一只手的手指放入袖子里，把袖子撑开，然后用另一只手把宝宝的拳头带到袖中的那只手上。用你原来在袖口中的那只手抓住宝宝的手，用另一只手在他的手臂上松开袖子。把衣服往下拉至手臂以下。用同样的方法穿上另一只袖子。注意是拉衣服，而不是拉宝宝的胳膊。最后把宝宝的上半身轻轻抬起，把衣角拉下来。

前开衫的穿法：先把衣服所有的开口解开，平铺在床上，让宝宝平躺在衣服上；接着开始穿袖子，方法同上面的套头衫；袖子穿好后，扣上所有开口，把宝宝身体轻轻抬起，拉平衣服。

裤子的穿法：先检查一下宝宝的尿片是否需要换；接着用你的一只手从裤脚管中伸入，轻轻拉住宝宝的小脚，另一只手把裤子往上拉；穿好两只裤腿后，把宝宝的双腿轻轻提起一点，把裤子提上去，整理好。

〔脱衣服〕

让宝宝平躺在一条铺好的浴巾上，从上向下解开所有的开口，先脱袖子，让宝宝的胳膊肘略微弯一点，然后拉住袖子角，轻轻地把袖子从胳膊上拉出来；脱裤子时，先把双腿提起一点，把裤腰拉下来，然后轻轻地往下拉即可。记得动作要快速，小宝宝害怕裸露自己的身体，害怕脱掉原本暖和舒适的衣服。

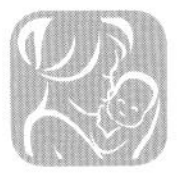

为新生儿换尿布的方法

宝宝的皮肤非常娇嫩，对于尿液和汗液都非常敏感，屁股虽小，问题不少。父母在与宝宝的小屁股做斗争的日子里，需要总结经验，掌握技巧，使宝宝的小屁股平安地度过一段敏感的尿布期。

〔尿布的选择〕

纸尿裤和传统的棉布尿布有各自的优越性。小宝宝的皮肤娇嫩、敏感，选用棉布尿布非常吸水、透气，而且无刺激，尿布的颜色最好是白色或淡色，利于观察尿便；纸尿裤的优点是持续时间长，在宝宝睡觉时，不会打扰他的睡眠，而且不容易浸透和漏出大小便。父母可以结合两种尿布的优势，灵活使用。白天宝宝不睡觉时，可以使用棉布尿布，一旦尿湿了就及时更换；晚上给宝宝使用纸尿裤，保证宝宝充足的睡眠。

〔换尿布的时机〕

给宝宝喂奶和宝宝睡觉前后都应检查尿布湿了没有，妈妈用手指从宝宝大腿根部伸入摸摸就知道了。

[注意事项]

换尿布要事先做好准备，快速更换。天气较冷时，父母应该先将尿布放在暖气上烘热，妈妈的手搓暖和后再给宝宝换尿布。

宝宝每次大小便后，应立即给他换上干净的尿布。

换尿布前，最好先在宝宝下身铺一块大的换尿布垫，防止在换尿布期间宝宝突然撒尿或拉屎，把床单弄脏了。

换尿布时动作要轻柔，用力过大可能会造成关节脱臼。不要把尿布包得过紧，这会影响宝宝的呼吸，尿片的松度应该可以容纳得下二三根手指的宽度，大腿可自如活动。但也不要太松，否则容易掉。

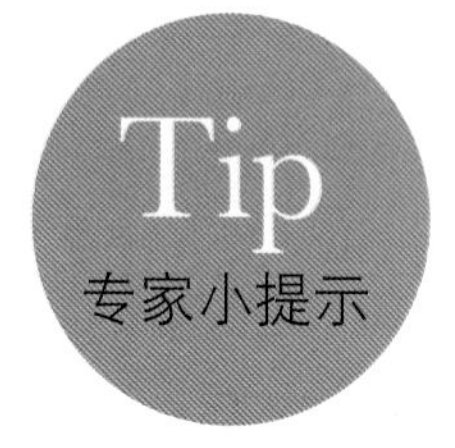

换尿片时的交流很重要

在更换尿片时，父母可以边换边和宝宝说说话，在低声细语中，宝宝会对父母逐渐产生信赖感，而父母每天为他更换污秽的尿片，解除他的不舒适，久而久之，诚挚的爱意会更为强烈。

尿布不要盖住肚脐。尿布的后方要达到婴儿的腰部，前方则位于肚脐下两三厘米之处，如此可减少沾湿肌肤的部分，同时可保持肚脐的清洁。

不能用爽身粉涂婴儿屁股，因婴儿尿湿后，擦在屁股上的爽身粉易堵塞汗腺，使婴儿屁股产生湿疹，甚至造成婴儿皮肤皱褶处发生摩擦。

[换尿布的方法]

首先轻轻抓牢宝宝的脚腕，把两腿轻轻抬起，使他的臀部离开尿布，把尿布撤下来，快速地垫好干净尿布，然后扎好。注意把尿布放在屁股中间。

如果宝宝拉大便了，应当使用护肤柔湿巾擦拭。擦的时候要注意，清洁男女宝宝的臀部的方法也是不一样的。男宝宝阴茎的后面、阴囊的褶皱和大腿根部不好擦；女孩要从前向后擦，即从会阴向肛门处，以防粪便细菌侵入尿道引起感染。还应注意擦净大腿根部，在擦外阴时，轻轻把大阴唇分开，手指包上湿毛巾轻轻擦里边的污物。

[尿布的清洗]

每次换下来的尿布应存放在固定的盆或桶中，不要随地乱扔。只有尿液的尿布可以先用清水漂洗干净后，再用开水烫一下。如果尿布上沾有粪便，先用专用刷子将它去除，然后放进清水中，用中性的肥皂或婴儿洗衣液进行清洗，再用清水多冲洗几遍。为了保持尿布的清洁柔软，所有的尿布洗净后，都应用开水浸烫消毒。

晾干尿布时，最好能在日光照射下好好晒一晒，达到除菌的目的。天气不好时，可在室内晾干，或用熨斗烫干，既可以达到消毒的目的，又可以去掉湿气，宝宝使用后会感到舒服。洗干净的尿布要叠放整齐，按种类放在一起，随时备用。也要注意防尘和防潮。

[棉布尿布的折叠及其使用]

尿布的长方形折叠法：将一片长方形的尿片横放开来，把右下端折向中心，左下端也同样折向中心，成为等边三角形，将另一片尿片对折成细长形，然后再对折，使长方形减为一半。

男宝宝的尿片，中间环状应放在上方，与尿片重叠在一起；女宝宝的尿布就将中间尿片的一半往上折，以增加前方的厚度，然后再与三角形重叠。

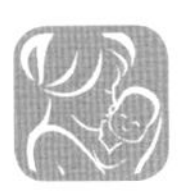

给新生儿洗澡

父母刚开始给宝宝洗澡时，都会觉得像打仗一样紧张。其实，父母只要掌握了一定技巧和方法，可以把沐浴时间变成与宝宝亲密接触的幸福时刻。

〔准备工作〕

父母先把自己的手洗干净，摘下戒指，把宝宝替换的衣服、尿布、浴巾按穿的顺序依次摆好，准备好毛巾、婴儿沐浴露和洗发水、爽身粉等。向浴盆内先倒冷水后再加热水，水温38℃～39℃，用大人的肘关节探入水中以不烫为宜。

〔洗澡步骤〕

1 把宝宝放在大浴巾上，脱掉宝宝的衣服，注意腹部用浴巾遮住。

2 抱起宝宝，用手掌托住头颈部，并以手臂裹住宝宝的身体，夹于父母的腋下。

3 把洗脸方巾沾湿，准备洗宝宝的脸，要注意洗脸的次序：先由内而外清洗宝宝的眼睛，然后擦擦耳朵，接着清洗面颊其他部位。

4 清洗头部，先用水打湿头发，再用婴儿洗发水柔和地按摩头部，要注意用拇指及食指将宝宝耳朵向内盖住耳孔以免耳朵进水，再以清水冲洗。洗净后，再用小毛巾将头发稍微擦干。注意不要按压宝宝囟门部位。

5 去除包巾，左手托住头颈部，右手抱住宝宝的臀部轻轻地放入澡盆。左手横过宝宝背部，以左手手掌握住宝宝左手手臂，让宝宝头枕在前臂上。先用清水打湿全身，然后用沐浴露清洗后，再用清水洗净。注重颈部、腋下、阴部、腹股沟、褶皱处的清洗。

6 洗澡完毕，左手托住头颈部，右手抓住双足踝部，离盆，用浴巾包好、吸干水迹，要特别注意皮肤的褶皱处，迅速穿上衣服，注意保暖。

7 先包上尿布，穿上衣服，再做脐带护理。然后扑上爽身粉。注意粉不要扑得太多，以防结成硬块引起皮肤损伤。扑粉时要捂住宝宝的口、鼻，以防宝宝将爽身粉吸入肺中。

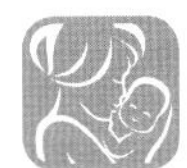

新生儿的面部及皮肤护理

宝宝的皮肤同其他器官组织一样，结构尚未发育完全，不具备成人皮肤的许多功能。因此，父母在照料时一定要细心护理。

〔面部护理〕

宝宝的皮肤会因气候干燥缺水而受到伤害，可以在宝宝洗脸之后，擦上婴儿护肤品，形成一个保护膜；宝宝嘴唇干裂时，先用湿热的小毛巾敷在嘴唇上，让嘴唇充分吸收水分，然后涂抹润唇油，同时要注意让宝宝多喝水；宝宝经常流口水及吐奶，应准备柔软湿润的毛巾，替宝宝抹净面颊，秋冬时更应及时涂抹润肤膏防止肌肤皲裂；宝宝睡觉后眼屎分泌物较多，有时眼角会发红，最好每天用湿药棉替宝宝洗眼角一次；宝宝的鼻腔分泌物塞住鼻孔而影响呼吸，可用湿棉签轻轻卷出分泌物。

〔身体皮肤护理〕

注意保持宝宝皮肤的清洁。秋冬季要防止皮肤皲裂受损，涂上润肤油或润肤露；夏季要预防和治疗痱子，涂抹爽身粉或宝宝金水等，还要保持房间的通风和凉爽。

宝宝的脐带不论是否脱落，应在每天洗澡

后清洁脐部，用消毒棉签蘸75%医用酒精，从脐部的中央按顺时针方向慢慢向外轻抹，重复三次，抹出污物、血痂，保持脐部干爽和清洁。当脐部红肿或有脓性分泌物，应立即去医院就诊。

宝宝的臀部非常娇嫩，应勤洗勤换尿片，更换尿片时用婴儿柔润湿纸巾清洁臀部残留的尿渍、粪渍，然后涂上婴儿护臀霜。若宝宝经常出汗，应常备柔软毛巾为他擦干身体，以防着凉，并经常更换棉质内衣，每天给宝宝洗澡。

〔选择适合自己宝宝的护肤品〕

父母应给宝宝选用婴儿专用的护肤品，宝宝护肤品的牌子不宜经常更换，这样会使宝宝的皮肤对不同的护肤品反复做调整。要注意，如果宝宝使用护肤品后皮肤出现过敏反应，如皮肤发红、出现疹子等，应立即停止使用。

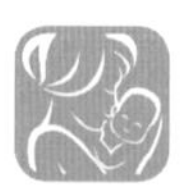

呵护好新生宝宝的头发

新手父母常常担心宝宝头发太少了、变黄了，不知怎么清洗、怎么打理……其实只要掌握一定的护理方法，这些问题都可以迎刃而解。

〔给宝宝洗发的方法〕

将宝宝仰卧在你的一只手上，背部靠在你的前臂上，把他的腿藏在你的肘部，用手掌扶住其头部置于温水盆上。另一只手给他涂抹洗发水并轻轻按摩头皮，千万不要搓揉头发，以免头发缠在一起，然后用清水洗净，头发会黏结在一起，最后用干热毛巾将头发轻轻吸干。

很多宝宝不喜欢洗头，每次洗头都会哭闹。所以，给宝宝洗头时，父母可以给予适当的情感安慰，来消除宝宝的紧张和恐惧感。抱着宝宝洗头时，妈妈可以尽量贴近宝宝一些，不要把宝宝的头部过分倒悬，稍微倾斜一点。洗头的同时，可以轻轻地和宝宝说：“宝宝乖，现在妈妈给你洗头，妈妈在身边……”等类似的话，以增加宝宝的安全感，几次之后宝宝就适应了，不再哭闹了。

〔洗头时的注意事项〕

水温应保持在37℃～38℃；应选用宝宝专用洗发水；应用棉花塞住宝宝的耳孔，防止水溅入；不要用手指抠挠宝宝的头皮，应用整个手掌，轻轻按摩头皮；不能去剥掉宝宝头上的皮脂痂，可在前一天先在头部涂油，保留24小时使皮脂痂自行软化浮起，洗头时就很容易脱落洗掉了。

〔洗头的次数〕

由于宝宝生长发育速度极快，宝宝新陈代谢非常旺盛。因此，在6个月前最好每天给宝宝洗一次头发。经常保持头发清洁可使头皮得到良性的刺激，避免引起头皮发痒、起疱甚至发生感染，从而促进头发的生长。

〔头部按摩〕

经常给宝宝梳头能够刺激头皮，促进头部血液循环，有助于头发的生长。最好选用橡胶梳子，因为它既有弹性又很柔软，不容易损伤宝宝稚嫩的头皮。父母若有空的话，也可以给宝宝做做头皮按摩。

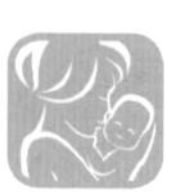

给宝宝修剪小指甲

父母应该掌握好适当的时机和技巧，给宝宝勤剪指甲，最好使用宝宝专用的指甲钳，以免无意中伤到宝宝。

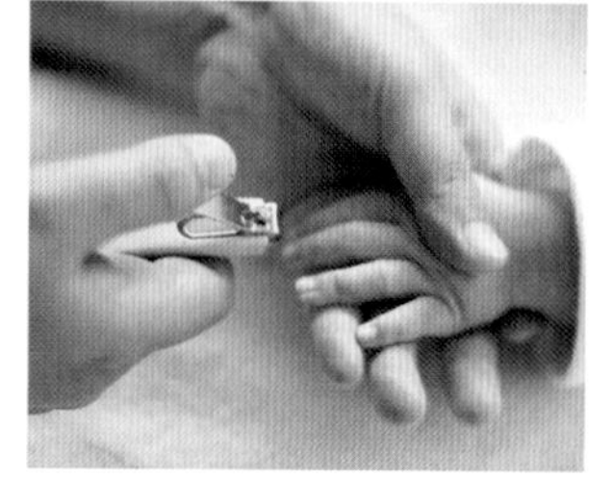

〔勤剪指甲〕

宝宝的小手整天东摸西摸闲不住，而指甲缝是细菌、病毒藏身的大本营。宝宝往往又爱吮吸手指，这样病菌就很容易被吃到肚子里，引起腹泻或肠道寄生虫。指甲太长，还容易抓伤宝宝自己，引起炎症。因此，父母一定要经常给宝宝剪指甲。

〔选择最佳时机〕

最好在宝宝熟睡时进行修剪，此时的宝宝对外界敏感度大大降低，可以放心进行；还可以在宝宝吃奶时修剪，那时的宝宝注意力会全部集中在吃奶上。需要注意的是，尽量不要在宝宝情绪不佳时强行剪指甲，以免使他对剪指甲产生反感或抵触情绪，或者伤到宝宝。

〔技巧和方法〕

剪指甲的姿势有两种。可以让宝宝平躺在床上，父母靠在床边，握住宝宝靠近父母这边的小手，最好是同方向、同角度，这样不容易剪得过深而伤到宝宝；也可以是父母坐着，把宝宝抱在身上，使他背靠着父母，然后也是同方向地握住宝宝的一只小手。

握着宝宝的手时，分开他的五指，重点捏住其中一个指头剪。剪好一个换一个。最好不要同时抓住一排指甲剪，以免宝宝突然动手指，力大不易控制，而且也容易让剪刀误伤其他指甲。

修剪顺序应该是：先剪中间再修两头。因为这样会比较容易掌握修剪的长度，避免把边角剪得过深。剪完后，仔细检查一下是否有尖角，务必要修剪圆滑，避免此尖角成为以后抓伤宝宝的“凶器”。

对于藏在指甲里的污垢，最好在修剪后用清洗的方式来清理，不宜使用坚硬物来挑。

如果不慎伤了宝宝，要立刻用消毒纱布或棉球止血，涂消炎药膏即可。

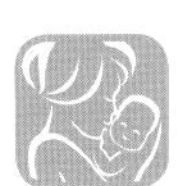

男宝宝生殖器的护理

男宝宝生殖器的组织结构尚未发育完全，抗病能力也较弱，因此预防各种微生物的感染很有必要，父母不能忽视对男宝宝生殖器的保护与清洁。

〔清洗〕

水温要适当：给宝宝清洗时水温要控制在38℃～40℃，以免烫伤宝宝的阴囊。当天气很热或者宝宝兜着潮热的纸尿裤时，宝宝的阴囊就会软软的，像个气球皮，里面的睾丸圆圆的鼓着，这就是因为受热，阴囊壁的平滑肌呈反射性舒张，自我保护而瘫软散热；而如果遇冷，阴囊就会缩成一团，维持必要的体温。同时，每次大小便后如果需要冲洗，也不要用太凉或者太热的水，稍稍温热即可。

切莫挤压：男宝宝的生殖器布满筋络和纤维组织，又暴露在外，十分脆弱。在给男宝宝清洗生殖器时，不要用力挤压或者捏到宝宝的生殖器。

重点清洗：将宝宝的阴茎轻轻抬起，轻柔地擦洗根部，阴囊多有褶皱，这里较容易藏脏东西；再有就是阴囊下边，也是个隐蔽之所，包括腹股沟的附近，都是尿液和汗液常会积留的地方，要着重擦拭；父母不用刻意清洗包皮或翻开包皮清洗龟头，因为宝宝的包皮和龟头还长在一起，过早翻动柔嫩的包皮会伤害宝宝的生殖器。

〔护理〕

给男宝宝穿戴纸尿裤或者围尿布的时候，注意把阴茎向下压，使之伏贴在阴囊上。这样做，一是为了不让宝宝尿尿的时候冲上尿，弄湿衣服；另外，也可以帮助宝宝的阴茎保持自然下垂的状态，避免将来影响穿衣的美观。

不要在男宝宝的生殖器上及周围擦花露水或痱子粉等。花露水和痱子粉有一定的刺激性，对生殖器的发育也不利。这类东西容易使原本就潮热的纸尿裤里面更加潮湿，痱子粉还容易与汗液结块，堵塞毛孔。

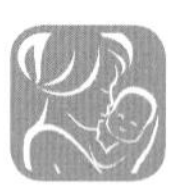

女宝宝生殖器的护理

女宝宝的生殖器官特别容易受到外来病菌的感染。因此，父母应正确地掌握清洗女宝宝生殖器的技巧和方法，从小就要注意宝宝的卫生和健康，以抵御病菌侵袭。

〔清洗〕

从前向后清洗：由于女性的生理结构，尿道口、阴道口与肛门同处于一个相对“开放”的环境中，交叉感染的机会也比较大。所以，给女宝宝清洗阴部的时候，要从中间向两边清洗小阴唇部分，也就是小便的部位；再从前往后清洗阴部及肛门，一定要将肛门清洗干净，便便中的细菌最容易在褶皱部分积存。

平时女宝宝大便后的清洗，用清水就可以了，不要频繁地用皂液刺激。洗澡时用的沐浴露，最好是100%不含皂质、pH值中性，并且不会破坏皮肤天然的酸性保护层的婴儿专用沐浴露。还可以用脱脂棉、棉签或柔软纱布浸透水给宝宝擦拭。擦拭前父母事先应洗洗手。注意，不必每次都要拨开阴唇清洗，清洗干净外部就可以。

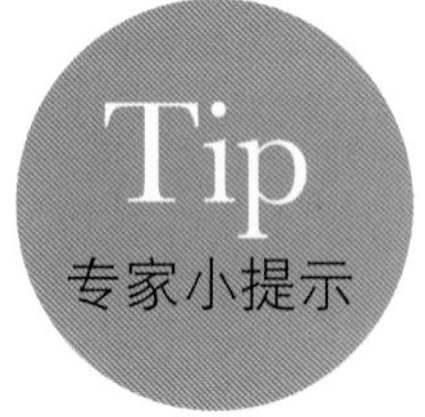

关于女宝宝阴道的分泌物

刚出生的女宝宝的外阴，可能因在胎中受母亲内分泌的影响，偶尔有白色或带有血丝的分泌物出现在阴道口处，父母不必紧张，可以用浸透清水的棉签轻轻擦拭。这些分泌物对于宝宝脆弱的黏膜其实可以起到一些保护作用，过度清洗有害无益。

〔护理〕

要注意保持外阴清洁和干燥。选择纯棉质地的尿布，不出门或不睡觉时，最好不用尿不湿。小便后要及时更换尿布，用湿纸巾按照“从前往后”的原则，擦一遍换一张纸巾，切忌重复使用。便后能用温水清洗一下更好。

给宝宝清洗外阴的盆子和毛巾一定要专用，不应再有其他用途，以防交叉感染；最好使用金属质地的盆子，以便用其加热洗涤用水，可以将毛巾放入水中，将水加热至沸腾，晾凉至40℃左右再使用。不要一半热水一半凉水。这样做能将自来水、毛巾和水盆上的杂菌彻底杀灭。

最好不用爽身粉扑宝宝的下身，爽身粉的粉尘极容易从阴道口进入阴道深处，甚至进入内生殖器。

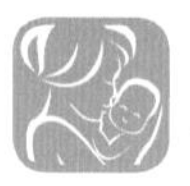

照顾好新生宝宝的睡眠

能够看着宝宝甜甜地睡着，并伴随着充足的睡眠，渐渐地成长，父母的心中充满喜悦与欣慰。睡眠占据着宝宝生命的大部分时间，可以说这一时期的宝宝的主要任务就是睡觉。父母应了解到睡眠对于宝宝生长发育的重要性，照顾好新生宝宝的睡眠。

〔了解宝宝的睡眠规律〕

新生宝宝睡时常可见到他嘴角上翘，有时皱眉，眼皮下的眼球来回动，眼睛闭闭睁睁的，嘴一张一合在吸吮，面部表情很丰富，四肢有时活动。这时你别以为孩子已醒了，这是他身体睡了而脑子还醒着，是正常情况。这些动作未通过大脑皮层指令，是大脑皮层下的中枢活动的缘故，不是病。

正常情况下，睡眠有浅睡眠和深睡眠两种状态，新生宝宝的浅睡眠能占睡眠总时间的2/3，而成人则为1/5。上面所说的新生宝宝睡眠中各种表现是浅睡眠的表现，而深睡眠（熟睡）则表现为呼吸均匀、脉搏次数减少、安静、没有那么多动作，又称静态睡眠。

〔舒适的环境〕

舒适的环境，是宝宝睡得香甜的前提。首先是被褥要清洁、舒适，薄厚要适合季节的特点。宝宝的睡衣应选择纯棉、柔软、宽松的睡袍，长度要长过脚面，保证宝宝手足的温暖，但以不出汗为宜。室内空气应新鲜、流通，但不要有风直接吹向宝宝。宝宝睡觉时应拉上窗帘，关上大灯，不要让室内光线太亮，以免影响宝宝入眠。应适当减轻周围的声响，但也不必寂静无声，以免宝宝对声音过于敏感，稍有响动立即惊醒。

〔能够听到父母的声音〕

要安排宝宝独睡，首先要在睡眠环境中建立安全感。宝宝可能会因周围环境的变化，有不安的表现。此时，最重要的是让宝宝听见父母的声音，使他清楚地知道父母就在附近，而对于宝宝在白天的情绪反应也要有所响应，让宝宝知道父母是可以完全信任的。

〔查明宝宝睡眠不稳的原因〕

如果宝宝入睡不深，时睡时醒，应细查原因。首先，确定宝宝有无疾病，如发热、腹泻、拒乳、皮肤有无创伤等。其次，看一下尿布是否湿了，母亲的乳汁是否充足，宝宝是否饥饿。此外，周围的环境也不可忽视，如气温过低或过高都会影响睡眠。

〔睡眠姿势〕

新生宝宝的睡姿主要是由照顾者决定的，同时，宝宝整天生活在床上，即使醒着也存在睡姿问题，因为睡姿是直接影响其生长发育和身体健康的重要问题。

新生宝宝初生时保持着胎内姿势，四肢仍屈曲，为使在产道咽进的水和黏液流出，生后24小时以内要采取低侧卧位。侧卧位睡眠既对重要器官无过分的压迫，又利于肌肉放松，万一宝宝溢乳也不致呛入气管，是一种应该提倡的睡眠姿势。但是新生宝宝的头颅骨缝还未完全闭合，如果经常向一个方向睡，可能会引起头颅变形。如长期仰卧会使宝宝头型扁平，长期侧卧会使宝宝头型歪偏，这都影响外观仪表。正确的做法是经常为宝宝翻身，变换体位，更换睡眠姿势。吃奶后不要仰卧，要侧卧，以减少吐奶。左右侧卧时要当心不要把宝宝耳轮压向前方，否则耳轮经常受折叠也易变形。

〔不要让宝宝白天睡得太多〕

有的宝宝夜间不好好睡觉是因为白天睡得太多，活动太少了，父母可以适当地增加宝宝白天的户外活动时间和被动操的运动量，往往可见成效。

〔建立睡觉前的例行习惯〕

在睡前的一个多小时应让宝宝吃饱，喂奶半小时以上再给宝宝洗澡、换睡衣。冬天若不能坚持每天给宝宝洗澡，也应在睡前给他洗脸、洗脚、洗屁股。洗后应立即上床，可以念点儿歌，

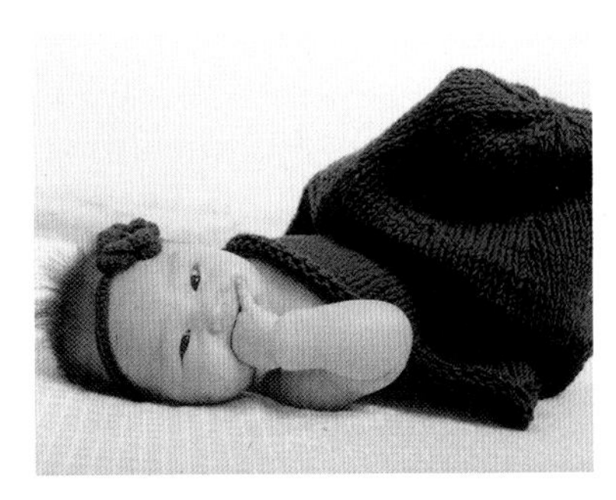
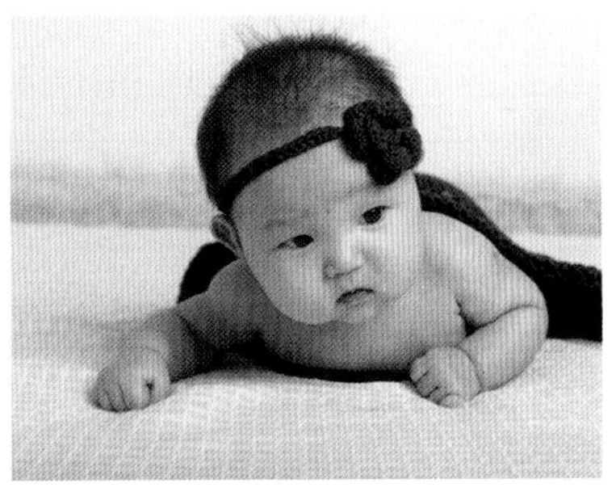
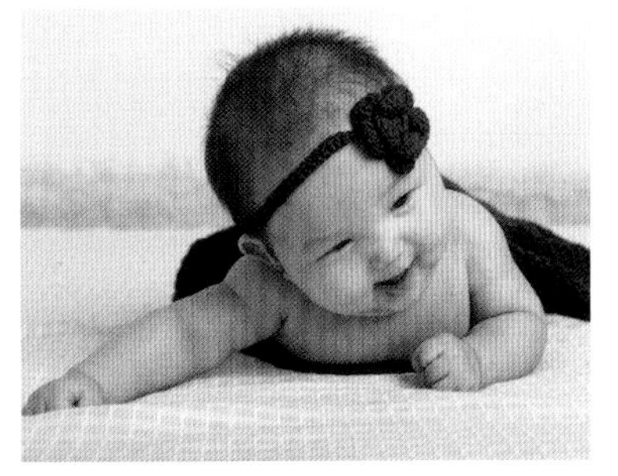

低声唱催眠曲。这样固定进行的仪式，会使得宝宝有进入睡眠前的准备，拥有更多的安全感，觉得睡眠本身是固定、可预期的。

体格锻炼：运动的宝宝最健康

对新生宝宝给予适当的体格锻炼，可改善神经系统功能，使大脑皮质与肌肉、血管、内脏之间的各种联系得到加强，增强全身各器官系统的生理功能和对外界环境的适应力，提高疾病的康复能力。

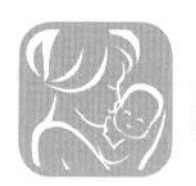

新生宝宝的游泳锻炼

新生儿游泳是人类最早的自主保健活动，它能促进新生儿的大脑发育，提高其对外界的反应能力，是人类智力发育及开启智商（记忆力、逻辑分析能力）、情商（创造力、想象力、与人的沟通能力）的有效措施之一。

〔新生儿游泳的环境〕

●室内温度保持28℃。

●室内光线充足，空气新鲜，每天做空气消毒一次。

●播放轻柔、舒缓的音乐。

〔选择游泳用具〕

在选择游戏用具时，要注意：

●根据宝宝颈围选择合适的游泳圈型号。

●检查游泳圈有无破损，气囊是否充气足够。新生儿游泳圈使用前必须进行安全检测，如游泳圈是否漏气，保险按扣能否粘牢，颈围型号是否合适等。

●游泳池内套一次性塑料袋，在袋内注人温水，测量水温在38℃左右。

●看护人员必须经过培训，严格按要求按规章程序操作，防止交叉感染，一人一池水。

〔游泳的注意事项〕

●每天1次，每次游泳10～20分钟。游泳时必须有专人全程监护。

●应于吃奶后20分钟再游泳，游泳后15分钟后吃奶。

●出生7天内的新生儿需贴防水护脐贴。

●游泳过程中，将婴儿缓慢放入水中，医护人员在旁协助婴儿做肢体伸展活动，并给予轻柔抚触。游泳时，新生儿与护理人员必须在监护者的一臂之内。

父母也可以自己给孩子“游泳”，触摸或轻握小手小脚，传达亲子之情，传递爱的信息，可极大地促进孩子的身心健康和智力发展，使孩子受益一生。有条件的，可以带宝宝到专门的婴儿游泳馆练习游泳。游泳结束后，双手抱住宝宝躯干离开水池，在工作台上取下泳圈，迅速擦干宝宝的身体，并给宝宝穿上备好的衣服，注意保暖。

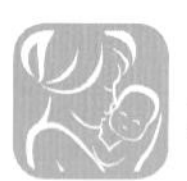

新生宝宝的抚触

抚触是通过对婴儿皮肤进行温和的刺激，以促进婴儿的健康发育。研究表明，抚触可促进婴儿体重的增长及应激能力的提高。目前，在许多国家，婴儿抚触已被认为是对婴儿健康最有益、最自然的一种医疗技术。

婴儿抚触是经过科学指导的、有技巧的抚触，通过抚触者的双手对婴儿皮肤各部位进行有次序的、有手法技巧的抚摸，让大量温和的良好刺激通过皮肤的感受传到婴儿的中枢神经系统，产生生理效应。简单地说，抚触就是母亲与婴儿的皮肤接触，这种接触能够给宝宝带来一系列的好处。

其实，在我们的日常生活中，亲吻、爱抚，甚至轻轻地拍拍宝宝的头及背都属于抚触的范畴。

〔抚触对早产儿的好处〕

近年来，有关婴儿抚触的绝大部分研究都集中于早产儿。早产儿与足月儿有同样的生理情感发育需要，然而早产儿往往需要静脉输液、胃管营养、足后跟取血和机械通气等各项检查治疗，经常不能得到搂抱和爱抚，宝宝心理上对妈妈爱的需求很难得到满足。由于早产儿的情感发育没有得到足够的重视，他们可能会出现各种焦虑和紧张的迹象，如失神，异常的哭叫，对照料者关注眼神的反感，食欲减退等，此外还会随之出现生理发育迟缓，严重影响生长发育。研究证明，对早产儿进行抚触能有效促进其生长发育，并满足其心理需求。

〔抚触对正常分娩儿的好处〕

对于大多数健康婴儿来说，抚触也是好处多多。

●抚触可以刺激宝宝的淋巴系统，增加抵抗疾病的能力。抚触有利于宝宝的生长发育。

●抚触能促进血液循环，保护宝宝的皮肤，降低各种婴儿皮肤病的发生率，进而使皮肤更健康。抚触可以改善宝宝的消化系统，促进肠蠕动，减少便秘发生，增进食欲，从而达到增加体重的目的。

●抚触可以平复宝宝的情绪，减少哭泣。按摩宝宝的手脚可促进其感觉动作的发展，促使反射行为消失，让自主性动作发展得更快。

●抚触可以安抚并稳定宝宝的情绪，加深宝宝的睡眠深度和睡眠时间，改善睡眠质量，晚上宝宝的睡眠情况会有所好转。

●通过抚触进行母婴间的交流，令宝宝感受到妈妈的爱护和关怀，不但宝宝感觉很快乐，父母自己也会很高兴。抚触是一种爱的传递方式，可由爸爸妈妈轮流做，让宝宝通过抚触享受父母的爱，在一种温馨、愉快的氛围中健康成长。

〔抚触前的准备〕

为宝宝预备好毛巾、尿布及换洗的衣服。

确保环境舒适，进行抚触的 20 分钟内宝宝不应受到打扰，可放放一些轻柔的音乐。

最适合做抚触的时候是在宝宝沐浴之后或给宝宝穿衣服的过程中，请避免白天宝宝刚睡醒、吃饱以后或晚上睡眠之前进行抚触。

在做抚触前妈妈应先温暖双手，倒一些婴儿润肤油于手掌心（勿将油直接倒在宝宝皮肤上），揉搓起热。

〔抚触的手法〕

妈妈双手涂上足够的润肤油，轻轻在宝宝肌肤上滑动。开始时轻轻按摩，然后逐渐增加压力，以使宝宝能慢慢适应抚触的强度。

妈妈的指甲要剪短，手上的饰品要摘下，以免伤到宝宝的皮肤，抚触前洗净双手。

家庭抚触没有固定的模式，所以妈妈可以根据宝宝的情况进行调整，以适应宝宝的需要。对新生儿，每次抚触 10 分钟即可。对大一点的宝宝，可适量增加抚触时间，最多不超过 20 分钟。一旦宝宝觉得足够了，就应立即停止。

〔头部抚触〕

两手拇指从前额中央向两侧滑动。

两手拇指从宝宝下颌部中央向外侧上下滑动，让上下唇形成微笑状。

两手掌面从前额发际向上、向后滑动，抚向脑后，并停止于两耳后乳突处，轻轻按压。

〔胸部抚触〕

两手分别从胸部的外下侧向对侧的外上侧肩部滑动，再复原，在胸部画成一个大交叉，注意要避开乳头。

〔腹部抚触〕

用手掌从腹部的右下侧经中上腹滑向左上腹至左下腹，按顺时针方向画半圈（注意不要在下腹画圈）。

用右手指腹自右上腹滑向右下腹，画英文“I Love you”；右手指腹自右上腹经左上腹滑向左下腹，画一个倒“L”，右手指腹自右下腹经右上腹、左上腹滑向左下腹，画一个倒写的“u”；做这个动作时，用关爱的语调对宝宝说“我爱你”，宝宝会很喜欢的。

〔手指与脚趾抚触〕

两手拇指指腹从手掌根侧依次推向指侧，并依次捏拉手指各关节，手与足的做法相同。

〔背部抚触〕

宝宝呈俯卧位，以脊柱为中分线，两手掌分别于脊柱两侧由中央向两侧滑动，从背部上端开始移往臀部，再回到肩部。

〔四肢抚触〕

双手抓住宝宝上肢近端，边挤捏边画向远端，自上臂至手腕轻轻挤捏，像挤牛奶一样，然后从上到下搓滚，搓揉大肌肉群及关节；下肢与上肢的动作相同。

〔臀部抚触〕

两手同时在臀部由内向外画小圈。

〔抚触的注意事项〕

每次做抚触的时间以 20 分钟为宜，房间温度保持在 28℃左右。妈妈和宝宝都应采用舒适的姿势。居室里应安静、清洁，可以放一些轻柔的音乐，有助于妈妈和宝宝放松心情。抚触应尽量避免在宝宝吐奶或因饥饿而哭闹时进行。

抚触要适当用力，轻柔的抚摩常会把宝宝弄痒痒，反而容易引起婴儿的反感。要密切注意宝宝在接受抚触的前、中、后期的反应，是否有各种消极的行为和活动迹象，可以根据宝宝的反应及时调整按摩的方式和力度。

在进行抚触的任何阶段，如出现以下的反应：哭闹、肌张力提高、神经质、活动兴奋性增加、肤色出现变化或出现呕吐等，应立即停止在该部位的抚触。

抚触在有些婴儿身上会有延迟反应，所以停止抚触后，仍然要注意观察一段时间。

脂肪组织是人体重要的功能部位，而早产儿脂肪组织发育尚不完全，因此，较易受寒冷刺激而导致酸中毒、耗氧量增加、窒息、低血流灌注等情况的发生。对早产儿进行按摩时，应尽量安排在适宜的环境中进行，有明显体温不稳史的婴儿，应始终在暖箱或暖床中进行抚触，因为暖箱或暖床可自动调节温度，保持温度恒定。

抚触时父母要注意自己的情绪，要保持良好的心态，首先要专心，许多父母常犯的错误是一边抚触，一边想着其他事，这会使宝宝无法完整地享受抚触的快乐。

抚触操作的过程中，父母的眼睛要看着婴儿的眼睛，进行目光交流，同时要不断地与婴儿进行语言交流，如：讲故事，唱儿歌，读古诗，数数，告诉婴儿“这是你的手指、你的脚、你的头”，等等。这对孩子的语言发育有好处，且听觉和触觉的同时刺激可增进亲子间的互动关系。当有发现宝宝表现出累时，不适宜有任何刺激，此时应该让他休息，等睡醒后再做抚触。

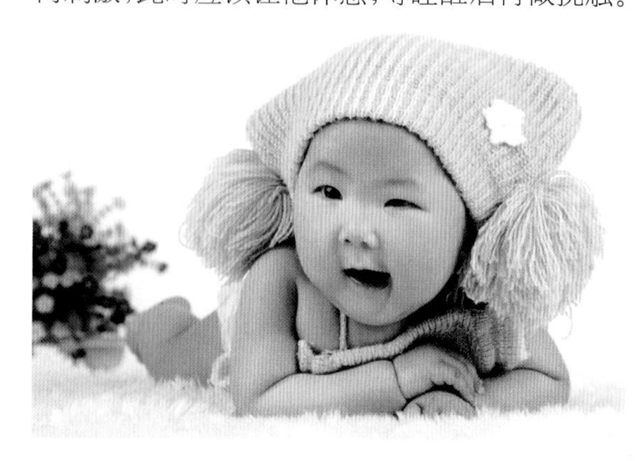

第二章

婴儿期健康养育

part 2

婴儿期是指从宝宝出生后到1岁这段时间，其中出生后的28天内为新生儿期。在这一年的时间里，宝宝的变化非常大，在饮食上经历从母乳喂养到添加辅食直至断奶；在发育方面，体形变化也比较大，身材越来越匀称，从6个月开始逐渐长出了牙齿；从运动能力方面，渐渐地学会了翻身、爬行、站立、走等。

全程跟踪：宝宝成长发育状况

生后第一年的婴儿期变化是巨大的，作为人类特点的直立行走、双手动作、言语交际的能力，经过逐步的发展开始出现，感觉（视听觉、味觉及皮肤温触觉）也有比较迅速的发展，知觉开始出现，开始有了比较明显的注意和初步的记忆能力。

体格发育水平

1 岁的小婴儿已经拥有了匀称挺拔的身姿，样子也越来越可爱。

〔体重〕

男宝宝的体重达 8.1 ～ 12.4 千克；女宝宝的体重达 7.4 ～ 11.6 千克。

〔身高〕

男宝宝的身高达 70.7 ～ 81.5 厘米；女宝宝的身高达 68.6 ～ 80.0 厘米。

〔头围〕

男女宝宝的平均头围为 46.0 厘米。

〔胸围〕

男女宝宝的平均胸围为 46.0 厘米。

〔牙齿〕

这个月的宝宝一般已长出 6 ～ 8 颗牙齿。

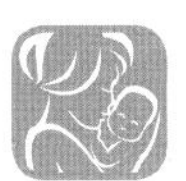

大运动发育水平

将宝宝放在没有任何可以依靠的地方让他站好，大人松开双手后，宝宝能短暂地保持平衡 10 秒钟。

如果大人拉着宝宝的一只手，他不需要支撑就能协调地移动双腿向前走。

〔家庭测试方法〕

让宝宝站立，大人放开支撑他们身体的双手，观察他们是否能独站。如果宝宝能独站 10 秒钟以上，即为通过。

〔促进发育方法〕

捡东西：大人故意把东西放在地上，然后鼓励宝宝把地上的东西拿起来交给大人。当宝宝捡起地上的东西送过来时，大人应一边说“谢谢”，一边教宝宝点头表示谢意。

拿玩具：地上放根颜色鲜艳的彩条，牵成直线和弯线，然后在宝宝的前方摆着他喜欢的玩具，大人牵着宝宝的一只手，让他慢慢沿着彩条直线、弯线行走，最后拿到他喜欢的玩具。

独立走：让宝宝站稳，然后大人在前方逗引他，鼓励他独自走向大人。也可以把宝宝喜欢的玩具放在某个地方，鼓励宝宝自己走过去拿。

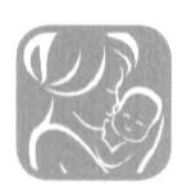

精细动作发育水平

给宝宝一粒小丸，他会学着捏起往瓶子里投放，但不一定准确。

能用笔在白纸上画出无规则的线条。

将一个皮球给宝宝，让他把球抛给大人，如不会可先示范。将球先抛给宝宝，再让他将球抛还给大人，经过数次训练，宝宝能掌握抛球的动作，但平衡和协调能力还不够好。

手和前臂能抬离桌面，和大人一样用拇指和食指的指端捏东西。

〔家庭测试方法〕

大人用笔在纸上画道道，鼓励宝宝去做，观察他的反应。如果宝宝能握笔在纸上画并留下痕迹，即为通过。

〔促进发育方法〕

搭积木：给宝宝积木，然后大人手把手地教他将积木块块向上搭，练习多次后，让他自己学着搭，他能向上搭两块积木。

翻书：给宝宝一本大开本图画书，边讲边帮助他自己翻着看，然后让他自己练习独立翻书，训练他按顺序每次翻页看。如果宝宝不能按顺序翻看，可以通过让宝宝认识简单图形，提高他的空间知觉能力，并逐渐加以纠正。

扩大手的动作：在桌面放上小丸、积木、盖子、小勺等东西，陪宝宝玩耍，让他看到这些就知道用积木玩搭高，将盖子扣在瓶子上，知道用水瓶喝水，用拇指和食指捏起小丸，将小勺放在小碗里“准备吃饭”，等等。经过多方面的训练，锻炼宝宝手的灵活性，提高手的精细动作技能。

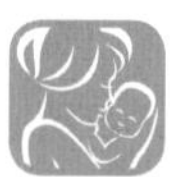

适应能力发育水平

宝宝能自发地或经大人示意有意识地放两块积木在杯子里。

如果大人用杯子盖住玩具，宝宝能明确地拿开杯子找到盖在杯子下面的玩具。

宝宝能将放在瓶子外的小丸子投入瓶内，或者懂得小丸和瓶的关系，明确地表示出要往瓶里投小丸的动作。

将白纸和笔放在宝宝面前，当大人用另一支笔在纸上点点时，宝宝也会模仿着点点。

〔家庭测试方法〕

大人先把瓶盖盖在瓶子上，然后把瓶盖反放在桌上，鼓励宝宝去盖，观察他是否会把瓶盖翻过来并盖在瓶子上。只要宝宝能把瓶盖翻过来盖在瓶子上，就算通过，不要求宝宝能拧紧瓶盖。

〔促进发育方法〕

学认红颜色：红色是宝宝最感兴趣的颜色，教宝宝识别颜色可以从红色入手。红色的积木、红色的水果、红色的汽车……所有红颜色的东西都可以用来作教材，成为帮助宝宝掌握颜色概念的敲门砖。让宝宝掌握颜色，需要经历一段从大自然众多的观察中逐步概括或理性认识的过程，一般经过 3 ～ 4 个月时间的反复训练，宝宝才能真正理解红色的概念，以后逐步过渡到其他的颜色。

和大人同桌吃饭：快 1 岁的宝宝在饮食上会有很大的变化，当宝宝吃辅食时可以用椅子圈上，和大人同桌就餐。这样做不仅会使宝宝感到非常高兴，增进他的食欲，而且可以加强他的自我意识，培养适应现实环境的能力，增强亲子关系。

学用杯子喝水：每次给宝宝喝水前都说：“宝宝喝水了，看看杯子在哪里呢？”诱导宝宝朝杯子的方向注视或用手指杯子。当宝宝看到杯子，大人应该很热切地对宝宝说："啊！杯子在这里呢。"然后教宝宝说"杯子"数次，再在杯子里装少量温开水，让宝宝独自拿着杯子喝水。

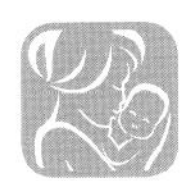

语言能力发育水平

能说四个字用来明确地表示人、动作、物体。当大人问宝宝"灯在哪里"时，他会用眼睛看或用手指，以表明他认识这些东西。

〔家庭测试方法〕

把一个玩具放到宝宝手里，然后对宝宝说"把 XX 给我"，但不要伸手去拿。观察宝宝的反应。如果宝宝能把玩具送到大人手里并主动放手，即为通过。

〔促进发育方法〕

看画册：和宝宝一起看大幅的动物画册或者图片，一边看一边告诉他这些动物的名称和叫声，并和宝宝一起模仿这些动物的叫声。以后经常问问宝宝"这是什么？"、"它怎样叫？"选用这种画册或图片时，要注意选用那些画面颜色鲜艳、形象逼真、主题突出的作品。

听音乐起舞：大人弹奏或播放一些带有舞蹈节拍的乐曲，训练宝宝听到乐曲后，手舞足蹈，做些相应动作（如拍手、招手、点头，摇手等简单动作）。

鼓励宝宝开口说话：当宝宝能有意识地叫"爸爸"、"妈妈"以后，大人要利用各种机会引导他发音，学会用诸如"走"、"坐"、"拿"等单字来表达自己的动作或意思。当宝宝有什么要求时，大人要尽量鼓励他用语言表达。如果宝宝不会表达，可以帮助宝宝说出他的要求，教他用语言表达。如果宝宝一有要求就立刻满足他，就会阻碍他学习说话，造成宝宝的语言

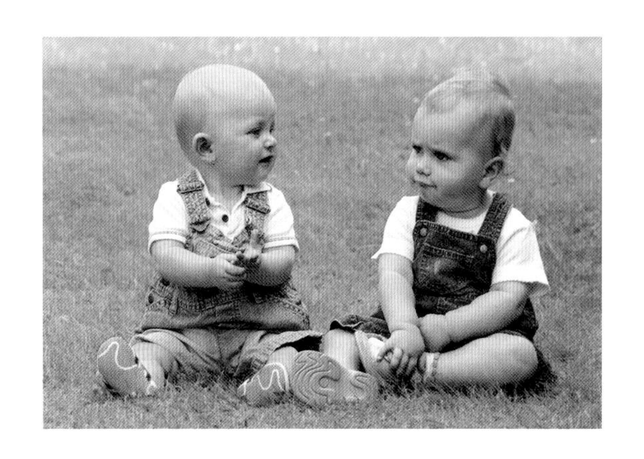

发育滞后。

坚持给宝宝听音乐、念儿歌、讲故事：给宝宝放一些优美动听的乐曲，念一些朗朗上口的儿歌，试着给他讲一些有趣的小故事等，通过这些方式全面提高他对语言的理解能力与感受力。如果大人能根据宝宝的特点，编一些与他的生活密切相关的小故事或者小儿歌讲给他听则更好。

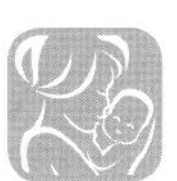

社交行为发育水平

如果大人当着宝宝的面用手捏带响的玩具，让它发出声响，然后把玩具递给宝宝，他拿到后也会模仿着捏。

宝宝在玩摆在桌面上的玩具时，往往故意把玩具扔到地上，希望大人能帮他捡起来。如果大人捡起来，他还会继续这种扔玩具的游戏。

宝宝坐在镜子前，给他一个小球，他会用皮球接触镜面，好像要把球给镜中的影像似的。

〔家庭测试方法〕

大人给宝宝穿衣时，观察他是否能够合作，如穿上衣时能把手伸向袖口，穿裤子时会把腿伸直等。只要宝宝能配合就行，就算做得不好也算通过。

〔促进发育方法〕

指认五官：准备一个布娃娃，教宝宝指认

布娃娃的眼睛、鼻子、嘴巴、耳朵等部位。

用动作表示配合或表达愿望：在日常生活中，要积极训练宝宝学习配合大人的要求，养成良好的生活习惯。如进餐前，知道伸出双手让大人给他洗手。吃完饭后，能配合大人给他擦脸、洗手和收拾餐具等。除此之外，还要训练宝宝掌握一些向大人表达愿望的动作，如将玩具或食品放在他的面前，如想要，训练他点头表示同意；如不想要，教会他用摇头表示不同意。

系统保健：为宝宝撑起健康伞

婴儿期是宝宝发育过程中的关键期，爸爸妈妈要为宝宝做好系统保健，重点是要定期进行健康检查、时刻注意观察宝宝的健康状态、提高宝宝的身体抵抗力以及按时进行免疫接种。

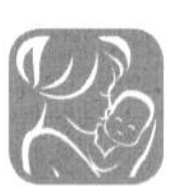

定期进行健康检查

定期健康检查的次数和时间一般是：1岁以内查4次，分别在生后3个月、6个月、9个月和12个月；1～3岁，每半年检查1次；3～7岁，每1年检查1次。如有问题，应根据医生要求增加检查次数。通常，在孩子生后3个月内，就应带孩子到当地的儿童保健部门进行健康检查，为孩子建立一个健康档案。

给宝宝做定期的健康体检，可以了解宝宝的体格生长发育情况，并且还能及时发现宝宝的身体异常情况，使一些症状不明显的疾病得到早期发现、早期诊断和早期治疗。另外，在定期体格检查时，还能从保健医生处得到科学育儿的知识指导，了解许多有关宝宝的喂养、护理、卫生保健和早期教育等方面的新理念，促使宝宝更加健康的成长。

〔体检前的准备〕

日常生活中，父母最好能记录下来宝宝的喂养和添加辅食情况，如每天的吃奶次数及每次的奶量，添加维生素D和钙的时间，添加菜汁、果汁的时间等；还应注意记录宝宝体格发展情况，如宝宝会笑出声的时间、抬头的时间、发出单字的时间、伸手抓玩具的时间等；如果发现宝宝有异常的情况，要记录发生的时间、部位、变化等，写出需要咨询的问题，这样到体检时就有的放矢了。

父母在体检之前做好了充分的准备，把发现的问题或想要咨询的问题记录下来，然后带上宝宝的新生儿体检记录、宝宝历次体检记录、疫苗接种记录、疾病就诊记录，医生就能够很清楚地了解宝宝的生长发育情况，父母也能得到切实的医学指导。

〔检查项目〕

首先，医生会询问宝宝的喂养方式、奶量、断奶时间、辅食添加的情况以及相关的情况；还会询问疫苗接种和疾病情况（呼吸道感染、腹泻、贫血、佝偻病、湿疹、药物过敏等）。

宝宝做体检时，应检查的项目有：测头围、胸围、身高，称体重，对宝宝进行视觉、听觉、触觉等测试。还要进行一些必要的项目检查，如医生会摸摸宝宝的脖子，看有无斜头、淋巴结肿大的状况；听听宝宝的心跳速度及规律性是否在正常范围，以及有无杂音；检查宝宝有无疝气、淋巴结肿胀。男宝宝检查阴囊有无水肿（睾丸下降到阴囊），女宝宝检查大阴唇有无鼓起或分泌物；追踪有无体关节脱位的状况等。

〔早期判断视力障碍〕

观察婴儿的眼球运动，如果眼球有震颤，即眼球快速地左右抖动，则很可能存在视力障碍。

把一个直径 10 厘米的红色绒线团放在距婴儿眼睛 15 厘米处，1 个半月婴儿，眼睛能随着红绒线团自右向左或自左向右跟至中线处。4 个月的婴儿，两眼能随着红色绒线团从右向左或从左向右移动 180 度。

2 个月的婴儿，当有人面对着他并逗他，但不能发出声音，也不能触及婴儿身体时，婴儿会出现应答性微笑。

4 个半月的婴儿，能两眼注视放在桌面上的有颜色的小丸，如糖豆。

婴儿如果在 4 个半月时达不到上述几项检查标准，可能存在视力障碍，一定要及时去眼科作进一步检查。

〔检查血红蛋白〕

血红蛋白是人体血液中红细胞的主要成分，它是一种含铁的蛋白质，能使血液呈红色，其主要功能是将肺部吸进的氧气运送到全身各组织器官供其所需。中国儿童血红蛋白正常值为：1 ～ 4 个月儿童为大于或等于 90 克 / 升，4 ～ 6 个月儿童为大于或等于 100 克 / 升，6 个月～ 6 岁儿童为大于或等于 110 克 / 升，如果人体血液中血红蛋白浓度低于上述各年龄组的标准即为贫血。

因此，小儿应定期检查血红蛋白。第一次检查一般在生后 4 ～ 6 个月时，因这段时期小儿生长发育快，饮食比较单调，在孕期从母体获得的储备铁已基本耗尽，小儿很容易发生贫血。对查出的贫血患儿应及时治疗。但不管是否患有贫血，这个年龄段的小儿一般都应开始添加辅食，并逐步增加辅食的种类和数量。

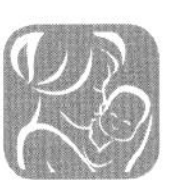

通过舌头判断健康状态

每位妈妈都会时时关心宝宝是否吃饱穿暖，但很少留心观察一下宝宝的舌头有什么变化。其实，舌头就像一支反映宝宝身体健康状况的“晴雨表”，尤其是宝宝的肠胃消化功能更是在舌头上表现得淋漓尽致。如果妈妈对舌头的变化能够有所了解，就能及早发现宝宝的异常，防患于未然。这样，就可使宝宝减少生病，让他更加健康地成长。

〔正常的舌头〕

正常健康的宝宝的舌体应该是大小适中、舌体柔软、淡红润泽、伸缩活动自如，而且舌面有干湿适中的淡淡的薄苔，口中没有气味。一旦宝宝患了病，舌质和舌苔就会相应地发生变化。

〔地图舌〕

所谓地图舌，就是有的宝宝舌面上会出现不规则的、红白相间的、类似地图形状的东西。地图舌的成因一般与疲劳、营养缺乏、消化功能不良、肠道寄生虫、B 族维生素缺乏有关，所以出现地图舌的宝宝一般体质都比较虚弱。患了地图舌的宝宝多无明显的不舒服症状，有的可能出现轻度瘙痒或对刺激性食物稍有敏感。发生地图舌后，应注意口腔卫生，适当地给予口腔清洗。症状明显时可用 1% 的金霉素甘油等涂抹。服用B 族维生素及锌剂有一定疗效。

〔沟纹舌〕

所谓沟纹舌，就是在宝宝的舌部出现深浅、长短不一的纵横沟纹，一般无任何不适，但可出现刺痛感。目前，沟纹舌的成因虽然不明，常认为是先天性的，而且可能与地理条件、维生素缺乏或摄入的食物种类等有关。沟纹舌随着年龄的增长可能逐渐加重，但不需要任何治疗。为预防宝宝出现沟纹舌，妈妈应经常注意保持宝宝的口腔清洁，比如吃完奶或果汁后给宝宝饮点水，冲刷一下口腔；还可用棉签蘸温开水轻轻擦拭宝宝的口唇。

〔厌食的舌头〕

宝宝会由于食积导致腹泻，此时观察宝宝的舌头，可看到舌上有一层厚厚的黄白色垢物，舌苔黏黏厚厚，不易刮去，同时口中会有一种又酸又臭的秽浊气味。这种情况多是因平时饮食过量，或进食过多油腻食物，脾胃消化功能差而引起。

当宝宝出现这种舌苔时，饮食要清淡些。对于食欲特别好的宝宝，应该及时控制每餐食量，以使肠胃道得到充分休息；如果宝宝一旦出现乳食积滞，可带宝宝到医院请医生开药治疗。

〔发热时的舌头〕

宝宝感冒发烧，首先表现为舌体缩短，舌头发红，舌头经常伸出口外，舌苔较少，或虽然有舌苔但苔少发干。如果发热较高，舌质绛红，说明宝宝热重伤耗津液，所以他经常会主动要求喝水。如果同时伴有大便干燥，往往口中会有秽浊气味。这种情况经常会发生在一些上呼吸道感染的早期或传染性疾病的初期，妈妈应该引起重视。发热严重的宝宝，还可看到舌头上有粗大的红色芒刺，犹如市场上的杨梅一样，这种杨梅舌多见于患猩红热或川崎病的宝宝。应注意及时为宝宝治疗引起发热的原发疾病，并及时进行物理降温或口服退热药物；注意多给宝宝饮白开水，少食油腻食物及甜度较大的水果。

〔舌头光滑无苔〕

有些经常发烧、反复感冒、食欲不好或有慢性腹泻的宝宝，会出现舌质绛红如鲜肉，舌苔全部脱落，舌面光滑如镜子，医学上称之为镜面红舌。出现镜面红舌的宝宝，往往还会伴有食欲缺乏、口干多饮或腹胀如鼓的症状。

对于镜面红舌的宝宝，千万不要认为是体质弱而给大补或多食肥甘油腻食物。应该多食新鲜易消化的蔬菜。

〔舌系带过短〕

舌系带连结在舌和下颚之间。舌系带过短，宝宝的舌头就无法向前伸到唇外，勉强向前伸时舌尖呈 M 形，会影响哺乳和发音。下门牙长出后，宝宝吸奶时舌系带与牙摩擦，舌系带上会磨出溃疡。应该尽早带宝宝到医院手术治疗。尽早治疗，宝宝痛觉不敏感，早期手术不需要麻醉，简单易行，手术后就可以哺乳了。

〔正确识别舌苔〕

宝宝的舌苔呈乳白色属于正常现象，妈妈不要过于紧张，以为是疾病所致。有的宝宝吃了某些药品或食物，往往也会使舌苔变色，如喝橘子水、蛋黄后舌苔会变黄厚，这些不属于病苔。一般来讲，染苔的色泽比较鲜艳而浮浅，而病苔不易退去，可以利用这一点进行区别，千万不要将正常的舌苔误认为病苔而虚惊一场。

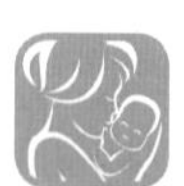

观宝宝大便识健康

宝宝未成熟的消化系统和排泄系统，就像一个还没来得及购置齐全设备的工厂，仓促中加工完的有成品，有半成品。爸爸妈妈们会发现，宝宝的大便有糊糊状的、有膏状加颗粒的、有成形的，有黄色的、绿色的，等等。父母们往往分不清什么样的大便说明宝宝是健康的，什么是不健康的。如果父母们多观察宝宝的大便，就会有经验，就会知道宝宝的食物和奶里含有哪些改变大便质量的东西，宝宝的肚子里究竟发生了什么化学反应，什么样的大便是异常的，以及异常是发生在宝宝肚里的哪个部位了。

〔正常的大便〕

母乳喂养的宝宝，每天会拉 2 ～ 4 次大便，呈黄色或金黄色软膏状，有酸味但不臭，有时有奶块，或微带绿色。有时宝宝大便次数较多，每日 4 ～ 5 次，甚至 7 ～ 8 次，但如果宝宝精神好，能吃，体重不断增加，也是正常现象，添加辅食后，大便次数就会减少。

人工喂养的宝宝，大便呈淡黄色或土灰色，均匀硬膏状，常混有奶瓣及蛋白凝块，比母乳喂养的宝宝的大便干稠，且略有臭味，每日 1 ～ 2 次。

当母乳不足，给宝宝添加牛奶及淀粉类食物时，宝宝的大便会呈黄色或淡褐色，质软，有臭味，每日 1 ～ 3 次。如加喂蔬菜后，在宝宝的大便中可能看到绿色菜屑，这不是消化不良，多喂几天就好了，不必停喂。

〔颜色奇怪的大便〕

如果宝宝的大便出现以下颜色，应及时带宝宝看医生。带有脓血的黏液大便，大便次数多但量少，宝宝哭闹发烧，可能为细菌性痢疾。宝宝的大便呈果酱色或红色果冻状，表明可能患了肠套叠。大便的颜色太淡或淡黄近于白色，如果伴有眼睛与皮肤发黄，可能是黄疸。

大便发黑或呈红色，可能是胃肠道出血。

大便呈灰白色，同时宝宝的巩膜和皮肤呈黄色，有可能为胆道梗阻或胆汁黏稠或肝炎。

大便带有鲜红的血丝，可能是大便干燥，或者是肛门周围皮肤皲裂。

大便为淡黄色，呈糊状，外观油润，内含较多的奶瓣和脂肪小滴，漂在水面上，大便量和排便次数都比较多，可能是脂肪消化不良。

大便呈黄褐色稀水样，带有奶瓣，有刺鼻的臭鸡蛋味，为蛋白质消化不良。

〔性状奇怪的大便〕

大便干硬。不要以为几天才大便一次，干硬难以解出，就是便秘的表现。在判断宝宝是否便秘时，大便的性状比次数显得更为重要。有时大便次数正常，但粪便干硬，不易排出，每次量少，呈颗粒状的也属于便秘，有这种情况的宝宝应比 2 ～ 3 日一次大便但性状属正常的宝宝给予更多的关注。

大便稀烂。宝宝大便次数增多，变稀，发出酸臭味，或夹杂少量食物残渣，这是宝宝患有腹泻的表现。可能是宝宝食用太多含淀粉量高的食物，或进食过多蛋白质含量丰富的食物，或食物烹调不当、加热不够，或进食油腻过多引起的反复消化不良。

大便多泡沫。大便有泡沫、呈油状、有凝块等，是宝宝对糖、脂肪、奶消化不完全的表现，妈妈可减少食量以缓解症状。

柏油样大便。由于上消化道或小肠出血并在肠内停留时间较长，因红细胞破坏后，血红蛋白在肠道内与硫化物结合形成硫化亚铁，故粪便呈黑色；又由于硫化亚铁刺激肠黏膜分泌较多的黏液，而使粪便黑而发亮，故称为柏油样便，多见于胃及十二指肠溃疡、慢性胃炎所致的出血。

〔味道奇怪的大便〕

大便中带有酸臭味可能是蛋白质吃得太多，消化不良，刚从母乳换牛奶时也会有此现象。妈妈应给宝宝适当减少奶量，加喂开水，减少脂肪和高蛋白食物的摄入。也可以给宝宝吃妈咪爱，一天 3 次，每次 1/2 袋，妈咪爱属于益生菌制剂，不会出现副作用，也不会产生依赖。

〔大便次数异常〕

若大便次数增多，呈蛋花样，水分多，有腥臭味，或大便出现黏液、脓血或鲜血，则为异常大便，应及时就诊。就诊时应留少许异常大便，带到医院化验，以协助诊疗。

若大便次数多、量少、呈绿色或黄绿色、含胆汁、带有透明丝状黏液、宝宝有饥饿的表现，多为奶量不足，饥饿所致或因为腹泻。

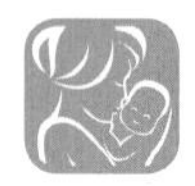

从睡相观察宝宝健康情况

有些宝宝在睡眠中出现的一些异常现象，往往是在向父母报告他将要或已经患了某些疾病，因此，父母应学会从宝宝的睡相来观察他的健康情况。

〔睡觉时出汗〕

其实，宝宝夜间出汗是正常的。但如果大汗淋漓，并伴有其他不适的表现，就要注意观察，加强护理，必要时去医院检查治疗。比如宝宝伴有四方头、出牙晚、囟门关闭太迟等征象，就有可能是患了佝偻病。

〔四肢抖动〕

这一般是白天过度疲劳所引起的，不必担心。需要注意的是，宝宝睡觉时听到较大响声而抖动是正常反应；相反，若是毫无反应，而且平日爱睡觉，则当心可能是耳聋。

〔不断咀嚼〕

宝宝可能是得了蛔虫病，或是白天吃得太多，消化不良。可以去医院检查一下，若是蛔虫病可用婴儿专用的驱虫药驱除；若是排除了蛔虫病，则应该合理安排宝宝的饮食。

〔手指、脚趾抽动且肿胀〕

这时父母要仔细检查一下宝宝的手指，看它是否被头发或其他纤维丝缠住，或有被蚊虫叮咬的痕迹。

〔突然大声啼哭〕

这在医学上称为婴儿夜间惊恐症。如果宝宝没有疾病，一般是由于白天受到不良刺激，如惊恐、劳累等引起的。所以平时不要吓唬宝宝，使宝宝保持安静愉快的情绪。

〔耳朵炎症或湿疹〕

宝宝睡觉时哭闹，时常摇头、抓耳，有时还发烧，可能是患了外耳道炎、湿疹或是中耳炎。应该及时检查宝宝的耳道有无红肿现象，皮肤是否有红点出现，如果有的话，及时将宝宝送医院诊治。

〔蛲虫病的症状〕

入睡后用手去搔抓屁股，而肛门周围又见到白线头样小虫爬动，是患了蛲虫病。

〔宝宝即将发烧的表现〕

宝宝夜间睡觉前烦躁，入睡后全身干涩，面颊发红，呼吸急促，脉搏增快，超过 110 次 / 分。这预示着宝宝即将发烧，应该注意宝宝是否有感冒症状或腹泻症状，另外注意给他补充水分。

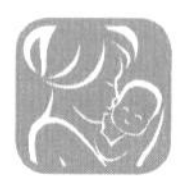

提高宝宝的抗病能力

一般从生后 7 个月开始，由于小儿体内来自于母体的抗体水平逐渐下降，而婴儿自身合成抗体的能力又很差，因此小儿抵抗感染性疾病的能力逐渐下降，容易患各种感染性疾病，如各种传染病以及呼吸道和消化道的其他感染性疾病，尤其常见的是感冒、发烧。有的小儿 6 ～ 7 个月之前是好好的，可 6 ～ 7 个月以后，就像变了个人，三天两头感冒发烧，简直无法招架，不知到底如何是好。

因此，爸爸妈妈要积极采取措施增强小儿的体质，提高其抵抗疾病的能力。主要要做好以下几方面：

〔加强锻炼〕

有些宝宝娇生惯养，天气一冷，家长们怕他们着凉，就不让宝宝出门了。这么一来，宝宝的呼吸道长期得不到外界空气的刺激，得不到锻炼，反而更容易感染疾病。

适当的室外体育锻炼，才是增强宝宝体质最有效的方式。新鲜的空气和自由的空间对宝宝的成长至关重要。经常运动还可以增强食欲，对提高抵抗力有辅助作用。要注意的是，锻炼要遵循适度、持续和循序渐进的原则，不要进行长时间和大体力的运动，否则可能会因为身体劳累过度反而导致宝宝免疫力下降。

［保证宝宝的营养］

各种营养素如蛋白质、铁、维生素 D 等都是宝宝生长发育所必需的，而蛋白质更是合成各种抗病物质如抗体的原料，原料不足则抗病物质的合成就减少，宝宝对感染性疾病的抵抗力就差。

另外，宝宝正处在生长发育最旺盛的阶段，对营养素的需要量自然较多，但由于宝宝的消化功能尚未完全成熟，所以很容易发生营养素缺乏，营养不足，抵抗力自然就比较差。粗粮可提供细粮所缺乏的营养成分，因此平时应注意宝宝的饮食，达到平衡膳食、合理营养。

［按时预防接种］

父母应按时给宝宝接种疫苗，如麻疹、卡介苗、白百破、麻风腮、乙肝、流脑、乙脑、伤寒等疫苗，既可防病，避免传染病侵袭，又能刺激获得性免疫的完善。

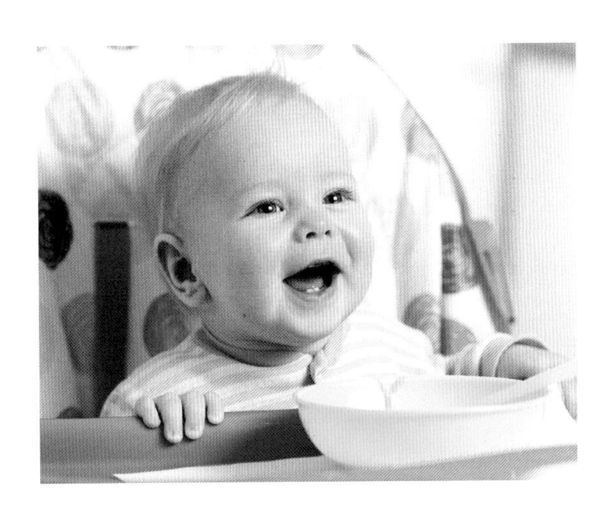

［天凉慢添衣服］

耐寒锻炼是提高宝宝对寒冷反应灵敏度的最有效方法。有些父母总是怕宝宝受冻，天气稍冷就给宝宝加上厚厚的衣服，殊不知这样会给宝宝造成一种恒温环境，没有经过寒冷锻炼，反而更容易感冒。

［避免交叉感染］

养成良好的卫生习惯，避免交叉感染。不带宝宝去流动人口密集处，家长患病也要尽量避免与宝宝接触。如有条件，家中可用食醋熏蒸。

现在的医院拥挤不堪，再加上医院本身就是病菌集中之地，因此特别容易造成交叉感染。一旦发现宝宝身体不适，不要马上去医院，也不要乱给宝宝吃药，可以先根据自己的经验，判断一下再做决定。

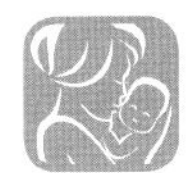

预防疾病传播

细菌、病毒是非常微小的微生物，它们可以任意飘浮在空气中，伴随着空气被吸入人体内产生各类疾病。因此，日常生活中应注意以下要点：

避免孩子接触刺激性气味及烟雾。例如：屋内尽量少用蚊香、燃香、油漆、樟脑丸、杀虫剂等有刺激气味的物质，甚至有些孩子对香水味也会有反应；厨房内宜使用抽油烟机，以减少油烟散漫；厕所也要经常清洗，防止臭味产生。这些刺激性的物质很容易刺激宝宝的眼睛、呼吸道及胃肠，增加生病的机会。宝宝房间内可使用空气滤净器，以减少空气中的杂质、灰尘；照顾宝宝者，或者家中的其他人感冒时，应该尽量避免与宝宝“亲密接触”，如果宝宝暂时无法托旁人照顾时，也要避免与其面对面地呼吸、咳嗽、打喷嚏；帮宝宝冲泡牛奶或调理食物时，应先洗手，避免对着食物说话、咳嗽、打喷嚏；疾病感染流行期间，尽量使宝宝避免出入公共场所及人潮拥挤之处，如游乐场、戏院、百货公司等，避免呼吸道直接的感染及接触传播；天气变化较大的季节，如春夏之交、秋冬之交、早晚温差变化很大时，应注意宝宝保暖，以减少这些变化对呼吸道黏膜的刺激。

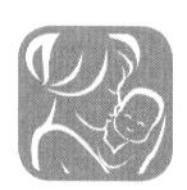

按时预防接种

在宝宝1岁之前，还有很多疫苗需要接种，爸爸妈妈应严格按照预防接种的程序给宝宝进行接种。

〔服用小儿麻痹糖丸〕

根据免疫预防接种程序，满2个月的婴儿开始第一次服用脊髓灰质炎三价混合疫苗，即小儿麻痹糖丸，3个月第一次复服，4个月第二次复服，4岁时再服一次。这样就可以获得较强的抵抗脊髓灰质炎病毒的免疫力，不患小儿麻痹症了。

小儿麻痹糖丸接种后一般无不良反应。个别小儿有体温稍高、头痛、腹泻等。如果宝宝在服糖丸时有发热、严重佝偻病、活动性肺结核等严重疾病应忌服；近期腹泻者不宜服用。小儿麻痹糖丸正确的服法是将糖丸放在小匙中用凉开水溶化喂服，合作好的婴儿可让其将糖丸放在口中嚼碎咽下，再喝几口凉开水。

〔注射百白破三联针〕

百日咳是由百日咳杆菌引起的，是一种儿童急性呼吸道传染病，传染性强，典型症状为阵发性痉挛性咳嗽，并带有吸气性尾声或伴有呕吐，并发症多且严重；白喉是由白喉杆菌所致的急性呼吸道传染病，临床症状为在咽、喉、鼻部等处形成白色假膜，白喉杆菌产生强烈外毒素进入血液循环引起全身中毒症状；破伤风为破伤风杆菌所致，当机体受到创伤时，或产妇分娩时使用不洁用具剪断脐带，破伤风杆菌可侵入伤口，在缺氧的条件下生长繁殖，分泌外毒素，引起以肌肉强直及阵发性痉挛症状为特征的神经系统中毒症状，病死率较高。目前通过注射三联针（百日咳菌苗、白喉类毒素、破伤风类毒素混合剂）来预防以上3种疾病，免疫效果好，使发病率明显下降。

接种对象：出生3个月～6岁的儿童作全程免疫。婴儿出生后3个月注射第1针，连续打3针，每次间隔1个月。在3个月内连续注射完毕，才能达到预防的目的。因为注射一次产生的抗体维持的时间较短，必须连续注射才能使机体产生一定的抗体，达到足够的抗病能力。注射三联针后，局部可有红肿、疼痛或硬结，婴儿可表现为哭闹不安，伴有发热。发热程度不一，但一般持续1～2天。若发热超过38℃可服一次退热药。个别婴儿局部硬结不能吸收而形成脓肿，这种脓肿为无菌性脓肿，需要到医院诊治。

孩子发热不适的情况下暂时不能注射，待病愈后再注射。另外，过敏体质的孩子、神经系统发育不正常的孩子、脑炎后遗症或癫痫的孩子均不能接种，以免发生抽风等意外情况。

〔注射乙脑疫苗〕

流行性乙型脑炎（乙脑）是乙脑病毒经蚊子传播的急性传染病。常累及患者的中枢神经系统，症状轻重不一，重型患者病死率很高，幸存者常残留有明显的后遗症。注射乙脑疫苗能取得较好的预防效果。

接种对象：乙脑流行区1周岁以上健康儿童。初次注射1周岁，接种2针，间隔7～10天，第二年及6周岁各接种1次，作为加强免疫。接种后一般无不良反应，少数人局部红肿，偶有发热和过敏性皮疹。如发生过敏性皮疹、发热要在医生指导下治疗。

〔检查接种卡介苗效果〕

如果孩子在出生时已接种了卡介苗，那么在他满 3 个月时应当到指定的医院去做结核菌素试验，以检查接种的卡介苗是否已产生效果。

当前做结核菌素试验多采用“人型结核菌素纯蛋白衍化物（PPD）”进行试验，故称做 PPD 试验，具体的做法是：在小儿的前臂掌侧中部，进行皮内注射 PPD，就像做青霉素皮试那样，不同是观察结果的时间不同，在注射 PPD 48 ～ 72 小时后，再检查注射部位的反应。如果注射部位只有针眼大小的痕迹，而无硬结，则为阴性反应，此时应请医生做进一步检查，以探明其原因，是与宝宝机体本身免疫功能不足有关，还是与卡介苗接种过程技术操作有关，再做处理。如果注射部位出现红肿并有直径 5 ～ 10 毫米大小的硬结，则呈阳性反应，大约 95% 以上的小儿为阳性反应，这说明卡介苗接种后已产生了对抗结核病的免疫力。

饮食营养：给宝宝允足的能量

在宝宝 1 岁以前，爸爸妈妈要面临饮食方面的两件大事：添加辅食和断奶。如何顺利度过这两个阶段，是所有父母都非常关心的事情。

宝宝辅食的添加

给宝宝及时添加辅食可补充乳类营养素的不足。宝宝 4 个月后，乳类食品的营养已不能满足其快速生长发育的需要，如不及时添加辅食会出现营养不良、贫血、佝偻病等一系列疾病。及时给宝宝添加辅食还可锻炼宝宝咀嚼固体食物的能力，增强宝宝胃肠道消化能力，为断奶做准备。

〔添加辅食应循序渐进〕

无论是母乳喂养还是人工喂养的宝宝，到 3 ～ 4 个月时都应该考虑添加辅食以补充体内营养素的需求。可在给宝宝添加蛋黄时，最好是从每天半个蛋黄开始，观察几天，如果没有消化不良、腹泻、皮肤过敏等身体不适现象，可继续增量，增至 2/3 个，然后再增加到 1 个。

〔辅食添加是从稀到稠的过程〕

人工喂养的婴儿在 2 个月以后就可以喂一些果汁和菜汁了，但要加适量的水稀释。随着消化功能的增强和发育的需求，4 个月以后可增添米糊、奶糕、烂粥、果泥、鱼泥、蛋黄。到 7 ～ 8 个月时，可以试着加一些烂面、饼干、肉末。10 个月以后就可以添加软饭、挂面、碎菜等食品。

〔食品的种类要适应了一种再增加另一种〕

增加新的食品种类时应在婴儿健康时进行。在炎热的季节，婴儿易消化不良，不主张添加新的辅食，宜在天气凉爽时再逐渐增加。但南方的夏季时间较长，许多婴儿也只能在夏季时添加辅食，这个季节的辅食制作应特别注意卫生，最好单独为婴儿制作辅食。一旦宝宝在添加辅食的过程中出现消化不良，就应暂停添加此种辅食，待消化功能恢复后再从少量喂起。

宝宝辅食的制作方法

爸爸妈妈必须专门为宝宝单独制作辅食，以保证辅食的质量和卫生。注意，制作的辅食要熟透，盛辅食的容器要严格清洁或消毒，辅食尽量现做现吃。宝宝刚开始添加辅食时食量比较小，所以在制作辅食的时候，会有一些麻烦或难免出现一些浪费现象，但还是尽量现做现吃，这样既可以保证新鲜，还可以保证孩子充分品尝到好味道，为辅食顺利添加打下良好基础。

［浓米汤］

在煮饭（粥）时留取浓米汤，加入适量的盐煮沸，（不要加糖，尽量培养孩子少吃甜食的习惯）可作为3～4个月后婴儿的辅加食物。

［糊类食物］

用米粉、面粉等煮成，常作为5～6个月的婴儿混合喂养（或人工养）的食品。因为这些粉类食物中的蛋白质含量比较少，所以如果要当做主要食品时，要注意增加容易消化的动物蛋白，如奶粉等，6个月以上的婴儿可以加入鱼泥（或少许鱼肉）、肉泥、蛋黄等。

［蔬菜泥］

将菜叶泡洗净，去茎撕碎，放入沸水中煮沸即捞起。用小勺将菜叶研成泥，去除粗纤维。再用少许植物油与盐，大火急炒即可。

［苹果泥］

将苹果洗净后，切成两半去心，用小勺轻轻刮取果肉部分，即可得苹果泥。

［香蕉泥］

取熟透的香蕉去皮后放入碗中，用不锈钢小勺背用力挤压、搅烂即为香蕉泥。

［鱼泥］

将鲜鱼去内脏洗净。放入锅内蒸熟或加水煮熟，去净骨刺，加入调味品，挤压成泥，可调入米糊（奶糕）中食用。

［豆腐］

将煮熟的嫩豆腐稍加些盐搅碎。加入粥或蛋黄中喂食。

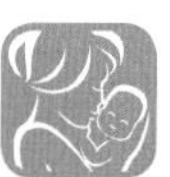

给宝宝喂蛋黄的方法

4～5个月以后的宝宝辅食中要添加蛋黄。一只鸡蛋平均重量为50～60克，其中蛋黄占32%，蛋清占57%，蛋壳占11%，蛋黄中矿物质及各种维生素含量较蛋清多，比蛋清营养丰富。而且蛋黄含有较多的铁质。所以4个月以后主张先喂蛋黄。足月产的宝宝体内储存较多的铁质，至3～4个月时铁逐渐消耗完了，所以宝宝在4个月后应补充铁质。蛋黄是补充铁剂的最好食物。

4个月后的宝宝初次喂蛋黄时，可将加盐煮熟的蛋黄的1/4先研碎，加些温开水调成蛋黄糊，以小匙喂食。并观察宝宝大便性质有没有什么改变，持续吃1/4个蛋黄，3～4天后再增加量，可增到1/3个，隔3～4天无不良反应，大便正常，再增加到1/2个，逐步增加到每天1个。也可以把添加蛋的量在一天中分两次吃完。另外，在喂宝宝乳儿糕、米糊、粥的时候，也可以把蛋黄研碎后调入其中食用。到6个月左右时可吃蛋花粥、蛋花汤等，再慢慢改为吃全蛋。

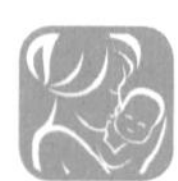

合理喂养预防宝宝贫血

宝宝出生6个月之后，从母体获得的造血物质基本用完，若补充不及时，就易发生贫血。6个月宝宝最常见的是缺铁性贫血和营养性大细胞性贫血。缺铁性贫血是由于体内储存的铁缺乏，使血红蛋白合成减少。常见的缺铁原因有以下几种：

●先天性储铁不足：由于胎儿储铁以产前3个月最多，所以早产、双胎、母亲贫血严重时，都会使新生儿储铁减少。

●生长发育过快：体重增加过快，身体缺

血量也就越多，对造血原料铁的需要也就越多。

●饮食中铁缺乏：母乳及牛奶含铁少，不够宝宝生长发育的需要。所以单纯喂奶而不及时增加辅食的宝宝容易发生缺铁性贫血。

●疾病的影响：宝宝患某些疾病可造成身体缺铁。如宝宝消化道畸形、长期腹泻等，铁便不能很好地被吸收，易发生贫血。再如肠息肉、钩虫病等，由于肠道经常少量失血，也会引起贫血。

父母了解了贫血的原因，就会认识合理喂养的重要性，及时给宝宝添加辅食，多喂食动物肝脏、瘦肉、鸡蛋、绿色蔬菜等来防治贫血。当宝宝精神不好、食欲差、经常疲倦乏力时，应观察宝宝面色、口唇、皮肤黏膜是否苍白。如果是，应想到宝宝有可能是贫血，应及时到医院检查。一经医生诊断为贫血，就要坚持耐心按医嘱服药。

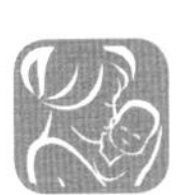

宝宝饮食的科学搭配

父母在给宝宝添加辅食时要注意食物搭配是否合理，是否适合该年龄的宝宝。为断乳后的宝宝挑选食物时，设计合理的饮食配方很重要。

●宝宝饮食应包含的四种成分

食品	营养来源
主食	可以根据当地的供应进行选择，最好采用谷物类
蛋白质	鱼、肉、禽、蛋类、乳类和豆制品
矿物质及维生素	尤其是绿叶蔬菜，含有丰富的维生素和矿物质。但由于蔬菜和水果的营养成分不同，因此不能用水果代替蔬菜
热能	植物油、动物脂肪和糖

若以合适的比例采用这四组食物就能形成完善的平衡饮食。以下是宝宝一天的饮食安排，可供爸爸妈妈们参考：

时间	饮食安排
6：00～6：30	母乳、牛奶或配方奶250毫升，饼干3～4块
9：00～9：30	蒸鸡蛋1个
12：00～12：30	粥1碗（约20克）加碎菜、鱼末、豆腐
15：00	母乳、牛奶或配方奶200毫升、面包1小块
15：30～16：00	苹果或香蕉1/2～1个（刮泥）
18：00～18：30	烂面条1碗（约40克），加肉末加碎菜
20：00～21：00	母乳、牛奶或配方奶220毫升

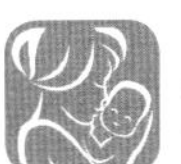

宝宝对各种辅食的适应过程

给宝宝添加辅食，宝宝需要一段适应的时间。因此开始时应该逐样喂食，不要同时喂多种食物，这样一旦发现过敏症状时容易查出是由什么食物引起的。每当喂一种新食物时，应该间隔 1 ～ 2 周。逐样喂食时每次要少量，如开始 2 ～ 3 小勺，逐渐增加到大勺或半碗，不过这还要由食物的种类而定。父母应注意喂煮食物的器皿要洗净，各类食物必须熟透、磨细。如果宝宝初次不喜欢吃某种食物，出现用嘴抿出、闭口或吐出来的现象时，不要强迫，应给他尝试的时间，父母也不应放弃，应坚持以后再试着喂，直到他愿意吃为止。

对于宝宝来说，添加辅食（也称转奶期）是一个重要的学习阶段，因为这代表他从婴儿时期的单一饮食向成人膳食踏出第一步。过早（3 个月前）添加固体食物，对婴儿的生理功能会造成不良的影响，因为婴儿的消化器官还没完全发育成熟，消化能力有限。过早添加辅食，会刺激幼嫩的胃肠道和肾脏，影响宝宝的健康。随着宝宝消化吸收的能力日渐提高，可试喂婴儿辅助食品，由少到多，从细到粗，从稀到稠，从一种增加到多种。

宝宝的辅食添加应首先从喂米糊开始，可以用小茶匙来喂哺食物。因为在米谷类中较少引起过敏反应，可以从每日 1 ~ 2 茶匙开始，如果没有呕吐、腹泻、腹胀及食欲缺乏等不良反应，可逐渐增量到每餐小半碗左右。在婴儿习惯吃米糊两周后才可添加其他食物，如喂果泥和菜泥、蛋黄等，待宝宝习惯一种食物后再试喂另一种。如果宝宝连续两天拒绝吃同种食物，就不应勉强他进食，可待日后再做尝试。辅食应避免一些难以消化及容易引起过敏的食物，应选用新鲜的材料及简单的调味烹调，在 1 岁以前尽量少用盐，一般情况下也不用调味品。

添加辅食以后，如果宝宝瘦了，父母可以从以下两个方面找原因，然后采取相应的对策，解决问题：

●吃奶量不够：由于辅食添加不当或者其他原因，影响了宝宝正常的吃奶量，吃奶的次数比原来明显减少了，由此造成营养吸收不足。这种情况出现的话，父母应注意喂奶的量，不能短时间内减少得太多。

●辅食添加不够：母乳喂养的宝宝没有及时添加辅食或添加的量不够，造成发育所需的营养不足，缺铁、缺锌、缺乏蛋白质，所以体重不增甚至消瘦。如果出现此类情况，家长应注意及时为宝宝添加辅食和添加足够的量。

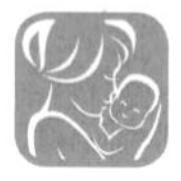

宝宝断奶后的饮食

宝宝在 10 个月左右就可以准备断奶了。这时他们的饮食规律已初步形成，大部分固定为早、午、晚一日三餐，主要营养的摄取已由奶转为辅助食物。不过，完全断奶后，一定要注意宝宝的饥饱问题和饮食标准，不能或多或少。宝宝每天的饮食大概为早、中、晚每餐软饭大半碗（婴儿用小碗），鸡蛋可吃 1 个，蔬菜可用大匙子量约为 2 匙半，食用油 3 ~ 4 小匙，点心、牛奶、水果、饼干等食量以不影响三餐饭为好，晚上睡前可喝牛奶。另外，这个时期可以让孩子练习用杯子喝或用吸管喝牛奶，每天喂牛奶 600 毫升左右。用作辅助食物的种类可逐步加多，可以让孩子尝试吃各种各样的食品。

如宝宝还不习惯吃硬食，可以将食物做得软些、烂些，味道稍清淡些。

●断奶后可喂宝宝的食物

食品	营养来源
淀粉类	面条、软饭、面包、通心粉、薯类、点心、饼、燕麦粥等
蛋白质	牛奶、脱脂奶粉、蛋、肉、鱼、猪肝、豆腐、豆类等
蔬菜水果	四季蔬菜水果，特别要多吃些红、黄、绿色的
海藻类	紫菜、海带、裙带菜等
脂肪	花生油、香油、菜油、核桃油等

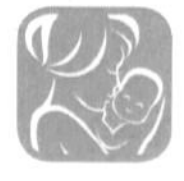

预防宝宝断奶综合征

断奶，传统的方式往往是当决定给宝宝断奶时，突然中止母乳喂养，或者采取妈妈与宝宝隔离几天等方式。如果此时在宝宝断奶后没有给予正确的喂养，宝宝需要的蛋白质没得到足量供应，往往会造成婴幼儿的蛋白质缺乏等问题，严重时可出现表情淡漠，头发由黑变棕、由棕变红，容易哭闹，哭声不响亮且细弱无力，腹泻，皮肤水肿，肌肉萎缩，有时还可见到皮肤色素沉着和脱屑，更严重时，有的孩子会因为皮肤干燥而形成特殊的裂纹鳞状皮肤，检查可发现肝脏肿大。这些都是由于断奶不当引起的不良现象，医学上称为“断奶综合征”。

其实，有些妈妈把断奶理解为一个短期截断过程是错误的。宝宝如突然断奶而改喂粥及其他辅食时，心理上、精神上的不适应要比消化道的不适应更为严重。如果妈妈因断奶而与宝宝暂时分开，则宝宝精神上受到的打击更大。蛋白质摄入不足和精神上的不安会使孩子产生消极情绪，抵抗力下降，易患发热、感冒、腹泻等疾病。

预防断奶综合征的关键在于合理喂养和断奶后注意补充足够的蛋白质。正确的断奶方法是，将婴儿期以母乳为主的饮食逐步过渡到以粥、饭为主，渐渐添加各种辅助食品至接近成人饮食。正常发育的孩子 1 岁左右就该断奶，且最好不超过 1 岁半。断奶的时间一般选择春秋季节，宝宝的健康状况良好时最佳。一般不宜在夏天断奶，因夏天易发生消化道疾病。为了使宝宝适应断奶后营养供应，应从出生后 4 个月开始吃菜汁、米汤、豆浆等，6 个月可喂蛋汤、菜泥等，7 ～ 8 个月可喂蛋糕、鱼肉松等。以后可吃粥、面条、饼干、肉等。宝宝的食物应单独做，要求精细、干净，并要煮烂，不要吃大人的食物或大人嚼过的食物。如果出现断奶综合征，应积极进行饮食调整，给予每日每千克体重 1 克左右蛋白质，同时多吃些新鲜蔬菜和水果来补足维生素，这样宝宝就会很快获得好转和痊愈。

宝宝饮食的烹调方法

主食的烹调：精米、精面的营养价值不如糙米及标准面粉，因此主食要粗细搭配，以提高其营养价值。淘大米尽量用冷水，一般不超过 3 遍，不要用力搓，以避免大米外层的维生素损失过多。煮米饭时尽量用热水，缩短煮饭时间，有利于维生素的保存。吃面条或饺子时，也应连汤吃，以保证水溶性维生素的摄入。

肉食的烹调：各种肉最好切成丝、丁、末、薄片，这样容易煮烂，并利于宝宝消化吸收。烧骨头汤时稍加醋，以促进钙的释出，利于宝宝补钙。

蔬菜的烹调：要买新鲜蔬菜，并趁新鲜洗好、切碎，立即炒，不能用水浸泡过久，以防水溶性维生素流失。注意要先洗后切，旺火快炒，不可放碱，少放盐，尽量避免维生素被破坏。

肉菜共烹调：先将肉基本煮熟，再放蔬菜，以保证蔬菜内的营养素不致因烧煮过久而被破坏太多。

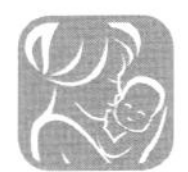

宝宝最爱吃的断奶营养餐

〔蛋羹〕

【原料】鸡蛋 1 个，酱油、盐少许。

【做法】将整蛋搅匀，加入温水半小杯、酱油 1 茶匙、盐少许，待锅内水开后再上锅蒸 8 ～ 10 分钟即成，应在正餐中喂，不要在两餐之间喂食。

〔肉末软饭〕

【原料】大米 45 克，葱头 20 克，芹菜 50 克，瘦猪肉末 150 克，植物油 15 毫升，酱油 5 克，盐 3 克，姜末少许。

【做法】

1 将大米淘洗干净，放入小盆内，加入清水，上笼蒸成软饭备用。

2 将葱头、芹菜择洗干净，均切成末。

3 将油倒入锅内，下入肉末炒散，加入葱末、姜末、酱油搅炒均匀，加芹菜末煸炒断生，加少许水、盐，放入软米饭，混合后稍炒一下出锅即成。

此饭味道醇香，饭软烂，营养丰富，适宜9个月以上的婴幼儿食用。

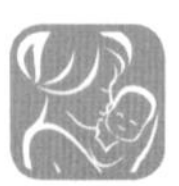

避免有损宝宝大脑发育的食物

有关营养专家调查表明，不少宝宝的大脑受到食物的损害，影响了大脑的发育。所以，父母应合理地给宝宝补充一些营养食物，可以起到健脑益智的作用。

〔含味精多的食物〕

医学研究表明，孕妇如果在妊娠后期经常吃味精会引起胎儿缺锌，周岁以内的宝宝食用味精过多有引起脑细胞坏死的可能。世界卫生组织提出：成人每天摄入味精量不得超过4克，孕妇和周岁以内的孩子禁食味精。

〔含过氧化脂质的食物〕

过氧脂质对人体有害，如果长期从饮食中摄入过氧化脂并在体内蓄积，可使人体内某些代谢酶系统遭受损伤，促大脑早衰或痴呆。含有较多的过氧脂质的食品主要有：油温在200℃以上的煎炸类食品及长时间暴晒于阳光下的食物，如熏鱼、烧鸭、烧鹅等。还有炸过鱼、虾的油会很快氧化并产生过氧脂质。其他如鱼干、腌肉及含油脂较多的食品在空气中都会产生过氧脂质。这些食物，宝宝以不吃或少吃为好。

〔含铝的食物〕

经常给宝宝吃含铝量高的食物，会造成记忆力下降、反应迟钝，甚至痴呆。所以，父母最好不要让宝宝常吃油条、油饼等含铝量高的食物。

〔过咸的食物〕

过咸的食物不但会引起高血压、动脉硬化等疾病，而且还会损伤动脉血管，影响脑组织的血液供应，造成脑细胞的缺血缺氧，导致记忆力下降、智力迟钝。人体对食盐的需要量，成人每天在6克以下，宝宝每天在4克以下。日常生活中父母应少给宝宝吃含盐较多的食物，如咸菜、榨菜、咸肉、豆瓣酱等。

〔含铅的食物〕

铅是脑细胞的一大“杀手”，食物中含铅量过高会损伤大脑引起智力低下。有的宝宝常吃爆米花，由于爆米花在制作过程中，机罐受高压加热后，罐盖内层软铅垫表面的铅一部分会变成气态铅。皮蛋在制作过程中，其原料中含有氧化铅和铅盐，铅具有极强的穿透能力，吃皮蛋也会影响智力。

日常护理：点滴生活中的健康关怀

宝宝在1岁之前，生活能力还非常弱，在日常生活中需要爸爸妈妈精心的呵护和贴心的关爱。

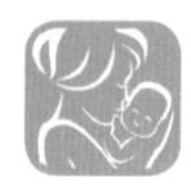

掌握抱宝宝的正确姿势

1岁前的宝宝的身体很柔软，父母万一抱错了姿势或用错了力量，都可能伤害到宝宝。因此，父母应掌握抱宝宝的正确姿势。

〔肩靠式的抱法〕

将宝宝抱起时，先把头部轻轻托起，以一手稳定地支撑宝宝头颈，再以另一手托起他的下半身，将宝宝抱起来。顺势将宝宝立起，用手肘稍稍夹着他的臀部，另一手则扶住他的颈背。还可以略做变化，将宝宝斜放在肘弯，贴近父母的胸前，一手支持着他的上半身，一手环抱着他的下半身。放下宝宝时，必须先支撑住他的头部，另一手托住他的下半身。

〔吃奶时的抱姿〕

妈妈坐着，一只腿抬高 10 ～ 15 厘米，将宝宝搂抱在抬腿一侧的臂弯中，头部放在肘关节内，一手托住宝宝背部和臀部。喂奶的过程中，妈妈不要大弧度弯腰或用力向前探身，以免乳头过度送入宝宝口中，引起呛咳。宝宝吃奶时，为了避免乳头离宝宝的嘴巴太远，妈妈可试着让他坐在小枕头或软垫上，然后再连同枕头一起将宝宝放到膝上，再用胳膊的弯曲处托住宝宝的头部，这样宝宝会舒服一点。

〔端正抱宝宝的态度〕

父母在抱宝宝时，最好能建立起“经常抱，抱不长”的态度。即经常抱抱宝宝，每次 3 ～ 5 分钟即可，让宝宝感受到父母对他的关爱。千万不要一抱就抱很久，甚至睡着了还抱在身上，这样会养成宝宝不抱就哭的不良习惯。

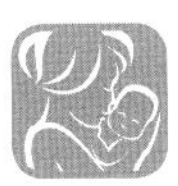

保护宝宝的眼睛和耳朵

每个父母都希望自己的宝宝有一双健康、明亮的眼睛；眼耳口鼻喉，耳居第二，仅次于眼，婴儿期的耳朵护理尤为重要，因为耳朵关乎听力与语言的发育。所以，父母应保护好宝宝的眼睛和耳朵。

〔眼睛的日常护理〕

注意悬挂玩具的方式。很多父母喜欢在宝宝的床栏中间系一根绳，上面悬挂一些可爱的小玩具。如果经常这样做，宝宝的眼睛较长时间向中间旋转，就有可能发展成内斜视。正确的方法是把玩具悬挂在围栏的周围，并经常更换玩具的位置。

注意喂奶姿势。喂奶时最好不要长期躺着或一个姿势喂奶，因为长期固定一个位置喂奶，宝宝往往窥视固定的灯光，容易造成斜视。

不要随意遮盖宝宝的眼睛。婴儿期是视觉发育最敏感的时期，如果有一只眼睛被遮挡几天，就有可能造成被遮盖眼睛的永久性视力异常。

宝宝洗脸用品，包括毛巾、脸盆等，应单独分开，不能与家人混用。

〔噪音对视力的影响〕

噪音能使人眼对光亮度的敏感性降低，还能使视力清晰度的稳定性下降。因此，宝宝的居室里注意环境的安静，不要摆放高噪音的家用电器；看电视或听歌曲时，不要把声音放得太大。

〔耳朵的日常护理〕

耳的外层面直接接触外在环境，加上宝宝经常吐奶、流汗，很可能粘在耳朵附近结成块儿，因此，父母要像重视洗脸一样重视给宝宝洗耳。

清洗时，先将婴儿沐浴液在手上搓出泡沫，再用手指按摩般轻轻揉搓耳后和耳郭，最后用拧干的纱布擦拭干净。耳朵入口处，可用消毒棉做成的棉条轻轻擦拭，注意不要随便伸进耳道中去，防止宝宝头部突然乱动而导致耳道黏膜受伤。

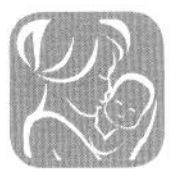

为宝宝配备睡袋与枕头

很多父母担心宝宝睡觉时把被子蹬开而受凉，常常把宝宝包得很紧，但这样做会不利于宝宝的发育。其实，给宝宝用婴儿睡袋就可以很轻松解决这些问题了。宝宝长到 3 个月后开始学习抬头，脊柱就不再是直的了，脊柱颈段开始出现生理弯曲，同时随着躯体的发育，肩部也逐渐增宽。为了维持睡眠时的生理弯曲，保持身体舒适，可以开始给宝宝用枕头了。

［枕头的软硬度］

宝宝的枕头软硬度要合适。过硬易造成扁头偏脸等畸形，还会把枕部的一圈头发磨掉而出现枕秃，父母常由此误认为宝宝患了佝偻病；过于松软而大的枕头，有使小点的宝宝发生窒息的危险。

［枕芯的选择］

枕芯的质地应柔软、轻便、透气、吸湿性好，可选择灯芯草、荞麦皮、蒲绒等材料充填，也可用茶叶、绿豆皮、晚蚕砂、竹菇、菊花、决明子等充填枕芯。此外，给过敏体质的宝宝选用枕芯时应更加注意，劣质填充物可能诱发小儿哮喘发作，而涤纶、泡沫塑料等做成的枕芯可能会引起宝宝头皮过敏。

［枕头的高度］

宝宝的枕头过高或过低，都会影响呼吸通畅和颈部的血液循环，导致睡眠质量不佳。宝宝在 3 ～ 4 个月时可枕 1 厘米高的枕头，以后根据宝宝不断发育的情况，逐渐调整其枕头的高度。

［枕头的大小与形状］

宝宝枕头的长度应略大于肩宽，宽度与头长相等。枕头与头部接触位置应尽量做成与头颅后部相似的形状。

［枕套的选择］

枕套最好用柔软的白色或浅色棉布制成，易吸湿透气。推荐使用纯苎麻，在凉爽止汗、透气散热、吸湿排湿等方面效果最好。

［枕头的卫生］

宝宝的枕套、枕芯是要经常洗涤和晾晒的。宝宝的新陈代谢旺盛，头部出汗较多，睡觉时容易浸湿枕头，汗液和头皮屑混合，易使一些病原微生物及螨虫、尘埃等黏附在枕面上，散发臭味，甚至诱发支气管哮喘或导致皮肤感染。

［睡袋的款式］

抱被式睡袋：这种睡袋是非常顺手的小抱被，在领口的设计上会多出一块带拉链的长方形棉垫，将它拉起的时候就成了挡风的小帽子，展开后可做柔软的小枕头。睡袋的领口处经常是会往里收一些，这样宝宝的颈部就不会进风受凉了。

背心式、带袖睡袋：宝宝睡觉的时候可将手臂露在睡袋外面，既适合宝宝的睡姿，又能调节他的体温，而且也不必担心他前心后背受凉。如果父母担心宝宝手臂受凉，也可选择带袖的睡袋。有些带袖的睡袋袖子是可以拆卸下来的，可以当背心式的睡袋用。这两款睡袋的拉链多采用从下往上拉设计，有的是双向式拉头，非常方便父母给宝宝换尿布。宝宝晚上要小便，也不用脱掉睡袋。

长方形睡袋：比较宽大，侧面拉链，展开后可以当小被子用，内胆可以拆卸，有的也带帽子。这款睡袋比较适合那些睡觉老实的宝宝，且用的时间会比上两款的长久些。父母如果选择此款睡袋，最好选择带护肩的，以免宝宝肩部着凉。

［睡袋的薄厚］

选择睡袋的时候，父母一定要考虑自己所在地的气候，再考虑自己的宝宝属于什么体质后，再决定所买睡袋的薄厚。

［睡袋的花色］

考虑到现在布料印染中的不安全因素，建议父母尽量选择白色或浅的单色内衬的睡袋。

［睡袋的数量］

多数宝宝晚上都是穿着纸尿裤入睡的，宝宝尿床的机会很少，所以有两条交换使用的睡袋就可以了。建议父母可以选择抱被式和背心式睡袋搭配使用。

〔睡袋的做工〕

选择睡袋时最好还要亲手摸摸，感受一下睡袋的质地、薄厚、柔软度。特别要注意一些细小部位的设计，比如拉链的两头是否有保护，要确保不会划伤宝宝的肌肤；睡袋上的扣子及装饰物是否牢固，睡袋内层是否有线头，等等。

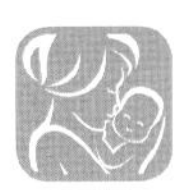

注意日常生活的安全性

宝宝6个月后，活动量增加，照顾起来需要更加仔细，父母要特别注意宝宝的安全。为了减少危险因素，父母应细心审视家中物品的摆放位置，给宝宝一个安全的生活空间。

〔远离危险物品〕

随时检查宝宝活动范围内是否有危险物品，如尖锐物、热水、药品、插座和电线等。宝宝的好奇心越来越强，肢体动作开始向外探索，所以冲牛奶、准备食品时，热水、筷子、勺子等要远离宝宝，以免他好奇乱摸时被伤到。

〔远离摔伤〕

宝宝的床栏杆的高度或栏杆间的距离务必适当，一般护栏高65～70厘米，护栏之间的间距标准是5.5厘米，以防宝宝摔下，或头被栏杆卡住。会翻身的宝宝睡觉及游戏时，一定要有安全护栏，以免他在睡梦中或睡醒时、游戏时摔倒而受伤。

〔避免吞入异物〕

宝宝喜欢把手里的东西往嘴里送，因此，父母务必把所有宝宝可能塞入嘴里造成危险的物品拿开，例如不经意掉落的花生仁、瓜子、纽扣、硬币等；还有给宝宝的玩具、物品，都必须留意是否有易脱落的小零件，免得宝宝因吞食而出现意外。

一旦发现宝宝误食异物，父母可用一只手捏住宝宝的腮部，另一只手伸进他的嘴里，将东西掏出来；若发现异物已经吞下，可刺激宝宝的咽部，促使他将异物吐出来；若宝宝已出现呼吸困难，应立即带宝宝去医院。

〔远离洗澡的危险〕

为宝宝洗澡时，应先放冷水，再加热水，以防宝宝冷不防伸出手、脚到水里而被烫伤。宝宝在水中总是喜欢动来动去，所以最好在浴盆内放入毛巾或防滑垫，防止宝宝滑倒。

〔远离宠物〕

宠物身上携带一些病毒、寄生虫等，而宝宝自我保护能力弱，抵抗力弱，容易受到感染而生病；有时宠物甚至可能会无意地伤害到宝宝，如咬伤、抓伤宝宝，这种危害就更为严重了。所以，有宝宝的家庭不应该养宠物。

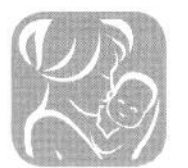

培养宝宝独自睡觉

宝宝6个月后，父母就应该下意识地培养宝宝独自睡觉的习惯。

〔宝宝独自睡觉的好处〕

如果宝宝睡在大人中间，不小心就会压住他；大人睡眠时呼出的二氧化碳会整夜弥漫在宝宝周围，使他得不到新鲜的空气，出现睡眠不安、做噩梦及夜里啼哭的现象；如果与大人一个被窝，大人身上的病菌容易传染给宝宝；有时父母翻身或动弹时还会惊醒宝宝，影响其睡眠质量。因此，应让宝宝独自睡觉。

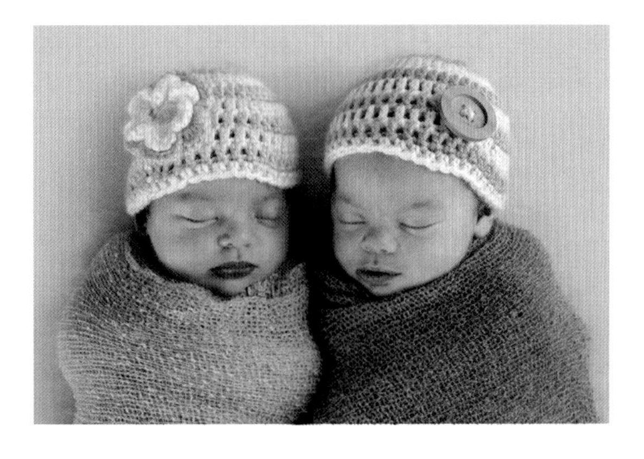

宝宝和父母分床，有助于独立意识和自理能力的培养，并可促进其心理成熟。宝宝在自己一个人待着或在没有大人协助时能够做很多事，如自己跟自己玩耍，和自己说话，等等，可以防止长大后对父母过度依赖。

〔让宝宝逐步适应自己睡〕

在宝宝还醒着时就把他放到小床上，告诉他该睡觉了，然后离开房间。假如他没有开始哭闹，父母就不需要采取任何行动；假如他哭了，就让他哭5分钟后再进入他的房间。进去时，别打开宝宝房间的灯，轻柔地对他说话，告诉他是个大宝宝了，可以自己入睡了，然后再度离开房间。假如他继续哭闹的话，这次就等10分钟再进入房间，再跟他说话。但别待太久，1～2分钟后就离开。假如哭声继续，那么每次都等15分钟后再进去，直到他睡着为止。第二晚，开始延长至10分钟后再第一次进入他的房间，逐渐加长时间。假如第一晚觉得让宝宝哭5分钟很难做到的话，就等2～3分钟再进去，按适合自己宝宝的情况去做。

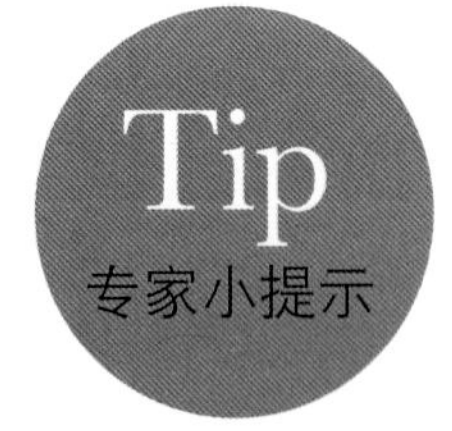

父母应该陪伴生病的宝宝

宝宝生病时，通常会睡不着，父母应该陪伴着他。这种情况可能会使辛苦帮他学习自己入睡的进展出现退步现象，不过这是一种不可避免的退步。等他身体好转后，再开始同样的过程。因为他之前已经成功学会自己入睡了，因此他还是会再次成功的。

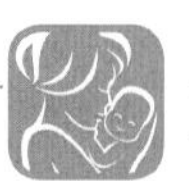

正确把握宝宝的穿衣问题

宝宝的汗腺分泌十分旺盛，穿着过多，稍微活动就会出汗，脱衣后一段时间如不能及时添加衣服，又会引起感冒。另外，长期穿着过多还会降低宝宝的耐寒能力。夏天捂着宝宝了，尤其有害，炎热的夏天宝宝的抵抗力大大减弱，再加上出汗，宝宝极易中暑和闹肚子。所以，父母要正确把握宝宝的穿衣问题。

〔冬季穿衣原则〕

冬天，很多父母将宝宝包得密不透风，其实这是很不恰当的做法，不仅会影响宝宝的活动量，严重时还可能会造成宝宝的皮肤病变。其实，宝宝并不像父母想象的那么脆弱，给宝宝穿衣服只要依照“天冷，比大人多一件”这个准则即可。

穿衣要适量，如果穿得太多，宝宝一旦活动便会出汗不止，这样会使皮肤血管扩张，皮肤血液流量增加，因此散热量加大。宝宝会出很多的汗，衣服被汗液湿透，反而容易着凉，并且也降低了身体对外界气温变化的适应能力而使抗病能力下降。

〔帽子〕

宝宝戴上帽子可以维持体温恒定，因为宝宝25%的热量是由头部散发的。帽子的厚度要随气温降低而加厚，但不要给宝宝选用有毛边的帽子，因为它会刺激宝宝皮肤。此外，患有奶癣的宝宝不要戴毛绒帽子，以免引起皮炎，应该戴软布做成的帽子。

〔口罩和围巾〕

不要给宝宝经常戴口罩、围巾，这会降低宝宝上呼吸道对冷空气的适应性，缺乏对感冒、支气管炎等病的抵抗能力。而且，围巾多是羊毛或其他纤维制品，如果用它来护口，会使围巾间隙中的病菌、尘埃进入宝宝的上呼吸道，还会使羊毛等纤维吸入体内，诱发过敏体质的宝宝发生哮喘，而且还会因为围巾厚，堵住宝宝的口鼻影响其正常的肺部换气。

〔毛衣〕

毛衣要选购儿童专用毛线，它所含的羊毛与普通毛线中的羊毛不一样，非常细小，并且很柔软，保暖性好，十分适合宝宝。

〔袜子和鞋子〕

宝宝的袜子应选用纯羊毛或纯棉质地。保持宝宝袜子干爽，袜子潮湿时就会使宝宝的脚底发凉，反射性地引起呼吸道抵抗力下降而易患上感冒。

鞋子最好稍稍宽松一些，质地为全棉、穿起来很柔软的，这样，鞋子里就会储留较多的静止空气而具有良好的保暖性。

〔夏季科学地加减衣服〕

夏季伴随着气温的逐日爬升，宝宝身上的衣服也逐件减少。宝宝穿衣加减法的总体原则是：根据环境气候的改变，做到及时加减和局部加减。夏季除了早晚温差大以外，室内外也有一定的温差，这时细心的父母就需要根据温差的变化及时为宝宝添加或减少衣服。比如在炎热的户外，宝宝穿着过多会大量出汗，汗水挥发不及时容易引发痱子等皮肤病，这时，不要因为宝宝年纪还小，抵抗力弱就舍不得给宝宝减衣服。同时，由于夏季早晚一般比较凉爽，宝宝皮肤对温差变化的适应能力较弱，所以早晚外出时要记得替宝宝披上一件薄外套，以免宝宝着凉。夏季洗后的衣服经过太阳暴晒会变得僵硬、粗糙，宝宝穿着不适。所以，妈妈可以在漂洗时加入宝宝专用的衣物护理剂，能有效理顺衣物纤维，使晾晒过后的衣物保持松软顺滑。

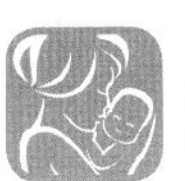

宝宝出牙期的口腔护理

当妈妈发现宝宝的牙龈开始冒出小小的、硬硬的白色小牙苞时，表示宝宝开始发“牙”了！长牙阶段是口腔护理的重要时期，父母的关注与呵护，能为宝宝的牙齿健康打下基础。

〔乳牙的功能〕

当宝宝开始长出乳牙之后，他所能吃的食物也越来越多，从流质到固体，宝宝开始会咀嚼、吞咽食物；而且随着牙齿越来越齐全，颌骨的生长发育也越健全，对发音、说话也有帮助。但是若没有健全的乳牙，就没有办法咀嚼食物，口腔消化功能相对不佳，容易牙痛，严重的还会影响日后恒齿的生长。

〔发“牙”的时间〕

多数宝宝在六七个月开始萌芽，通常先长出下排及上排的 4 颗乳牙，然后是上、下的第一乳臼齿，再就是乳犬齿，最后长出第二乳臼齿。一般在 3 岁前,20 颗乳牙就会全部“萌芽”完毕。

虽然宝宝长牙的时间和顺序有一个平均值，然而并不是每个宝宝状况都一样。有些宝宝一出生就有牙齿（胎生齿），有的 12 个月大才冒出牙齿；而有些则先长出乳犬齿而不是下门牙。

其实长牙就像生长发育有快有慢一样，不一定按照平均值萌出，若超过 1 岁半还未萌牙，可以先到牙医诊所照张 X 光片，确认是否有牙胚存在。

〔出牙时的反应〕

当妈妈们发现宝宝一直流口水，而且喜欢咬人或玩具，脾气变得暴躁、爱哭闹时，就有可能是牙龈已经开始冒出小牙苞了。

宝宝长牙时，牙龈处会痒痒的，所以会去

咬东西让自己舒服些，而且也会因为疼痛变得情绪不好，只能以哭闹来表示长牙时的不适。

［缓解出牙不适的方法］

用手指轻轻按摩宝宝的牙床，让他感觉舒服一些；准备固齿器让宝宝咬；可吃些水果泥、奶酪等食物；做好口腔清洁，减少牙龈发炎的机会；适时地给宝宝呵护与关怀，缓和宝宝不舒服的情绪。

［保持口腔清洁］

宝宝牙齿尚未长出前，就要做好口腔的清洁工作。

每当宝宝喝完奶，妈妈可先用纱布或棉花棒以开水蘸湿后，轻拭宝宝的舌头与牙龈。

当宝宝长出牙齿后，也要用纱布或棉花棒蘸湿擦拭牙面，最好每次喂食后都要清洁，保持口腔干净，减少牙龈发炎的现象。

当宝宝喝完奶或吃完辅食后，可先让宝宝喝些开水漱口，避免让宝宝含着奶瓶睡觉，并少吃甜食。

宝宝刚出生的时候是不携带变形链球菌的，但是这种菌可以通过唾液传染。所以，最好不要用大人的调羹喂食宝宝。

［乳牙的健康检查］

有人认为乳牙反正会换，蛀了也无所谓。这种观念是错误的。乳牙如果不健康，不但会影响牙齿的功能，也会影响日后恒齿的生长。父母除了帮助清洁宝宝的口腔之外，还要帮宝宝的小乳牙做好健康检查：

当宝宝长牙时，可先去看牙医，主要是让妈妈知道如何帮宝宝做好口腔清洁。

乳牙长齐后，应每半年做一次牙齿健康检查及局部涂氟，并配合每天彻底清洁牙齿，就能达到不错的防蛀效果。

［尽早发现口腔疾病］

婴幼儿最常见的口腔疾病是龋齿，常见的咬合异常主要是反咬合，这些主要与不良的口腔喂养和清洁习惯有关。

对孩子的口腔进行定期检查，就会尽早发现相关的口腔疾病：第一个检查方面，孩子是否开始采取口腔清洁习惯，方法是否科学和正确；第二个检查方面，孩子是否存在不良的口腔喂养习惯；第三个检查方面，孩子是否有口腔发育的异常；第四个检查方面，孩子是否有一些口腔疾病。

如果对孩子从小就采取科学、正确的口腔清洁习惯和科学、良好的喂养习惯的培养，就会避免和预防龋齿、反咬合的发生，对孩子的生长发育、心理成长都有益处。

尽早发现孩子的口腔疾病，尽早治疗，避免治疗的复杂性和长期性，也避免孩子遭受更多的病痛，家长也可以节省更多的时间和金钱。

体格锻炼：每天动一动，宝宝不生病

父母在宝宝 1 岁之前，要有意识地锻炼宝宝的体格，不仅能增强宝宝的体质，也可以增强他的身体免疫力，提高抗病能力。

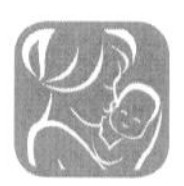

日常体格锻炼的方法

在 1 岁之前，宝宝的运动能力进步很快，爸爸妈妈应根据宝宝运动能力的发展，有针对性地对宝宝进行日常锻炼。

［1～2 个月宝宝的锻炼］

●抬头练习：抬头训练，即竖抱抬头、俯

腹抬头和俯卧抬头。经过训练，宝宝能抬起头观看前面响着的拨浪鼓，下巴也能短时离床，双肩也能稍稍抬起来。这样做将开阔宝宝的视野，丰富其视觉信息，增强其颈部张力。

●转头练习：将宝宝背靠妈妈胸腹部，面向前方，爸爸在妈妈背后时而向左、时而向右伸头呼唤宝宝的名字，和他说话或摇动带响玩具，逗引宝宝左右转头，锻炼颈部肌张力。

●四肢练习：在俯卧练习抬头的同时，可用手抵住宝宝的足底，虽然此时他的头和四肢尚不能离开床面，但宝宝会用全身的力量向前方蹿行。这种类似爬行的动作是与生俱来的本能，与 8 个月时爬行完全不同，但通过这样的练习，促进宝宝大脑感觉运动系统的健康发育。

［2 ～ 3 个月宝宝的锻炼］

●强化抬头练习：继续训练俯腹抬头、俯卧抬头，方法同第 2 个月。要使宝宝俯卧时头部能稳住并用力抬高到 45 ～ 90 度，用前臂和肘能支撑头部和上半身的体重，使胸部抬起，脸正视前方。同时不要忘记用手抵住双足练习爬行，训练宝宝由蹿行变为匍行，增强机体动作协调性。

●翻身练习：两次喂奶中间，宝宝处于觉醒状态时，可进行翻身练习。将宝宝放在硬板床上，取仰卧位；把宝宝左腿放在右腿上，以自己的左手握宝宝左手，再以自己的右手指轻轻推一推宝宝背部，使宝宝主动向右翻身，翻至侧卧位。进一步至俯卧位。还可将玩具放在宝宝身体一侧，逗其翻身，并稍稍给予帮助。每天数次，争取 3 个月末让宝宝学会自己翻身。

［3 ～ 4 个月宝宝的锻炼］

●强化翻身练习：继续按前面方法训练翻身。也可以在宝宝的一侧放一个玩具，逗引宝宝主动去抓玩具，此时，你可握住宝宝另一侧的手，引导宝宝做出翻身动作，并让宝宝由仰卧到侧卧再到仰卧。

●上肢练习：继续训练宝宝俯卧抬头。如站在宝宝前头和他讲话，使宝宝用前臂力量支撑全身，将胸部抬起，抬头看你。

●拉坐：宝宝仰卧位时，父母握住宝宝的手，将其拉坐起来。注意让宝宝自己用力，父母开始用力较大，以后逐渐减力，父母握宝宝手臂时应从近端开始再逐渐移到远端，这是锻炼宝宝腰背部力量的练习，为宝宝学坐打基础。

［4 ～ 5 个月宝宝的锻炼］

●灵活翻身：父母不再用手帮助宝宝，只用玩具逗引，使宝宝的翻身动作更加灵活自由，能左右翻身，从仰卧转成俯卧。

●被动跳跃：父母两手扶着宝宝腋下，让宝宝站在父母的大腿上，保持站立的姿势，并稍用力支撑让宝宝双腿跳跃起来。每天反复练习几次，这能促进宝宝平衡感知觉的协调发展。

●靠坐练习：把宝宝放在有扶手的沙发上或小椅上，让宝宝靠坐着玩；或者父母给予一定的支撑，让宝宝练习坐。在练习时，支撑力量可逐渐减少，每天最好连续练习数次，每次 10 分钟。

［5 ～ 6 个月宝宝的锻炼］

●翻身俯卧：学习仰卧翻至侧卧，然后再翻至俯卧。可将玩具放在宝宝的体侧伸手够不着处，宝宝为抓取玩具先侧翻，伸手使劲也够不着时，全身再使劲就会变成俯卧。在宝宝学会翻身和俯卧后，将两个动作连起来练习，锻炼宝宝全身的协调性。

●独坐练习：在靠坐的基础上让宝宝练习独坐，父母可先给予一定的支撑，以后逐渐撤去支撑物或先让宝宝靠坐，待坐得较稳后，逐渐离开靠背。宝宝有时到 7 个月才能逐渐坐稳。

●匍匐爬行：用玩具逗引，帮助宝宝练习匍匐爬行。由于宝宝 5 个月时腹部可以着床，但只能在原地打转或后退着蹿行。父母可把手放在宝宝的脚底，帮助宝宝向前匍匐爬行，以后逐渐用手或毛巾提起宝宝腹部，使身体重量落在手和膝上，以便宝宝向前匍匐爬行。

［6～7个月宝宝的锻炼］

●指出身体部位：父母与宝宝对坐。先指着自己的脚说“小脚”，然后抓住宝宝的小手指着他自己的小脚说“小脚”。每天重复1～2次，然后抱宝宝对着镜子，把住他的小手指他的小脚，重复说“小脚”，经过7～10天的训练，当父母再说“小脚”时，宝宝会用小手指自己的小脚。

●寻找物体：将小塑料彩球或颜色漂亮的糖豆投入透明的瓶内盖上，宝宝会拿着瓶子摇，看着彩球或糖豆。如果将此瓶放入大纸盒内，宝宝会将瓶取出，继续观看彩球或糖豆，寻找彩球或糖豆是否仍在瓶内。再把大的玩具藏在宝宝的背后，引导宝宝主动转身寻找，让宝宝脖子与身躯灵活地转动起来。在寻找物体的游戏中，物质永久性概念就在训练之中无意识建立起来。

［7～8个月宝宝的锻炼］

●爬行训练：让宝宝能腹部离开地面用手膝爬行，也可以让宝宝和其他同龄宝宝在铺有地毯的地上，互相追逐爬着玩，或推滚着小皮球等会滚动的玩具，一边追逐一边向前爬。手膝爬行是宝宝真正学会爬行的标志。

●拉物站起：让宝宝练习自己从仰卧位拉着物体（如床栏杆，父母的手等）站起来。可先扶着栏杆等物体坐起，逐渐到扶栏杆站起，学习克服重力平衡自己身体的技巧。

［8～9个月宝宝的锻炼］

●站立坐下：让宝宝从卧位拉着东西或牵一只手站起来，在站位时用玩具逗引他3～5分钟，扶住宝宝双手，鼓励他慢慢坐下。扶站比坐下容易，坐下时更需要双下肢的有力支撑，父母要帮助扶坐以免宝宝太过疲劳。

●坐起迈步：让宝宝仰卧或俯卧，用语言、动作示意他主动坐起来，再扶宝宝双手使其站立，鼓励宝宝迈步，或用玩具、食品逗引他坐起来。父母要及时表扬宝宝，让他高兴，使宝宝的身体平衡和协调能力进一步发展。

●花样爬行：经过一个多月的爬行训练，宝宝已经由原来手膝爬行过渡到熟练的手足爬行，并由开始的不熟练、不协调到熟练、协调。父母用宝宝喜欢的玩具逗引宝宝，宝宝会像一名生龙活虎的运动员一样向前、向后、向左、向右，一会儿跃跃欲试，一会儿又急转弯猛扑过来，可以感觉到宝宝有不小的进步。

［9～10个月宝宝的锻炼］

●打开盖子：拿一只带盖的塑料茶杯放在宝宝面前，向他示范打开盖、再合上盖的动作，然后让他练习只用拇指与食指将杯盖掀起，再盖上。反复练习，做对了就称赞宝宝。这可以锻炼拇指与食指的力量。用塑料套杯或套碗，让宝宝模仿着一个一个套，锻炼宝宝手指与手腕的协调性，以促进宝宝的空间知觉的发展。

●收拾玩具：在训练宝宝放下、拿入的基础上，父母把宝宝的玩具一件件地放进玩具箱里，边做边说“放进去”，然后再一件件地拿出来，让他模仿。这时要训练宝宝从一大堆玩具中挑出一个你指定的物体（如让他把小猫拿出来），这样做能够促进手、眼、脑的协调发展，并学会听命令，每天练习1～2次。

［10～11个月宝宝的锻炼］

●踢球：在宝宝已经能够扶着栏杆、凳子、沙发等由蹲着到站稳的基础上，父母可在距宝宝脚下3～5厘米处放一个球让他踢，还要教会宝宝双脚轮换着踢，在踢来踢去地过程中，宝宝会十分开心。这样做，锻炼了宝宝大脑的平衡能力，加强了腿部动作的训练，促进了眼、足、脑的协调发展，还建立了“球形物体”能滚动的形象思维。

●爬越障碍：11 个月的宝宝具有熟练的爬行技能和极强的攀高欲望。一刻不停地“攀上爬下”是这个阶段宝宝的特点，这是宝宝自我探索、自寻其乐、增强才干的动力。应创造条件和宝宝开展“爬大山”、“越障碍”等游戏，如在地面上绕着玩具爬行，或到大型玩具活动场所爬楼梯、滑滑梯等活动。

〔11 ～ 12 个月宝宝的锻炼〕

●独走几步：训练宝宝能够稳定地独自站立，然后再练习独自行走。开始父母各牵一只手，让他在父母之间学走，再不断地鼓励宝宝独走几步。以后父母走到宝宝前面，与宝宝面对面，引导宝宝向前独走几步，再逐渐增加距离。

●双脚跳跃：让宝宝双手扶床或沙发站稳，父母可以做双脚轻轻跳动的示范动作，开始时让宝宝借助双手的支撑力量，模仿着用两脚跳跃。这对控制身体的平衡力和培养勇敢、坚强的品格很重要，大部分宝宝都喜欢这种跳跃活动。

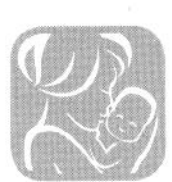

2 ～ 6 个月宝宝的被动操

宝宝被动操是婴儿期体格锻炼的首选。常做被动操能促进宝宝基本动作的发展。宝宝在出生后 2 个月就可以开始练习，在成人的帮助下进行锻炼，以帮助宝宝增强骨骼、肌肉的发育，促进新陈代谢。在做操的同时，大人可多和宝宝说说话，随着音乐的节拍，边做体操边有意地培养婴儿的语言、意志、情绪、注意力的发展。

下面介绍的宝宝被动操，适合于 2 ～ 6 个月的宝宝，完全在大人的帮助下进行。共 8 节，每天做 1 次，每节做 4 次。

〔第 1 节 胸部运动〕

预备姿势：宝宝舒适地仰卧在桌上或床上，操作者两手分别握住宝宝双手手腕，把大拇指放在宝宝的掌心，使他握紧，宝宝的两臂放在体侧。

动作说明：让宝宝两臂胸前交叉。两掌左右分开，掌心向上。还原。

要求：活动胸部肌肉。

注意：两臂胸前交叉时放松，两臂分开时稍用力。

〔第 2 节 上肢运动〕

预备姿势：同前。

动作说明：两臂左右分开，掌心向上。两臂向身体前方平举，掌心相对。两臂上举，掌心向上。还原。

要求：活动宝宝的肩部肌肉、关节。

注意：两臂前举，上举时距离与肩同宽。

〔第 3 节 肘关节运动〕

预备姿势：同前。

动作说明：左侧肘关节屈伸运动。右侧肘关节屈伸运动。

要求：活动宝宝的肘关节及上臂肌肉。

注意：肘关节屈曲时手触肩，屈时稍用力，伸时放松。

〔第 4 节 肩关节运动〕

预备姿势：同前。

动作说明：把宝宝左臂拉向宝宝胸前。左臂由宝宝胸前向外侧环绕 1 周。把宝宝右臂拉向宝宝胸前。右臂由宝宝胸前向外侧环绕 1 周。

要求：活动肩关节。

注意：宝宝手臂回旋的时候，应以肩关节为轴心，运动时两臂放松。

〔第5节 下肢运动〕

预备姿势：宝宝仰卧，两腿伸直，操作者用两手握住他的脚腕（踝部），不要握得太紧。

动作说明：宝宝两下肢同时伸屈。还原。

要求：活动膝、髋关节。

注意：两腿屈时用力，伸直时放松。

〔第6节 膝关节运动〕

预备姿势：同前。

动作说明：两下肢膝关节交替伸屈。还原。

要求：活动膝、髋关节。

注意：屈腿时稍用力使腿靠近腹部，伸腿时放松。

〔第7节 举腿运动〕

预备姿势：让宝宝仰卧，两腿伸直，操作者双手握住宝宝的膝部。

动作说明：把宝宝的两腿上举至腹部成直角。还原。

要求：活动宝宝的髋关节及腿的韧带。

注意：宝宝两腿伸直上举时，臀部不要离开原位，使腿与身体成直角。

〔第8节 膝髋关节运动〕

预备姿势：宝宝仰卧，两腿伸直，操作者用两手握住他的脚腕（踝部），不要握得太紧。

动作说明：把宝宝的左侧大腿与小腿屈成直角。再把宝宝左腿屈缩至腹部，向外侧环绕1周。再把宝宝的右侧大腿与小腿屈成直角。再把宝宝右腿屈缩至腹部，向外侧环绕1周。

要求：活动宝宝的膝髋关节及韧带。

注意：回旋宝宝腿时，应以股关节为轴心转动。动作要放松。

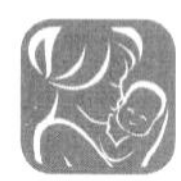

7～12个月宝宝的主、被动操

这里介绍的主、被动操适用于7～12个月大的宝宝，在大人的扶持下，有部分主动动作，共8节。每天做1次，每节做4次。

〔第1节 牵双臂坐起〕

预备姿势：宝宝仰卧，操作者用双手握住宝宝的手腕，大拇指放在宝宝掌心，使宝宝紧握，两臂放在宝宝体侧。

动作说明：把宝宝两臂拉向胸前。拉宝宝坐起。还原。

要求：活动颈部及腰部的肌肉。

注意：让宝宝自己用力坐起，操作者不要过于用力。

〔第2节 牵单臂坐起〕

预备姿势：宝宝仰卧，操作者右手握住宝宝的手腕，大拇指放在宝宝手心里，让宝宝握住，然后用左手按住宝宝的双膝。

动作说明：把宝宝左臂拉向胸前。拉宝宝用力坐起。还原，左右臂两侧交替做。

要求：训练一臂的支撑力。

注意：让宝宝能用一手撑着操作者坐起来。

〔第3节 脊椎运动〕

预备姿势：宝宝仰卧，操作者左手托住宝宝的腰部，然后用右手按住宝宝的两脚（踝部）。

动作说明：左手轻轻地托起宝宝腰部，使宝宝腹部平起呈桥形。还原。

要求：活动腰肌、腹肌及脊椎。

注意：使枕部上端接触操作台。

〔第4节 顿足运动〕

预备姿势：让宝宝俯卧，操作者握住宝宝两脚腕部。

动作说明：两手握住宝宝双脚腕部。用手向下顿足。

要求：顿足时使脚掌着地。

注意：向下顿足时，要用力使脚掌接触到操作台。

〔第 5 节 后屈运动〕

预备姿势：宝宝俯卧，操作者握住宝宝的脚腕部。

动作说明：提起宝宝双腿，使腹部离开操作台。还原。

〔第 6 节 扶肘站立〕

预备姿势：让宝宝俯卧，操作者用两手握住宝宝两臂肘部。

动作说明：扶宝宝双肘部，让宝宝自己用力站起来。还原。

要求：训练宝宝站立能力。

注意：要让宝宝自己用力站起来。

〔第 7 节 腹部运动〕

预备姿势：宝宝背向操作者，操作者左手扶住宝宝两膝，右手扶住宝宝腹部，在宝宝前方放一玩具。

动作说明：让宝宝弯腰前倾，捡起玩具。用力站起。

要求：活动腰部和背部肌肉及腰椎。

注意：让宝宝自己用力前倾和起立，如果不能起立时，操作者左手移至宝宝前胸，帮助宝宝起立。

〔第 8 节 跳跃运动〕

预备姿势：宝宝面向操作者，操作者双手放在宝宝腋下。

动作说明：把宝宝抱起离开操作台。还原。

〔宝宝主、被动操注意事项〕

做操时间：安排在宝宝情绪最好的时段，一般在喂奶前后 30 分到 1 小时为宜。

宝宝最好穿比较宽大、轻便的衣服，夏天可以裸体，到户外活动。

做操前应先和宝宝说说话，逗引他，在他情绪愉快时开始做操，整个体操过程中，使其感到亲切温暖。如孩子的情绪不好，可暂停。

操作者的动作要轻柔，有节律，不要用力过大。

做完操后让宝宝躺在床上休息一会。每天做 1 次，不要任意中断。

配上音乐进行做操。

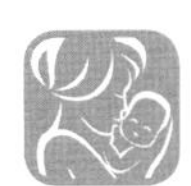

给宝宝做日光浴

日光浴就是将阳光直接照射在宝宝裸露的身体上。日光中有两种光线：一种是红外线，照射到人体后使血管扩张，增强新陈代谢，使全身得到温暖。另一种是紫外线，照射到人的皮肤上，可使皮肤中的 7 －脱氢胆固醇，转变为维生素 D，帮助机体吸收食物中的钙和磷，预防和治疗佝偻病。适量的紫外线可增加全身功能活动，加快血液循环，刺激骨髓造血功能，提高皮肤的防御能力。一般第 3 个月的宝宝最适合开始日光浴。

〔选择恰当的时间〕

开始时可以在气温高于 20℃时进行，应该选择风和日丽的好天气，每天最好是在上午 9 ～ 11 点或者下午 3 ～ 5 点。

〔具体方法〕

首先应该练习的是室外空气浴，从每次户外 5 分钟开始，逐渐地增加时间。给宝宝进行日光浴，不是一下子让他接受暴露在阳光下，而是循序渐进的过程，要慢慢地增加沐浴的部位和时间。当户外温度达到 20℃左右时，可以先晒晒宝宝的手脚；4 ～ 5 天后可将裤腿卷起来晒到膝盖；再过 4 ～ 5 天后可晒到大腿。按这种顺序，每过 4 ～ 5 天可多裸露一点，渐次为腹部→胸部→全身。每次时间从 2 分钟开始，经过一个月的过渡期延长至 20 分钟左右，每日可做一次日光浴。

第三章

幼儿期健康养育

part 3

1～3周岁，称为“幼儿期”。这一时期小儿生长发育速度较前有所减缓，各系统的功能逐渐发育，语言、行为、表达能力明显发展，乳牙逐渐出齐，前囟闭合。与外界接触增多，活动范围增宽，随之接触感染的机会也相应增多，在这阶段感染性疾病的发病率较高，加上由于断奶和饮食内容的改变，还容易发生消化功能紊乱和营养不足。

全程跟踪：宝宝成长发育状况

3岁是婴幼儿期中最重要的时期。大部分父母都感到宝宝光长个子不长肉，担心宝宝生了什么病，其实只要宝宝的发育情况良好，身体健康，就无须担忧了。

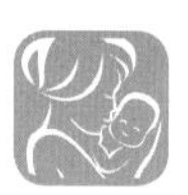

体格发育水平

在33个月时，宝宝的体重正常均值已达13～13.53千克，身高也在91.35～93.38厘米。满3岁的时候，宝宝体重均值在13.44～13.95千克，身高正常均值也在94.2～95.1厘米。与2岁时相比，体重增了2千克左右，身高增长了7厘米左右。

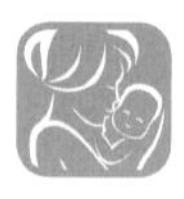

大运动发育水平

走：走路姿势基本正确，能双脚交替上下楼梯，能走纵队。跑：姿势基本正确，半分钟跑35～40米。

跳：双脚向前连续跳30～40厘米远，原地双脚跳10～20次，能从20厘米高处跳下。

平衡：双手侧平举，能走过宽18～20厘米、高18厘米、长2米的平衡木。

攀登：手脚配合，灵活地翻过133厘米高的攀登架。

迈过障碍：能迈过25～30厘米高的横杆。

体操：能听大人口令做体操，动作较准确。

游戏：能按要求做各种游戏。

［家庭测试方法］

大人先跳过16开白纸（大约20厘米宽），或者双脚在原地交替跳起，然后鼓励宝宝模仿。如果33个月的宝宝能双脚同时离开地面跳起，并越过白纸，而且不踩到白纸上；36个月的宝宝能双脚交替跳起，高度在5厘米以上，即为通过。

［促进发育方法］

走圆圈：大人绕着圆圈走，让宝宝紧随其后。也可根据宝宝情况调整走动的速度与圆圈的大小，增加或减少宝宝的活动量。

捡落叶：准备落叶若干放在客厅的一侧，用线或纸条在地上摆出一条25厘米宽的小路，让宝宝提着一只小篮子或者小桶从客厅的另一端出发，沿着“小路”去捡落叶。游戏时要求宝宝不能踩在“小路”外面，捡到落叶后再提着小篮子返回原地。

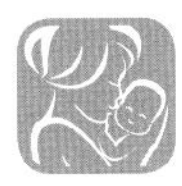

精细动作发育水平

握笔：姿势正确，懂得用左手扶纸，会模仿画“气球”、“下雨”、“栏杆”等。

折纸：能折正方形、三角形、长方形、小扇子、风琴等。

拣豆：不分颜色，一个一个拣，每分钟能拣 25 个左右。

搭积木：能用积木搭成滑梯、汽车等。

穿脱衣服：会自己脱衣服、鞋、袜，穿前面开口的衣服，会按子母扣和系大一点的扣子，会自己穿鞋、袜和裤子。

〔家庭测试方法〕

大人示范画出一个圆后，鼓励宝宝去画，观察他所画的圆是什么形状。

大人用张长方形的白纸，横竖对齐后各折一折，然后让宝宝照样子去做。

如果 33 个月的宝宝画的圆两端闭合，36 个月的宝宝折的纸基本是长方形的，即为通过。

〔促进发育方法〕

苹果粘贴：准备糨糊、小抹布、红色蜡光纸等物品，用红色蜡光纸剪成苹果的形状，请宝宝说出苹果的形状和颜色，然后大人边讲解边示范，鼓励宝宝将红苹果贴在白纸上。

搭电视塔：准备电视塔的图片一张，长方形积木若干。先让宝宝观察图片，然后给宝宝 8 ～ 9 块积木，大人示范教宝宝照着图片学习搭电视塔。同样可用积木练习搭大桥、滑梯、大楼等。

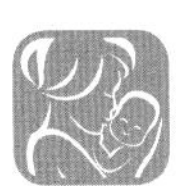

适应能力发育水平

能用方木搭高 10 层，模仿搭桥、搭汽车和滑梯。

能照图样模仿画垂直线、水平线、圆形和十字。

能说出自己画的画的名称，但画的不一定正规。

能认出残缺人缺少的部分。如给宝宝看张缺只耳朵的人像，他能看出人像“缺只耳朵”，并能按要求给人体补画只耳朵。

懂得“冷了”、“累了”、“饿了”的含义，当问到怎么办时，能给出“穿衣”、“歇会儿”和“吃饭”等答案。

能重复三位数字，大人速度缓慢、口齿清楚地说出几个三位数，如“4-8-3，7-0-3，6-9-2”，让宝宝重复大人说过的数。宝宝每 3 次能说对 1 次。

〔家庭测试方法〕

大人示范搭高 2 块方木，推倒后鼓励宝宝搭高。大人一块一块地拿出方木，观察宝宝能否搭高 10 块。

大人拿出 2 块方木，问宝宝一共是几块方木。

33 个月的宝宝每试 3 次，有 1 次能成功搭高 10 块方木；36 个月的宝宝能正确回答大人手里有 2 块方木，即为通过。

〔促进发育方法〕

认时间：在日常生活中，可以利用一切机会教宝宝树立初步的时间观念。如“吃过早饭可以去外面玩耍”、“晚上吃晚饭的时候爸爸就会回来了”、“吃过晚饭天就黑下来，该睡觉了”，通过这种方式可以比较直观地帮助宝宝逐渐掌握早、中、晚等时间概念。

学习背数、点数：先教宝宝从 1 至 10 口头背数，等宝宝熟记后，再从 1 背至 20。在此基础上，可教宝宝学习用食指点数。

辨认方向：在日常生活中注意教宝宝分辨上下左右前后里外等概念。“把方木放在桌子上”、“把凳子放在桌子下”、“摸摸你的右眼”、“你的左耳在哪里”、“玩具在箱子里”、“方木在盒子外”等。特别要根据身体器官很好地分出左右，如“左侧手掌”，“右侧眉毛”，“左侧大腿”，“右侧胳膊”，等等。

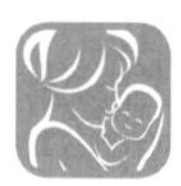

语言能力发育水平

能一进步丰富词汇，加深对副词、连词等虚词的理解，能使用更多的语言和大人、小朋友交谈。

能集中注意力 10 ～ 15 分钟，在大人的启发和帮助下，能复述大人多次重复讲的故事的简单内容。能用简单的句子表达自己的意思，出现不完整的复合句。会用“和”或“但是”连接句子。

学会 4 ～ 5 首儿歌，每首 6 ～ 8 句，每句 6 ～ 7 个字。能说 7 ～ 8 个字组成的句子，用字总数达 1000 个左右。

懂得音响的强弱，知道哪个声音大，哪个声音小。

能说出自己的性别，能回答“我是男孩”或“我是女孩”。

能认识两种以上颜色，出示红、黄、蓝、绿四种颜色时，最少能说对两种。

能理解大人的要求，如让他将方木放在椅子的上、下、前、后时，他会放对两个。

［家庭测试方法］

询问宝宝“你是男孩还是女孩？”时，要把正确答案放在前边先问，比如宝宝是男孩，就应这样问：“你是男孩还是女孩？”观察宝宝能否正确说出自己的性别。

依次问宝宝“ 冷了怎么办？”、“累了怎么办？”、“饿了怎么办？”等问题，看看他会怎样回答。

33 个月的宝宝能正确回答出自己的性别；36 个月的宝宝能就冷、累、饿等问题提供“穿衣”、“歇一会儿”、“吃饭”等答案，即为通过。

［促进发育方法］

学习名词：让宝宝学习人称、人体器官、环境房屋、生活用品、饮食、玩具、动物、交通工具、自然景象、空间、时间等名词，要有计划地教和反复地练习。

学习动词：要有计划地学习蹲、接、撕、说、扣、抢、出、碰、转、抓、洗、退、伸、钻、爬、放、举、帮助、喜欢、知道、表扬、告诉等动词。

学习代词、形容词、数词和副词等：给宝宝练习代词、形容词及量词、副词的机会，让宝宝的语言表达更丰富贴切。

练习句子：要多教宝宝说 5 ～ 7 个字的句子，如“我是好孩子”、“我爱爸爸妈妈”、“我们都是好朋友”等。

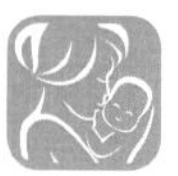

社交行为发育水平

认识日常用品。认识家庭成员。认识交通工具并知道它们的名称和用途。认识自然现象。认识蔬菜和水果的名称和特征；知道几种动物名称和简单的外形特征。

［家庭测试方法］

把宝宝的鞋脱下，让鞋尖对着他，再鼓励他自己穿上，观察宝宝能否自己穿上。把宝宝的上衣扣解开后，鼓励宝宝自己扣上。33 个月的宝宝能自己穿上鞋子，但不一定能分清左右，也不一定能系上鞋带；36 个月的宝宝能自己扣上上衣的一个纽扣，即为通过。

［促进发育方法］

讲礼貌：带宝宝外出做客时，要培养宝宝讲礼貌的习惯，让宝宝懂得见人问“好”，接受礼物说“谢谢”，不乱翻乱动别人东西，离开时说“再见”等。

做事有条理：让宝宝养成做事有条理的习惯，如将脱下的衣服叠好，按次序摆在椅子上；玩具排列有序，玩完收回原处不乱扔；吃饭要坐在餐桌上，不满桌撒米粒，吃完将食具整齐地放在桌上等。

系统保健：为宝宝撑起健康伞

宝宝在成长过程中有两个易生病的高峰，第一个生病高峰期在宝宝1周岁左右，第二个生病高峰期在宝宝3岁左右。处在第二个生病高峰时期的宝宝已由家庭的小环境转入到幼儿园的集体生活中。家长应特别注意，采取正确的保健方法帮宝宝渡过难关。

帮助宝宝平安度过患病高峰

宝宝这个时期进入幼儿园学习，因为环境的改变，宝宝更容易生病：一方面宝宝依恋父母，精神上波动起伏，思想情绪变化大，正所谓“水土不服”，这时的免疫力会降低，容易生病；另一方面，若班里有一个小孩子患了诸如水痘、腮腺炎、流感、红眼病、传染性肝病等流行性疾病，就会很快地波及集体。对此，爸爸妈妈要做到下面几点：

●父母要树立这样一种意识，即3岁宝宝客观上存在这一生病高峰，并注意加强对宝宝的卫生保健工作。

●不宜常带宝宝到人多密集的公共场所，尤其是在传染病流行季节，以减少感染疾病的机会。

●3岁宝宝活泼好动，独立意识增强，父母要加强对宝宝的监护，以免小儿发生外伤和事故。

●结合宝宝生理和心理特点，父母要多和宝宝交谈，以稳定宝宝不安的生长情绪。

●注意宝宝营养和口腔卫生，防止“病从口入”，安排宝宝身体锻炼，以增强抗病能力。

●做好宝宝入幼儿园前的心理教育，保证宝宝心情稳定，精神愉快。

●如果宝宝感染传染性疾病，应注意家庭护理，积极治疗。

●积极配合卫生所做好家庭护理，及时对宝宝完成计划免疫。

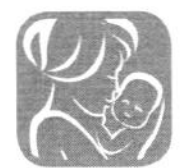

检查宝宝的视力情况

宝宝3岁左右时，应进行一次视力检查。中国大约有3%的宝宝发生弱视，如果在3岁时能够及时发现，4岁之前治疗效果最好。视力检查可发现两眼视力是否相等。如果因斜视，或两眼屈光度数差别太大，两只眼的成像不可融合，大脑只好选用一眼成像，久之废用的一侧视力减弱而成弱视。或因先天性一侧白内障，上睑下垂挡住瞳孔，或由于治疗不当，挡住一眼所致弱视。检查时发现异常，可及时治疗。

下列情况应到医院进行视力检查：

●眼睛的位置异常：单眼或双眼斜视，一只眼睛大，一只小。

●视物姿势异常：宝宝看东西时眼睛距离物体很近，经常皱眉、眯眼、歪头偏脸。

●立体视觉欠缺：如穿珠困难。

●无急性眼病，但经常用手揉眼，自诉头痛、头晕、眼痛。

●对周围环境的探索突然变得漫不经心。

●家族中有弱视、斜视、高度近视等视力异常者。

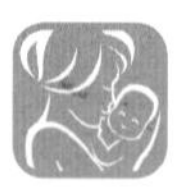

保护宝宝的听力

如果宝宝听力受损，就会影响到语言的发展，常常会变成哑巴，因此，要尽力保护宝宝的听力。保护宝宝听力要做到下列几点：

●应注意平时不要用火柴、发卡等给宝宝掏耳屎，以防不慎戳伤鼓膜，引起耳聋。一般来说，耳屎能自行掉出，不需去掏。如果耳朵内耳屎太多而不掉出，可上医院让医生取出。

●尽量避免给孩子使用庆大霉素、奎宁、链霉素等药物，以免损伤听力。

●要预防上呼吸道感染、扁桃体炎、麻疹、乙脑等传染性疾病。因为这些病可引起中耳炎。

●给宝宝洗头洗脸时不要让污水流入耳朵里，以免发生外耳道炎，影响听力。

●不要让宝宝靠近噪音太大的地方，以免损伤宝宝的听力。

●如果发现宝宝的耳朵疼痛，就要去医院检查，及早治疗，避免宝宝听力减退。

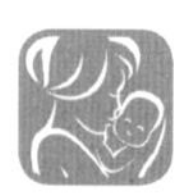

为宝宝拔除有害的牙

宝宝有一些有害的牙是应当拔除的，如：到了换牙的年龄，乳牙迟迟不脱落，妨碍恒牙的正常萌出，恒牙已萌出而乳牙仍未脱落而形成“双排牙”现象，此时应拔除滞留的乳牙。对未到换牙的年龄，但由于龋齿、炎症等原因，乳牙根尖已露出并经常刺激周围牙龈、唇、颊部软组织甚至造成溃疡的也应拔除。对乳牙龋坏已经无法充填修复的，牙冠残缺不全或完全破坏，仅剩牙根反复发炎化脓、引起肿胀、疼痛的应在炎症已控制下拔除。对多生牙、额外牙以及反复引起全身或颌面部疾病的，且治疗效果不佳的也应给予拔除。

拔牙后，创口一般在 10 日左右基本愈合，在这期间要妥善保护伤口。否则有可能造成拔牙后出血过多，甚至引起伤口感染、发炎、肿胀、张嘴受限、疼痛以及伤口愈合时间延长，严重时可引起干槽症的并发。

拔牙后应让宝宝咬住纱布棉球，一方面可以止血，同时也可以使创面的血块凝结起来，有利于伤口的愈合。一般半小时左右出血停止，可吐出。纱布棉球也不应咬得太紧太久，否则反倒增加感染机会。不要老用舌头去舔伤口或吮吸伤口。也不要老是吐口水，因反复吐口水容易引起出血，嘴里口水较多时可咽下去。

拔牙后要吃东西需等到 2 小时之后，因为麻醉药能维持 1 ～ 2 小时，过早进食会咬伤口唇、黏膜。为了防止冲刷掉伤口内凝结的血块，引发再出血，拔牙当天可以不刷牙、漱口。

如果拔牙后仍有较多的出血，甚至能吐出血块时应到医院检查，看拔牙处是否有继续渗血，及时做好止血处理。拔牙 24 ～ 48 小时后，如果张口轻度受限可适当做热敷。

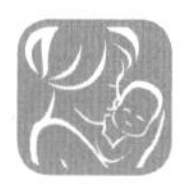

看宝宝的指甲识健康

宝宝指甲的正常情况是粉红色的，外观光滑亮泽，坚韧呈弧形，指甲半月颜色稍淡，甲廓上没有倒刺，轻轻压住指甲的末端，甲板呈白色，放开后立刻恢复粉红色。观看宝宝指甲的形态、质地、色泽，可辨认某些疾病，了解宝宝身体健康状况。

［色泽异常］

指甲上出现白色斑点。按民间说法是肚子里有寄生虫，也可能是宝宝缺锌，但其确切原因需要医生检查后确诊。

指甲的甲板上出现白色斑点和絮状的白云朵，多是由于受到挤压、碰撞，致使甲根部甲母质细胞受到损伤导致。随着指甲向上生长，白点部位会被剪掉。

指甲变成黄色。可能是宝宝患了黄疸性肝炎或者吃了大量的橘子、胡萝卜，因为橘子和胡萝卜里含的胡萝卜素可把指甲染黄；另外真菌感染也会引起指甲变黄，但出现这种情况时多伴有指甲形态的改变。

指甲呈紫红色。可能是宝宝患了先天性心脏病或者是亚硝酸盐中毒引起的肠源性青紫，患心脏病的宝宝还伴有杵状指。

指甲呈淡红色。宝宝可能患了缺铁性贫血、营养性贫血、再生障碍性贫血，甚至白血病。

指甲呈深红色。宝宝可能患了红细胞增多症。

〔形态异常〕

如果宝宝指甲缺失，可能患了先天性角质发育不良。

如果部分指甲缺失，可能患了异食癖，或有啃指甲的习惯。

指甲出现横沟可能得了胃炎、猩红热或麻疹。如果指甲中央出现几行竖的浅沟，多是皮肤扁平疣或指甲受到了损伤。

指甲变薄，脆性增加，容易断裂，多是营养不良导致的。

指甲出现多个小凹窝，可能患了牛皮癣或湿疹等皮肤病。

指甲的甲板出现小的凹窝，且质地变薄变脆或增厚粗糙，失去光泽，很可能是银屑病的早期表现，需及时去医院检查。

指甲在纵向发生破裂时，可见于脑垂体功能异常或甲状腺功能低下。

甲板出现脊状隆起，变得粗糙，高低不平，多是由于 B 族维生素缺乏。妈妈可在宝宝食谱中增加蛋黄、动物肝肾、绿豆和深绿色蔬菜。

〔硬度异常〕

指甲甲板增厚时多见于甲癣患儿或甲板受到长期的刺激。

指甲变软、变曲，指尖容易断裂，见于先天性梅毒、维生素 D 缺乏等疾病患儿。

扁平状指甲、巨甲、钩状甲、匙状甲，多是指甲先天性异常所致。

〔甲根周围长满倒刺〕

倒刺在医学上称为逆剥。宝宝长倒刺多是由于咬指甲或粗糙物体的摩擦造成。另外，由于营养不均衡，维生素缺乏引起皮肤干燥也易长倒刺。

出现倒刺不要直接用手拉掉，可用指甲刀小心剪去。建议多吃水果，补充维生素；干燥的季节要给宝宝的小手涂上无刺激、含油分的婴幼儿护肤霜。

〔小太阳甲半月〕

小太阳，就是指甲根部发白的半月形，叫做甲半月。一般而言，甲半月占整个指甲的 1/5 是最佳状态，过大过小或者隐隐约约都不太正常。

同时，半月甲的颜色以乳白色最佳。发青，暗示呼吸系统有问题，容易患心血管疾病；发蓝，则是血液循环不畅的表现；发红，对应的则是心力衰竭。

〔不要让宝宝咬指甲〕

很多宝宝喜欢把手指甲放在嘴里咬啃，这个习惯很不好。指甲会使细菌通过口腔进入体内，情况严重者还会引起铅中毒。因环境中的

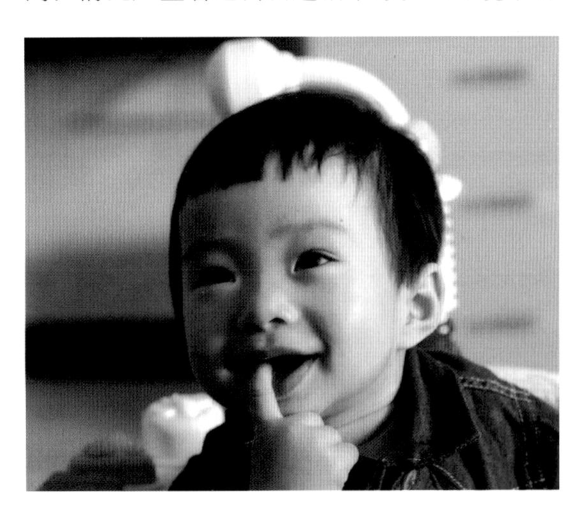

铅会潜藏在指甲里，最终积聚在指甲盖中。经常啃指甲，铅会随着唾液进入消化系统，然后进入血液，宝宝体内有少量这样的毒素，就会影响其身体和智力的生长发育。

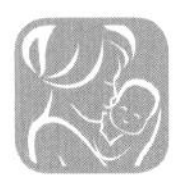

幼儿期的心理保健

幼儿期是指 1 ～ 3 岁的时期，这时已到了断奶的时候。可是有些妈妈操之过急，突然断奶，强迫宝宝改食，这样做，会引起宝宝不时地哭闹、夜惊和拒食，影响宝宝的身心健康发展。

有些父母过早要求宝宝控制大小便，违反了生理发育的规律，因为只有经过耐心的训练，宝宝才能有控制大小便的能力。

幼儿已能独立行走，与周围环境的接触越来越多，加上语言的迅速发展，他不但能理解大人的简单语言，自己也能运用语言与大人交流。此时孩子往往好奇心强，不停地问这问那，父母对此不应嫌麻烦而加以阻止，应多给宝宝进行言语交流的机会，并通过歌谣和讲故事的形式来增加宝宝的知识。

到 2 ～ 3 岁的时候，大人的语言对儿童行为的调节作用明显发展起来。因此，大人要特别注意自己的榜样作用，要从待人接物和处理问题等方面，去初步培养孩子的观点、方法以及道德品质。大约到 3 岁的时候，孩子随着经验和语言的发展，逐渐产生简单的想象。有些父母或外婆、奶奶在处理宝宝不听话时，经常采用恐吓的办法，如吓唬宝宝“狼来了”、“老虎来吃人了”等，宝宝在想象中加以夸大，可引起很大的惊恐。还有些家长因为宝宝不听话而把他单独锁在屋子里，孩子所产生的惊恐想象就更大了。家长这样做，会使宝宝认为外界事物都是可怕的，表现出胆小、畏缩和孤僻等性格特点。严重的话，就成为恐惧症和反应性精神病了。

幼儿期儿童的情绪，已从婴儿期单纯需要的满足发展到较为复杂的情感体验。如受到父母的责备，会引起痛苦；受到父母的赞赏而高兴。这时家长如缺乏正确的教育，宝宝就会出现不健康的情绪。

饮食方案：均衡饮食，营养全面

幼儿期的宝宝膳食是从以乳类为主食过渡到以谷类为主食，再辅以鱼、肉、蛋、菜等混合而成的成人膳食。烹调方法及采用的食物也逐渐接近家庭一般膳食。但是，上述改变应与幼儿消化代谢功能的逐步完善相适应，不可操之过急，以防造成消化功能紊乱和潜在的营养不良。

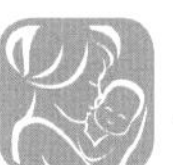

幼儿期的营养需求

这一时期幼儿的生长发育虽不如婴儿期迅速，但仍比年长儿和成人快，对营养物质的需求仍相对较多，能量、蛋白质、脂肪、矿物质及维生素的需求量已达成年人的 50% 左右，其中蛋白质的需要量为每日 40 ～ 50 克，脂肪为每日 35 ～ 40 克。但是，父母往往体会不到幼儿此期大量的营养需求，时常过早地让他们食用一般的家庭膳食。虽然幼儿的胃肠功能和消化酶的发育较婴儿更为成熟，但咀嚼和消化吸收功能仍未发育健全。鉴于上述情况，幼儿必须摄取营养素比例适当的平衡膳食。蛋白质、脂肪供应不足，会导致发育迟缓、抗病力低下；碳水化合物供应不足，往往无法保证能量需要；如果很少吃蔬菜、水果，会导致矿物质和维生素缺乏，诱发多种营养素缺乏症。为保证幼儿摄取到平衡的各类营养素以及足够的食物量，现将 1 ～ 3 岁幼儿摄取各类食物的量（人 / 日）列举如下：

年龄	食物
1～2岁幼儿	谷类125～150克，牛奶或豆浆250毫升，豆制品15～25克，鱼肉禽类75～85克，蛋类50克，蔬菜65～75克，水果50克，食用油10～15毫升，糖类10克
2～3岁幼儿	谷类150～750克，牛奶或豆浆250毫升，豆制品30～50克，鱼肉禽类85～100克，蛋类50克，蔬菜75～100克，水果50克，食用油10～15毫升，糖类20克

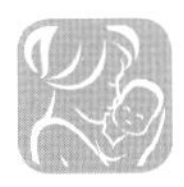

培养良好的饮食习惯

1 岁左右的宝宝已会挑选他自己喜欢吃的食物了，这时如果不及时纠正，宝宝很容易养成挑食、偏食的习惯，如偏爱甜食，偏爱吃肉、鱼，不吃蔬菜，偏爱咸辣，等等。长期挑食偏食，容易造成营养失衡，影响宝宝正常生长发育和身体健康。所以应尽早培养宝宝良好的饮食习惯。

〔引起宝宝的食欲〕

宝宝一般习惯于吃熟悉的食物，因此在宝宝开始出现偏食现象时不必急躁、紧张。应采用多种方法引起宝宝对各种食物的兴趣，如对偏爱吃肉不吃蔬菜的孩子可告诉他："小白兔最爱吃白菜，妈妈爱吃，爸爸爱吃，宝宝也爱吃。"以引起宝宝的兴趣。

〔以身作则〕

父母的饮食习惯对宝宝影响非常大，所以父母要为宝宝做好出榜样，不要在他面前议论哪种菜好吃，哪种菜不好吃；不要说自己爱吃什么，不爱吃什么；更不能因为自己不喜欢吃某种食物，就不让孩子吃，或不做、少做。

〔食物品种应丰富多样〕

为了保证提供宝宝生长发育所需的营养素，食物品种、烹调方法应多样化。每餐菜种类不一定多，2 ～ 3 种即可，但要尽量使宝宝吃到各种各样的食物，享受各种食物的不同味道。若是食谱单调，总是那几样，宝宝就会拒绝其他的食物，并且在这不变的几样菜中，一旦味道不好的话，宝宝很可能感到枯燥乏味而拒绝进食，这样宝宝就容易厌食挑食。

当宝宝一开始不吃某种食物时，不应轻易放弃，但决不可强迫。吃饭是一件愉快的事，强迫会让宝宝形成条件反射。宝宝不吃某种食物，可用另外一种营养成分相同的食物代替，比如不吃油菜，可用小白菜代替。但为了宝宝能逐渐适应某种不爱吃的菜，可采取在宝宝喜欢吃的食物中加少量他不喜欢吃的菜，也可在烹饪上下工夫，一种菜做出多个样式，如：油菜除了干炒外，还可做成馅包饺子、馄饨等。

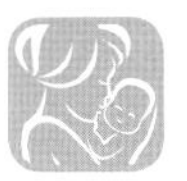

如何给宝宝补钙

食物中钙的吸收主要与两个因素有关，一是食物中钙磷的比例，最适宜的是钙：磷为 2 ：1；二是与食物中植酸的含量有关，植物性的食物因植酸含量高，钙的吸收利用就要差些。

宝宝补钙选用牛奶、豆制品、蛋黄、虾皮、紫菜、海带为好。建议每天保证 1 ～ 2 杯（250 ～ 500 毫升）牛奶。中国宝宝的膳食容易缺钙，而磷不易缺乏。宝宝的食物应多选用大豆制品、奶粉、蛋类、虾皮、绿叶蔬菜等，用这些原料制成的食物如牛奶玉米粥、鸡蛋面条、豆豉牛肉末、豆腐糕、鸡蛋羹等，均是良好的钙、磷来源。

目前国内市场上补钙产品很多，在选择补

钙产品时，首先要考虑钙含量，其次是钙溶解度和吸收率，再次是价格和口味，并非价格越贵越好。补充钙剂时，除了应具备钙含量适当、吸收率好、无副作用、服用方便、口感好等特点外，还应同时补充人体所需要的多种氨基酸、维生素及微量元素等物质。

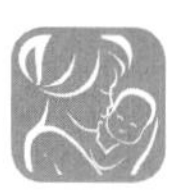

别让宝宝缺乏维生素

维生素是宝宝成长发育过程中必不可少的营养素，爸爸妈妈在日常饮食中一定不要忽视了维生素的补充。

〔维生素 C〕

缺乏维生素 C 可发生坏血病，宝宝表现为骨骼变化，成人表现为出血。由于维生素 C 主要来源是新鲜蔬菜和水果，爸爸妈妈要注意给孩子增加一些绿叶菜汁、番茄汁、橘子汁和鲜水果泥等。这些食品中均含有较丰富的维生素C。维生素 C 在接触氧、高温、碱或铜器时，容易被破坏。因而给孩子制作这些食品要用新鲜水果和蔬菜，现做现吃，既要注意卫生，又要避免过多地破坏维生素 C。

〔维生素 A〕

胡萝卜素是维生素 A 的前身，在人体内能转变成维生素 A。维生素 A 有维持眼角膜正常功能、预防角膜退化以及增强呼吸道黏膜抗病能力等作用，如果维生素 A 缺乏，可致角膜干燥，怕光、流泪，重者眼睛结膜变厚，甚至夜盲或失明。所以应注意小儿维生素 A 的补充。富含维生素 A 的食品主要有南瓜、西红柿、胡萝卜、绿色蔬菜等，鸡蛋黄、羊奶、牛奶、黄油、猪油、各种鱼类肝脏含维生素 A 也较多。

〔维生素 E〕

维生素 E 广泛分布于动植物组织中，如：谷类、绿叶菜、畜肉、禽蛋、鱼类和奶类等。另外，柑橘皮中也含有丰富的维生素 E。含维生素 E 丰富的食物有麦胚油、棉子油、玉米油和芝麻油等植物油。

〔维生素 B_1〕

富含维生素 B_1 的食品有酵母、花生、黄豆、猪肉、动物内脏和粗杂粮等。我们日常膳食中维生素 B_1 的主要来源仍然是粗杂粮和黄豆，精白面中维生素 B_1 含量较少，米、面中加碱或油炸可使维生素 B_1 大量损失。

〔维生素 B_2〕

维生素 B_2 又称核黄素，存在于多种食物中。动物性食物一般含量较高，尤其动物内脏含量最丰富，奶类、蛋黄中含量也较丰富。植物性食物中豆类含量较多，谷类和一般蔬菜含量较少。

〔烟酸〕

人体所需要的烟酸大部分由食物直接提供，少部分可由食物中所含的色氨酸在体内转化而来，平均每 60 毫克色氨酸可以转变为 1 毫克烟酸。酵母、豆类和瘦肉中富含烟酸，可作为主要的食物来源。应该注意的是，玉米中含有一定数量的烟酸，但大部分是以结合型的形式存在，结合型烟酸不能被宝宝吸收利用。

此外，由于玉米中缺乏色氨酸，所以以玉米为主食而且副食品种较单调的地区，宝宝易患癞皮病。玉米如用碱处理后，结合型的烟酸可转化为游离型的烟酸，从而增加了其吸收利用率。故在以玉米为主食的地区应推广加碱处理玉米的方法。

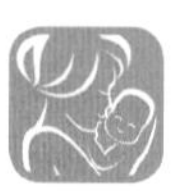

宝宝的高铁高钙食谱

1 岁多的宝宝正处在长骨骼和长牙齿的阶段，补充钙和铁非常重要。父母可为宝宝安排含铁含钙丰富的食谱，但同时要符合宝宝的消化能力，由于此时宝宝乳牙尚未出齐，咀嚼能力弱，食物要做得软烂一些。

〔鸡血豆腐汤〕

把豆腐和鸡血切成细条，黑木耳、熟瘦肉、胡萝卜切成细丝，下入鲜汤中烧沸，加入酱油、盐、料酒适量，用水淀粉勾薄芡，淋入打好的鸡蛋液，加香油、葱花。此汤颜色美观、味道咸鲜，含丰富的蛋白质、铁、胡萝卜素和纤维素，有助于提高宝宝血色素。

〔香椿芽拌豆腐〕

选嫩香椿芽洗净后用沸水焯 5 分钟，挤出水切成细末；把盒装豆腐倒出盛盘，加入香椿芽末、盐、香油拌匀即成。此菜清香软嫩，含有丰富的大豆蛋白、钙质和胡萝卜素等营养，很适合宝宝食用。

〔虾皮紫菜蛋汤〕

用姜末炝锅，下入虾皮略炒，加水适量，烧沸后淋入鸡蛋液；随即放入紫菜、香菜，并加香油、盐、葱花即可。此汤口味鲜香，含有丰富的蛋白质、钙、磷、铁、碘等营养素，对宝宝补充钙、碘非常有益。

〔骨汤面〕

将猪骨或牛骨砸碎，放入冷水中用中火熬煮，煮沸后加适量米醋，继续煮 30 分钟；将骨弃之，取清汤，将龙须面下入骨汤中，将洗净、切碎的青菜加入汤中煮至面熟，加盐拌匀。

骨汤富含钙，同时富含蛋白质、脂肪、铁、磷和多种维生素，可为正在快速增长的 1 岁以上的宝宝补充钙质和铁，预防软骨症和贫血。

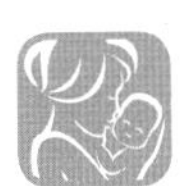

多给宝宝吃健脑食物

宝宝的大脑发育，除了先天因素外，与后天的营养关系最为密切。宝宝从出生到 2 岁之间是大脑发育的关键时期。如果营养充足就能保证和促进大脑的发育。

〔动物内脏、瘦肉、鱼〕

动物内脏及瘦肉、鱼等含有较多的不饱和脂肪酸及丰富的维生素和矿物质，有助于宝宝大脑的发育。

〔水果〕

特别是苹果，不但含有多种维生素、矿物质和糖类等构成大脑所必需的营养成分，而且含有丰富的锌，锌与增强宝宝的记忆力有密切的关系。所以常吃水果，不仅有助于宝宝身体的生长发育，而且可以促进智力的发育。

〔豆类及其制品〕

豆类及其制品含有丰富的蛋白质、脂肪、碳水化合物及维生素 A、B 族维生素等。尤其是蛋白质和必需氨基酸的含量高，以谷氨酸的含量最为丰富，它是大脑赖以活动的物质基础。

〔坚果类食物〕

坚果类食物含脂质丰富，如核桃、花生、杏仁、南瓜子、葵花子、松子等均含有对发挥大脑思维、记忆和智力活动有益的脑磷脂和卵磷脂等。

〔安排健脑食物的注意事项〕

健脑食物应适宜于宝宝的消化吸收。只有能够消化吸收，才能使大脑得到营养。否则，不但达不到健脑的目的，反而易损伤宝宝的消化功能。

健脑食物应适量、全面，不能偏重于某一种或是以健脑食物替代其他食物。食物种类要广泛，否则易致宝宝营养不全甚至营养不良。

健脑食物的种类及数量应逐步添加，食物种类全面不等于一哄而上，要注意宝宝的特殊进食心理和尚未完善的消化功能。

均衡食用酸性食品和碱性食品。对酸性食

品如谷物类、肉类、鱼贝类、蛋黄类等的偏食，易导致记忆力和思维能力的减弱，故应与碱性食品如蔬菜、水果、牛奶、蛋清等科学搭配，均衡食用。

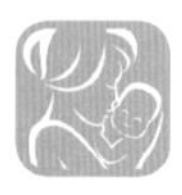

不要给宝宝吃太多冷饮

时值盛暑，吃些冷饮使人暑热顿消，心舒气爽，对于防暑降温大有裨益。然而，无限量地吃冰棍、冰淇淋或冰冻饮料不仅对宝宝健康无益，还会使他的健康受到损害。

〔冷饮不解渴〕

宝宝和成年人一样，当人体的血浆渗透压提高时，虽然体内并不缺水，也会感到口渴，直至将体内渗透压调节到正常水平为止。冷饮中通常含有较多糖分和脂肪等物质，其渗透压要远远高于人体。因此，食用冷饮当时虽觉凉爽，并临时掩盖了口渴感觉，但几分钟过后，胃肠道温度复升，便会再次感到口渴，而且会越吃越渴。所以，解除宝宝口渴的最好办法是饮用凉开水、矿泉水、纯净水，而不是无限制地吃冷饮。

〔过量的冷饮引起肠胃不适〕

宝宝食用冷饮后，胃肠道局部温度骤降，可以使胃肠道黏膜小血管收缩，局部血流减少。久而久之，宝宝消化液的分泌就会减弱，进而影响胃肠道对食物的消化吸收。不明原因的经常腹痛是许多宝宝夏天易得的病，这大多与过量食用冷饮有关。另外，夏天宝宝的胃酸分泌减少，消化道免疫功能有所下降，而此时的气候条件又恰恰适合细菌的生长繁殖。因此，夏季是宝宝消化道疾病的高发季节。

〔过量的冷饮易引起营养不良〕

一般冷饮或饮料中虽然也含有一些营养物质，但多以碳水化合物为主，而人体所需要的蛋白质、矿物质、微量元素和各种维生素含量较少，有些冷饮中脂肪含量又过高，其中营养素严重失衡，如果长期嗜食冷饮或嗜饮含糖饮料，影响正餐，势必会导致营养不良。

〔贪食冷饮容易引起肥胖〕

冷饮中含糖、含脂较多。对于食欲旺盛的宝宝，即使不会影响他正餐的食量，也会额外增加糖、脂肪和能量的摄入，久而久之，会导致超重和肥胖。

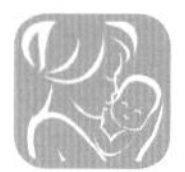

正确给宝宝补充微量元素

微量元素约占人体体重的万分之五，有铁、锌、铜、钴、铬、锰、镊、锡、硅、硒、钼、碘、氟、钒共 14 种。这些元素虽含量甚少，对宝宝的发育及脏器的生理功能却起着不可替代的作用。

〔铁〕

铁是人体需要量最多的微量元素，其中 30% 左右构成血液中红细胞的主要部分：血红蛋白。血红蛋白行使将氧运送至全身各个组织器官的职能，以完成机体氧的代谢。铁的正常需要量为每日 10 ～ 18 毫克，如果摄入不足，也就是未能通过膳食给予足够的量，可引起营养不良性缺铁性贫血。

只有少数罹患缺铁性贫血的孩子，才需要服用铁剂。肉类当中含有血红素铁，这可是最容易吸收的铁，可以直接用来合成人体的血红蛋白。

〔锌〕

锌是人体一系列生化反应中至关重要的物质，它参与许多酶的生化合成和激活，而酶催化着蛋白质、核酸的代谢。其中 200 余种酶都含有锌，可见锌对于人体的重要性。孩子对锌的需求量为 10 毫克。当孩子缺乏锌时，不但会影响其生长发育及智力发育，也可导致免疫功能及舌部的味觉低下，使孩子容易发生反复感染及食欲减退。

补锌首先要保证食物摄入多样化。比如动物内脏、瘦肉、鱼虾，以及贝壳类的海产品都是富锌食物。另外，蛋黄、坚果类食物特别是甜杏仁和榛子，都含有丰富的锌，应让孩子多食。有些父母会认为动物肝脏是进行解毒的器官，所以一定带有毒性，不让孩子吃，这种想法有失偏颇。

其次要保证尽量多吸收，多吃面包、馒头等发酵性的主食，部分替代未发酵的米饭和面条。这是因为，米面中存在一种叫植酸的物质，它能与锌元素结合，形成化合物，使得人体无法正常吸收食物中的锌元素；同时，还应该增加奶制品的摄入，因为奶制品中不含植酸，又提供了丰富的营养。

如果孩子已有缺锌的表征，可去医院给孩子查一查微量元素，一旦发现孩子缺锌，应在医生的指导下服用锌剂。注意：锌剂不要在饭后立即服用，否则容易被化合掉，从而失去了补充的目的。

〔碘〕

人体甲状腺的功能是分泌甲状腺素，而构成甲状腺素的重要成分就是碘，其主要作用是调节人体的能量代谢。缺碘的孩子甲状腺肿大，会通过内分泌影响到孩子的身高、体重、骨骼、肌肉的增长，还可能影响到孩子的脑发育和神经系统发育。

其实，长期过量摄入碘元素，甲状腺一样容易肿大。一般孩子摄入碘的最高限量为每日800微克，如果碘的含量过高，则打破了孩子正常的内分泌平衡，导致孩子体内雄性激素水平过高。

〔硒〕

参与人体某些氧化酶的代谢过程，在肌肉的代谢中起重要作用。缺乏时易引起克山病。缺硒是孩子视力下降的主要原因，也是0～6岁孩子反复罹患呼吸道及消化道疾病的重要因素之一。

血硒指标偏低还可能使儿童反复感染呼吸道或消化道疾病，说明补硒能大大提高孩子的免疫力。补硒不可过量，食补最为安全可靠。硒在人体中的作用主要是抗氧化。硒缺乏时，可能导致心脏疾病和癌症高发，不过如果吃得过多也会导致毒性。现在有加硒的食盐出售，很多种食品中也含有硒，不需要特别补充。

〔铜〕

铜是组成人体多种金属酶的重要成分，主要功能是在铁形成血红蛋白的过程中起促进作用。若铜的供应量不足，孩子可出现贫血、中性粒细胞减少，还可影响生长发育。

正常孩子每日需铜80克/千克，肝脏、鱼类、牡蛎、坚果等含铜丰富，应保证供给。对于缺铜的患儿，除增食富含铜的食物外，每日可补充0.5～1.0毫克铜制剂，注意剂量不能过大，以免孩子中毒。

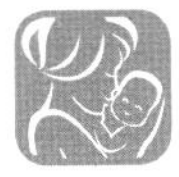

宝宝不爱吃蔬菜的对策

这个阶段的宝宝对饮食流露出明显的好恶倾向，不爱吃蔬菜的宝宝多起来。别小瞧了蔬菜，它对宝宝的生长发育作用非凡，不爱吃蔬菜会使宝宝维生素摄入量不足，发生营养不良，影响身体健康。

〔不吃蔬菜容易引起便秘〕

不吃蔬菜，纤维素摄取不足，食物对肠壁的刺激性小，致使肠肌蠕动减弱，粪便在肠道停留的时间过长，从而发生便秘。另外，粪便中的有毒成分会被再次吸收到血液，影响正常的新陈代谢，容易生病。

〔不吃蔬菜破坏肠道环境〕

蔬菜中的纤维素可促进肠道中有益菌的生长，抑制有害菌繁殖。如果经常不吃蔬菜，就会破坏肠道内有益菌的生长环境，影响肠道对营养的吸收功能。

〔不吃蔬菜使维生素A和维生素C摄取不足〕

蔬菜是维生素C的主要来源，而维生素C对宝宝的发育有很大益处。它可促使钙质沉积，是正在快速生长发育中宝宝的牙齿及骨骼健全发育的必需营养素。如果经常不吃蔬菜，就会出现牙髓出血、牙髓炎，骨骼松软、易断以及皮下出血和皮肤感染等表现。黄绿色蔬菜是胡萝卜素的丰富来源，胡萝卜素可在人体内转变为维生素A。缺乏维生素A后，会影响宝宝的视力、皮肤、黏膜等功能，以致发生夜盲症、皮炎或反复呼吸道感染。

〔不吃蔬菜会使宝宝热能摄取过多〕

进餐时不吃蔬菜，不容易产生饱足感，宝宝会不知不觉地摄入过多热能，引发身体肥胖，影响成年后的健康。

不要过量食用胡萝卜素

虽然胡萝卜素对宝宝很有益，但也要注意适量摄入。宝宝过多饮用以胡萝卜或西红柿做成的蔬菜果汁，都有可能引起胡萝卜血症，使面部和手部皮肤变成橙黄色，出现食欲缺乏、精神状态不稳定、烦躁不安，甚至睡觉不踏实，还伴有夜惊、啼哭、说梦话等表现。

〔不吃蔬菜影响食欲〕

经常不吃蔬菜的宝宝，身体的其他生理功能也会受到影响，经常出现食欲缺乏、胃口不好等症状。

〔长大后也不爱吃蔬菜〕

如果宝宝从小吃蔬菜少，偏爱吃肉，长大后就很可能不太容易接受蔬菜，那时再纠正就很费力气了。

〔从小让宝宝爱上蔬菜〕

蔬菜不仅含有丰富的营养，而且它还能在咀嚼中给宝宝提供丰富的口感体验。国外饮食心理方面的专家研究认为，蔬菜的多种滋味，与宝宝日后形成良好的性格及很强的环境适应能力有密切的关系，拒绝蔬菜的宝宝往往有不愿意接受周围环境的倾向。一般而言，幼年时对食物的种类尝试得越多，成年后对生活的包容性就越大，适应环境的能力也越强。

〔告诉宝宝多吃蔬菜的益处〕

不失时机地告诉宝宝多吃蔬菜有什么好处，不吃蔬菜会引起什么不好的结果，并有意识地通过一些故事让宝宝知道，多吃蔬菜会使他的身体长得更结实，更不容易生病。

〔为宝宝做榜样〕

父母应带头多吃蔬菜，并表现出津津有味的样子。千万不能在宝宝面前议论自己不爱吃什么菜，什么菜不好吃之类的话题，以免对宝宝产生误导。

〔不强制宝宝吃不喜欢的蔬菜〕

一些有辣味、苦味的蔬菜，不一定非强制宝宝去吃，包括味道有点怪的茴香、韭菜等，以免严重地伤害宝宝的心理。

〔从兴趣入手培养宝宝喜欢蔬菜〕

不要为了让宝宝吃蔬菜，妈妈就轻易地给他许愿，这样会使他更认为吃蔬菜是一件很苦的差事。正确的做法是培养宝宝对蔬菜的兴趣，对蔬菜产生味美的感官认识。儿童心理专家认为，农村的孩子几乎很少有厌吃蔬菜的现象，这与从小形成的良好意识相关。妈妈可通过让宝宝和自己一起择菜、洗菜来提高他对蔬菜的兴趣，如洗黄瓜、西红柿或择豆角等。吃自己择过、洗过的蔬菜，宝宝一定会觉得很有趣。

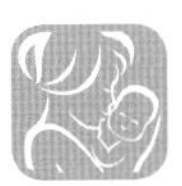 防止宝宝食物过敏

食物过敏，是指食物中的某些物质（多为蛋白质）进入了体内，被机体的免疫系统误认为是入侵的病原，进而发生了免疫反应，在婴幼儿中发病率较高。当宝宝发生食物过敏时，父母不要太担心，只要保持高度警觉、细心观察、配合医师的治疗与建议、找出可能的过敏原，如此才能远离食物过敏。

〔容易引起过敏的食物〕

最常见的是异性蛋白食物如螃蟹、大虾，尤其是冷冻的袋装加工虾、鳝鱼及各种鱼类、动物内脏；有的宝宝对鸡蛋，尤其是蛋清也会过敏。

有些蔬菜也会引起过敏，如扁豆、毛豆、黄豆等豆类，蘑菇、木耳等菌藻类，香菜、韭菜、芹菜等香味菜。在给宝宝食用这些蔬菜时应该多加注意。特别是患湿疹、荨麻疹和哮喘的宝宝一般都是过敏体质，在给这些宝宝安排饮食时要更为慎重，避免摄入致敏食物，导致疾病复发或加重。

〔预防食物过敏的措施〕

通过对食品进行深加工，去除、破坏或者减少食物中过敏原的含量。比如，可以通过加热的方法破坏生食品中的过敏原，也可以通过添加某种成分改善食品的理化性质、物质成分，从而达到去除过敏原的目的。在这方面，最常

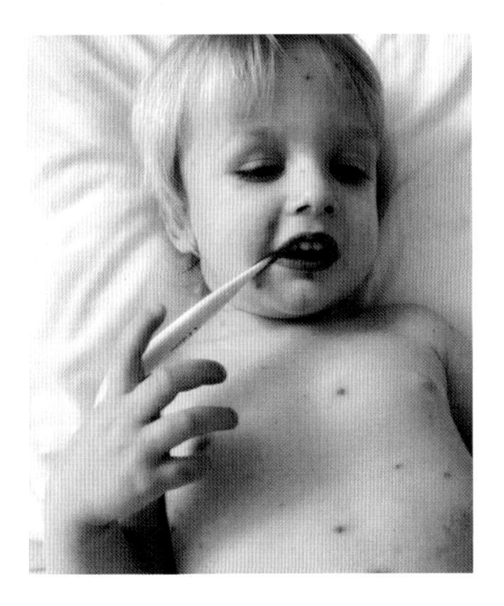

见的就是酸奶。牛奶中加入乳酸菌，分解了其中的乳糖，从而使对乳糖过敏的人不再发生过敏反应。

避免摄入含致敏物质的食物是预防食物过敏的最有效方法。如果是单一食物过敏，应将该种食物从饮食中完全排除，用不含过敏原的食物代替；多种食物过敏的宝宝，则要请营养师进行专门的营养指导了。

一旦发现宝宝对哪些食物有过敏反应时，应立即停止食用。对于会引起过敏的食物，尤其这种过敏反应会随着年龄的增长而消失的食物，一般建议每半年左右试着添加一次，量由少到多，看看病症是否有所减轻或消失。

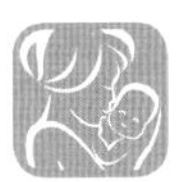 避免让宝宝贪吃零食

宝宝过量吃零食，就无法均衡地摄取营养，必然会影响身体健康。同时，爱吃零食也会导致宝宝饮食不规律，破坏消化功能，引起食欲减退，降低身体免疫力。

纠正宝宝吃零食的坏习惯，必须做到以下几点。

● 不要让孩子吃过量零食，首先大人也不吃零食，至少不在孩子面前吃零食。

● 宝宝吵着吃零食的时候，可以带他做一

些有趣的活动，转移孩子的注意力。

●经常和宝宝讲吃零食造成的不好后果，如：蛀牙、齿痛、影响生长发育等。

●不要拿零食做诱饵或逗引宝宝，让他觉得零食是好东西。

●不管宝宝怎么撒娇或哭闹，父母都不能妥协，要让他知道，父母不会心软，以免宝宝养成坏习惯。

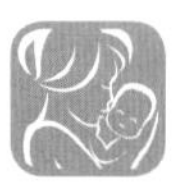

预防宝宝早期肥胖

在生活水平不断提高和各种营养品不断诞生的今天，一些父母往往不注意孩子营养的均衡，因而“小胖子”也越来越多。这些肥胖的孩子到成年后发生各种疾病的隐患也就越多。

什么样的才叫肥胖呢？医学上通常把超过同龄同身高正常体重20%的儿童称为肥胖症儿童。过多的脂肪不仅对机体是一个沉重负担，对心理也会造成一定程度的损害。

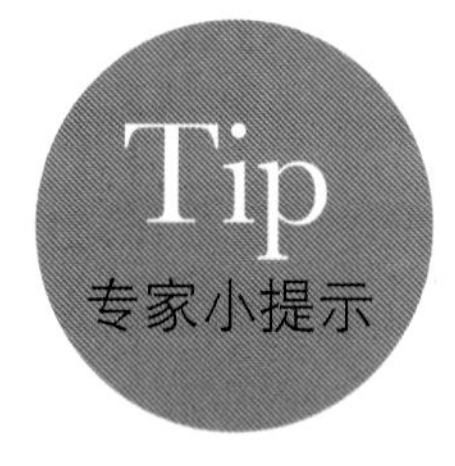

不要把食物不适应和食物过敏混淆

食物不适应是指对于吃下去的食物，身体的消化器官无法正常予以处理、消化、分解，因而产生某些症状。比如，有些宝宝只要喝牛奶和牛奶制品，就会引起腹胀、腹痛、腹泻，主要是因为体内缺乏分解乳糖的酶，只要牛奶喝得量少，就不会发生。

肥胖的孩子不爱户外活动，在群体中易成为同伴们取笑的对象。随着年龄的增长，容易在心理上产生压力，出现自卑感，形成孤僻的不良性格特征。到成年后还会给生理健康带来许多隐患，如：高血压、糖尿病、动脉粥样硬化、冠心病、肝胆疾患以及一系列与之密切相关的疾患。肥胖的孩子由于脂肪组织过多，皮肤褶皱加深，若护理不当容易因局部潮湿引起皮肤糜烂或产生疖肿。

据有关数据表明，小儿肥胖与遗传有关。父母中一人肥胖，孩子出现肥胖率约为40%。若父母双方均肥胖者，宝宝肥胖可达70%。预防肥胖对有肥胖家族史的孩子尤其重要。预防方法主要有：

●合理喂养。食物品种多样化，热量摄入应按照月龄需要喂养，以保证正常生长发育为好。

●1～3岁期间饮食需要有规律，不要用哺喂的方法应对孩子的非饥饿性哭闹。

●宝宝生长发育阶段需要大量蛋白质供应，但是对于肥胖儿要控制其动物性脂肪和糖类的摄入，注意坚持锻炼身体，多参加户外活动。

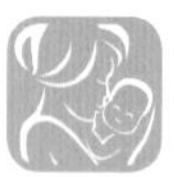

正确看待儿童保健品

儿童正常生长发育所需的营养主要应从食物中获得，任何保健品都无法满足其所需的全部营养。

中医学认为“小儿稚阴稚阳”，正处于生长发育阶段，体内精血、津液等物质尚未充实，脏腑各种生理功能尚未健全和完善，无特殊疾病的孩子只要注意科学喂养，护理适宜，合理调配食物结构，营养就能够满足。

一般而言，一种保健品如果是正规厂家生产的，不会对孩子造成不良的影响。可是，要讲到效果，那就因人而异了。若将保健品作为长期的营养依赖，是不科学的，甚至会有中毒的危险，尤其是锌、铁、维生素 A 等摄入过多，会危害健康。因此，应用保健品应该在医生指导下进行。

若是孩子的确多病，身体虚弱，免疫力低下，可选择中药为孩子健脾胃，补肾气，以提高其消化吸收功能，以便获得充足营养，促进生长发育，提高机体免疫力。

日常护理：爱心呵护每一天

幼儿期的宝宝活动范围比从前大了很多，身体变化也与婴儿期有较大的不同，爸爸妈妈在护理幼儿期的宝宝时，需要针对宝宝的发育情况来进行。

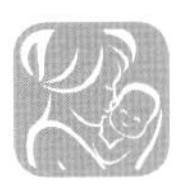

春夏秋冬与宝宝护理

春夏秋冬，斗转星移，父母们应该根据四季环境的变化在宝宝护理方面做些相应的调整和改变。

〔春季护理〕

春天是传染病、上呼吸道感染易发的季节，咳嗽、小儿麻痹症、流行性腮腺炎、流行性脑膜炎、哮喘等都比较常见。在这乍暖还寒、变化无常的季节里，爸爸妈妈们要特别注意：

避免带 0 ～ 3 岁的宝宝去人多的公共场所。家中要保持通风，使空气清新。最好每天至少通风 2 次，每次通风 20 ～ 40 分钟。

少接触花粉。春天各种各样的花都开了，花粉在空气中传播，容易引发哮喘等过敏性疾病，所以有过敏体质的宝宝要尽量远离花朵。

注意居室的卫生。因为居室内有尘螨、动物的毛和大人抽烟的烟雾等，这些空气中的过敏原会导致儿童哮喘的发作，其中最容易滋生尘螨，宠物、地毯、凉席、墙角都会成为它的栖息之地。

此外，春天还要注意防风御寒，别过早脱掉棉衣，应适当“捂”一下，俗话说：“春捂秋冻。”多带宝宝到户外锻炼，使大腿、两臂、面部适量地接触阳光的照射，多呼吸新鲜空气，增强体质，舒展身体，促进新陈代谢。

同时保证充足的睡眠，因为春季白天时间增长，夜晚时间缩短，宝宝对睡眠时间缩短还没有完全适应。春季，室内温度宜在 10℃ ～ 15℃，睡觉盖被子时要让宝宝把手脚盖好，不伸出被窝，只露出头部，睡姿要平仰或者侧睡。当室温上升到 18℃ ～ 25℃，盖好被后，允许宝宝把双手放在被子外。

最后还要注意调整饮食结构。春天多风，易引起风热感冒，在日常生活中可以多从饮食上加以注意，多让宝宝食新鲜蔬菜及水果，减少宝宝春困的发生。实验证明，钾、维生素等都有助于消除疲劳、保持清醒。如：胡萝卜、大白菜、茶叶、巧克力、苹果、海带、黄豆、土豆等，这些都是防止疲倦的食物，还可增强宝宝身体防病抗病的能力。

〔夏季护理〕

当炎热的夏季到来时，为了增强宝宝的免疫力，抵抗外界不良因素的影响，父母们应该注意以下方面。

●凉席的使用方法：夏天气温高，睡凉席有一种舒适感。宝宝新陈代谢快，因此某种意义上他比大人更怕热，但宝宝抵抗力较差，用凉席不当易引起感冒、腹痛或腹泻，因此不宜让宝宝直接睡凉席。有的凉席质量不好，有寄生虫虫卵等，直接和孩子接触会使宝宝皮肤过敏，或患皮肤病，严重者可引发哮喘病，因此应在凉席上铺毛巾被、薄被或床单等，这样还能避免宝宝皮肤被席子划伤。

●在空调房内应注意的问题：不要长时间在空调房间滞留，空调室温应在27℃～28℃，可开一扇窗通风，保证室内空气新鲜。宝宝有汗时，不要让他到空调室或在通风口，或直接对着电风扇。从热的地方到冷的地方一定要把宝宝的汗擦干，并且穿上长袖衣裤。

●冷饮：冷饮是宝宝喜欢的食品，但一定要限制摄入量。过多摄入冷饮会引起宝宝胃肠道疾病，也可伤害牙齿。同时多给宝宝喝温开水，任何饮料都不能代替白开水。

●防晒霜：夏季要注意避烈日。据专业机构的报告说，太阳光中的紫外线A和紫外线B可能损害免疫功能，因为这种射线会杀死T细胞，也会杀死皮肤上启动免疫功能的细胞。因此，宝宝在进行户外活动时要注意防晒。不要在阳光下长时间玩耍，特别是太阳光强烈时，要避开太阳直射，以免中暑。夏季日光中紫外线指数大，应注意对宝宝眼睛的保护。涂抹防晒霜时也要注意质量和防晒系数。

●驱蚊液：宝宝幼嫩的皮肤很容易被蚊虫叮咬。一旦蚊虫有毒，宝宝皮肤还会出现严重的红肿，甚至发烧，因此可以适当给宝宝抹一些驱蚊液。但要注意，最好选择质量过硬的儿童专用品，这样对宝宝皮肤刺激较小。

●灭蚊：家中最好不要使用杀虫剂、熏蚊片等驱蚊用品，因为它们可能会成为过敏原，引发宝宝哮喘或中毒反应。如果实在要用，也最好先将宝宝放在邻居家中玩耍，等家中药味散尽再让宝宝回来。

●花露水：夏天宝宝很容易长痱子，应每天洗头、洗澡。父母可以在宝宝的洗澡水中适当加入一点花露水，既可以祛痱止痒，也可以让宝宝清凉干爽。

●毛巾被：宝宝夏季睡觉盖什么好？毛巾被为首选。记住不要因为炎热而将宝宝全身脱光睡觉，这样易使宝宝腹部着凉，因为宝宝的胃肠平滑肌对温度变化较为敏感，低于体温的冷刺激可使其收缩，导致平滑肌痉挛。特别是肚脐周围的腹壁又是整个腹部的薄弱之处，更容易受凉而累及小肠，引起以肚脐周围为主的肚子阵发性疼痛，并发生腹泻。

所以即使天气再炎热，也要给宝宝盖一层较薄的衣被，特别要注意腹部的保暖。经常腹痛、腹泻，可使宝宝体重下降，抵抗力降低，易患各种感染性疾病，并出现生长发育迟缓。所以，民间“小儿无夏天”的说法确有道理。

［秋季护理］

随着秋季的到来，气温开始下降，天气也变得干燥起来。宝宝适应能力差，皮肤稚嫩，与成人相比需要更多的水分，所以这时宝宝应该多喝白开水，不宜喝饮料。平时多给宝宝吃富含维生素的应季水果和各种菜汤来补充水分，少吃上火的食物。对于宝宝的肌肤，妈妈在给宝宝擦拭或洗脸时宜选用柔软的毛巾，不要用力擦洗。每次清洗完毕后，需用含有天然滋润成分的儿童护肤品，秋季可以用冷水擦洗以提高宝宝对冷的适应能力。

进入深秋后，宝宝的衣服越穿越多了，这对其户外运动极为不便。其实对宝宝来说，穿过多的衣服并不利于宝宝的身心健康。宝宝穿得太多，就容易出汗，按照中医的说法，即内火升，内热高，则毛孔容易打开，冷空气也就容易“乘虚而入”了，感冒、咳嗽难免多发。所以对于衣被的冷暖要做到“三分寒”。“三分寒”是指衣被不要穿得太多、盖得太厚。所谓“春捂秋冻”，“秋冻”不仅是指少穿衣服，还有在天气晴好时，带宝宝多在户外活动。早晚温差大，穿衣服要根据身体状况因人而异。体质弱的人要根据气候变化增减衣服，注意保暖，建议可以为宝宝准备一件小背心，让宝宝到家或幼儿园后脱掉外面的衣服，穿上小背心，这样既保暖又方便宝宝的运动。

另外，秋季是宝宝腹泻的高发季节，在这个时候应多注意宝宝的饮食卫生和质量，不吃生冷食品，定期给玩具和食具煮沸消毒。同时宝宝还应加强体育锻炼，增强体质，提高机体抵抗力，避免感染各种疾病。

〔冬季护理〕

冬日，对于娇嫩的宝宝来说，更需要我们格外的呵护，这样才能保证他们抵抗外界因素的侵袭。

不少家长一到冬天就紧张，因为宝宝动辄就感冒、发烧。对此提醒各位家长，应注意创造良好的室内环境。如今居家空调开得多、家庭饲养宠物的也不少，再加上冬季宝宝在室内活动的时间较长，所以应注意每天定时开窗通风，在室内呼吸新鲜空气，同时保持一定的空气湿度。

中国北方冬季供暖时，室内空气湿度一般只有20%左右，长期处于这种环境的宝宝，患呼吸系统疾病的概率明显增加。在暖冬的气候环境下，尘螨、真菌和宠物已经成为现在宝宝哮喘高发的“诱因”。所以冬季宝宝房间的空气湿度应保持在50%左右，家长可以使用加湿器，或采取反复拖地、在暖器上搭湿毛巾等办法，尽量保持宝宝呼吸道湿润，减少被病菌侵袭的机会。

2岁以上的宝宝，如能早晚坚持漱口，既可在一定程度上使咽喉中聚集的病菌排出体外，又能增加呼吸道的湿润度，也有利于身体健康。

同时冬天衣服也不要穿得太多，从小培养宝宝适应较冷的环境，当气候发生变化时就不容易得感冒了。

在寒冬季节，尽量不带宝宝去公共场所，少乘公共汽车。因为人口稠密的地方空气污浊，便于病毒和细菌繁殖、传播，宝宝吸入病原体浓度高的空气，容易患病。

所以，在冬季到来时，家长们应从以下4个方面对宝宝给予更多的关注：

1 温度：温度应该保持在24℃左右为宜。如果温度过高，可能使宝宝体温升高，出现发烧（脱水热）现象，此时应及时给宝宝补充水分。如果室温达不到20℃，宝宝可能会出现鼻子发堵现象，更重的会出现“硬肿症”，就是小脸蛋红红的，但摸上去感觉特别硬。室温过低对宝宝的健康是不利的，此时应该设法使室温升高，并把暖水袋放在宝宝的棉被（或睡袋）外面，不要紧挨着宝宝，让小环境暖和起来就可以了。

2 衣着：一般来说，上述室温条件下，宝宝穿着薄薄的棉衣，内有一件细薄的小棉毛衫即可，不必再添加毛衣等衣物。盖被子（或包裹着）不要太紧、太严，要宽松、适当。

3 洗澡：洗澡时，适当升高室内温度，动作要快，时间要短，水要准备多些，水温在40℃上下（37℃～43℃），10分钟以内洗完，迅速擦干，迅速穿衣，一般不会出问题。

4 通风：冬季室内要保持空气流通，不要把母亲和宝宝居住的房间搞得“密不透风”。新鲜的空气对母亲和宝宝是很重要的。每天应定时开窗，只要避免对流风即可。否则，小环境的空气污浊对母婴健康都不利。还有一点相当重要，应避免在室内抽烟，否则容易引起宝宝呼吸道疾病。

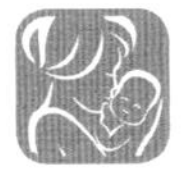

怎样改善宝宝打鼾

父母往往认为宝宝打鼾才是睡得香甜。其实夜间打鼾会使宝宝睡眠受到影响，影响宝宝的身心发育。因为打鼾多伴有气道或鼻腔阻塞不畅，从而引起缺氧，而缺氧常可导致肺动脉高压、心律失常，易发生危险。当宝宝出现打鼾的情况时，不要认为这是小事儿，父母应当重视并及时带宝宝去医院诊治。

〔打鼾的原因〕

由于宝宝本身的呼吸通道如鼻孔、鼻腔、口咽部比较狭窄，故稍有分泌物或肿胀就易阻塞。通常，当睡眠姿势不好时易打鼾，譬如面部朝上而使舌头根部向后倒，半阻塞了咽喉处的呼吸通道，气流进出鼻腔、口咽和喉咙时，附近黏膜或肌肉产生振动就会发出鼾声。宝宝长期打鼾，最常见的诱因是扁桃体和增殖腺肥大，其他的原因包括鼻子敏感和慢性鼻窦炎。体胖也是主因之一，肥胖的宝宝咽部的软肉构造较肥厚、扁桃体肿大。因此，睡觉时口咽部的呼吸道更易阻塞，所以出现鼾声，严重时甚至会有呼吸暂停的现象。宝宝长期打鼾与父母遗传有一定关系，父母多为鼻子敏感或鼻窦炎患者。患有哮喘的宝宝，长期打鼾将使哮喘情况加剧或发作得更频繁。

〔日常改善法〕

睡觉前，清理鼻腔分泌物，侧卧，双手不要压在胸口处，盖被应轻暖，室内空气需新鲜，温度适宜。发现打鼾时，可翻动一下宝宝的身体，变换睡姿，枕头不要太高，可使打鼾得到缓解。

〔肥胖宝宝需减肥〕

如果打鼾的宝宝肥胖，先要想办法减肥，让口咽部的软肉消瘦些，呼吸管径变宽。变瘦的身体对氧气的消耗也相应减少，呼吸也会变得较顺畅。

〔详细的身体检查〕

当改变睡觉姿势和减肥无用时，应请儿科医师仔细检查宝宝鼻腔、咽喉、下巴部位有无异常或长肿瘤，或是宝宝的神经、肌肉功能有无异常。

〔手术治疗〕

如果鼻口咽腔处的腺状体、扁桃体或多余软肉确实肥大，以至于阻挡呼吸通道，严重影响正常呼吸时，可考虑手术割除。

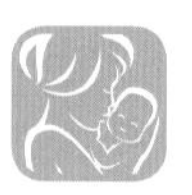

1 岁后就给宝宝换满裆裤

1 岁左右的宝宝就已能够表达尿意。因此，父母最好不要偷懒，要及时给宝宝换上满裆裤。

〔满裆裤的优点〕

穿满裆裤可以避免宝宝受凉，尤其是寒冷的冬天，能阻挡寒风从开裆处吹遍全身。

夏秋季蚊虫多，穿满裆裤能防止蚊虫叮咬，避免一些由蚊虫传播而对宝宝身体健康有极大危害传染病。

宝宝活泼好动，不管干净不干净的地方都坐。穿开裆裤使宝宝的臀部、阴部暴露在外，极易引起尿道炎、膀胱炎等泌尿道感染，特别是女宝宝，因为尿道短，更容易引起尿路感染。穿满裆裤可减少会阴部的感染机会。

开裆裤会使宝宝容易养成随地大小便的坏习惯，同时也给宝宝有意无意地玩弄生殖器创造了条件，穿满裆裤可以避免这些坏习惯的养成。

〔早日穿上满裆裤〕

只有按照宝宝的生长发育规律，通过妈妈耐心、细致和科学地培养，才能让宝宝早日适应满裆裤。重中之重，在于训练宝宝有规律地排便。最初要帮助宝宝穿脱裤子，以后逐渐引导他自己处理。

给宝宝选择合适的裤子。最初可选择裤裆既可开又能关的样式，这样既方便宝宝大小便，又能达到穿满裆裤的目的。宝宝能处理时，就选择宽松易解的裤子，便于宝宝自己穿脱。

选择合适的季节训练宝宝穿满裆裤，可使训练事半功倍。先在夏季让宝宝适应穿满裆短裤，以后再穿长裤。到冬季时，可以在里边穿开裆棉毛裤，外面套一条满裆裤，大小便时只脱外面的裤子就行了。

对于此时的宝宝来说，尿湿裤子是难免的，父母一定要有耐心，多鼓励、少责骂，培养宝宝快乐的如厕情绪，如此宝宝才能更快地学会自理。

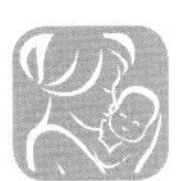

帮宝宝养成良好的卫生习惯

从小就开始培养宝宝的卫生习惯，有助于良好习惯的养成，幼儿期是习惯养成的重要时期。因此，父母应该牢牢把握住这个时期。

〔勤洗手〕

宝宝进入幼儿期后，好奇心更强了，对什么东西都能产生浓厚的兴趣。如果在外面玩，他会捡地上的石头，挖泥土，拔地上的草，甚至会乱捡垃圾，弄得小手脏兮兮的。如果宝宝用脏手揉眼睛，会引起眼睛感染；用脏手直接拿东西吃，手上的细菌和寄生虫卵会一起吃到胃内，造成宝宝拉肚子。因此，必须让宝宝养成勤洗手的好习惯。

“饭前便后要洗手。”这句话想必大家都是耳熟能详的，这也是保持手卫生的基本条件。宝宝从外面玩回来之后，不管小手有没有弄脏，回家的第一件事就是要先洗手，因为很多病菌是肉眼看不见的。在用肥皂或者洗手液洗手的时候，可以让宝宝边搓揉边慢慢数数，等数到30了，再用水冲洗，确保小手洗得干干净净。

〔早晚漱口〕

为了保护好宝宝的乳牙，从1岁多起就应开始训练宝宝早晚漱口，并逐渐培养他养成这个良好的习惯。

训练时，先为宝宝准备好水杯，并预备好漱口所用的温白开水。不要让宝宝用自来水刷牙，因为宝宝在开始时不可能马上学会漱口的动作，往往漱不好就会把水咽下去，所以刚开始最好用温白开水。初学时，父母为宝宝做示范，把一口水含在嘴里做漱口动作，而后吐出，反复几次，宝宝很快就会学会。需要提醒的是，不要让宝宝仰着头漱口，这样很容易造成呛咳，甚至发生意外。在训练过程中，父母要不断地督促宝宝，每天早晚坚持不断，这样，慢慢地宝宝就会养成漱口习惯。

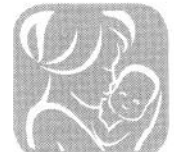

宝宝防晒知识大全

夏天是宝宝自由玩耍的最佳季节，很多妈妈都会让宝宝到户外玩耍，经常让宝宝晒晒太阳，可以获取更多的维生素D，有利于宝宝的健康成长。虽说阳光是宝宝成长的催化剂，但别忘了，烈日可能也会给宝宝的皮肤带来伤害。

〔防晒的重要性〕

皮肤有一种与生俱来的天然防晒能力，但随着时间的流逝和每一次暴晒之后受伤记录的累积，这“阳光本钱”会逐渐消耗直至殆尽。宝宝的皮肤发育还不健全，而户外活动的时间又是成人的3倍，如果这段时间缺乏防晒保护，便会透支“阳光本钱”。长时间暴晒在烈日下，却没有防御措施，就会导致日光性皮炎、多形性日光疹、荨麻疹等皮肤病的发生。

〔选好时机出门〕

尽量避免在上午10点以后至下午4点之前让宝宝外出活动。这时候的紫外线最为强烈，宝宝的皮肤尚未发育完全，非常薄，约为成人皮肤的1/3，耐受能力差。另外，宝宝皮肤黑色素生成较少，色素层较薄，容易被紫外线灼伤。最好能赶在太阳刚上山或即将下山时带宝宝出门走走。

〔每天晒太阳的时间〕

通过适当的晒太阳可以获取维生素D，但对于宝宝来说，每天晒太阳的时间不宜过长。在夏天选择在适合的时间段，每天晒2～3次，每次10分钟左右，就可以达到一天对维生素D的需要量，还不会让宝宝的嫩肤受到日晒的损伤。

〔宝宝防晒露不可少〕

宝宝专用防晒产品，针对宝宝皮肤特点设计，能有效防御紫外线晒伤、晒黑皮肤。一般以防晒系数15为最佳。因为防晒值越高，对皮肤的负担越重。物理型或无刺激性不含有机化学防晒剂的高品质婴儿防晒产品是最佳选择。给宝宝用防晒用品时，应在外出之前15～30分钟涂用，这样才能充分发挥防晒效能。

〔使用宝宝防晒产品的注意事项〕

选择有品牌、有信誉的企业生产的产品。对于过敏体质的宝宝，在使用防晒用品之前，应该在其前臂内侧涂上一点，48小时以后看看局部没有反应，若无不良反应再用到其他的部位。不能混用成人的防晒品，以防娇嫩的肌肤受到刺激。同一支防晒品不能连续使用两个夏季，因为防晒品接触空气、阳光后，其性能、功效都会发生变化，不易长久保存。

〔准备好防晒用品〕

外出时除涂抹防晒品外，还要给宝宝戴上宽边浅色遮阳帽或撑遮阳伞。这样的防晒方式，可以直接有效地减少日晒对宝宝皮肤的伤害，也不会加重宝宝皮肤的负担。

另外，外出活动的服装要轻薄、吸汗、透气性好，且便于宝宝运动。棉、麻、纱布等质地的服装为首选。穿着长款服装还可以更多地为皮肤遮挡阳光，有效防止皮肤晒伤。

〔选择阴凉的活动场所〕

在室外应给宝宝选择有树荫或遮挡的阴凉处活动。每次1小时左右即可。这样并不妨碍宝宝身体对紫外线的吸收，同时还不会晒伤皮肤。

如果宝宝比较大，能听懂你说话，可以教会宝宝影子原则。即利用影子的长度来判断太阳的强度，影子越短，阳光越强。当宝宝的影子长度小于你的身高时，必须寻求遮蔽的场所，以免晒伤。

〔露天游泳别大意〕

夏天到了，带宝宝到户外游泳是件常事，游泳既锻炼身体，也让宝宝得到了清凉的感觉。可是，妈妈要特别小心，露天游泳时，在水和泳池的折射作用下，紫外线的强度会比外界条件下高，更容易晒伤宝宝的肌肤。此时，一定要给宝宝做好充分的防晒准备。避免宝宝在烈日较强的时候外出游泳，游泳时涂上防晒用品，而且要涂遍全身。要给宝宝穿合体的游泳衣，以遮挡身体的大部分，起到防晒的作用。同时，泳衣也可以阻隔水中的一些不洁物进入宝宝体内而引起感染或其他疾病。

〔湿疹宝宝外出〕

对于面部有湿疹的宝宝，应该避免太阳光照射脸部，出门前做好充分的防晒准备。因为这类宝宝皮肤较敏感，生湿疹的皮肤光穿透力更强，当宝宝面部皮肤一红，就已经发生光照性红斑，有灼热感、轻度刺痛，而宝宝因为本身有湿疹，爸爸妈妈更不容易发觉。

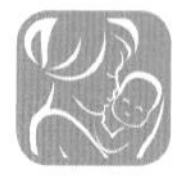

幼儿用品需谨慎选择

现在的父母对宝宝的用品，从衣物到吃饭的器具都是一手操办的。大多数的父母将自己的消费观和审美观强加给宝宝，甚至在购买东西的时候只考虑自己的喜好而不考虑宝宝的健康和需求，这是做父母的应该改进的。

〔松紧带裤的危害〕

松紧带是橡胶制品，属于化学物品，而宝宝的皮肤很娇嫩，使用松紧带后往往会出现皮肤发痒、荨麻疹、过敏性皮炎等全身过敏反应。

如果松紧带过紧，还会压迫肠道，影响消化功能，出现腹胀、食欲下降、食量减少等症状，并造成营养障碍，影响宝宝的生长发育。

如果从小给宝宝穿较紧的松紧带裤子且把裤腰提得很高，或用绳子捆紧宝宝胸部，时间长了有可能出现肋外翻。

如果松紧带过松，裤子系不住，常会滑脱，容易使宝宝脐部着凉，无论是冬天还是夏天都可能导致腹泻。

可多给宝宝选择连体衣裤和背带裤。

〔警惕儿童餐具铅中毒〕

铅污染对宝宝的危害往往是潜在的。在产生中枢神经系统损害之前，通常缺乏明显和典型的表现而容易被忽视。更为严重的是，铅对中枢神经系统的毒性作用是不可逆的。当宝宝血铅水平超过 1 毫克 / 升时，即会对智能发育产生不可逆转的损害。目前铅还是国际公认的致癌有毒物质。日常生活中对餐饮用具除应注意清洁消毒外，应避免给宝宝使用过于艳丽的彩釉陶瓷和水晶制品，尤其不宜长期存放果汁类或酸性饮料，以免“铅毒”暗藏杀机，损伤身体。此外，宝宝的奶瓶、水杯等也不宜选用水晶制品及表面图案艳丽的。日常饮食中多吃一些鸡蛋、牛奶、水果和绿豆汤、萝卜汁等，对减除铅污染的毒害有一定好处。一般，根本无法辨别儿童餐具是否安全、卫生的，最好选择无色透明，或者颜色浅的餐具。

〔慎穿气垫鞋〕

气垫运动鞋主要包括以下几个部分：鞋带、鞋面布料、鞋面人造皮、鞋垫、气囊胶料、鞋底胶料、鞋底硬胶、气垫设计。其中，鞋垫用特殊反弹力材质制成，可以有效吸收部分反作用力，减轻足部负担，穿着更轻松舒适；气囊胶的作用是保存气垫内空气以提供弹力，减低运动时的震荡；而气垫的设计是为了减缓每日步行时脚踝和地面撞击造成的震荡，提供额外避震和承托力。因此，许多父母为了使宝宝避免遭受运动伤害，给宝宝配备了气垫鞋。

但专家表示：不是所有的宝宝都适合穿气垫鞋，尤其是刚刚能跑稳的 2 岁多宝宝，宝宝的脚尚在发育之中，穿薄底的鞋有利于脚部充分接触地面，令足弓和脚部肌肉长得更好。而穿厚底鞋或者有气垫的运动鞋会令宝宝足部发育不良。研究证实，气垫的高度也是影响人体健康的一个不容忽视的因素。鞋底的高度极为考究，它与人体健康息息相关。比较典型的就是鞋底过高所引发的一系列足病，比如脚拇指外翻、平足症等。另外，鞋底的高度还对脊柱产生间接性影响，随着高度的增加，腰椎和颈椎的受力越来越集中，形成慢性损伤，最终导致腰痛和颈椎病的发生。

〔让宝宝自己选择衣服〕

科学家们认为，2 岁多的宝宝已开始对自己有了一些了解，有了“自我意识”，这时应该开始有意识地培养宝宝的独立性，逐渐给宝宝一些自主权。比如，宝宝的衣物虽然是父母买的，但物权是宝宝的，可由宝宝自由穿用，这样做能使宝宝感受到长辈对自己的厚爱，大人尊重宝宝的权力使他增强自豪感、责任感，自信心也会增强。让宝宝决定自己今天穿什么，还能培养宝宝生活自理的能力。父母还可多给宝宝讲解一些穿衣服的常识，如要根据天气情况选择衣服，怎样搭配衣服的颜色、款式、鞋袜、小配饰等才算协调，使宝宝获得许多有用的生活常识。

有些时候父母发现，宝宝在穿衣服方面真的有一些特别奇怪的想法和做法，有的甚至让父母都没法接受。父母可以在一些不伤及原则的情况之下，依从宝宝的选择，但务必注意把握分寸。

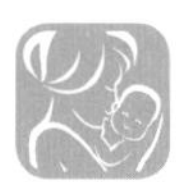

做好宝宝入园前的准备

两三岁的宝宝，就要离开家门，进入幼儿园了。宝宝入园往往是令父母非常头痛的事情，因为宝宝长期待在家中，忽然要离开家，进入一个陌生的环境，肯定不适应。在最初的几天总是哭哭啼啼，让父母心疼不已。其实很容易减轻宝宝入园后的不适，只要父母提前一个月和宝宝一起做入园准备就好了。

［讲解幼儿园］

宝宝并不知道幼儿园是什么，这就需要父母和宝宝讲一讲：幼儿园是个小朋友一起玩、一起学习的地方，每个宝宝长大了，都要去。那里有玩具、有老师、有小朋友。白天，妈妈把宝宝送到那里，宝宝在那里吃饭、睡午觉，和小朋友玩，晚上妈妈再把宝宝接回家。

对宝宝讲时，要实事求是，不要夸大幼儿园有多好多好，免得宝宝在入园后，心理落差大，反而认为父母骗他，不愿去幼儿园。

［熟悉环境］

虽然在宝宝的头脑中，大致有了对幼儿园的印象，但没有亲眼看到，对幼儿园的概念也是模糊的。在平时，父母应该和宝宝一起到幼儿园走一走，看看幼儿园的外观，听听孩子们的唱歌声、欢笑声，让宝宝产生愿意进幼儿园的愿望。当幼儿园入园或放学时，父母可以带宝宝进入幼儿园里，让宝宝和小朋友离得更近，看看幼儿园里有什么玩具，有什么花草树木，等等。

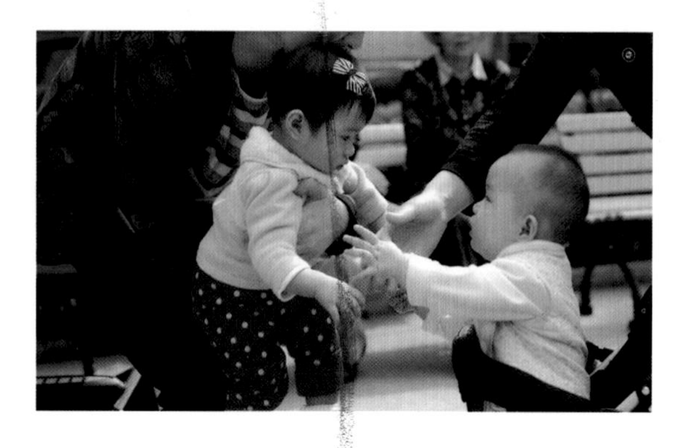

［调整作息时间］

父母要逐渐使宝宝在家的作息和幼儿园的一致，宝宝进入幼儿园后才不至于感到不适应。

［父母可以这样为宝宝安排作息时间］

早上7点前起床，活动一会儿后，8点左右吃早餐；中午12点左右吃午餐；12点30左右让宝宝睡午觉；2点30左右起床。上午10点及下午4点左右要给宝宝加餐，以水果、奶制品为主。晚上和家人一起进餐，上床时间为9点钟左右。

［物质准备］

将宝宝的被褥、洗漱用品准备好。为宝宝准备几套上幼儿园的服装，应该正规些。

［自理能力的培养］

幼儿园老师虽然会在刚入园时对宝宝日常的起居和生活进行细致照顾，但毕竟孩子多，老师少，有照顾不到的地方，所以在入园前，父母就应该有意识地培养宝宝的自理能力：让宝宝自己学会用杯子喝水，想大小便的时候会报告家长，学会独立入睡，能够穿一些款式简单的衣服，学会洗手等。

［社交能力培养］

进入幼儿园，就进入了一个小社会，有些宝宝认生、胆小，父母就要多加注意，培养宝宝的社交能力。平时可以多带宝宝去孩子多的地方，如各种早教机构，更可以让宝宝和邻居家的孩子们一起玩。有些父母害怕宝宝受欺负，不敢让宝宝和其他人玩，这就大错特错了，要让宝宝学会应对其他同伴，而不是拒绝交往。

〔语言能力的培养〕

如果宝宝语言表达能力差，对宝宝来说是非常苦恼的事情，因为他不会说，无法表达自己的要求，易被老师忽略，比如身体不舒服，却又不会说。因此，父母要多和宝宝说话，鼓励宝宝讲出自己的想法，尽管父母已经猜到宝宝想要什么，想做什么，也要鼓励宝宝说出来。平时也要和宝宝多说话，让他听得懂成人的话。

平时父母可有意识地让宝宝做些这方面的练习。“告诉妈妈，你想干什么？”“你刚才玩什么呀，给爸爸讲讲好吗？”告诉宝宝，当自己需要老师帮助的时候就要大声向老师说出来，特别是当身体不舒服时会说出来或用手指出具体的地方，比如头痛、肚子痛等。

体格锻炼：蹦蹦跳跳的小精灵

1 周岁以后的宝宝体格生长开始减慢，体格和神经系统的生长发育有一定的规律。如果在幼儿各项动作发育之前，加强腹肌、背肌、腰肌、四肢支撑力及下肢肌肉力量的锻炼和进行条件反射的训练，使宝宝通过这些触觉刺激和肌肉训练，与脑中枢神经建立联系，就可以使宝宝的动作变得灵敏，肌肉更发达，骨骼更强壮。因此，体格锻炼对于体格生长发育有所减慢的 1 岁后宝宝具有重要、深远的意义。

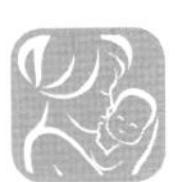

培养宝宝的基本运动技能

宝宝从 1 岁到 3 岁之间，要培养 4 种基本技能：走、爬、跑和投掷。在这 4 种技能的培养锻炼过程中，有益于发展其他动作，特别是手和手指的动作，使宝宝的协调性、灵活性和耐久性得到进一步完善。儿童教育专家认为，宝宝身体上先天的运动反射是非常少的，绝大多数运动技能都是后来教会的。爸爸妈妈要想孩子的动作技能与发展年龄特点保持一致，要系统地、坚持不懈地把这种教育进行下去。

锻炼宝宝的基本技能，首先是不要限制宝宝天生的积极性，不要因为可能有危险而事事不放心，而是让他们尽兴地玩耍、行走、跑步、扔皮球、掷雪球、用铲子挖土、用积木搭房子、爬小山、玩滑梯，孩子的肌肉就会渐渐发达，动作就会变得协调，灵活性和准确性也会发展起来。家长要随时引导孩子如何完成这样或那样的运动任务，给他们示范和讲解。

这一阶段的体育锻炼必须考虑到宝宝的性格特点。对胆小的、缺乏信心的孩子要多加鼓励；对不爱活动的孩子，应该用色彩鲜艳的玩具来引起他的兴趣，把他吸引到游戏中来。有些孩子过于好动，但他们的动作常常是杂乱无章的，这是因为尚未稳固协调的运动器官不能保证实现他们所有的愿望。这时，就必须把分步动作的必要交代及其组成的连续性动作分解示范给孩子看，纠正他们的错误姿势。

这一阶段宝宝的体育锻炼主要是通过游戏来实现的。即使一些专门训练的体操，也要变化成游戏，如跨障碍练习走步，可跨越放在地上的积木、木棍或绳子，还有抓球投掷、拉手下蹲等。训练一般进行 10 ～ 15 分钟，如果孩子兴趣盎然、玩得高兴，可适当延长活动时间；如果孩子精力开始不集中、情绪倦怠，就应该及时停止练习。

活动时间最好安排在白天的第二次睡眠醒来之后。活动之前房间一定要通风，否则就到户外去。要注意宝宝的发育特点，对运动技能过高的活动项目如游泳等，不应该操之过急。因为孩子脊柱弯曲还没有完全形成，背部肌肉还相当稚嫩，过重的负担会严重损害体形，不利于健康。

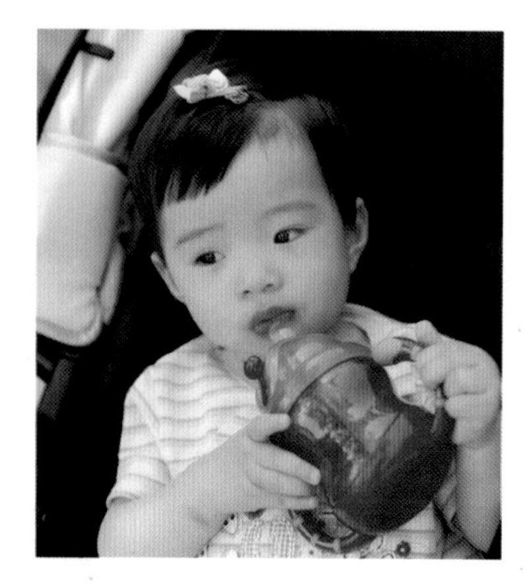

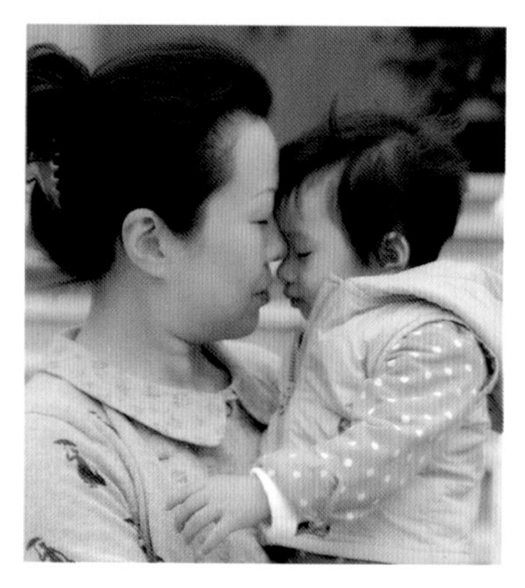

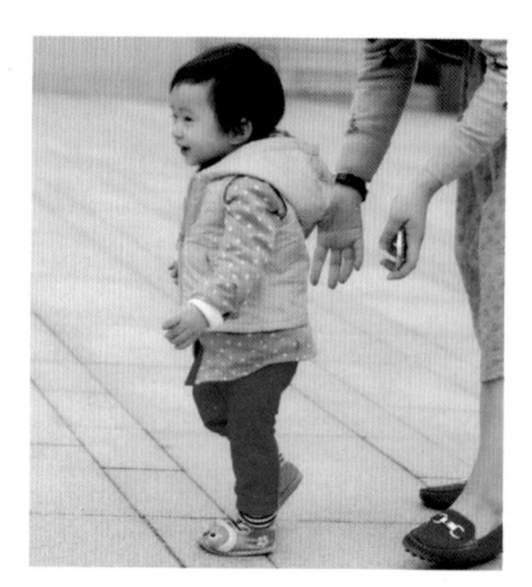

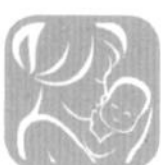

注意体育锻炼后的营养

宝宝还处在生长发育阶段，体育锻炼会加倍地消耗热能。特别是大量出汗与身体过热，体内各种营养素相对消耗增加。因此，体育锻炼后营养和膳食必须加以调整，使宝宝能更好地适应运动，既能增强体质，又保证营养的供给。

体育锻炼时一定会大量出汗。因此必须补充水分，最好是多次少量地进行，这样可使排汗减慢，防止食欲减退，不能让宝宝在运动后一次“喝个饱”。若出汗过多，应在饮用水内加少量盐，避免虚脱。

增加必要的蛋白质、糖等营养素以补充体能的消耗。膳食中一半的蛋白质来源应选择鱼、瘦肉、蛋类、奶制品和豆类食品。增加各种维生素，主要是维生素 C，其次是维生素 B1、维生素 B2。这些维生素在蔬菜、水果、粗粮中含量较多，在膳食中应加以补充。适当增加食量，以补充消耗的能量。

因锻炼后的大量饮水，会抑制消化系统的正常功能，进而影响宝宝的食欲，所以一定要注意饮食中烹调的技术，干湿搭配着吃，经常调换花色品种，适当吃些糖醋菜肴，促进胃液分泌。

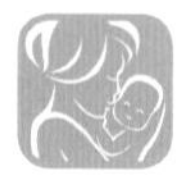

日常体格锻炼的方法

对于 1 岁以后的宝宝来说，爸爸妈妈在日常生活中要适当加强对宝宝的体格锻炼，促进宝宝的生长发育。

［1 岁 1 个月 ~ 1 岁 2 个月宝宝的锻炼］

自由行走：这个月的宝宝可以继续练习独自行走的能力，使宝宝从蹒跚地走几步，逐渐到较长距离稳步地行走。有的宝宝若让父母拉着走，可以走得自然轻松，一旦放手就立即步履蹒跚，这时可让宝宝拉着拖车类的玩具走路，与同伴比赛看谁走得快；或采用让他扔球、捡球、跑来跑去找玩具等游戏来训练宝宝的综合运动能力，边玩边走既减轻宝宝对独走的恐惧，又能轻松地锻炼宝宝自由行走能力。

扶上楼梯：扶着父母的手或扶着栏杆练习上楼梯，可练习手脚和全身的动作协调。如让宝宝爬上几级不太高的矮滑梯或台阶，然后再扶住滑下来，反复练习。父母要注意保护宝宝的安全。宝宝坐滑梯时要穿满裆裤，以免划伤皮肤，防止阴部感染。

［1 岁 3 个月 ~ 1 岁 4 个月宝宝的锻炼］

行走锻炼：父母和宝宝在地上玩多种动作游戏，如与宝宝玩球、踢球等，这样可锻炼宝宝在独自行走中自如地做各种动作。可让宝宝推着玩具车玩，教他推车前进、转弯等，还可练习侧身走、后退走，父母要带宝宝到草地上练习，当宝宝摔跤时鼓励他自己站起来，并不断表扬他“走得好棒”。

过肩扔球：父母给宝宝一个玩具球，教他举手过肩用力将球抛出。反复练习几次，直到宝宝能向前方抛球。这样做能锻炼宝宝的平衡和动作协调能力及双臂的力量。

［1岁5个月～1岁6个月宝宝的锻炼］

扶上下楼梯：父母牵着宝宝扶栏杆上、下楼梯。让宝宝自己扶好楼梯扶手，一步步登上，两脚站稳再向上迈步。熟练后放手练习，也先从上楼梯开始。宝宝自己能上楼梯后，父母再牵着宝宝慢慢学习一步步往下迈，两足在台阶站稳之后，再伸足下迈。与此同时，父母积极鼓励："宝宝真勇敢。"

学习跑步：许多宝宝并不需要别人教就会自己不停地跑。这并不是有意识地跑，如果父母拉着宝宝一只手教他慢慢跑步，可与宝宝同跑，让他模仿父母跑步的动作，父母逐渐站在宝宝前面拍手叫他跑过来，体验跑步与行走的区别。

向前跳跃：双足跳下一级台阶，父母用双手牵着宝宝从最后一级台阶向前跳下，让宝宝渐渐学会单手牵着跳下台阶。宝宝更喜欢在散步时由父母牵着双手，双足往前跳跃，再尝试自己独立向前跳跃。

［1岁7个月～1岁8个月宝宝的锻炼］

独立上下楼梯：这时宝宝行坐已非常自如了，可有意识地让宝宝练习自己上台阶或楼梯，从较矮的台阶开始，让宝宝不扶别人的手只扶栏杆自己上，然后逐渐训练自己下楼梯（台阶）。

学习跑、停和退后：在追逐玩耍中，有意识地让宝宝练习跑和停。宝宝将渐渐地学会在停之前放慢速度，使自己站稳，不至于因速度快，头重脚轻而摔倒。同时让宝宝学倒退走，或拖着玩具倒退走，或做"你来我退"的游戏，这样宝宝能在行走中灵活地控制自己。

［1岁9个月～1岁10个月宝宝的锻炼］

独立跳跃：父母拉着宝宝的双手与他面对面站立，先示范双脚跳一次，然后与宝宝同跳。开始练习时，父母可拉着宝宝的两只手，让他双脚跳，逐渐由一手牵着跳，再到扶物跳，最终的目的是让他自己双脚离地跳跃。跳跃能促进宝宝身高增长，反复练习对宝宝脑平衡系统的协调发展十分有益。

跑步踢球：继续跑步练习，如父母把小球滚出2米之外，让宝宝跑过去拾回来。父母再踢出去，让宝宝拾回来，反复练习。同时让宝宝练习踢球，这次是练习对准目标踢球，如父母分别站在他的左前方和右前方，边喊口令"把皮球踢向爸爸（或妈妈）"，边鼓励宝宝踢球，如果宝宝踢准了、做对了，父母要鼓掌表扬。

［1岁11个月～1岁12个月宝宝的锻炼］

走"S"形线：父母用粉笔在地上画一个约10米长的"S"形线，让宝宝踩着线往前走。如果宝宝始终能踩着线走，要给予表扬。如果完成得好，可来回走几趟，这样做能锻炼宝宝身体平衡能力，促进其左右脑的健康发育。

跨越障碍：父母在地上平放6块泡沫垫，每两块间距5～10厘米，让宝宝练习在泡沫垫上走。练习的时候，让宝宝每步踏在一块泡沫垫上，鼓励宝宝胆大心细，父母要在旁边保驾，以防宝宝脚扭伤或脚踏空摔伤。这样练习对宝宝大脑的平衡知觉、空间知觉的发展大有好处。

［2岁1个月～2岁3个月宝宝的锻炼］

跳远：父母与宝宝相对站立，拉着他的双手，然后告诉宝宝向前跳，尽力跳到远处。熟练后，可让他独自跳远，并继续练习从最低一级台阶跳下时可独立站稳的能力。对宝宝每次练习跳远的距离进行测量，只要有一点点进步就及时鼓励。

踢球比赛：用凳子搭个球门，父母先示范将球踢进球门，然后让宝宝试踢。在跑步熟练的基础上，继续练习能跑能停的平衡能力，踢球比赛既锻炼了宝宝的奔跑能力。也不会因单纯的跑步而枯燥乏味，比较容易激发宝宝对运动的兴趣。

［2 岁 4 个月～ 2 岁 6 个月宝宝的锻炼］

踩着线走路：继续训练宝宝的走路能力，如在地面上画一条“S”形曲线，或是圆圈、方格等，让宝宝用足尖走在线上。完成得好，应给予奖励。也可以让多个宝宝同时参与，培养宝宝群体游戏的兴趣。

做“模拟操”：在唱儿歌的基础上，配合手臂及双腿动作。可以是没有节奏的、没有规律的动作，尽量让宝宝自由发挥，做自己喜欢的动作。多鼓励宝宝做跳起来或蹲下等动作。

［2 岁 7 个月～ 2 岁 9 个月宝宝的锻炼］

逛公园：在公园里，父母与宝宝玩“你追我跑”的游戏，可与宝宝互相横走追逐，躲闪，边跑边说：“你都追上我了，我快跑。”练习自如地走、跑、跳，以及做长距离行走。

上攀登架：父母带宝宝去儿童乐园，鼓励宝宝从攀登架下往上爬，但父母要在一边做好保护，保证安全。让宝宝体验高处活动的感受。

骑三轮车：父母让宝宝练习骑小三轮童车，必要时可用小绳拉着车子帮助他用力。逐渐使宝宝学会独立骑三轮车。在学会骑三轮车的基础上，熟练掌握骑三轮车的技能，如：骑车走路、拐弯、遇到障碍物停车等，以锻炼宝宝的平衡及协调能力。

［2 岁 10 个月～ 2 岁 12 个月宝宝的锻炼］

荡秋千：当宝宝体验过高处活动后，可带宝宝到儿童游乐园荡秋千、跳蹦蹦床，或扶宝宝从跷跷板的这一边走到那一边，或坐在跷跷板的一头，父母压另一头，训练宝宝的平衡能力及控制能力。

跳高跳远：练习跳跃动作。将 10 厘米高的小纸盒放在地上，让宝宝跑到跟前双足起跳越过障碍。反复练习，要注意保护宝宝。鼓励他与小朋友一同练习，边跳边说：“看谁跳得高？”也用同样的方法让宝宝练习跳远。

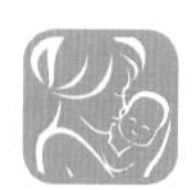

坚持给宝宝做体操

体操对宝宝的肌肉、神经、呼吸、血液循环和新陈代谢都有良好的作用。宝宝身体各大肌群同时参与运动，从而增强了肌肉紧张度，加深了呼吸，促进了循环，改善了手脚动作的协调性，增强了宝宝的体质，增进了宝宝的食欲。爸爸妈妈应坚持每天让宝宝做操，选择在空气新鲜的室外平地上进行，以使机体适应外界变化的环境。夏天天气炎热，可选择在树荫下进行；冬季气候寒冷，可选择阳光充足的场地。天气状况不好时，也可在室内进行，但预先应做好通风换气，使室内空气新鲜，室温可降至 15℃左右。宝宝做操时衣服不能穿得太多，以免妨碍机体的活动。

下面介绍几套简单易行的儿童体操，供爸爸妈妈们参考。每次可做 2 ～ 3 遍。

［第一套］

家长与幼儿面对面站好，然后边说儿歌边做动作。

儿歌	动作
早早起	两臂经胸前斜上举（尽量伸展）
做早操	原地踏步，两臂前后自然摆动
伸伸腿	两手叉腰，左（右）脚向前伸出
弯弯腰	体前屈，两手拍打小腿
两手向上举	直立身体后，两臂上举
两脚跳一跳	两脚同时上下跳动

〔第二套〕

家长与幼儿面对面站好，然后边唱儿歌边做动作。

儿歌	动作
早上起的早	身体稍前倾，两臂经腹前斜上举
我来做早操	两臂侧平举，上下挥动2次
风儿吹一吹	两臂上举，在头上左右摇摆
太阳照一照	两臂从胸前往下移
跑一跑	原地跑步
跳一跳	原地双脚跳
锻炼锻炼身体好	原地踏步，同时拍手

〔第三套〕

儿歌	动作
小鸟找食	两臂侧平举，上下挥动（翅膀扇动的样子）。前脚掌着地，慢慢向前跑，跑一会儿停住蹲下，做找食吃的样子（两手合在嘴前，类似吃米）。反复做3～4次
长高了，变小了	两臂尽量上举，同时起跳，并说出“我长高了！”然后蹲下，两手抱小腿低头，尽量缩小身体，同时说出“变小了！”
不倒翁，摇一摇	两手叉腰，上身左右摇摆（体侧屈）
打气	两脚前后站立，弯下身，两臂在胸前上下屈伸，做给自行车打气动作，同时口中发出“哧，哧”的声音
小兔跳一跳	两臂在胸前屈肘，手指向上，掌心向前。两脚原地跳，跳3～4下，原地踏步休息。反复跳3～4遍

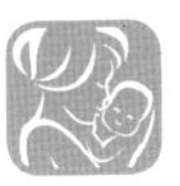

带宝宝去登山和远足

登山是孩子们喜欢的一项传统活动。家长可以利用节假日带孩子去爬山，它对增强孩子体质、增大肺活量、加快新陈代谢、提高生理功能、锻炼意志品质有很大好处。对年龄比较小或患有较轻心脏病的孩子，登山时要注意速度和时间的控制，速度不要太快，山不要太高、太陡，累了就停下来休息，一次持续的时间不要太长。

远足是一种有氧运动，它可以加快血液循环，增强心血管的功能。远足往往又和旅游结合起来，因此它可以使人精神愉快、情绪平衡、思维活跃，有利于身体和心理健康。家长可以根据孩子年龄大小、体质情况决定孩子远足的距离，还可以把远足和外出参观、旅游、野外活动结合起来，既开阔了眼界，又锻炼了身体。让孩子们迈开双脚，“走”向健康！

外出旅游时，可以备一两件孩子喜欢的玩具，让他知道自己喜爱的物品仍然带在身边，这就使他放心，坐车久时还可以拿来给他解闷。随身备外套风衣，以保暖和挡风雨。带各种应急药物、驱蚊水等。要选择多些有趣、适合孩子的旅游点，行程也不宜过于紧密，要尽量轻松，太劳累的行程会使孩子身体不适、甚至生病。

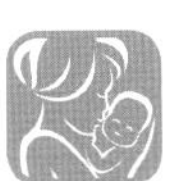

利用自然因素对宝宝进行锻炼

这里所说的利用自然因素进行锻炼，主要是指对宝宝进行空气浴、日光浴和冷水浴这“三浴”锻炼法。

〔空气浴〕

空气浴能增强宝宝身体适应气温变化的能力，加强对寒冷的适应性，这将减少上呼吸道感染的发病率。具体方法：

●最好从夏季开始逐渐过渡到秋冬季，先室内后室外。让宝宝脱去鞋、袜，露出小腿，以后脱去长裤，直至上衣全部脱去，只穿内裤。上述整个过渡阶段约 1 ～ 2 周。

●时间先从几分钟开始逐渐延长到 10 ～ 15 分钟、20 ～ 30 分钟。

●锻炼时，室温应逐渐下降，一般每 3～4天下降1℃。对年幼宝宝来说，气温降到 14℃，对年长宝宝降到12℃时（体弱宝宝不应低于15℃）不宜再进行空气浴。

●冬季要停止室外空气浴，改在室内进行，每次空气浴最长时间以 20 ～ 25 分钟为宜。

●有的父母怕暴露皮肤后宝宝着凉而不愿给宝宝脱衣服，其实这样起不到利用空气浴进行锻炼的目的。

●夏季在室外进行空气浴时，最好给宝宝戴遮阳帽，避免阳光直射头及眼睛。如果气温在 30℃以上时，室外空气浴要暂停而改在室内。

●与多种活动、游戏、体操等结合起来，提高宝宝的兴致。

●注意观察宝宝的反应，如面色苍白、发冷时应立即停止。

●宝宝身体明显衰弱、急性疾病时期，或心肺功能不全，禁止进行空气浴。

〔晒太阳〕

晒太阳可与空气浴结合起来，一年四季都能进行。如果气温不太低，晒太阳时尽量暴露宝宝的身体部位（如：手臂、小腿、臀部）。冬季，抱宝宝在室外无风之处晒太阳。夏季，不要让阳光直晒皮肤，以免引起光敏性皮炎。夏季晒太阳时，宝宝要戴有边的帽子，遮住头及眼睛。

〔冷水浴〕

冷水浴主要是利用水的温度和水的机械作用给人以刺激，以达到锻炼的目的。水的导热性好，能从体表带走大量的体热，低温的水和较强的水流可以使全身功能反应加快，促进血液循环和新陈代谢。经过长期的冷水浴锻炼，可增强身体对外界冷热气温变化的适应能力。利用冷水锻炼的方法有以下几种：

●冷水洗手、洗脸：要常年坚持，不间断，这是一种简单而易行的锻炼方法。

●冷水洗脚：妈妈可以每天用 15℃ ～ 20℃的冷水冲淋宝宝的脚，冲淋后用毛巾擦干。年长的宝宝可用自来水直接冲后擦干即可。

●冷水擦浴：是冷水锻炼刺激作用比较温和的方法，操作简单，不仅适用于健康宝宝，也适用于体弱宝宝。用拧干的毛巾按上肢→下肢→胸腹→背部依次擦 1 遍，将皮肤擦红。水温一般从 33℃ ～ 35℃开始，逐步降至 18℃ ～ 25℃。室温在 18℃ ～ 20℃。擦浴动作要迅速，并可在宝宝体操后进行。

●冷水冲浴或淋浴：既利用了水的温度，又利用了水的冲力，是一种较剧烈的锻炼方法。适用于 2 岁以上的宝宝，可在进行以上几种冷水锻炼并适应后进行。在冲淋时动作要迅速，顺序为上肢→胸背（转圈冲）→下肢。不能冲宝宝的头部，接受冲淋的时间在 20 ～ 40 秒。喷头距宝宝头部高度为 40 厘米以内。冲淋完毕后，用干毛巾擦干，使全身皮肤稍发红。开始时水温为 35℃，以后逐渐下降到 26℃ ～ 28℃，最好与日光浴同时进行。

〔冷水锻炼的注意事项〕

锻炼的方法应根据宝宝年龄和体质情况而定。应从刺激性小的冷水洗手、洗脸开始，逐步过渡到冷水淋浴。

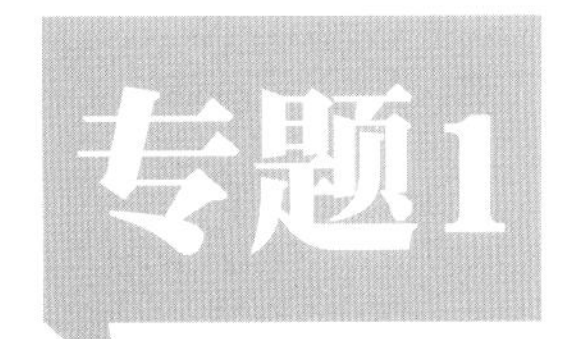

婴幼儿抚触按摩分步图解

Yingyouer Fuchu Anmo Fenbu Tujie

宝宝抚触按摩的好处和准备

- 好处：抚触能使宝宝减轻腹胀、便秘症状，消除鼻塞，减少哭闹，入睡加快，也缓减了父母因劳累而产生的紧张情绪；促进血液循环，刺激免疫系统，提高免疫力和应激能力，使宝宝少生病；促进婴儿神经系统发育，提高智商，使宝宝变得更聪明。
- 准备：在抚触前，给宝宝营造良好的环境，室温不要低于22度；保持室内清净、安宁，可以放一些恬静、轻松的音乐；爸爸妈妈在抚触前要洗净双手，注意修剪指甲，先搓热双手，准备好按摩油或润肤霜；不要在宝宝过饱、过饿、过疲劳或情绪不好的时候抚触；宝宝的脐带还未脱落时，抚触一定要小心，最好不要碰到；宝宝长牙的时候，可以帮他按摩脸；宝宝学走路的时候，就给他做些腿上和脚丫的按摩。

日常保健抚触按摩

· 眉部按摩 ·

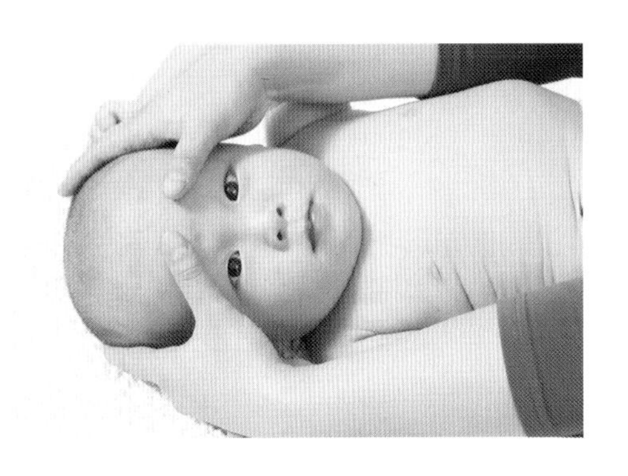

功效：舒缓面部肌肉，明目、醒脑等。

方法：两手拇指水平放在婴儿眉头上方，其余四指放在头后部。两手拇指从眉头上部推压至太阳穴处停止，也可继续至耳后或向下滑动至颈部。

次数：重复3次。

速度：缓慢。

力度：适中

· 鼻侧按摩 ·

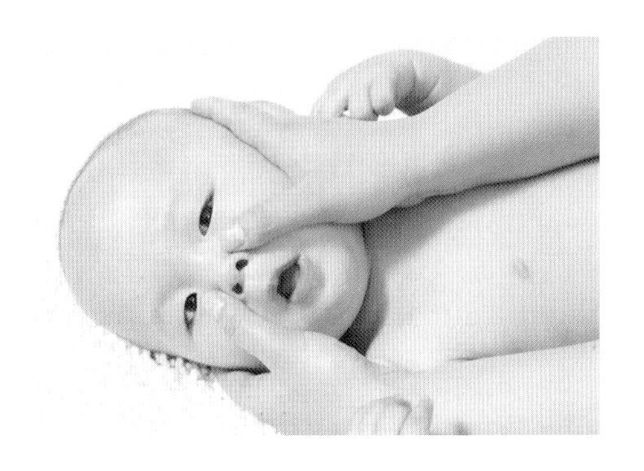

功效：舒缓面部肌肉，明目、醒脑等。

方法：两手拇指置于宝宝鼻两侧，其他四指放在脑后。两手拇指沿着鼻梁两侧向下推压至鼻翼两侧后，拇指渐转为水平状绕过颧骨继续推压至耳前停止。

次数：重复3次。

速度：缓慢。

力度：适中。

· 手心按摩 ·

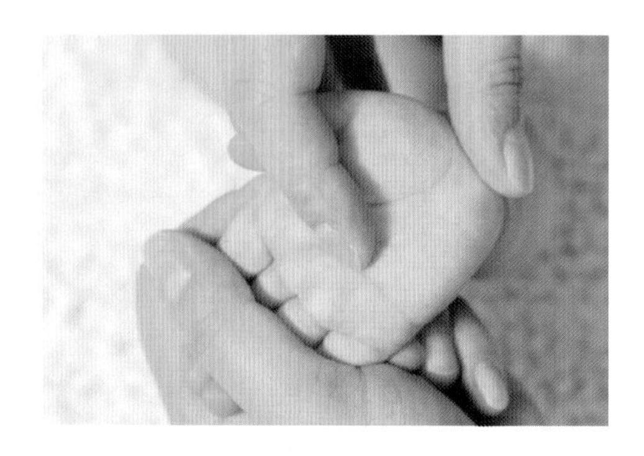

功效：按摩手心可以刺激全身各穴位，同时也是清洁手掌的过程。

方法：宝宝的手心向上，妈妈将右手拇指放在宝宝横掌纹前部，并以此为周心，用食指沿着宝宝手掌边部顺时针做环状搓动。

次数：右手 16 圈，左手 24 圈。

速度：中速。

力度：适中。

· 手背按摩 ·

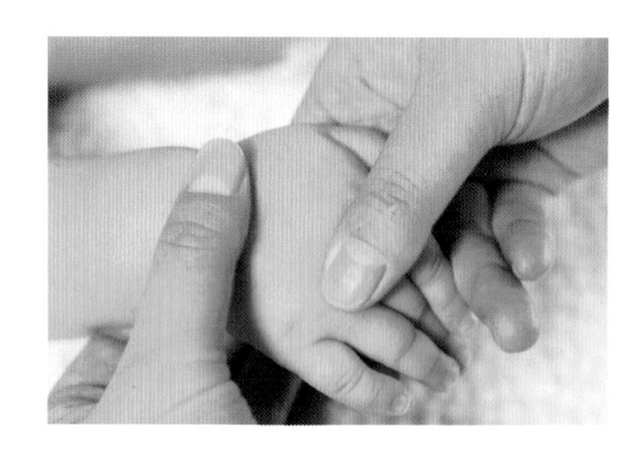

功效：按摩手背可促进神经疏通、血液循环、肌肉运动。

方法：妈妈将两手的拇指放在宝宝的手背上，其余手指放在手心轻轻夹住宝宝的手，两拇指一前一后在手背部搓动。

次数：右手搓 16 下，左手搓 24 下。

速度：中速。

力度：适中。

· 搓动手臂 ·

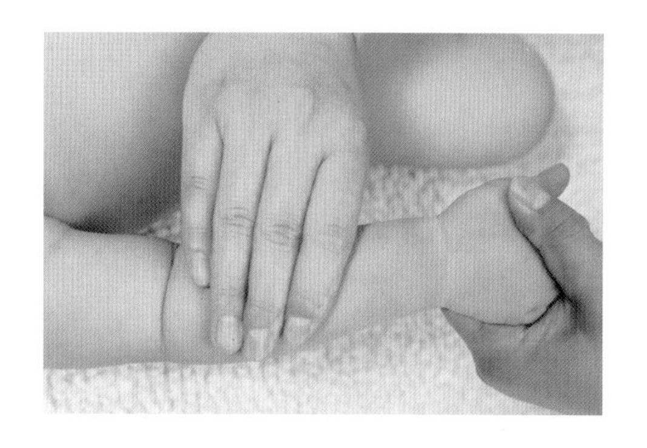

功效：有助于活动手臂肌肉，疏通血液。

方法：妈妈右手拇指在下，其余四指在上，握住宝宝手臂，左手握住宝宝的手指，从腕关节搓至肩关节，再往下搓至腕关节。

次数：重复 2 次。

速度：适中。

力度：适中。不要伤到宝宝的皮肤。

· 手臂大动作 ·

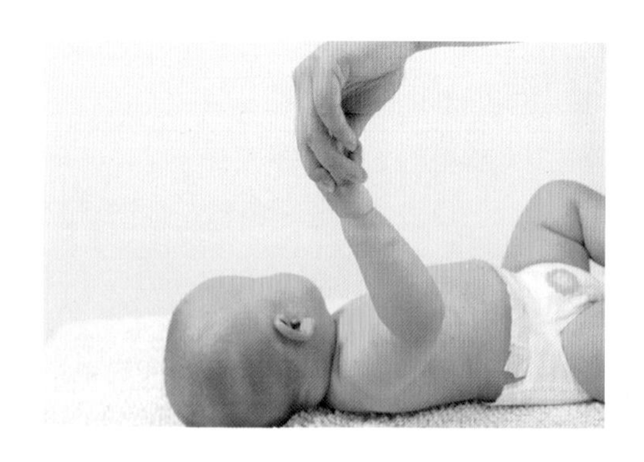

功效：促进肩、肘、腕三个关节的运动。

方法：将宝宝手臂由身体的侧部提起至身体 90 度处，然后以肩部为轴向外做循环运动一周，然后回到原位。

按摩次数：两手臂各重复 4 次。

速度：中速。

力度：轻微，不要引起宝宝疼痛。

· 足底按摩 ·

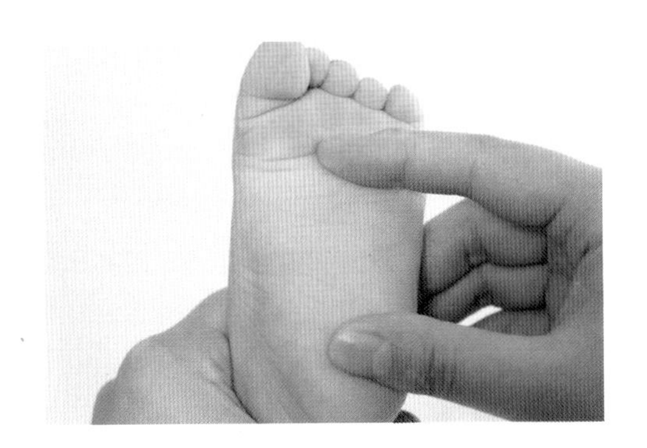

功效：足底有全身的穴位，按摩足底可促进全身各器官功能的健全。

方法：宝宝仰卧，妈妈将拇指放在宝宝足跟处，以此为圆心，食指沿宝宝内（外）沿做顺时针环状搓动。

次数：右足心 16 圈，左足心 24 圈。

速度：适中。

力度：适中。

· 腿部大运动 ·

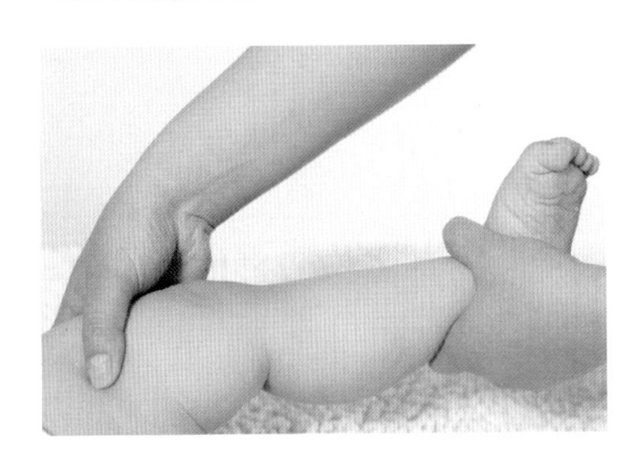

功效：使髋关节、膝关节、踝关节都得到活动。

方法：宝宝仰卧，妈妈握住宝宝的脚，提起小腿至身体 90 度处，然后以踝关节为轴，向外做循环转动一周，然后回到原位。

次数：左右腿各重复 4 次。

速度：适中。

力度：适中。转动时不要引起宝宝的疼痛。

· 胸大肌舒展 ·

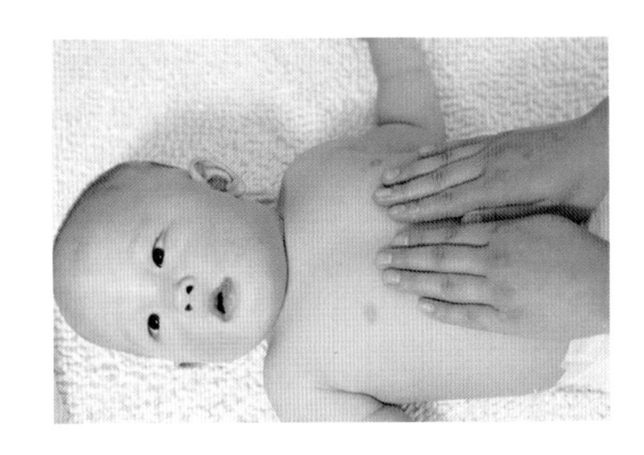

功效：促进血液循环及胸式呼吸，增加胸部运动等。

方法：两手展平，置于宝宝胸部中央。指尖自胸骨下开始，全手掌面紧贴前胸向上推动，五指碰到锁骨后，逐渐向两侧推向肩胛。

次数：重复 4 次。

速度：缓慢。

力度：力量稍大。

· 扩胸运动 ·

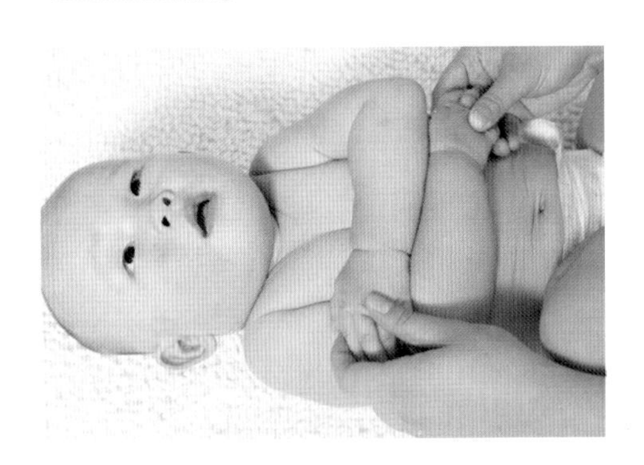

功效：促进血液循环及胸式呼吸，增加胸部运动等。

方法：两手握住宝宝的双手，向两侧水平伸展，然后在胸前交抱，右臂在上。用同样动作重复，左臂在上。此为一个完整过程。

按摩次数：重复 4 次。

速度：缓慢。

力度：力量稍大。

· 膝部弯曲 ·

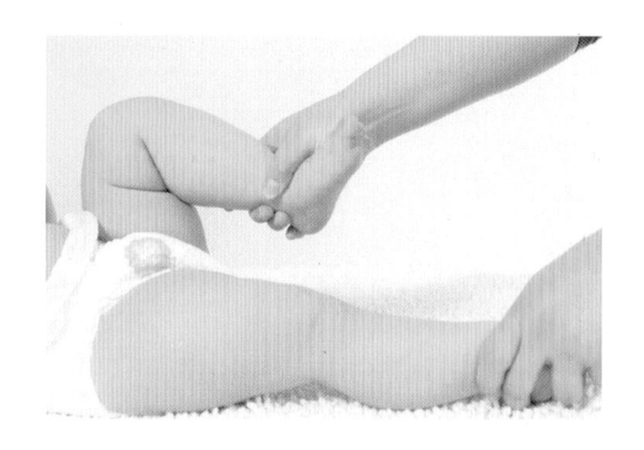

功效：使膝关节变得有力。

方法：宝宝仰卧，妈妈拿起宝宝双腿，先抬起宝宝的左腿向腹部推动，使宝宝的大腿部紧贴在宝宝的腹部后收回左腿，再抬起宝宝的右腿做同样的动作。

次数：右腿、左腿各运动两次后为一下，共做16下。

速度：适中。

力度：适中。

· 双腿上举运动 ·

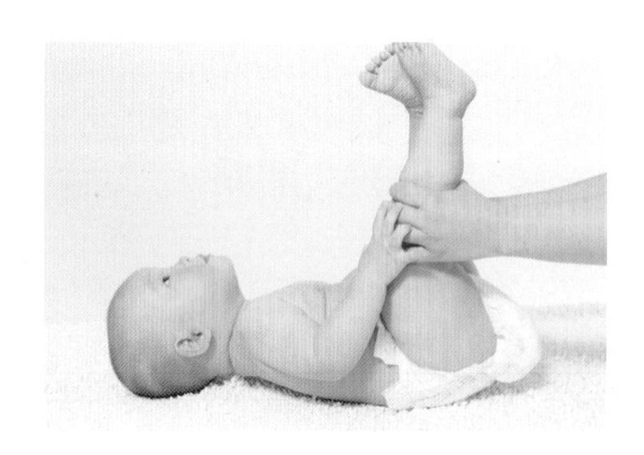

功效：松筋练骨，增强腿部运动。

方法：宝宝仰卧，妈妈将拇指放在宝宝的小腿肚上，其余四指并拢放在膝盖上，向上举起达90度，然后再复原。以举起并复原为一个过程。

次数：重复4次。

速度：适中。

力度：轻度。

发烧辅助按摩

· 推拿处方 ·

清天河水、推六腑、清肺经、推天柱、推脊法、掌揉背部膀胱经。若婴幼儿神志昏迷可加掐人中、掐十宣、掐端正。

若为慢性发热可揉中脘、分推腹阴阳、推涌泉。

· 清天河水 ·

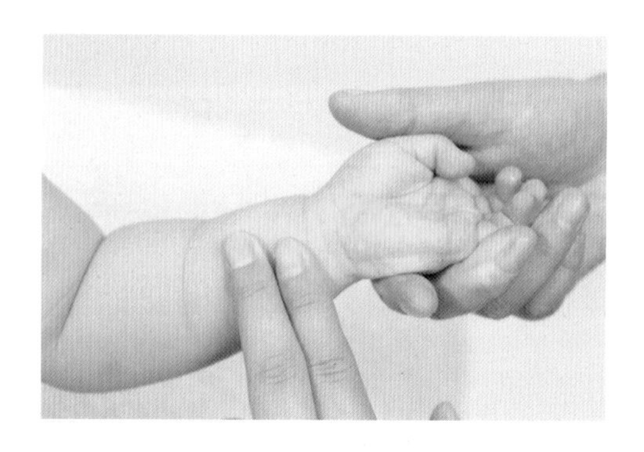

妈妈一手握住宝宝的手，用另一手食、中二指指腹沿宝宝前臂内侧正中自腕横纹推至肘横纹，即大陵穴至洪池穴，50 ～ 100次。

· 推六腑 ·

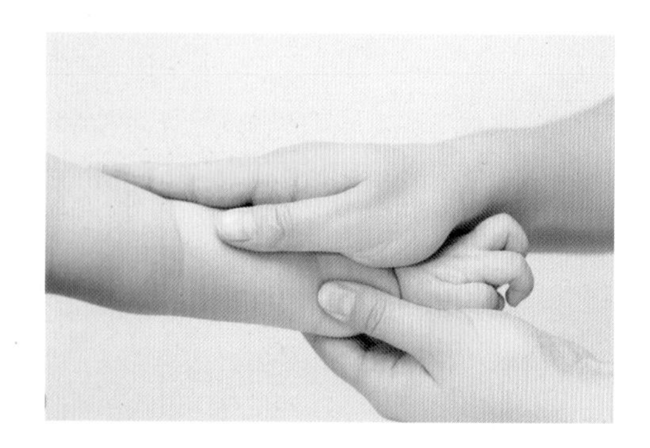

妈妈用拇指指面或食、中指指面沿宝宝前臂尺侧，自肘推向腕横纹尺侧，50 ～ 100次。

· 清肺经 ·

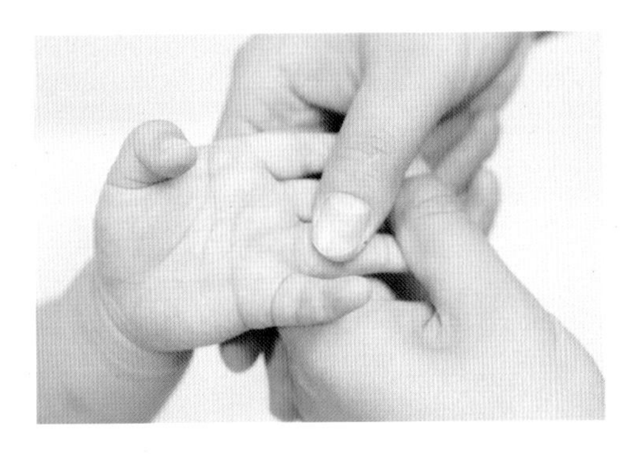

妈妈一手握住宝宝的手，使其掌心向上，以另一手拇指螺纹面自宝宝无名指第二指间关节横纹向指尖推，至其末节掌面螺纹面，50 ～ 100 次。

· 推天柱 ·

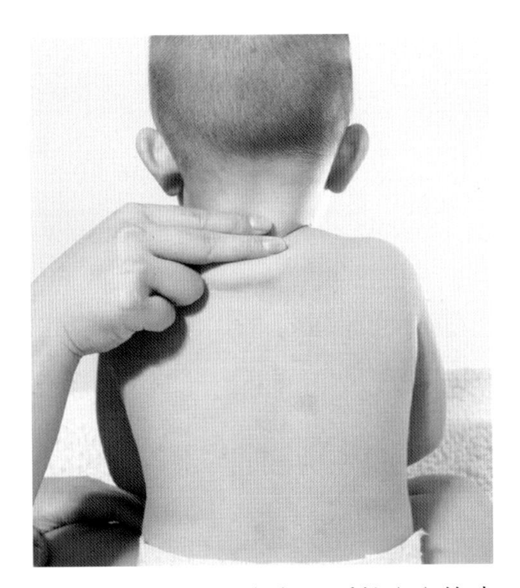

宝宝稍低颈，妈妈上手扶宝宝的头部，用另一手拇指或食、中指自颈后发际向下至大椎穴直推，50 ～ 100 次。

· 推脊法 ·

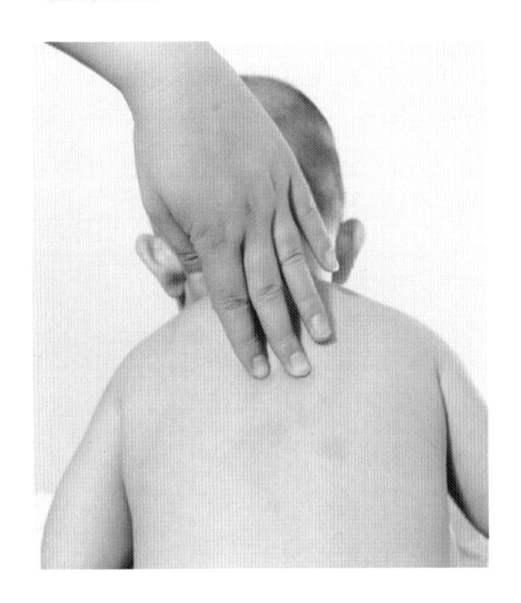

宝宝暴露背部，妈妈以拇指螺纹面或食、中二指指腹直推第七颈椎棘突下凹，即大椎穴至尾骨端之长强穴的直线，5 ～ 10 次。

· 掌揉背部膀胱经 ·

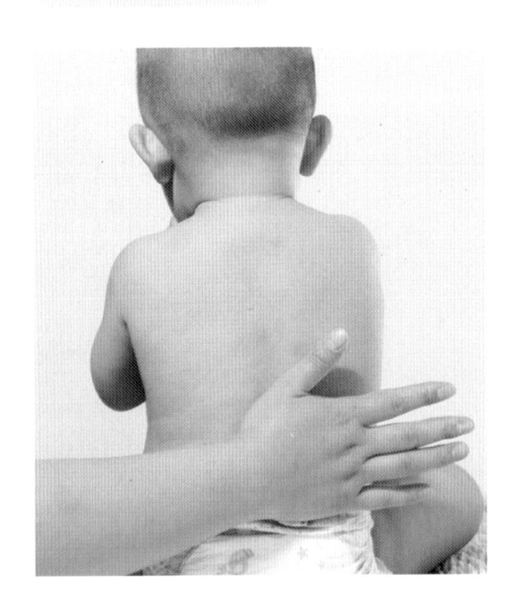

妈妈以全掌或掌根揉宝宝脊柱及两侧膀胱经。

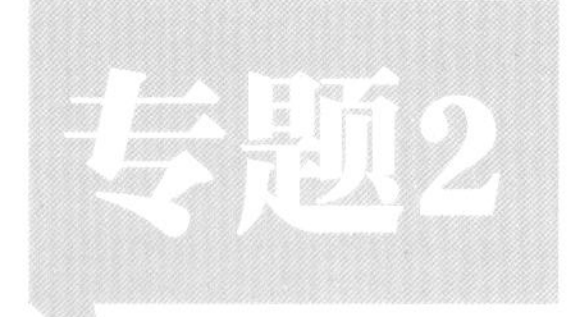

专题2 0～1岁亲子健身操

0～1 Sui Qinzi Jianshencao

● 每天和宝宝一起做亲子操，既能直接培养宝宝的动作技能，还能开发宝宝大脑，并能促进身体协调发展，更重要的是它能帮助建立亲子感情。

·打水操（1～6个月）·

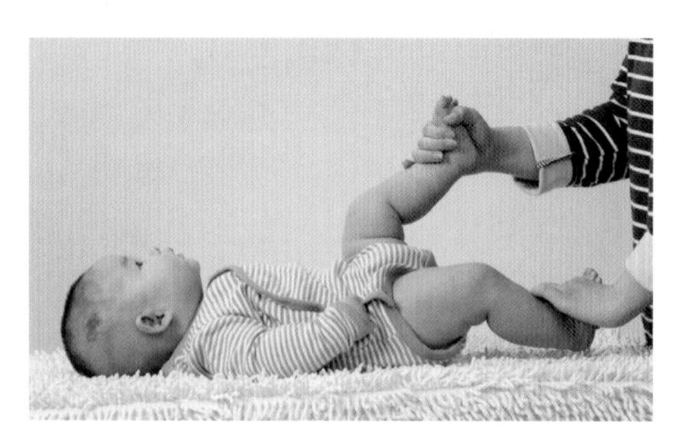

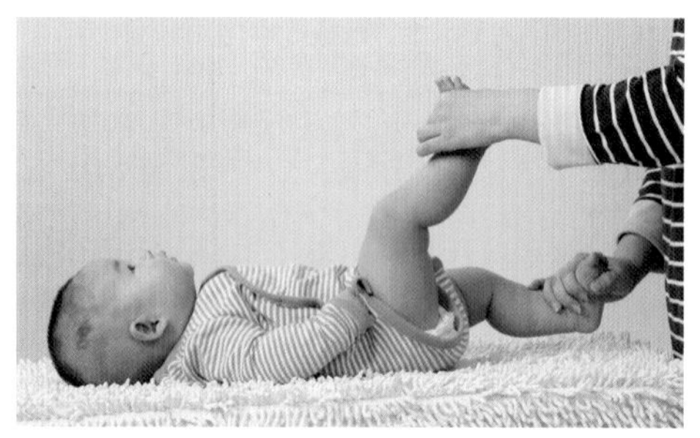

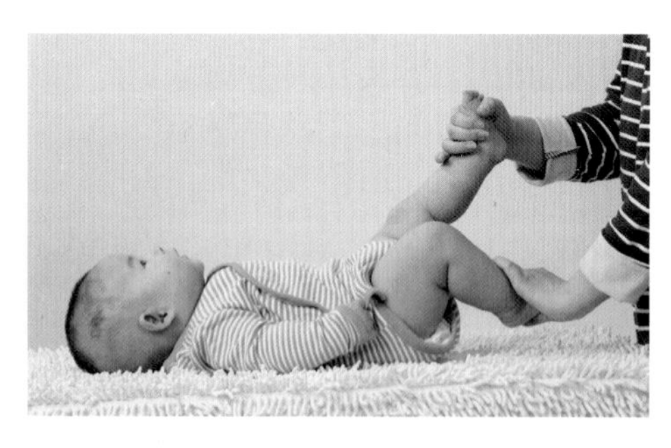

● 让宝宝平躺，家长握住宝宝双脚。

● 先将宝宝的左脚上下摇一次，再将宝宝的右脚上下摇一次，如同双脚打水状。如此反复10次。

● 家长也可以在宝宝的脚腕处施力，先弯曲、伸直宝宝的左脚，再弯曲、伸直宝宝的右脚。

功效：打水操的主要目的是通过锻炼从而增强宝宝的腿部力量。

·扭扭操（1～4个月）·

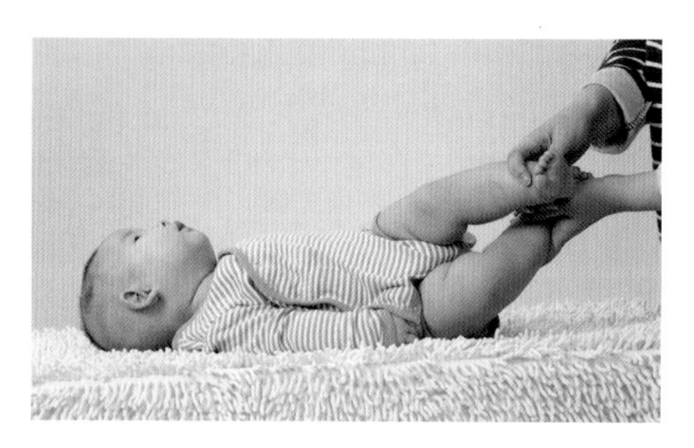

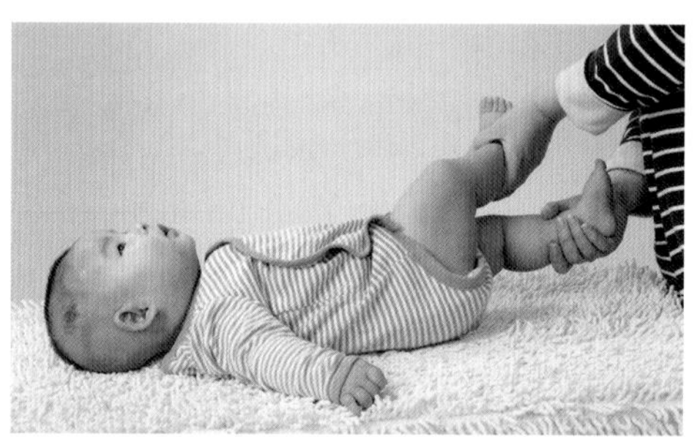

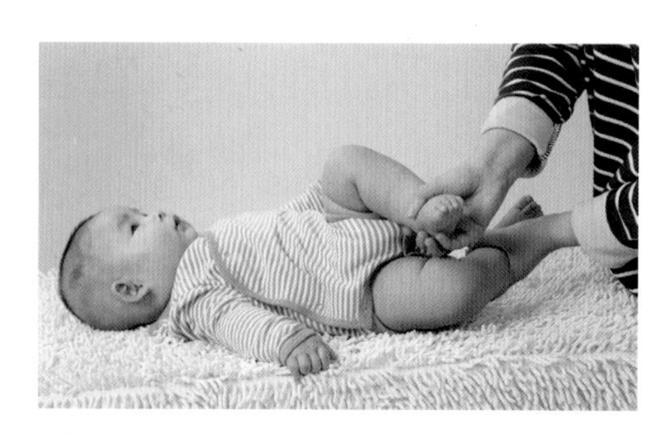

● 让宝宝平躺，家长握住宝宝双脚脚踝。

● 将左脚抬起，交叠于右脚上（此时宝宝的腰部应该微微扭转）。

● 恢复平躺，再换右脚交叠于左脚上，如此左右腿各重复10次。

功效：可以锻炼宝宝双腿的协调性，也可以锻炼宝宝脊柱扭动的灵活性。

·扭转转（1~4个月）·

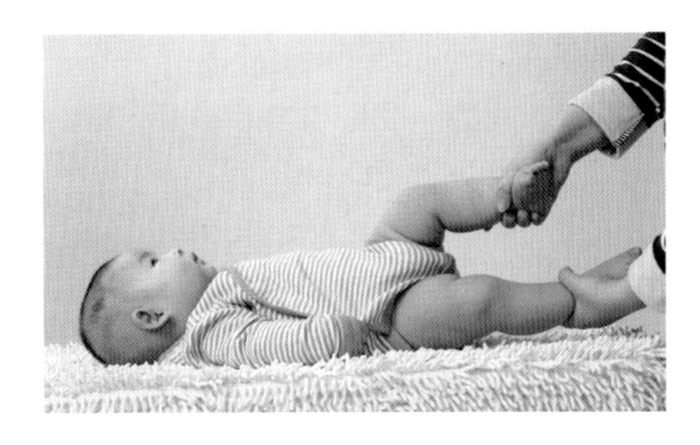

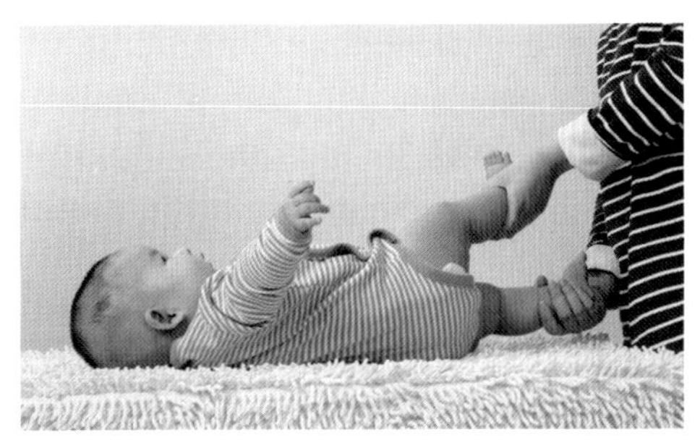

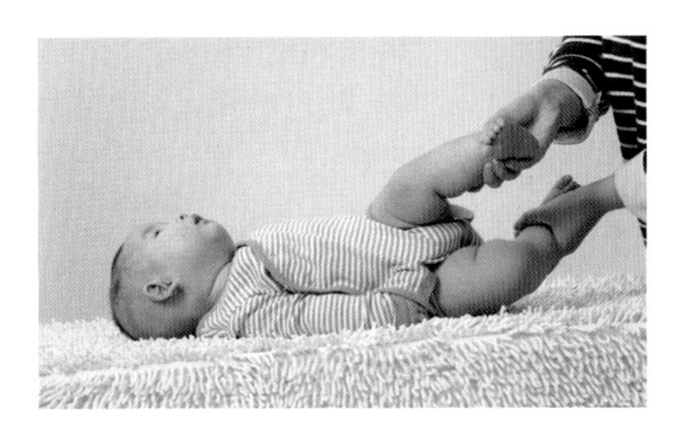

- 宝宝平躺在床上，家长双手抓住宝宝的双踝。
- 以左右手扭转宝宝的身体呈90度，反复进行。
- 每天做3遍，每遍5～10次。

功效：锻炼宝宝左右平衡、协调及头背支撑能力的提升。

·颈部操（1~3个月）·

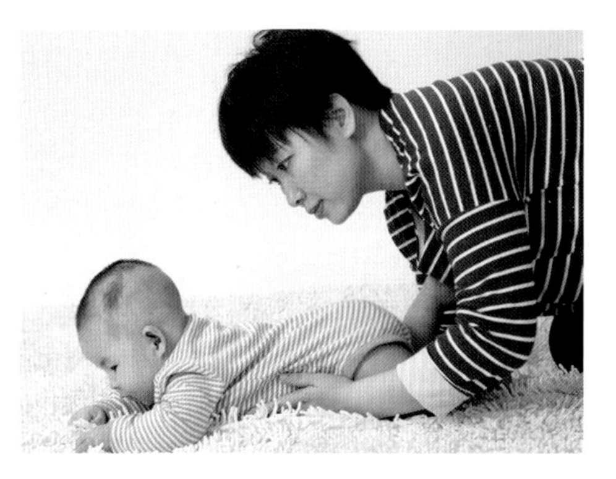

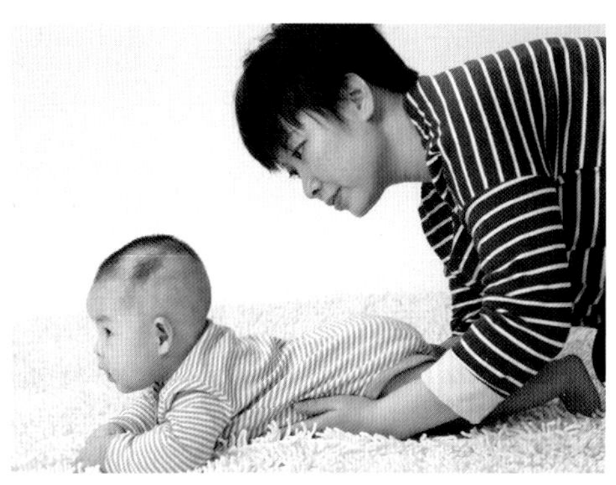

- 让宝宝趴着。
- 家长双手捧住宝宝腰部，将宝宝腰部略向上抬。
- 轻轻放平宝宝，如此反复10次。

功效：锻炼宝宝颈部的支撑力，利于早日竖抱。

·扶腋站立（2~4个月）·

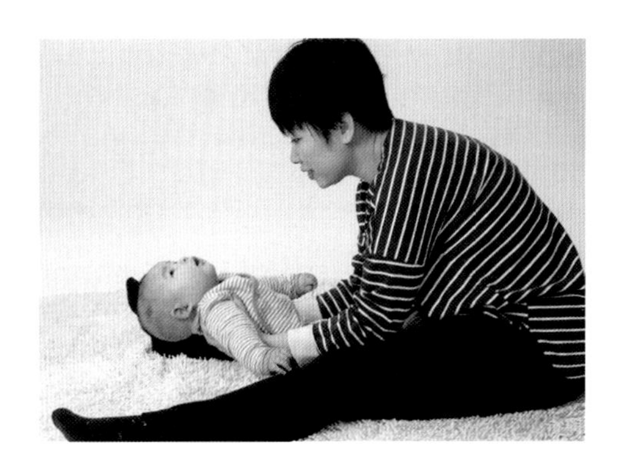

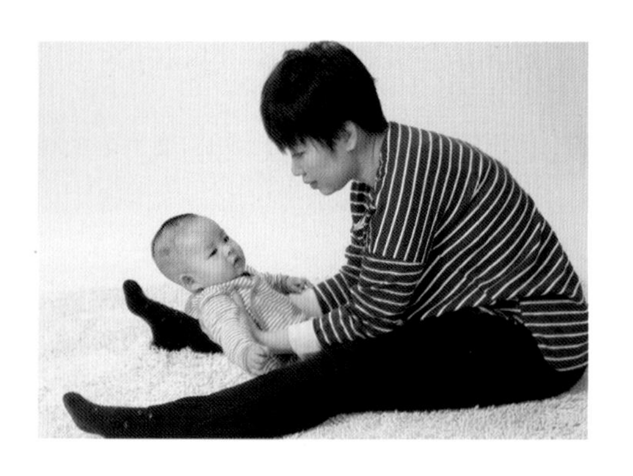

- 宝宝躺在床上，家长双手托住宝宝的腋部。
- 将宝宝由躺姿向上提拉，让臀部稍稍离开床面，宝宝会反射性地挺腹、踢腿。
- 每天 3 遍，每遍 3 ～ 6 次。

功效：锻炼宝宝腰腹力量。

·飞机操（4～6个月）·

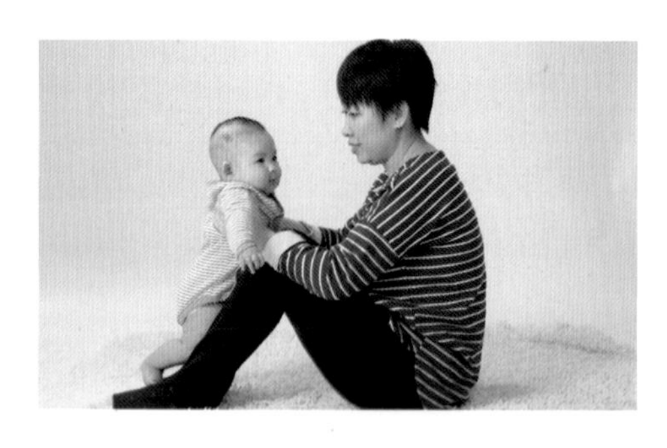

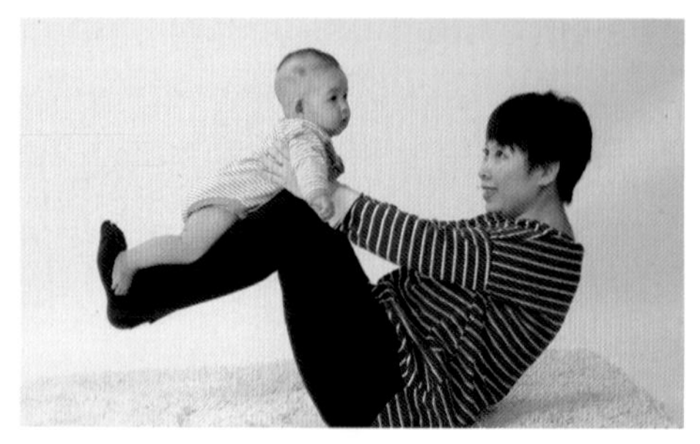

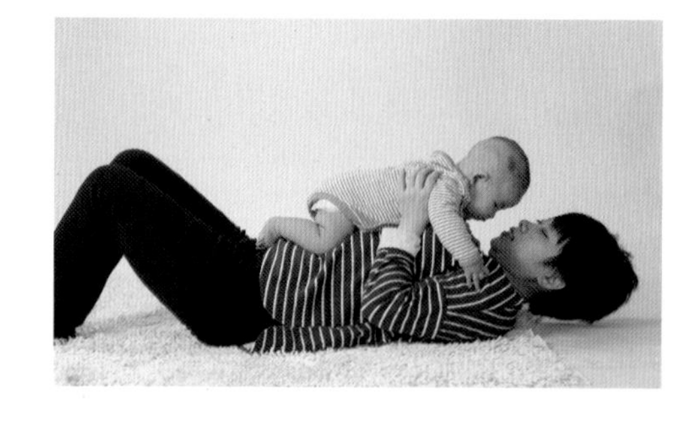

- 家长屈膝而坐，双手撑着宝宝腋下，让宝宝趴在自己的小腿上。
- 家长逐渐往后躺下；此时，腿部的角度维持不变，让宝宝的身体慢慢上升。
- 家长利用小腿的力量，双手撑住宝宝的腋下，让宝宝像一架小飞机那样趴在自己的小腿上，晃动双腿，上下摆动宝宝。
- 结束后，将宝宝往自己脸部的方向拉，让宝宝趴在自己的胸口，作为降落。

功效：锻炼宝宝的平衡能力。

·反抱抱（1～3个月）·

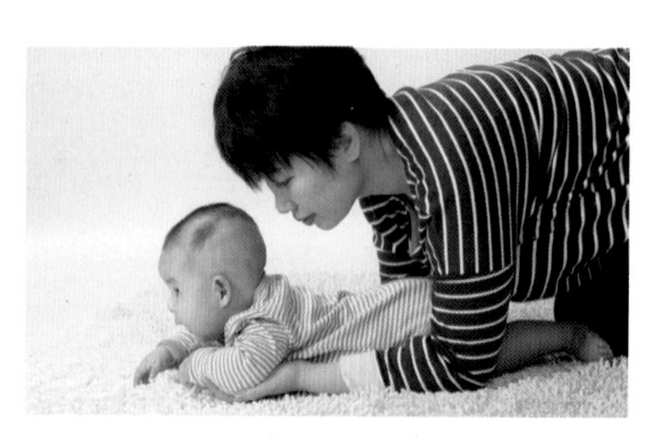

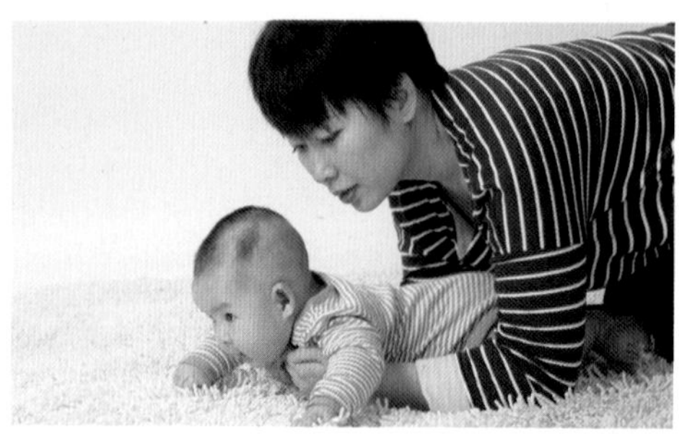

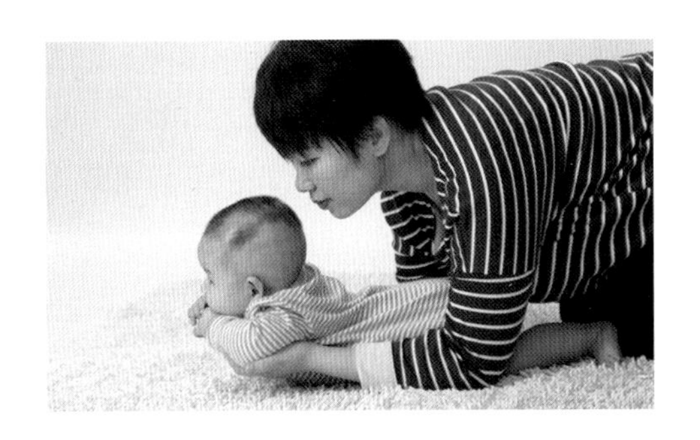

- 宝宝呈俯卧状（俯卧抬头）。
- 家长双手抓住宝宝的肘部向后拉，并托住宝宝的胸腹慢慢托起，使宝宝呈背弓状。
- 每天做 10 次左右，每次持续 30 秒。

功效：锻炼宝宝的背部肌肉、肠胃、身体自控能力。

·跳跳操（4～6个月）·

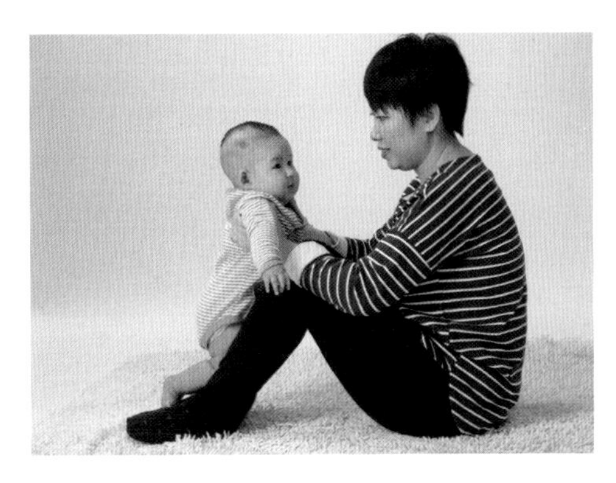

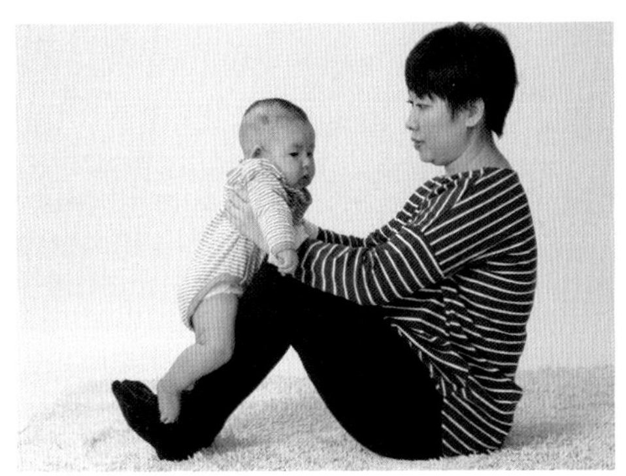

- 家长抓住宝宝的腋下，将宝宝直立抱起，让宝宝的双脚蹬踏在妈妈的脚上。
- 家长通过脚腕的力量上下振动双腿，让宝宝的身体也随之上下振动。

功效：锻炼宝宝的腿部力量，增强筋骨力量。

·小钟摆（4～12个月）·

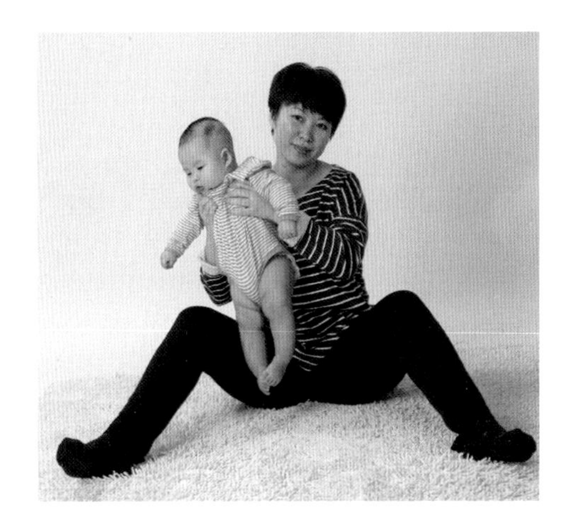

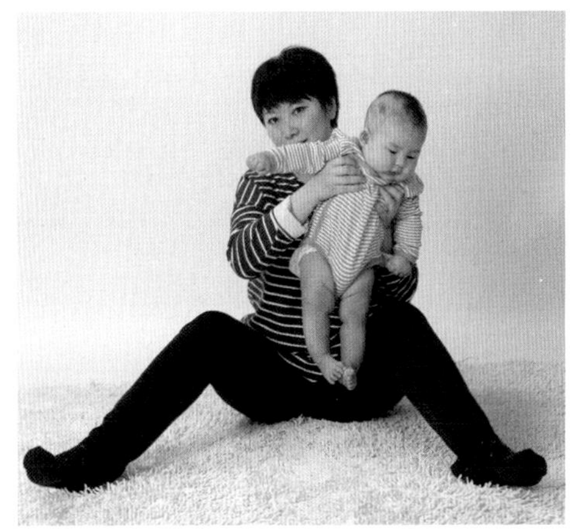

- 家长站立或坐在椅子上，双手合抱住宝宝腋下，先向右边做小幅度的摆动。
- 再向左边做小幅度的摆动。待宝宝适应后加大摆动幅度。
- 每天做 3 ～ 4 次。

功效：锻炼宝宝肩部肌肉和韧带力量，加强身体协调能力。

·爬大树（6～12个月）·

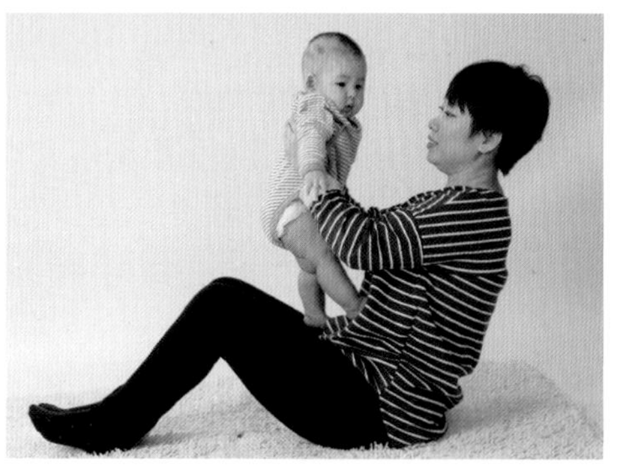

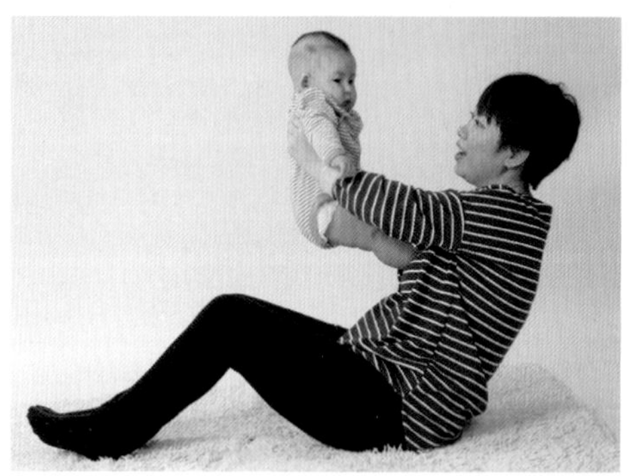

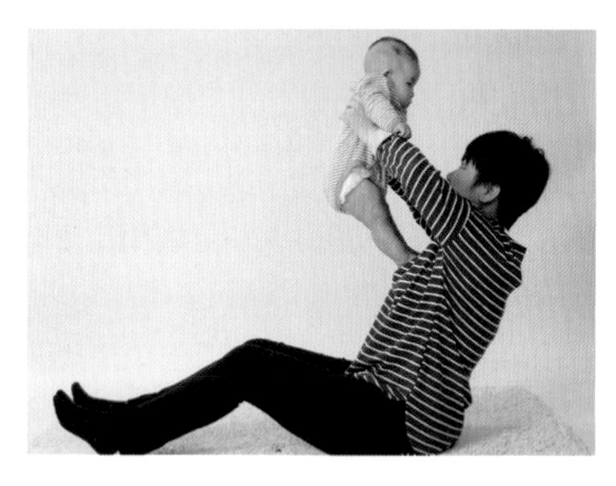

- 家长坐在床上或椅子上，双手托住宝宝的腋下向上提。
- 家长的身体稍后仰，让宝宝的脚蹬在自己的身上，鼓励宝宝继续向上蹬。家长提拉宝宝的力度随着宝宝越来越向上而越来越小。
- 每天 3 遍，每遍 6 ～ 10 次。

功效：锻炼宝宝腰部、腿部、脚部力量，提高平衡和自控能力。

·骑马操（4～6个月）·

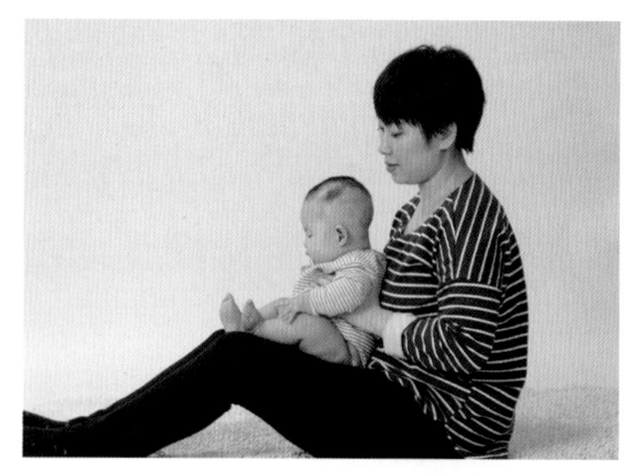

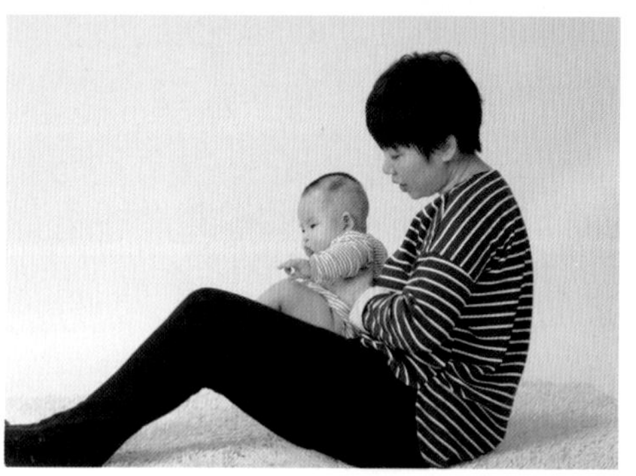

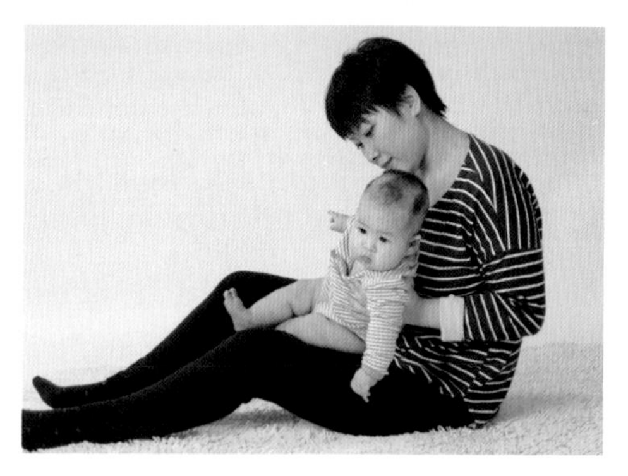

- 家长屈膝而坐，双手托住宝宝腋下，让宝宝的背靠着自己的胸口，两腿打开，面朝前坐在自己身上。
- 随着家长身体的晃动，轻轻地将宝宝向左边倒一下，再向右倒一下，如此左右各 10 次。

功效：锻炼宝宝的空间感，也可以锻炼宝宝的平衡感。

做亲子健身操的好处

- 促进肌肉和骨骼生长：做亲子操时，参与活动的肌肉血液流动加快，使新陈代谢变得旺盛，肌肉会因此变得结实强壮。覆盖在骨骼上作为肌腱收缩媒介的骨膜会受到刺激，使骨骼的生长更为旺盛和坚固。
- 促进器官发育：做亲子操时，宝宝的心、肺、肝、脾、肾功能变得更为强盛，成长变得更为迅速。
- 活化全身的神经系统：亲子操可以刺激宝宝的感官、皮肤和经络，从而使全身各器官和组织的神经系统与荷尔蒙系统的机能经常处于活化状态。
- 养成良好性格：亲子操能给宝宝带来喜悦，从而养成性格开朗、喜欢与人沟通的性格。
- 促进智力的发达：通过做操不断刺激宝宝的中枢神经和大脑，使大脑生长速度加快，发育更为完善，使智力更为发达。

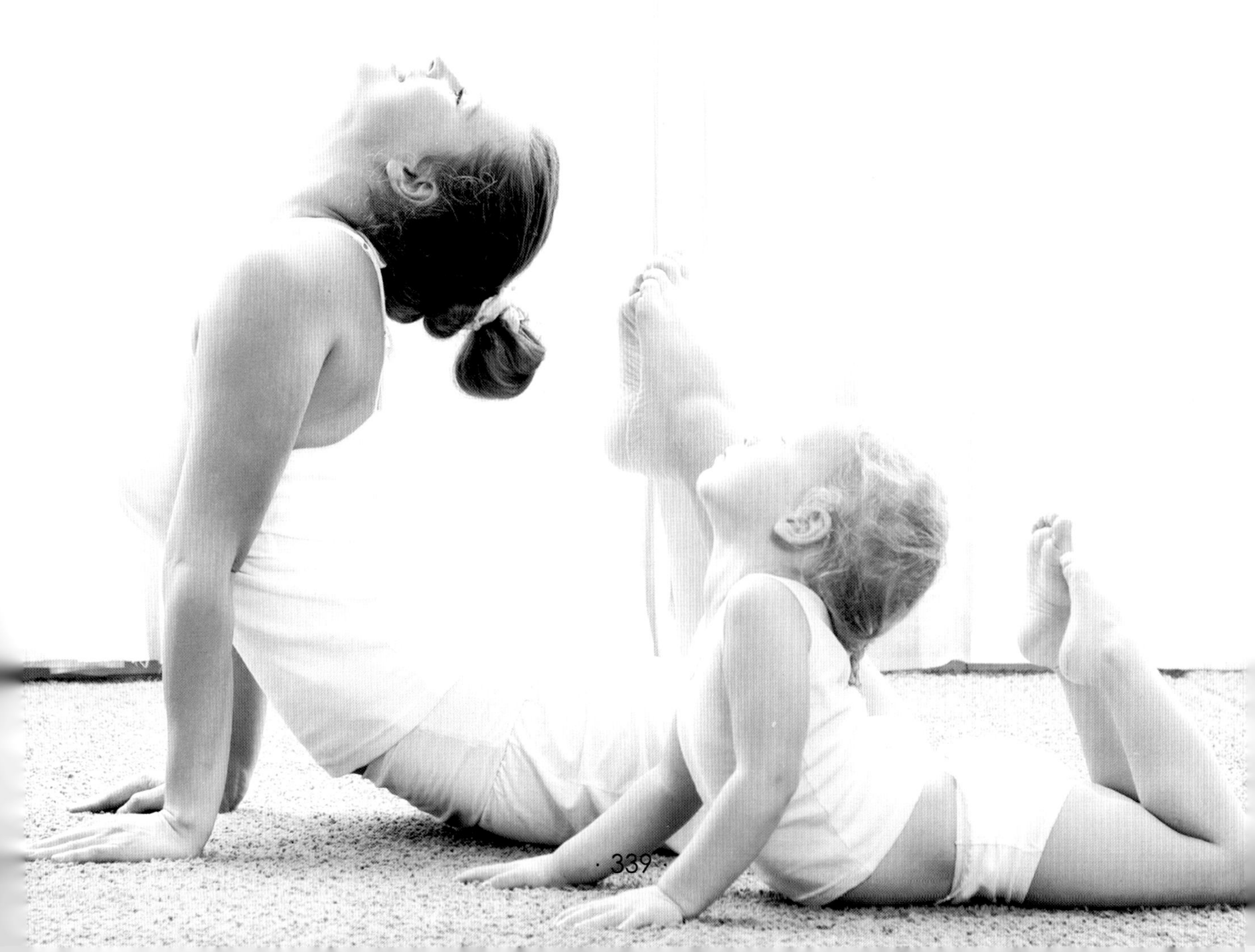

专题3 0～3岁宝宝饮食宜忌速查

0～3岁宝宝宜多吃的食物

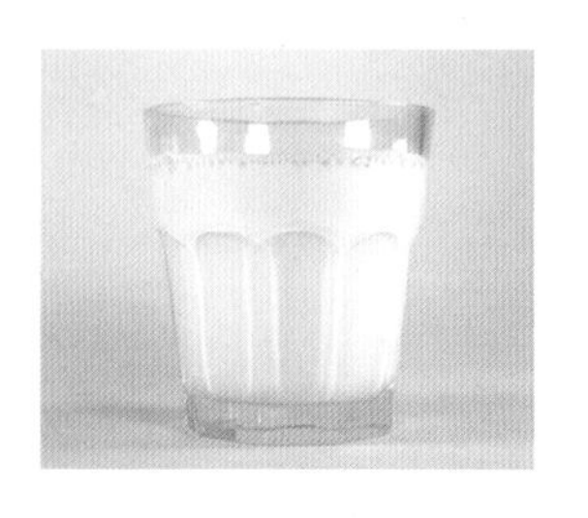

牛奶：（适于1岁以上）牛奶中的钙有调节神经、肌肉的兴奋性功效。宝宝每天早饭后喝一杯牛奶，有利于改善认知能力。

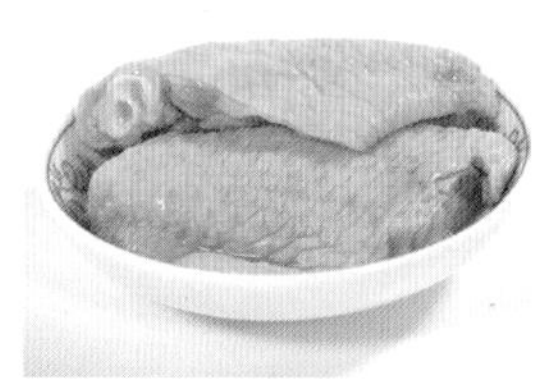

鸡肉：鸡肉是磷、铁、铜与锌的良好来源，并且富含维生素。且鸡肉纤维较短，适合宝宝食用。

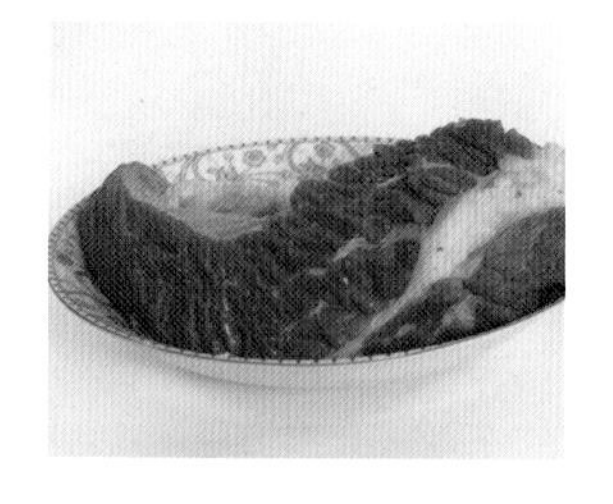

牛肉：牛肉中含有的丰富的铁和蛋白质能为活泼好动、正在长身体的宝宝补充所需要的营养，并可增强体力。

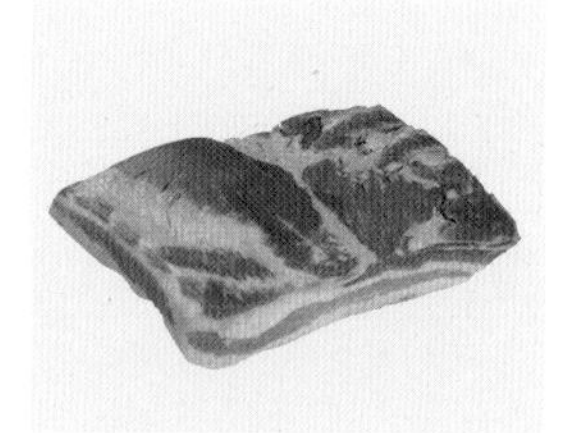

猪肉：猪肉营养丰富，还含有丰富的维生素B，可增强体力。猪肉还能提供人体必需的脂肪酸，并能改善宝宝缺铁性贫血。

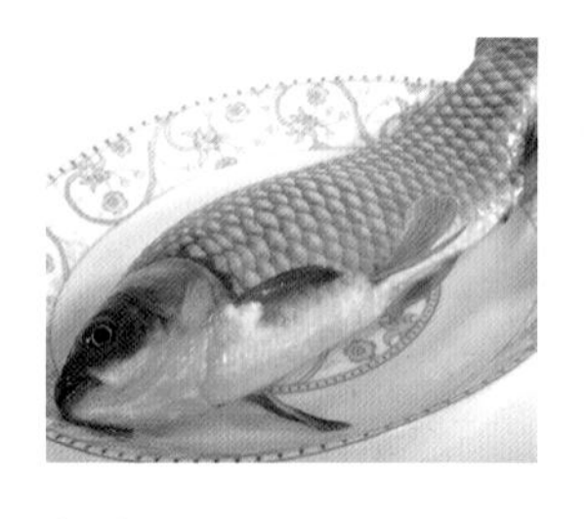

鱼类：鱼类含有丰富的蛋白质、钙、磷、铁等，脂肪含量却很低，肉质细嫩，有利于宝宝消化和吸收。

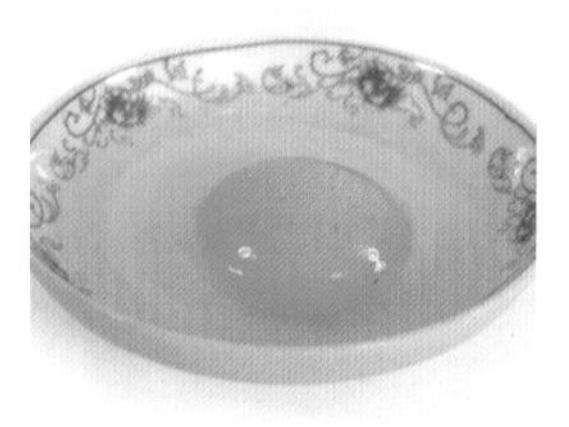

鸡蛋、蛋黄：鸡蛋中含有较多的卵磷脂，可使大脑增加乙酰胆碱的释放，提高儿童的记忆力和接受能力。

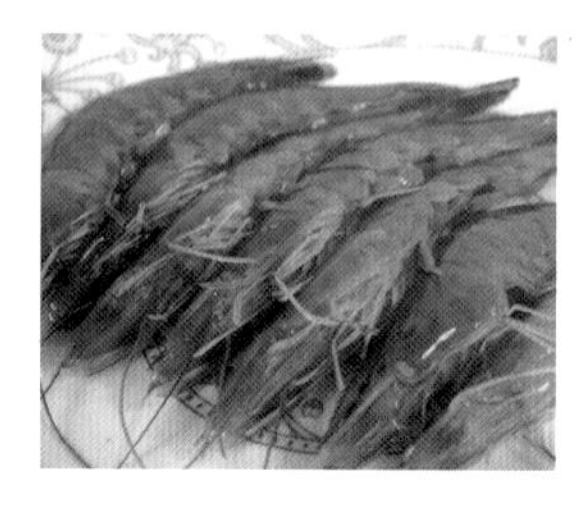

虾：虾中所含钙、磷对宝宝骨骼和牙齿的生长发育有促进作用，所含铁可以预防宝宝缺铁性贫血。

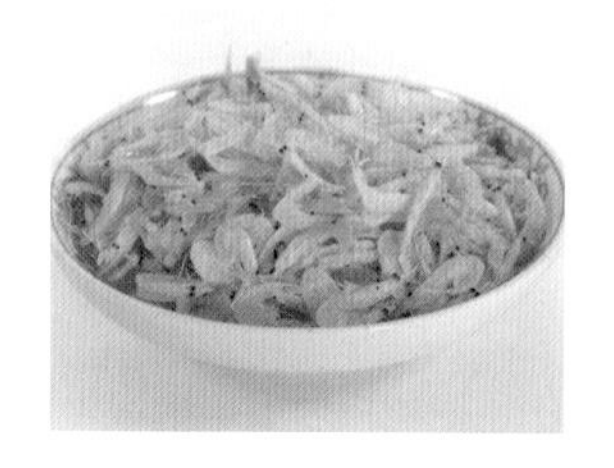

虾皮：虾皮中含钙量极为丰富，每100克含钙约2000毫克。儿童适量吃些虾皮，对加强记忆力和防止软骨病都有好处。

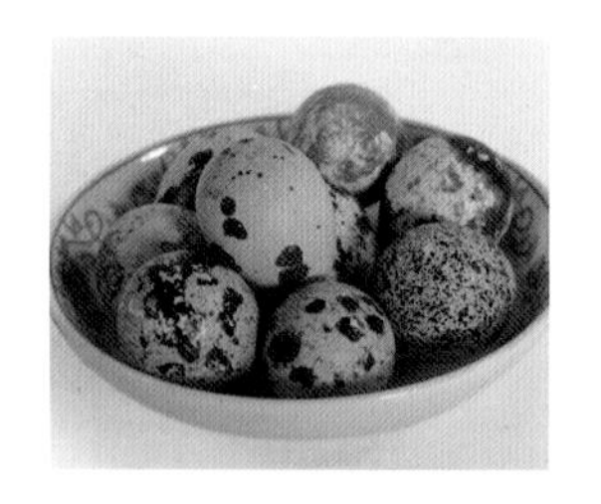

鹌鹑蛋：鹌鹑蛋中营养物质的含量比鸡蛋要高，尤其适用于小儿因营养不良而面黄肌瘦者。

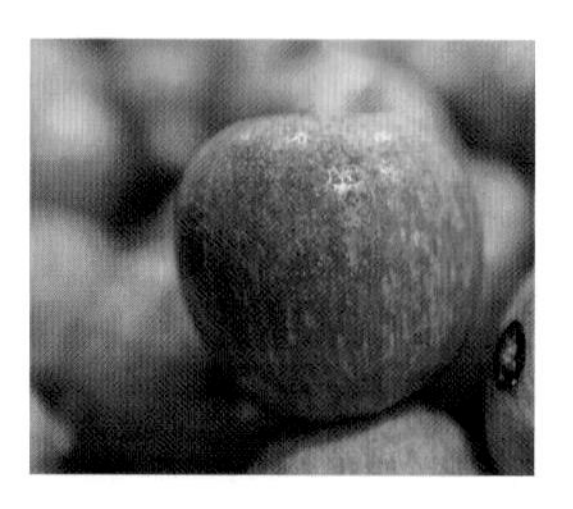

苹果：苹果中的果酸可促进消化吸收，纤维素可促进排便，果胶可制止轻度腹泻，锌元素有助于宝贝增强抵抗力。

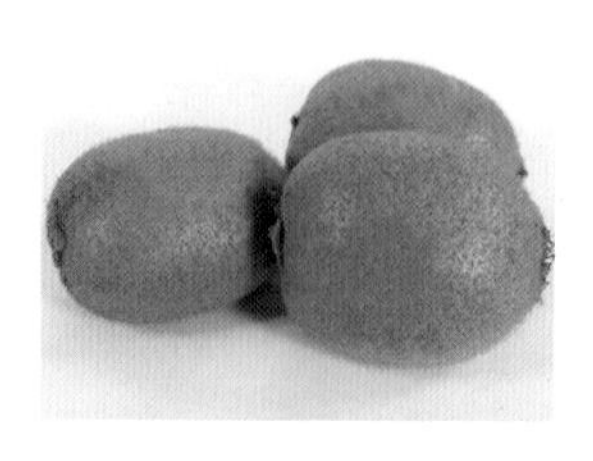

奇异果：宝宝一天一个奇异果就可以满足其对维生素C的需求。其所含天然肌醇有助于脑部活动，帮助发展宝宝智力。

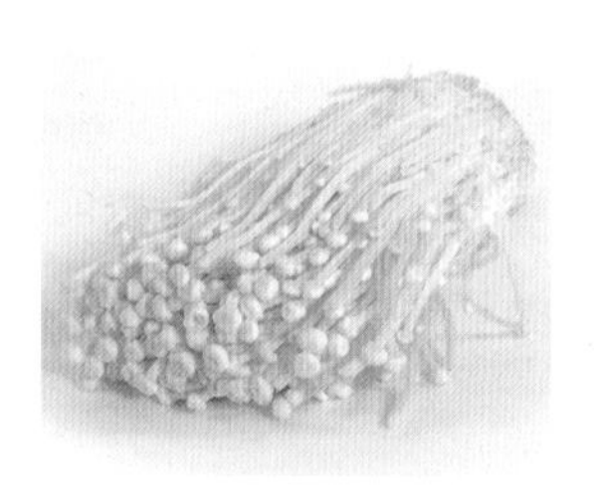

金针菇：金针菇含儿童生长所必需的赖氨酸、精氨酸，对促进儿童记忆力、开发智力有特殊作用，常被称为“益智菇”。

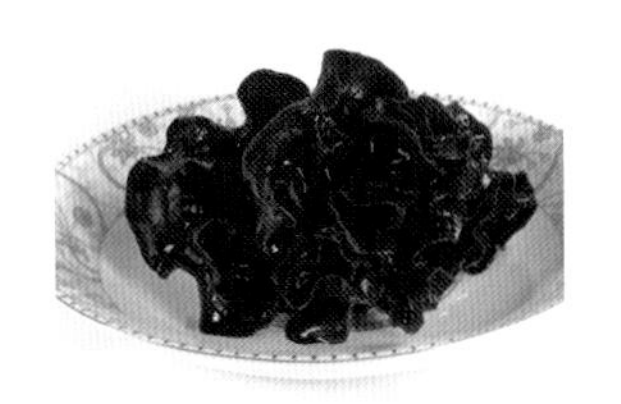

黑木耳：黑木耳中铁、钙含量很高，常吃可以预防儿童缺铁性贫血。

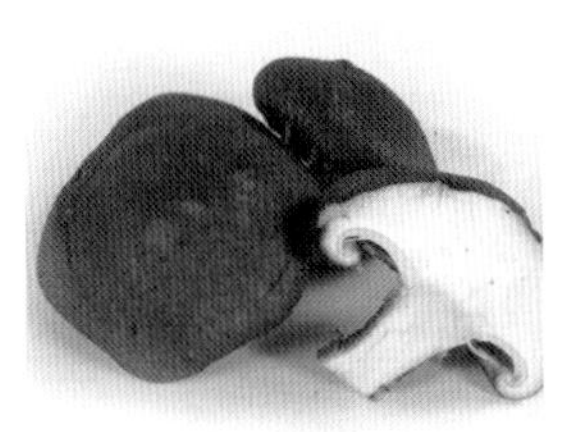

香菇：香菇具有高蛋白、低脂肪的特点，富含18种氨基酸，对宝宝神经系统的成长有很大作用，还能增强宝宝抵抗力。

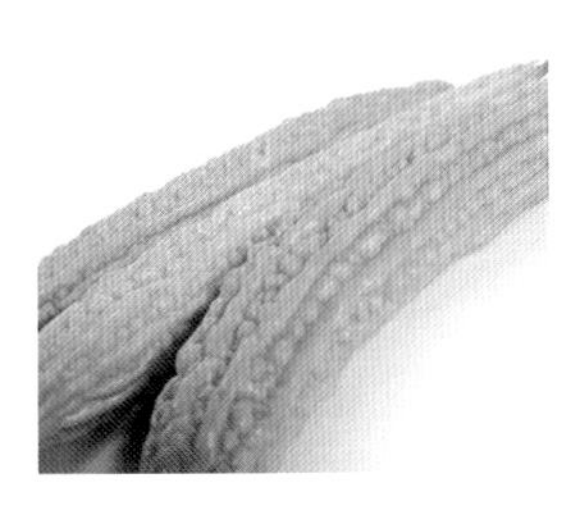

苦瓜：苦瓜中含有一种活性蛋白质，能增强身体的抗病力，宝宝常吃有助于预防中暑、胃肠炎、咽喉炎、皮肤疖肿等疾病。

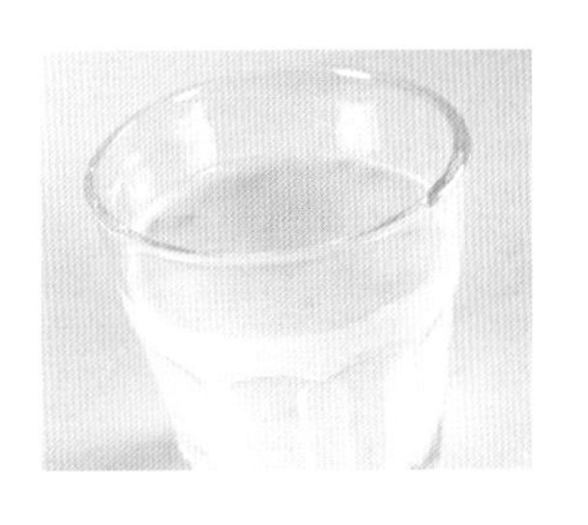

豆浆：豆浆有独到的营养价值，既富含宝宝所需的蛋白质，又含有抗菌物质，还具有清热补虚、通淋化痰的治疗作用。

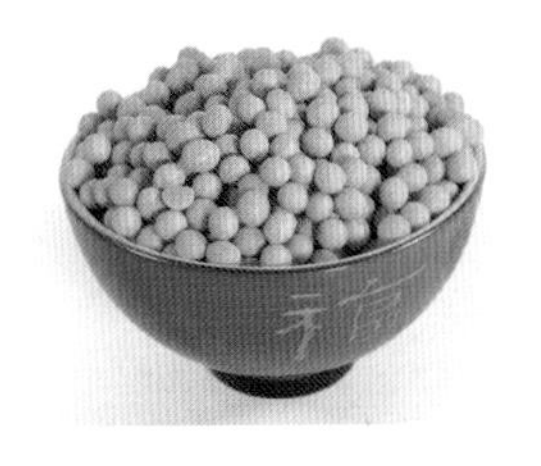

大豆：大豆含丰富的优质蛋白质和不饱和脂肪酸，还含有卵磷酯、铁及维生素等，适当摄取可增强和改善儿童的记忆力。

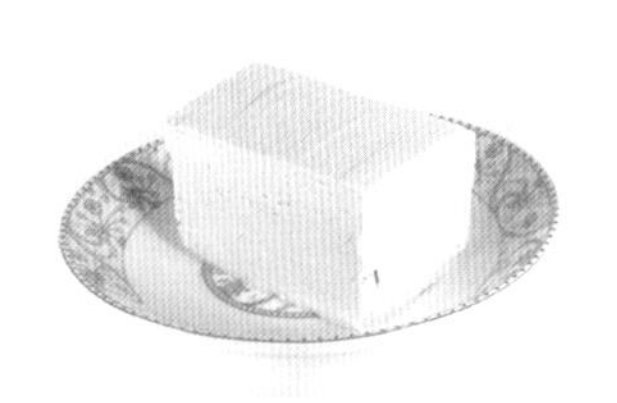

豆腐：豆腐含丰富蛋白质、植物脂肪、钙、磷、钾、镁等营养素，其所含大豆磷脂益于宝宝神经、血管和大脑的发育成长。

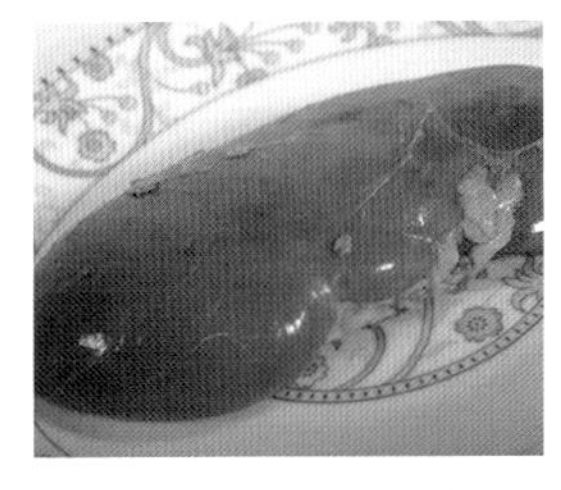

肝肾：动物的肝脏和肾脏含有大量的胆碱和铁，铁质供应充足，促进红血球运输氧气，使宝宝思维更敏捷。

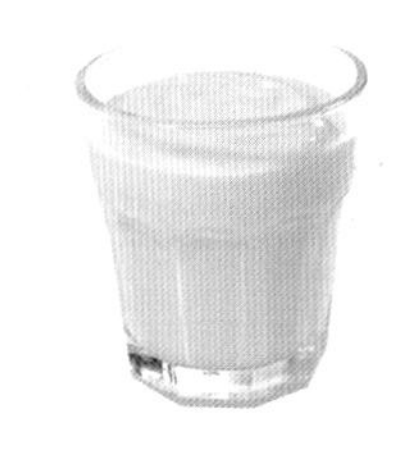

酸奶：酸奶是钙的主要来源之一，而且它的热量很低,很适合宝宝食用。

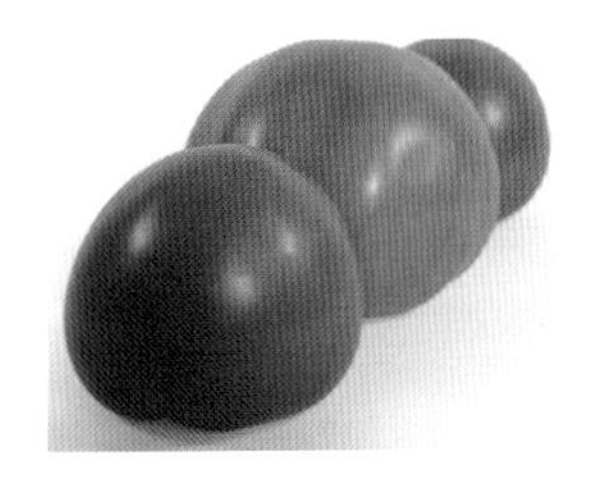

西红柿：西红柿中含有丰富的维生素C和大量的纤维素，这些成分能够帮助宝宝预防感冒，防止便秘。

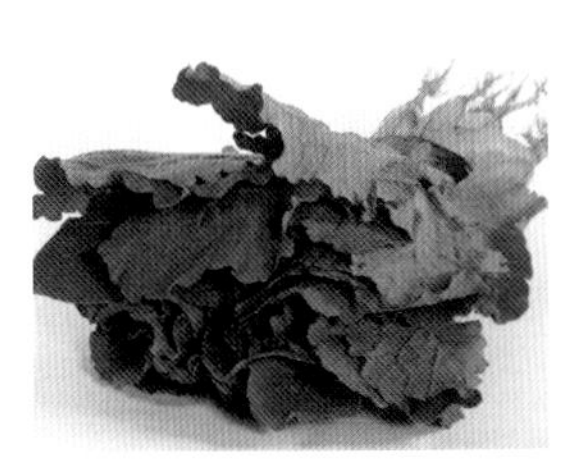

青菜：青菜富含膳食纤维、维生素和微量元素，可以增强宝宝的免疫力，防止便秘。

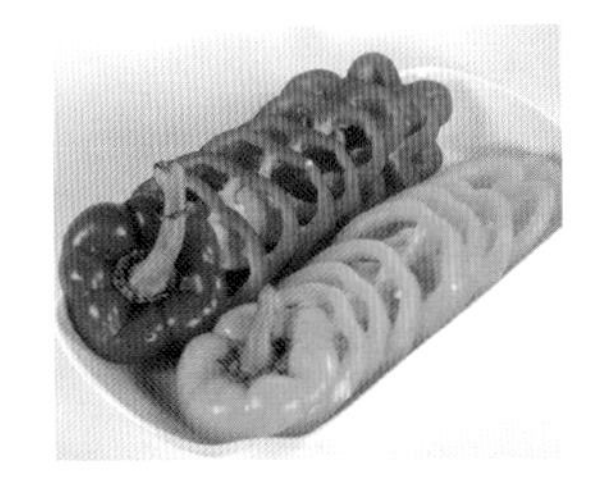

青椒：青椒含有抗氧化的维生素和微量元素，能增强宝宝的体力，缓解疲劳。

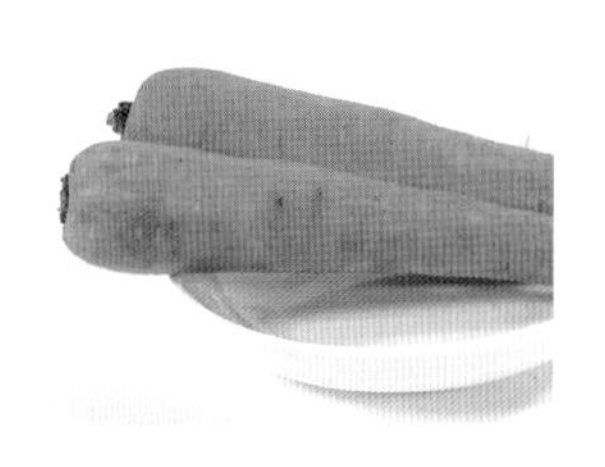

胡萝卜：胡萝卜含有丰富的维生素A，对宝宝视力发展有帮助。但宝宝不要过量食用，否则会使皮肤变黄。

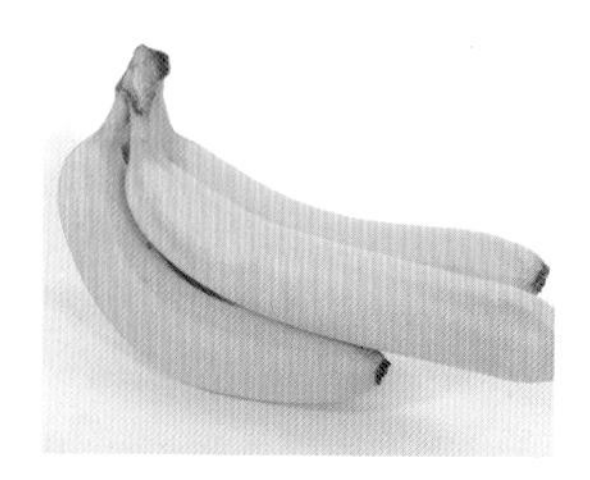

香蕉：香蕉含有的维生素A能增强宝宝对疾病的抵抗力，而所含核黄素能促进宝宝正常生长和发育。

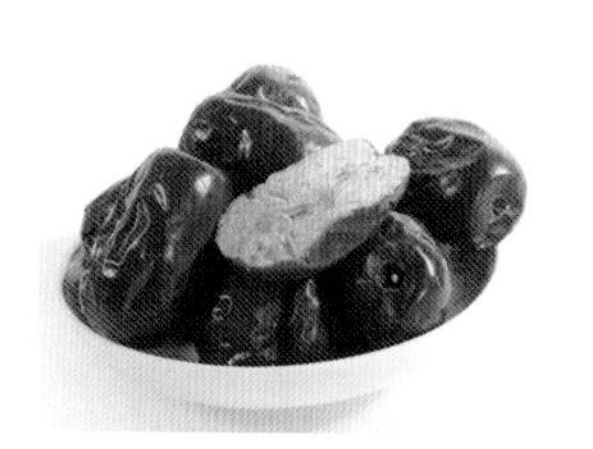

大枣：大枣被称为“天然维生素C丸”，可使大脑功能敏锐，加强脑细胞蛋白质功能，促进脑细胞兴奋，并能预防宝宝贫血。

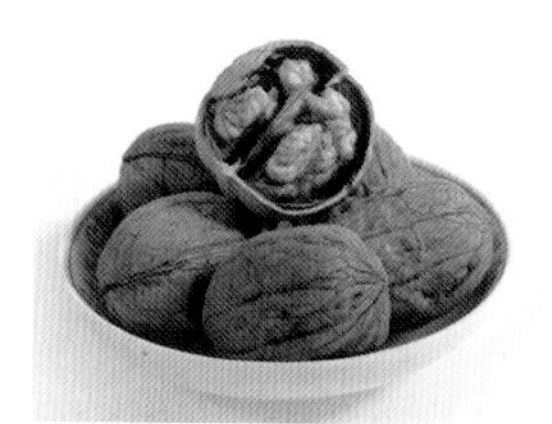

核桃：核桃中的脂肪可以润肠，能够防治宝宝便秘，并对皮肤和头发都有一定的滋润作用。核桃还可以增进宝宝智力发展。

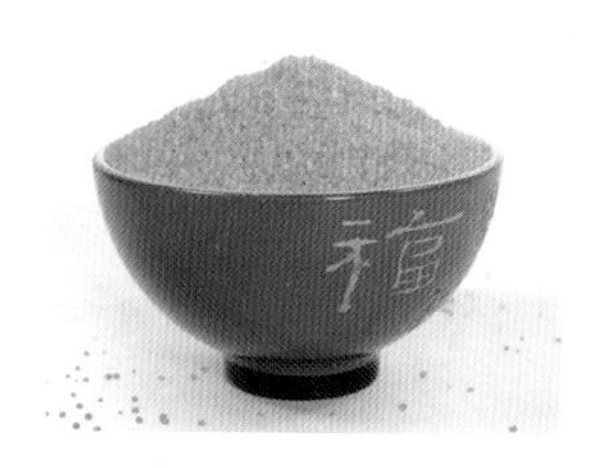

小米：小米中含有丰富的维生素和无机盐，可以防止宝宝消化不良，并且有帮助睡眠的作用，喜欢夜啼的宝宝可多吃些。

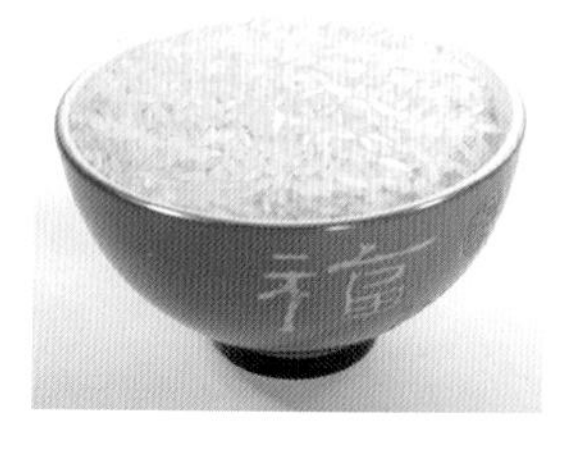

大米：大米能刺激胃液的分泌，有助于消化，并可促使奶液中的酪蛋白形成疏松又柔软的小凝块，帮助宝宝消化吸收。

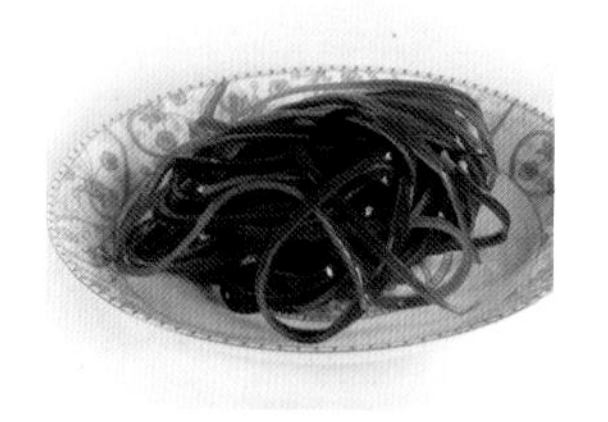

海带：海带中含有丰富的DHA，对于宝宝的智力和脑力的发展非常重要。海带中的胶质可促使体内的放射性物质随大便排出。

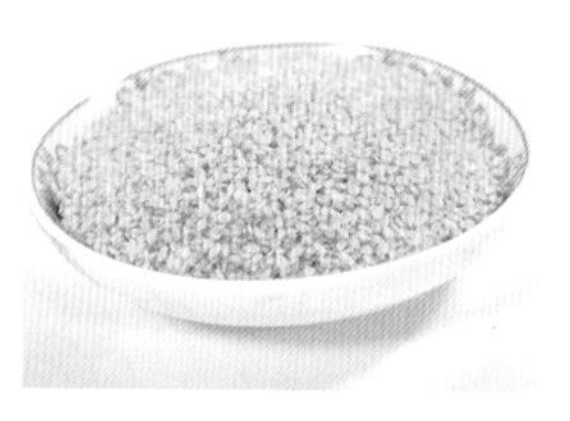

芝麻：芝麻中含有丰富的钙，对宝宝骨骼和牙齿的发展很有好处。芝麻中的大量植物性油脂有很好的润肠通便作用。

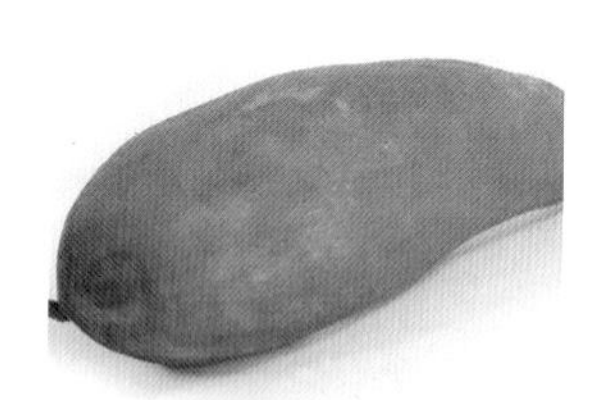

红薯：红薯的蛋白质质量高，吸收利用率也较高，对宝宝的智力发展有一定的作用。红薯中的维生素含量也比较高，可预防宝宝便秘。

0～3岁宝宝不宜多吃或慎吃的食物

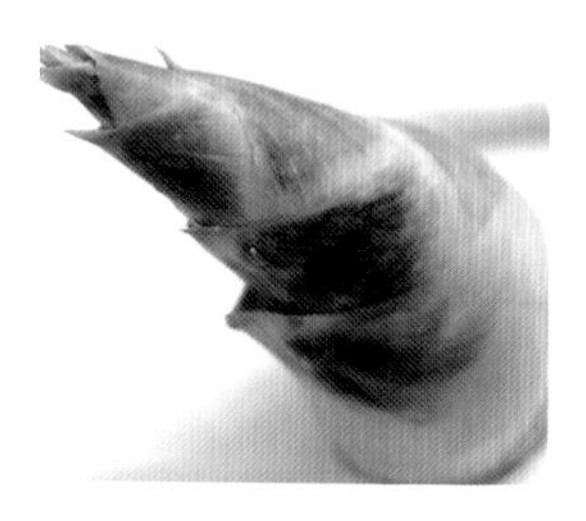

笋：竹笋性寒味甘，又含较多粗纤维素，较难消化，会对宝宝肠胃造成负担。

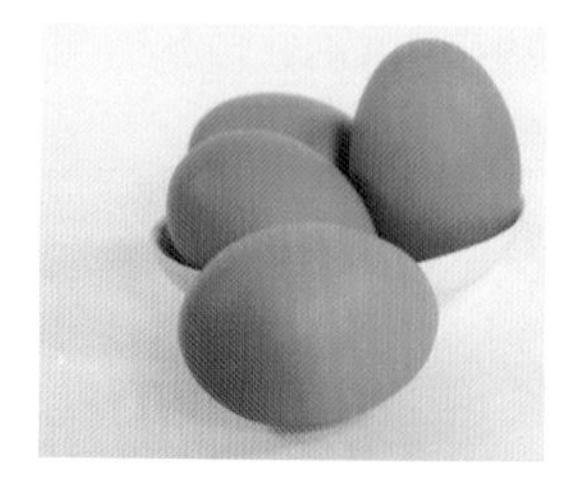

生鸡蛋：生鸡蛋在鸡蛋外壳上容易附着污物，如：鸡屎、谷壳、沙门氏菌等，容易使肠胃发育未健全的宝宝生病。

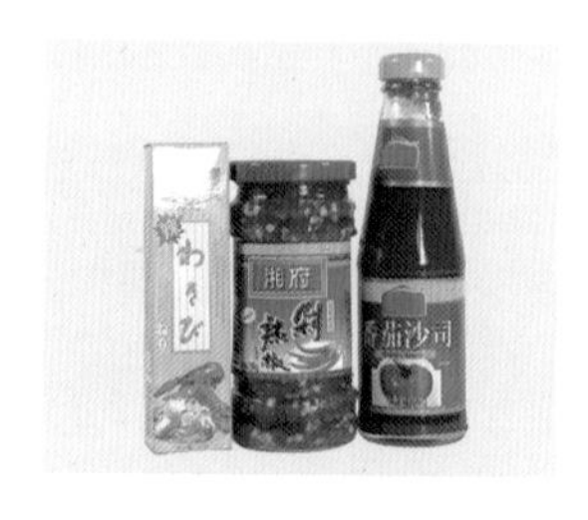

口味较重的调味料：容易加重宝宝的肾脏负担，干扰身体对其他营养的吸收。

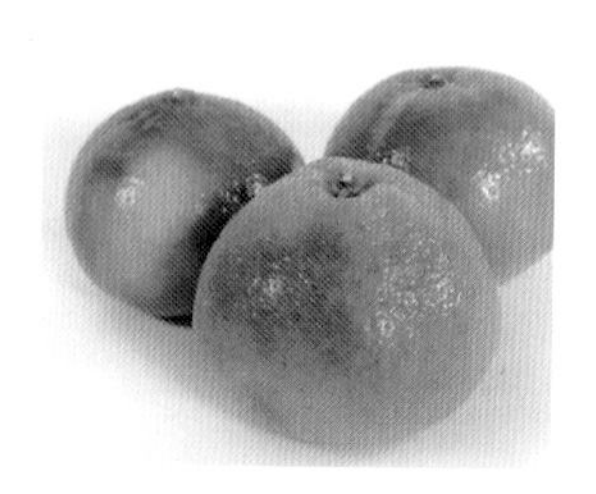

柑橘类：由于这些水果富含维生素C及果酸，易刺激婴儿的胃而造成胃液逆流，宝宝满6个月大后可以喝点稀释的果汁。

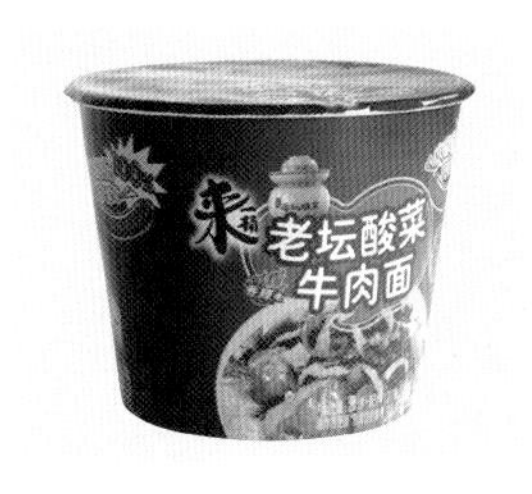

方便面：方便面缺乏蛋白质、脂肪、维生素以及微量元素，而这些恰是宝宝各个器官和组织发育时必不可少的养分。

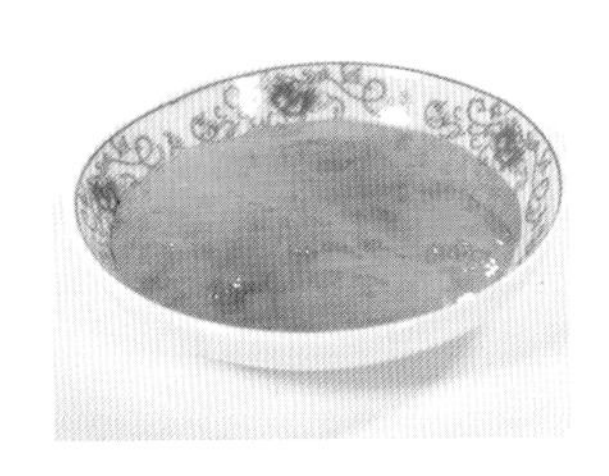

蜂蜜：因含梭状肉毒杆菌芽胞，当受肉毒杆菌污染时，会在肠道内繁殖并释放出肉毒杆菌毒素，造成婴儿型肉毒杆菌素中毒。

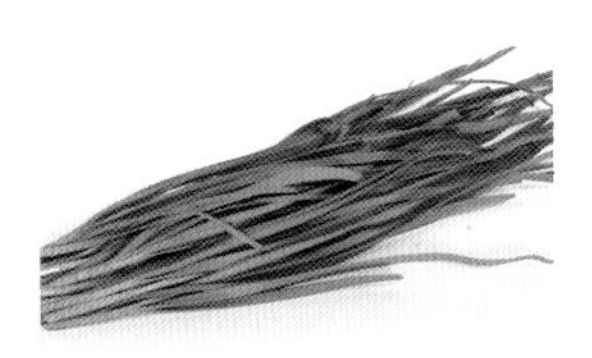

韭菜：韭菜所含的粗纤维较多，容易刺激肠壁，也容易引起腹泻。儿童最好在 2 岁以上食用，且一次控制在 100 克～200 克。

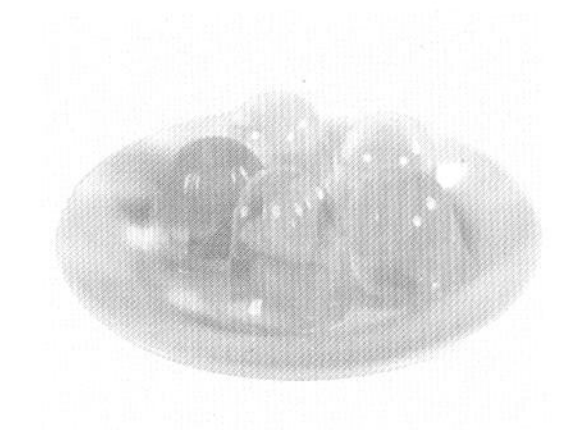

果冻：没什么营养价值，多吃或常吃会影响儿童的生长发育，另外，这种食物是儿童发生意外的重要原因。

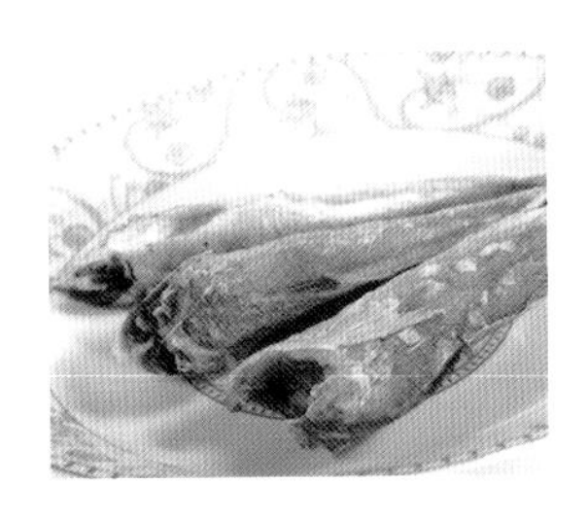

咸鱼：10 岁以前开始常吃咸鱼，成年后患癌症的危险比一般人高 30 倍。

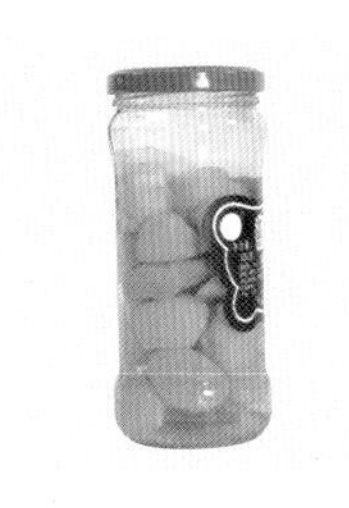

罐头类：其中的食品添加剂对儿童有不良影响，易造成慢性中毒。

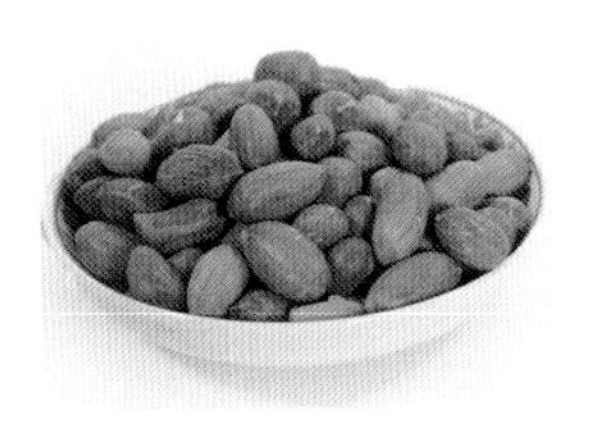

花生等质地坚硬的食物：如坚果类及爆米花等食物，容易使宝宝呛到。

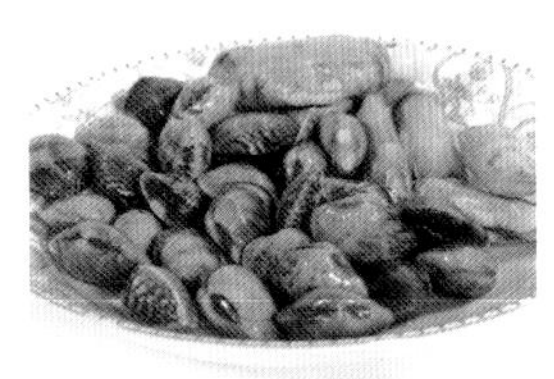

生冷海鲜：如生鱼片、生蚝等海鲜，即使新鲜，但未经烹煮过程，容易发生感染及引发过敏现象。

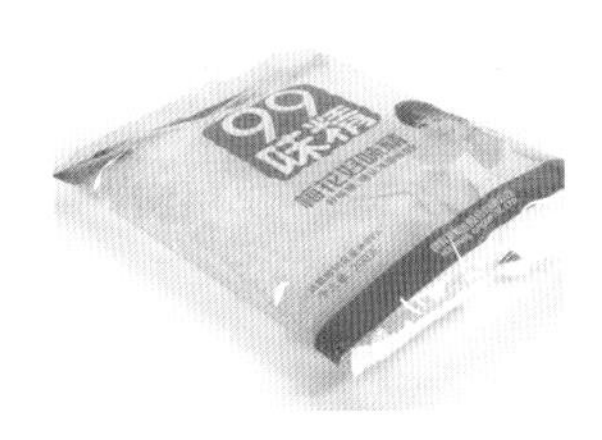

味精：味精中的谷氨酸钠会与血液中的锌结合后便从尿中排出，引起宝宝缺锌。

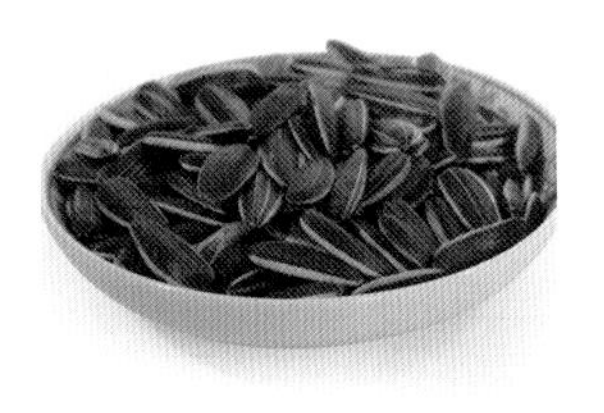

葵花籽：其中含有不饱和脂肪酸，儿童吃多了会影响肝细胞的功能，引起儿童干燥症。

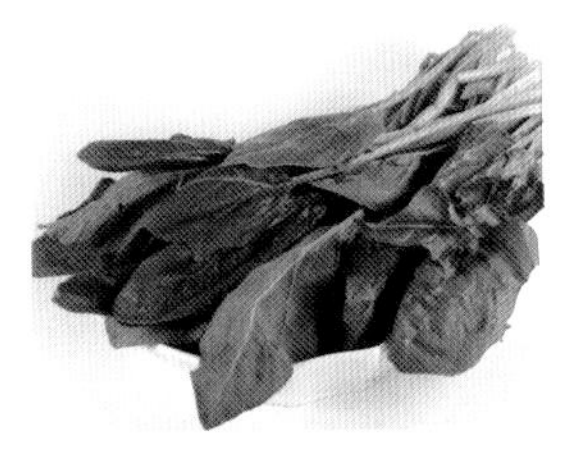

菠菜：其中含有的大量草酸，在人体内不易吸收，可导致儿童骨骼、牙齿发育不良。

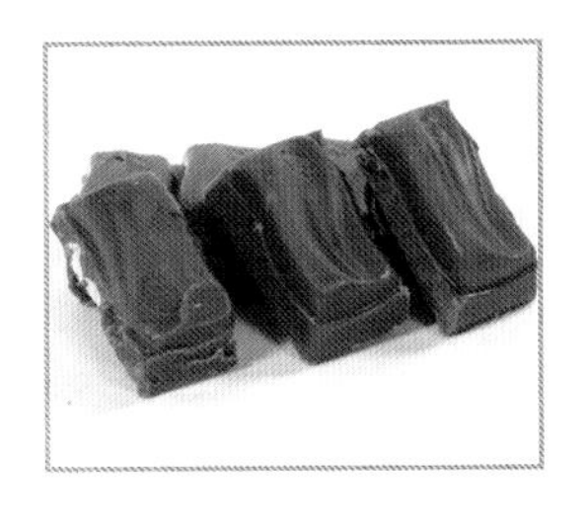

巧克力：食用过多，会使中枢神经处于异常兴奋状态，产生焦虑不安、心跳加快，影响食欲。

宝宝健康成长黄金搭档食物

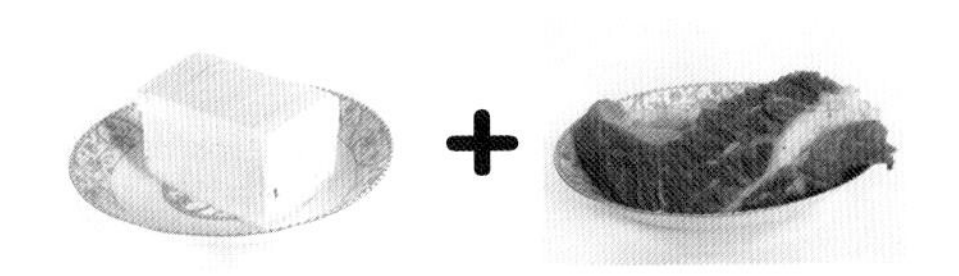

豆腐+牛肉：炒食，补钙。二者含钙量都较高，可为宝宝提供丰富的钙质。

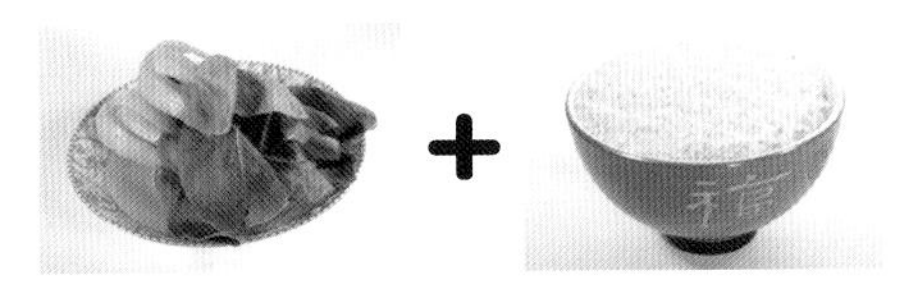

油菜+大米：煮粥，补钙。油菜所含钙量在绿叶蔬菜中是最高，且含有的草酸很少，可以放心让宝宝多吃。

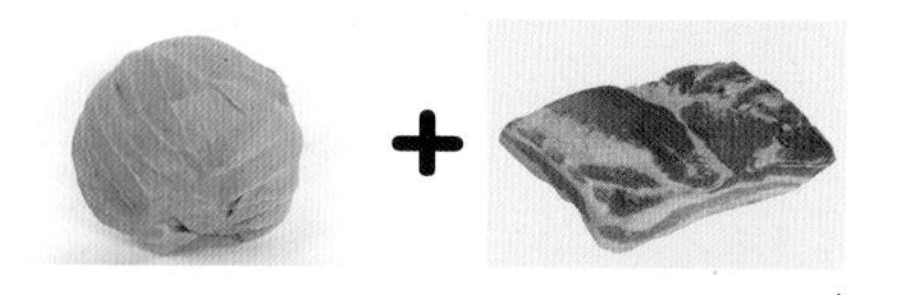

圆白菜+瘦肉：炒食，补锌。圆白菜含各种维生素和抗坏血酸等，可润燥补虚，对因缺锌引起的儿童消化不良、消渴之疾有特效。

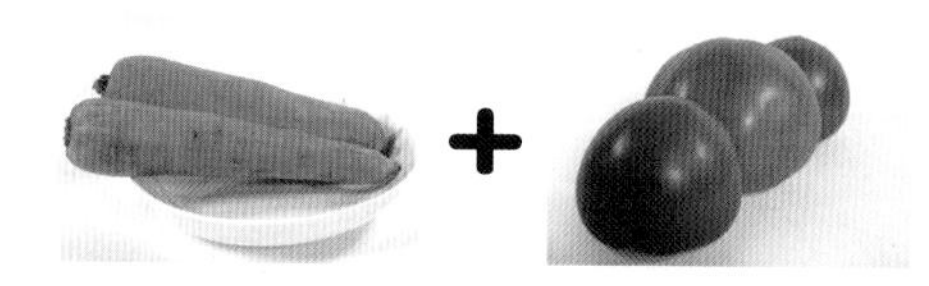

胡萝卜+西红柿：煮汤或炒食，补锌。西红柿有清热解毒作用，胡萝卜所含胡萝卜素及矿物质是缺锌补益的佳品，对儿童疳积有一定疗效。

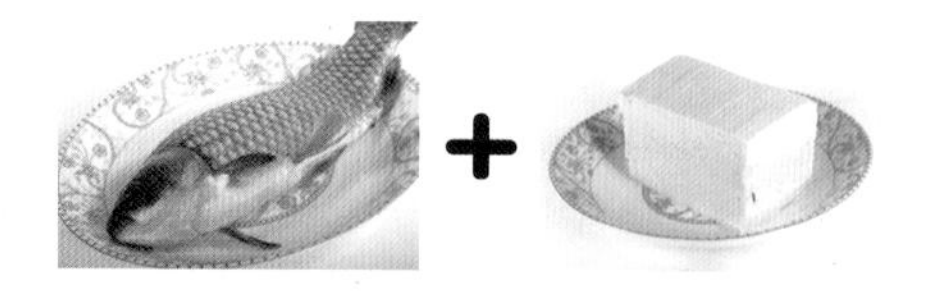

鱼肉+豆腐：煮食或者蒸食，补铁。鱼肉与豆制品含铁丰富，有助于增强宝宝的抵抗力，促进生长发育，是为宝宝补铁的好选择。

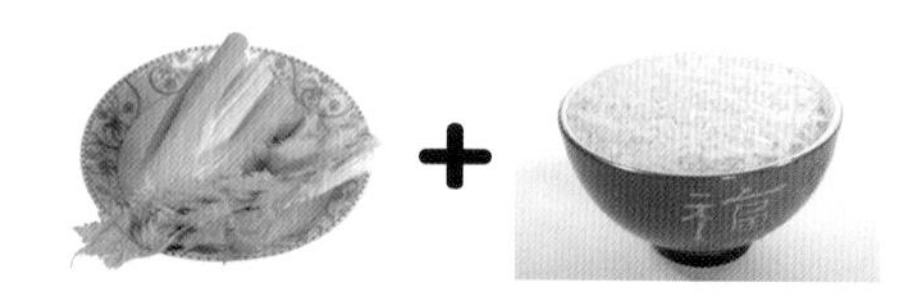

芹菜+大米：煮粥，补维生素B_2。芹菜含有较多维生素B_2，在小儿辅食中配以芹菜泥，可以补充维生素B_2。

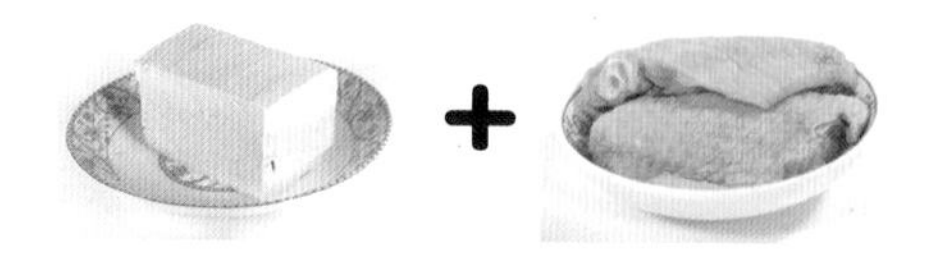

豆腐+鸡肉：补维生素B_1、维生素B_2。豆腐富含维生素B_1、维生素B_2等人体所需的多种微量元素，还含有糖类、植物油和丰富的优质蛋白，素有“植物肉”之美称。

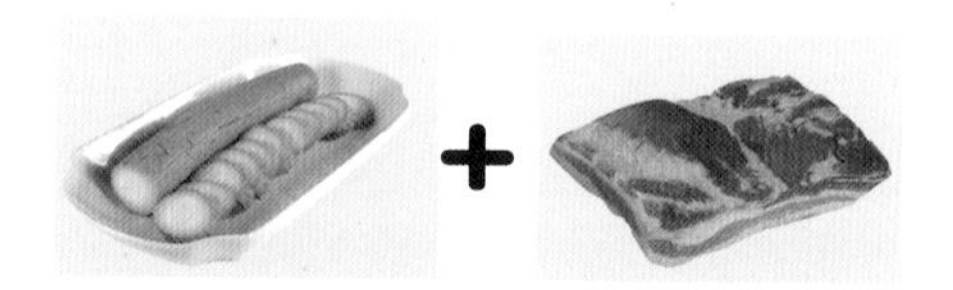

丝瓜+猪肉：炒食，补维生素。丝瓜中含防止皮肤老化的B族维生素和增白皮肤的维生素C等成分，宝宝常吃能保护皮肤。

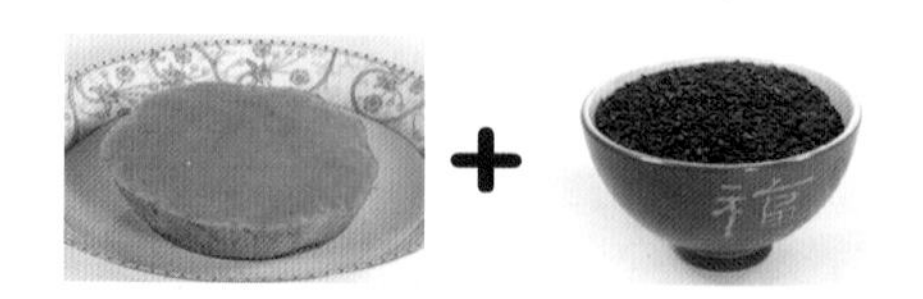

南瓜+紫米：煮粥，增强免疫力。南瓜能够避免宝宝嘴唇干裂、鼻腔流血及皮肤干燥等，并能够增强机体免疫力。

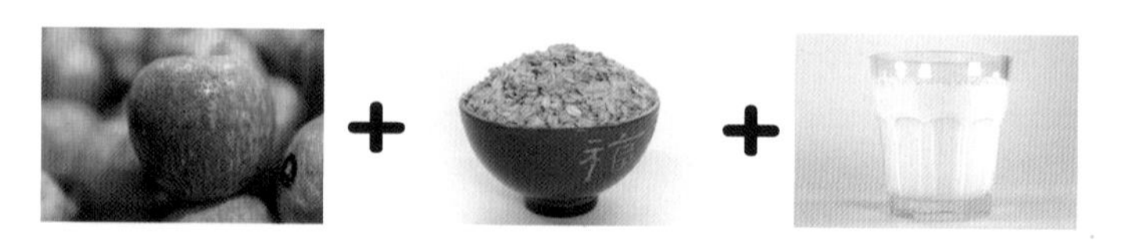

苹果+麦片+牛奶：煮食，补各种维生素。苹果含有丰富的微量元素锌、钙、磷、铁、钾及维生素B_1、维生素B_2、维生素C和胡萝卜素等。

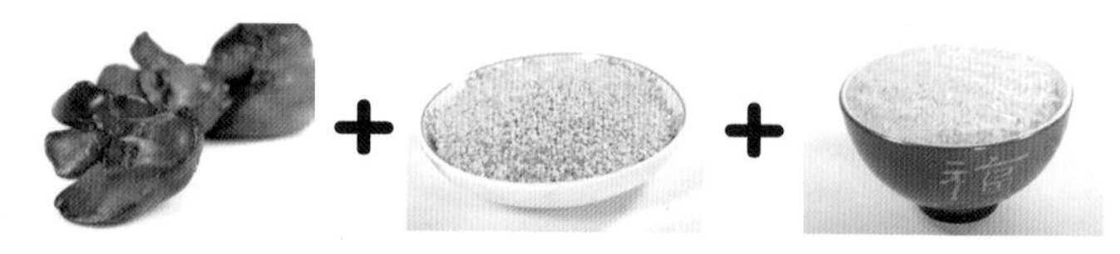

鸡肝+芝麻+大米：煮粥，补铁。此粥含有丰富的蛋白质、钙、磷、铁、锌及维生素A、维生素B_1、B_2和尼克酸等多种营养素，有很好的补铁效果。

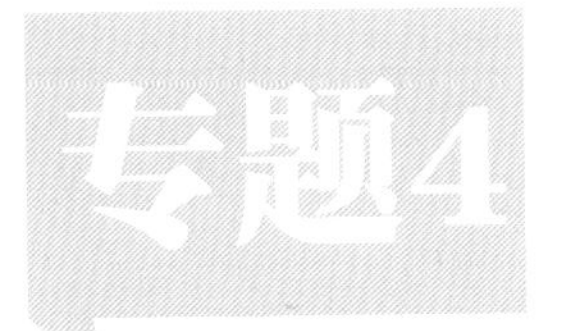

母乳喂养，妈妈给宝宝最好的礼物

Muru Weiyang, Mama Gei Baobao Zuihao De Liwu

吃几口就入睡或总睡觉不吃奶怎么办

（1）进食很少就入睡的处理方法：一般情况下，只要婴儿能正确有效地吸吮，4～5分钟就能将一侧乳房80%左右的奶水吸入腹中，10分钟左右，几乎能将一侧乳房的全部乳汁吸空。吸吮时间的长短，也因每个妈妈和婴儿的个体差异而异。如果妈妈奶水充足，婴儿只需吸食一侧乳房的奶水就饱了，婴儿吃饱后会含着乳头满足地睡去，这是很常见的现象。但是，如果孩子吸吮1～2分钟后就睡着了，不一会儿又醒来哭闹，这显然是因为腹内空空造成的。穿得太多或者包裹太厚都会造成这种情况的发生。所以，在哺乳前，妈妈应该让婴儿穿得薄一些，包裹松一些。如果婴儿睡着了，妈妈可以轻拍他的脸颊，将其唤醒，再继续喂奶，直到婴儿吃饱。

（2）婴儿嗜睡不吃奶的解决方法：遇到这种情况，我们首先要排除病理性嗜睡。如果婴儿除了嗜睡之外，还有面色苍白或发灰，四肢冰凉，呼吸急促或不稳的情况，这些都表示婴儿生病了。如果病情严重，家长应该马上将宝宝送往医院诊治，一刻都不能延误。

如果婴儿面色红润，呼吸平缓，妈妈大可以放心，他（她）应该是心理学家常说的安静型婴儿。这类婴儿的特点是：嗜睡，少啼，对外界刺激（如大声喧哗、开关门等等）不敏感，也少有主动索奶的行为。他们通常每隔3～4小时才吃1次奶，而且常常是妈妈将其唤醒以后才进食。唤醒婴儿也有很多技巧。这里，我们为大家介绍一种简单的方法，不得其法的妈妈可以尝试一下：一只手托住婴儿的头部和颈部，另一只手托住腰部和臀部，将婴儿水平位抱至胸前，然后轻轻地上下晃动婴儿的头部及上身数次，婴儿很快能醒来了。这时，妈妈就可以给孩子喂奶了。

面对这种安静型婴儿，初为人母者会感到不安和恐慌，她们总是担心宝宝“有什么问题”。时间长了，婴儿的安静听话反而成了妈妈的一桩心事。其实，妈妈大可不必这样忧心忡忡，这是很正常的现象。焦虑的心情会影响乳汁的分泌，使奶量减少，婴儿的营养就会供应不足。所以，妈妈心中产生忧虑的时候，应该及时向医生求助，或者向有经验的妈妈或长着请教，从而得到帮助和支持。

婴儿拒不吸吮母乳怎么办

哺乳过程中，有的婴儿会将乳头含在口中却不吸吮，有的把脸转向一侧，有的哭闹不止等。我们通常称之为“拒奶”。婴儿拒奶让妈妈深受困扰，紧张不安，甚至怀疑自己的奶水出了问题，从而放弃母乳喂养。

遇到婴儿拒奶，家长应找出原因。首先，我们要判断婴儿是否真的不想吃。有时婴儿表现出的是一种假象，比如新生儿寻找乳头时会把头偏向一侧，貌似在说“不”，实际上他（她）正在觅食。4～8个月的婴儿有时候会突然停止吸吮，也许是突然发出的声响惊扰到他（她），这是他们警觉的表现。

婴儿生病会引起拒奶。如果婴儿除了拒奶或吸吮力度减弱外，还伴有呕吐、腹泻、皮肤发黄、精神差、抽风等症状，那婴儿肯定生病了。有的婴儿头上有产伤，喂奶时压到痛处会引起拒奶。患有鹅口疮的婴儿一吸吮嘴就痛，也会拒奶。另外，婴儿鼻子不通或妈妈用过镇静剂也会造成婴儿拒奶。

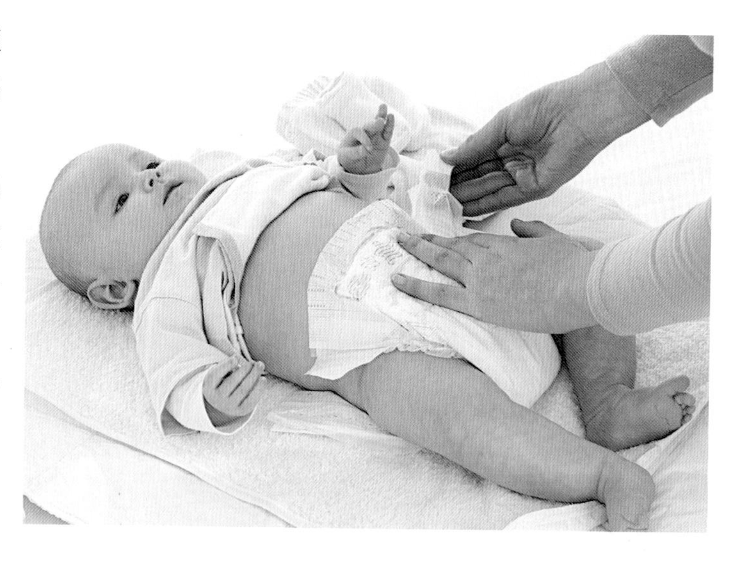

不合理的喂养方法也会引起拒奶。婴儿吸食母乳之前用奶瓶吃过奶或吸过假奶嘴，或间断从奶瓶中吃奶，会让婴儿产生从奶瓶中吃奶比吸妈妈的奶容易得多的错觉，从容习惯人工奶嘴，拒食母乳。有时婴儿错误的含接姿势和妈妈蹩脚的喂奶姿势也会引起拒奶，因为婴儿吸食不到足够的奶水或感到不适，他们想通过这种方式来进行抗议。妈妈奶水太多也会造成拒奶，因为婴儿吸吮一会儿就开始发噎，呼吸不畅。

3 ～ 12 个月的婴儿不高兴了，他们也许不哭，只是单纯地拒绝吃奶，有人称之为“罢奶”。让婴儿不高兴的原因很多，也许是因为妈妈去上班了，熟悉的保姆被替代了，搬了新家，妈妈病了或者来了月经，甚至因为妈妈换了香水或香皂，让宝宝安心的气味改变了等等，都可能是造成婴儿不快而“罢奶”的原因。

找到拒奶的原因后，我们就可以“对症下药”了。婴儿生病了要及时就医；给混合喂养的婴儿选择小号奶嘴，让他（她）感到吸吮人工奶嘴也要用力；对于不肯吸吮乳头的婴儿，我们可以将奶挤出放进杯子或滴管里喂；宝宝鼻塞了，我们可将卫生纸卷成细条，插入婴儿鼻腔来回转动几下，然后将鼻痂一并抽出；不使用奶瓶或安慰奶嘴；用正确的姿势喂奶；母乳过多、流速过快，可在喂奶前挤出一些，或喂奶时用食、中指夹住乳房以减慢乳汁流速。妈妈应尽可能亲自照顾宝宝，下班后尽量抽时间多抱抱他（她），哄他（她）入睡，让母婴之间的感情更加深厚。上述措施都对消除婴儿“拒奶”有所帮助。

吃母乳的婴儿腹泻或便秘怎么办

1. 腹泻的处理方法：一般情况下，足月的婴儿 12 小时内开始排出墨绿色的糊状胎粪，大部分在 2 ～ 4 天排完，以后的大便转为黄色。母乳具有通便作用，能促使胎粪快速、干净地排出。

婴儿大便的性状及次数常因不同饮食而异。人工喂养的婴儿，大便多呈淡黄色或土灰色，而且经常便秘。母乳喂养的婴儿，大便多呈金黄色，糊状，每天排泄 1 ～ 4 次，有的更多。如果宝宝的大便很稀，每天七八次或 10 多次，但宝宝精神很好，食欲旺盛，体重也稳定上升，这属于母乳性生理性腹泻，一般无须用药，等 4 个月后添加辅食，腹泻会不治自愈，家长大可放心。具体处理方法有：

（1）勤换尿布，勤洗宝宝小屁股。便后做局部清洗，并在肛门周围涂抹 5% 鞣酸软膏或炼熟冷却后的食用油，防止尿布疹的发生。

（2）哺乳期间，妈妈要合理平衡膳食，忌生冷食物，不喝过甜的饮料，以免引起婴儿腹泻。

（3）给宝宝的小肚肚做好保暖工作，因为腹部受凉会刺激肠蠕动加快，从而形成绿色泡沫稀便，所以腹部保暖非常重要。

2. 便秘的处理方法：有些母乳喂养的婴儿也会出现“便秘”，实际上是排便延迟。婴儿 3 ～ 5 天或 1 周排便 1 次，但大便软而无结块，而且排便顺利，这属于正常现象。母乳质量好，消化后粪渣少，肠管受到的刺激小，蠕动缓慢，所以大便延迟排出，家长不必焦虑。下面，我们介绍几种辅助通便的方法。

（1）坚持给宝宝按揉小肚子，以促进肠蠕动。方法是：用手掌以脐为中心按揉数十次。

（2）便前用温热的湿毛巾热敷并按揉肛门，或用棉棒蘸少量食用油，塞入肛门约 2 厘米处，捏紧小屁股片刻，大便即会排出。

（3）个月以上的宝宝，可添加芹菜泥、南瓜泥、红薯、梨、猕猴桃等富含膳食纤维的辅食。

鼻塞、呛奶、打嗝应如何处理

1. 鼻塞的处理方法：鼻塞会让婴儿呼吸不畅，影响吸吮和睡眠。妈妈应及时将分泌物清出，保持鼻腔通常。可用温湿毛巾热敷前额和鼻部，也可挤出母乳 50 毫升放入 1 寸长葱白，蒸 5 ~ 10 分钟后，取出晾至合适温度给宝宝喂食，可通气开窍。温暖湿润的室内环境对鼻塞也有缓解作用，温度控制在 22℃ ~ 24℃，湿度在 55% ~ 60% 为宜。

2. 呛奶和溢奶的处理方法：出现呛奶和溢奶的现象是由于奶水充足，宝宝来不及吞咽喷射而出的奶水而造成的。奶水够用，从这一点来看，还是值得欣慰的。下面介绍几种改善呛奶和溢奶的方法：

（1）喂奶前先让奶水向外喷 2 次，再让婴儿吸吮，这样可以减少奶水的冲力。

（2）让宝宝吃奶时保持半坐姿势，即抬高头及上身。

（3）哺乳时，妈妈用食指、中指呈剪刀形夹住乳房（断奶晕 3 ~ 5 厘米处）略施压力，从而减缓奶水的流量，避免婴儿呛奶。值得注意的是，夹乳房的手不能持续用力，夹一会儿松一会儿，以免奶水受阻，形成肿块。

3. 吐奶的处理方法：出生前有宫内窘迫或出生后窒息或吞咽羊水的经历的婴儿吐奶，请家长及时送往医院诊治。若无上述情况，吐奶的原因无非是喂养不当，喂奶过多，间隔过短。一般情况下，母乳喂养的间隔为 3 小时一次，人工喂养的间隔为 4 小时一次。另外，奶水充足，吮吸时流速太快或人工喂养时选择的奶嘴开口太大都会引起呛奶、吐奶。处理方法如下：

（1）调整奶量，拉长喂奶间隔。

（2）减缓奶水流量或选用小号奶嘴。

（3）将婴儿竖抱，轻拍后背，可竖抱 20 分钟左右。

（4）拍背后，让婴儿保持右侧卧 30 分钟再改仰卧。

4. 鹅口疮的处理方法：鹅口疮又叫白念菌病，中医称雪口疮，是由白色念珠菌感染引起的病变。多发于新生儿。治疗时应合理用药，切不可贸然使用抗生素。轻度患者可在每次喂奶前用 2% 或 5% 碳酸氢钠（小苏打）溶液擦洗口腔，症重时需坚持用制霉菌素涂口腔黏膜和妈妈乳头。妈妈的胸罩、内衣，婴儿用过的奶瓶、奶嘴要定期煮沸消毒，防止重复感染。

5. "打嗝"的处理方法：打嗝，医学上称膈肌痉挛，成年人偶尔也会打嗝，但因为婴儿

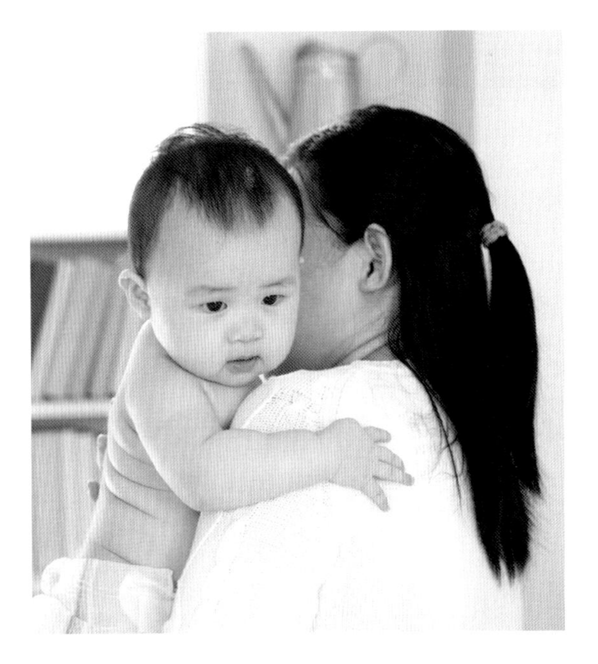

的神经系统尚未发育成熟，吞咽或者体位的突然变化都会引发膈肌痉挛，特别是6个月内尤其是2～3个月的婴儿尤为严重。我们可以采用转移神经兴奋点的方法来缓解打嗝。让宝宝吸吮奶水时突然中断或让婴儿连喝几口水，也可以让他哭几声，打嗝都会马上停止。

6.肠痉挛的处理方法：出生以后的前三个月内，有些母乳喂养的婴儿会出现一种规律性哭闹。他们经常在每一天的固定时间（晚上居多）哭闹不断，通常要持续30～60分钟。哭闹时，婴儿绷直双腿，像在索食又像是腹痛，但妈妈无论如何也不能让宝宝安静下来。也许是肠胃蠕动太快，也许是腹内胀气，我们搞不清具体原因，就暂时称之为“肠痉痛”吧。如果婴儿除了哭闹外，没有其他异常，不建议采用药物治疗。通常在婴儿三个月龄以后，症状自然会缓解。

当宝宝哭闹的时候，我们建议家长用平静的心态去安抚他们。可以用不同的姿势搂抱他（她），轻抚后背，轻压腹部，宝宝的激动情绪会得到缓解。同时，妈妈也要注意饮食，哺乳期间应少喝咖啡、茶和可乐等含有咖啡因的饮品。

宝宝突然食量大增，我的奶够吗

只要宝宝的尿布数量没有减少就不必担心。实际上，他很可能正在经历一个快速成长期，这是宝宝吃得多，长得快的最好的证明。

婴儿的成长速度不是一成不变的，而是一阵快，一阵慢。快的时候被称为生长加速期，就是人们所说的“不断吃奶的日子”，好像他们永远都吃不饱一样。宝宝频繁、彻底地吸吮一侧乳房会刺激乳汁的加速分泌，所以这种突如其来的吃奶热情会增加你的乳汁供应量——但仅在生长加速期如此。过了两三天，宝宝又恢复到以前的样子，甚至比平常还要嗜睡，以便在加速生长之后得到休息。而你坐在旁边，

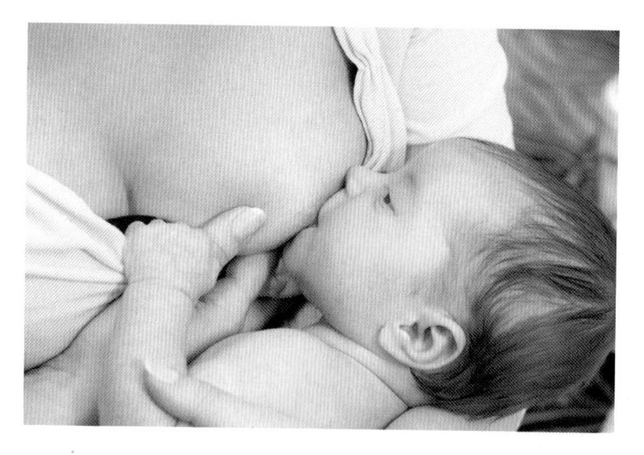

两侧的乳房涨得难受，心想宝宝怎么不好好吃奶呢？这时候请你不要担心，经过一天左右的时间，你的乳汁分泌量会再次调整到位。

什么时候是生长加速期呢？有人说大约在10天、3周、6周、3个月、6个月的时候发生，事实上，随时都可能是生长加速期。生长加速期是解释宝宝哭闹行为的最好理由。

宝宝不高兴，可又不想吃奶

尝试下其他方法：有的宝宝很讨厌湿尿布，有的则浑不在意；有的宝宝需要变换姿势或者变换动作……可以带宝宝到户外呼吸新鲜空气，唱欢快的儿歌，或者和宝宝一起跳舞。期间，可以再次尝试给宝宝喂奶，喂奶可以解决很多问题。有时候，喂奶极有可能是宝宝想要的答案，即使这样做也不能回答他最初的问题。

如何对付鹅口疮菌和酵母菌

酵母菌感染通常是指酵母菌过度增生。在你的身体里很容易发现酵母菌，因为酵母菌本身喜欢阴暗、温暖的地方，所以常常会藏在你的嘴巴和皮肤皱褶里，如果宝宝消化不良的话，很容易引起酵母菌增生，从而诱发儿童鹅口疮。

在产道中，宝宝很容易感染鹅口疮菌，很多宝宝在出生后由于某种激素的原因而发生感染。如果生产时你使用了抗生素，则宝宝感染的几率也会大大增加。事实上，某一些人的感染率确实要比一般人高一些。

· 诊断鹅口疮

鹅口疮很容易被发现，就算没有医生或者哺乳专家的帮助，你也可以要求身边的亲友帮助你检查宝宝是否感染了鹅口疮病菌。你可以发现宝宝的口腔内侧有白色的小斑点，有时候也会在宝宝的舌头上发现。你可以用一根棉签，轻轻地将这些白斑弄掉。如果很容易就把它们清理干净了，那么就是奶水的残留物，假如这些白斑很难弄干净，并且宝宝的嘴伴有出血症状，那就很有可能是鹅口疮病菌了。

如果在哺乳时，你在宝宝的嘴里发现了白斑，那就停下来仔细看看，如果还能看到白斑，那你的宝宝很有可能是感染了。正确的做法是你必须立刻把这些白斑弄掉，虽然这些白色的小斑点不痛不痒，也不能让它们继续在宝宝的口中生长。

· 治疗鹅口疮病

治疗鹅口疮病首先要弄清楚宝宝是如何感染的，另外还有宝宝的感觉以及你对药物治疗的看法。在对宝宝进行药物治疗以前，你可以试着阻断感染途径，也让自己避免再次出现酵母菌感染。这都是可以自行进行的治疗措施。

阻断感染途径也就意味着给宝宝使用的东西最好都是一次性的，而宝宝使用的奶嘴都要高温烫过消毒后才能再使用。还有，宝宝可能放进嘴巴里的玩具等等，如果有必要，喂宝宝吃药的滴管也需要经常消毒。除此之外，宝宝的衣服也要经常换洗。医生可能会给你或者宝宝吃一种叫做制霉菌素的药物，这种药物可以有效抑制白斑的生长。医生也有可能让你把药用在乳头上，有的医生也会让宝宝服用某些抗生素来抑制菌体。如果要喂宝宝吃抗生素的话，最好先把宝宝的嘴唇涂一些唇膏。如果你忘记涂也不要紧，药物的颜色过一段时间就会自动消退。

· 要注意：酵母菌≠鹅口疮病

酵母菌感染有时候发生在宝宝尿布包裹的部位。当你检查口腔的时候，不妨也检查一下宝宝的屁股。因为尿布中湿热、温暖、阴暗，极适合酵母菌生长，因此你经常能在里面发现酵母菌。通常情况下，酵母菌感染可能引发宝宝的皮疹，宝宝的屁股会变得红红的，而且普通的爽身粉是不管用的。因此，如果你发现宝宝身上出现红色的皮疹，而任何药霜都不起作用的话，就应当立刻去告诉你的儿科医生，以便进一步治疗。另一种酵母感染被称作导管酵母菌感染，这种情况会导致非常疼痛。许多患有此症的妈妈都说感觉像有玻璃碴在扎自己的乳房一样。

让我们再提醒一次，如果哺乳让你感到疼痛，一定要及时就医。通常导管酵母菌感染可以用大扶康药物处理，好得也会非常快，这种处方药你可以从医生、护理师或者儿科医生那里拿到。

怎么知道宝宝是否在真的吃奶

我们可以在尿布里找到很多线索。宝宝出生三天左右，你也许会觉察他（她）在吞咽。乳汁充足的话，吞咽声是这样的：“咕——咕——咕——”，每秒钟你都会听到一声“咕”，声音非常轻。有的宝宝会大口大口地吞咽，有的宝宝则吮吸好几口才“咕”地咽下，不管怎样，

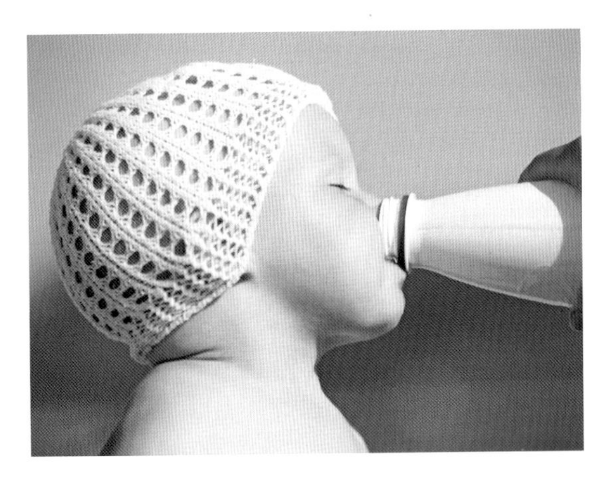

轻轻地一声“咕”就是吞咽的标志。

开始的几天，你也许听不到有节奏的吞咽声，因为宝宝得到大的初乳量差别很大。你学习倾听宝宝时不时发出的“咕”的声音——你也许能注意到他（她）的下颌会降得更低，也许其中还夹杂着犹豫和停顿，这种“降低—停顿—闭合”的动作也是一次吞咽。并不是宝宝吃奶时发出的任何一种声音都代表吞咽，相反，有的宝宝吃奶时几乎不发出任何声音。然而我们能清楚地看到并听到宝宝将乳汁吞咽入腹，这是一件多么令人欢欣鼓舞的事啊！

宝宝第一次衔乳时并不会吞咽。开始的时候，他（她）也许会象征性地快速吸吮几下，这说明他（她）正在揣摩嘴巴的动作，直到小巧的舌头按摩乳头，刺激它释放出乳汁为止。我们将其称为“前奏”。接下来，他（她）也许开始慢慢吮吸，因为鲜美的初乳或乳汁实在是太诱人了。

怎么判断宝宝吃了多少奶

不同婴儿需要的奶量差异很大。满月的婴儿大约每天吃 750 ～ 800 毫升奶，第一周结束时，妈妈们大概能够生产这个量的 3/4，到第二周结束的时候，她们每天分泌的乳汁就接近供应的高峰值了。

精确的数字有用吗？一点儿用处都没有。你在麦片里加入了多少牛奶，会称重吗？

婴儿出生几周后，大多数妈妈都担心自己的奶水不足，其实完全没有必要。下面记录的是一些健康婴儿生长发育的数据，你可以与自己的宝宝对比一下：

- 从妈妈下奶之后就开始增重。
- 10 ～ 14 天大时至少超过出生体重。
- 体重稳定增长。前几个月的时候，每天平均增加 30 克，但要记住，这是平均数值，每个宝宝都有所不同，医生和助产士会定期家访并监测宝宝的体重。

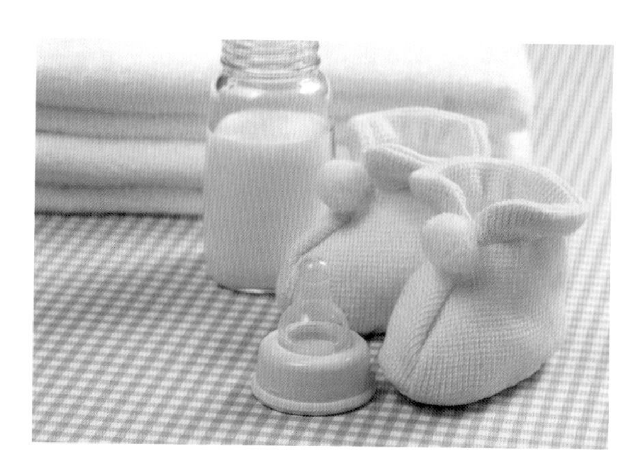

- 每天至少 3 次黄色大便（大约是你的拇指和食指做ＯＫ手势时形成的圆圈大小）和更换 5 块无色、无味、湿得很厉害的尿布。
- 衔乳没有问题，衔乳姿势正确。
- 宝宝在哺喂的前半段时间睁着眼睛，显得兴致勃勃。
- 每次吃奶都有一段缓慢稳定的吸吮时间，一般出现在哺喂的开始阶段。
- 结束吸吮几分钟内显得很满足。
- 再次喂奶是很容易安抚。
- 在两次喂奶之间偶尔有清醒警觉的时刻。
- 每天都在发胖，大腿越来越粗，脸越来越圆，手腕上的褶皱加深，皮肤光滑而不松弛。
- 身长增加，头围增大。

如果你没有从宝宝身上发现以上任何一个信号，你会选择向哺乳协会或者医生求助，还是加“够”就可以了？你的宝宝也是如此，他进食的奶量总在变化，而你的供应量也跟着增加一点或者减少一点。

天太热了？也许他需要多吃一点来解渴；太饿了吗？他会吃完一侧接着吃另一侧，也许还要回过头去吮吸开始的乳头，以便获得更多的脂肪……所以，你知道宝宝吃掉了 75 毫升奶却不知道他（她）有没有吃饱，也不知道他（她）得到了多少热量，什么时候还会再吃。就像你了解自己的胃口一样，宝宝也了解他的，你应该信任他，让他告诉你。只要宝宝发育良好，这些数字没有任何意义，注意观察他（她），你就知道他（她）需要什么，什么时候需要了。

如何判断宝宝吃到了足够的母乳

判断婴儿是否吃饱，不是通过每天记录宝宝应该吃多少毫升，而是用合理的母乳喂养理念来判断，况且人类的乳房上也没有刻度。现在，从你提出这个问题开始，你需要将脑中那个带刻度的容器忘掉，而是将目光专注于一个正在吃奶的宝宝。那么，怎样判断宝宝是否吸吮到足够的母乳呢？让我们从他（她）身上的一些客观指征来得出结论。这个原则非常重要。当你想知道这个问题答案的时候，请来看看宝宝身上的客观事实。不要被自己的主观想法左右，更不要因为别人的猜测而怀疑自己。你会因为别人的一句“宝宝总在吃奶，你的奶水肯定不够吃！”而被吓倒吗？记住，从现在开始，你要学会认真观察宝宝的大小便和体重。

判断婴儿是否吃饱的方法

大便：宝宝出生后的 2 ～ 4 天，大便由黑色变为绿色，第五天转为黄色，部分粪便呈颗粒或者块状。宝宝出生四天后，每天的排便次数超过三次，每次的量大于人民币 1 元硬币大小（直径约 2.5 厘米）。注意，4 ～ 6 周后，宝宝的排便频率会降低，有的宝宝几天才拉一次，每次的量也会增加。

小便：宝宝出生的第一天可能换一次尿片就够了，随着年龄的增长，湿尿片逐渐增加，一周大的时候，每天大约换 5 ～ 6 次湿的尿片，每个尿片大约含尿 45 毫升。如果宝宝频繁撒尿，那么每次的尿量会少；如果尿片的更换频率较长，一个湿尿片里可能就有两次的尿量。请家长注意，正常的小便为无色或淡黄色，无异味。

体重：宝宝出生后的 3 ～ 4 天，体重可能会减轻 5% ～ 7%，这是正常现象。两周大的时候，体重会上升至出生时的体重，之后稳定增长。世界卫生组织 2006 年最新的生长标准显示，前 3 个月，宝宝每周体重大约增加 155 ～ 241 克；4 ～ 6 个月期间，宝宝每周体重大约增加 92 ～ 126 克；7 个月到一周，每周体重大约增加 50 ～ 80 克。母乳喂养的宝宝在 4 ～ 5 个月大时体重较刚出生时大约增加一倍，周岁时，纯母乳喂养的宝宝的体重能达到出生体重的 2.5 到 3 倍。

底线：出现以下情形时，建议马上就医：宝宝超过 6 个小时都没有小便；大便呈红色黏液状；出生第四天大便仍为黑色；大便的形态像成年人一样。

称重事宜

除非有特殊需要，家长没必要每天都为宝宝称体重。因为宝宝的体重每天都在变化，比如今天的称量结果是重了 10 克，而明天却显示重了 50 克。这会给家长造成不必要的情绪波动。因此，满月之前，每周称量一次就够了；满月之后，通常两周或一个月称量一次体重，特殊情况除外；3 个月之后，可以每两个月称量一次；6 个月以后，可以适当延长称量间隔。家长最好在家备一台精度在 10 克以内的垫子婴儿秤。在固定时间相同情况下的称量结果最准确。比如说，有的妈妈会在下午 4 点哺乳结束 1 小时大小便后全裸称量。如果必须穿衣服或者尿片，妈妈需给宝宝穿上同一件衣服和新换的尿片。

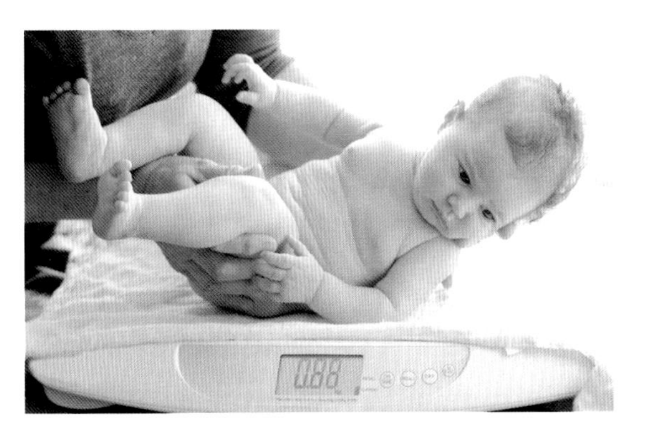

< 幸孕的礼物 >

妊娠·胎教·产后·育儿

十月怀胎，一朝分娩。

这十个月是女人一生中最幸福、最难忘、最美丽的时光，

无论是对即将出世的“小天使”，

还是对满怀期待和憧憬的准妈妈，

都是至关重要的。

衷心祝愿全天下所有的宝宝都能健康、快乐地成长。

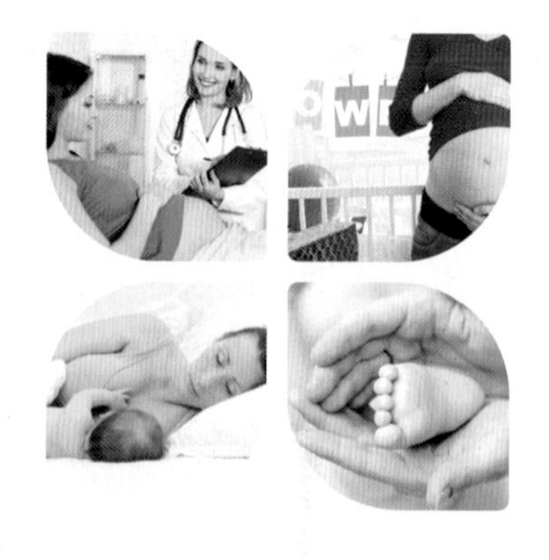